明·朱橚 撰

救荒本草

（二）

中國書店

詳校官原任侍講臣王燕緒

欽定四庫全書

救荒本草卷三

明朱橚撰

草部

葉可食

花蒿

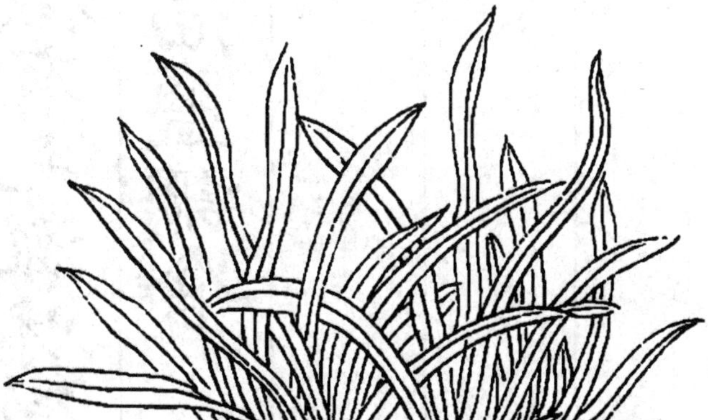

花蒿生荒野中苗葉就地叢生葉長三四寸四散分垂葉似獨掃葉而長硬其頭頗齊微有毛澀味微辛

救飢採葉煠熟水浸淘淨油鹽調食

葛公菜

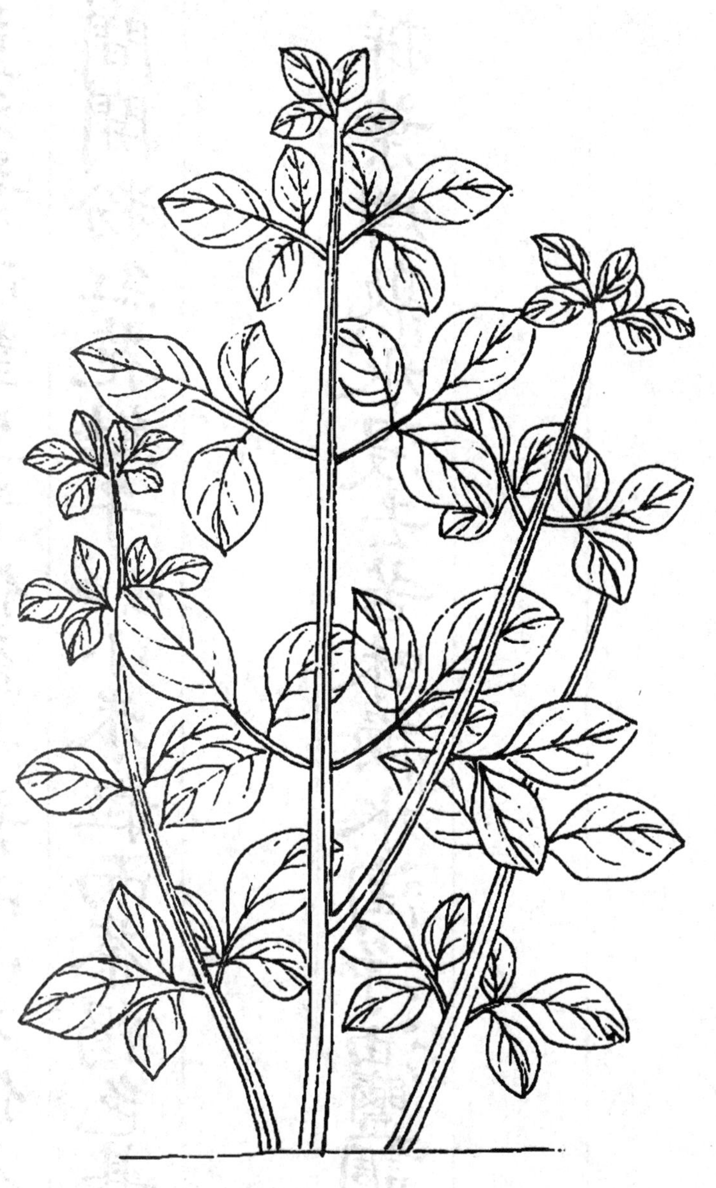

葛公菜生密縣韶華山山谷間苗高二三尺莖方窊面四楞對分莖叉葉亦對生葉似蘇子葉而小又似荏子葉而大稍間開粉紅花結子如小米粒而茶褐色其葉味甜微苦

救飢採葉煠熟水浸去苦味換水淘淨油鹽調食

鯽魚鱗

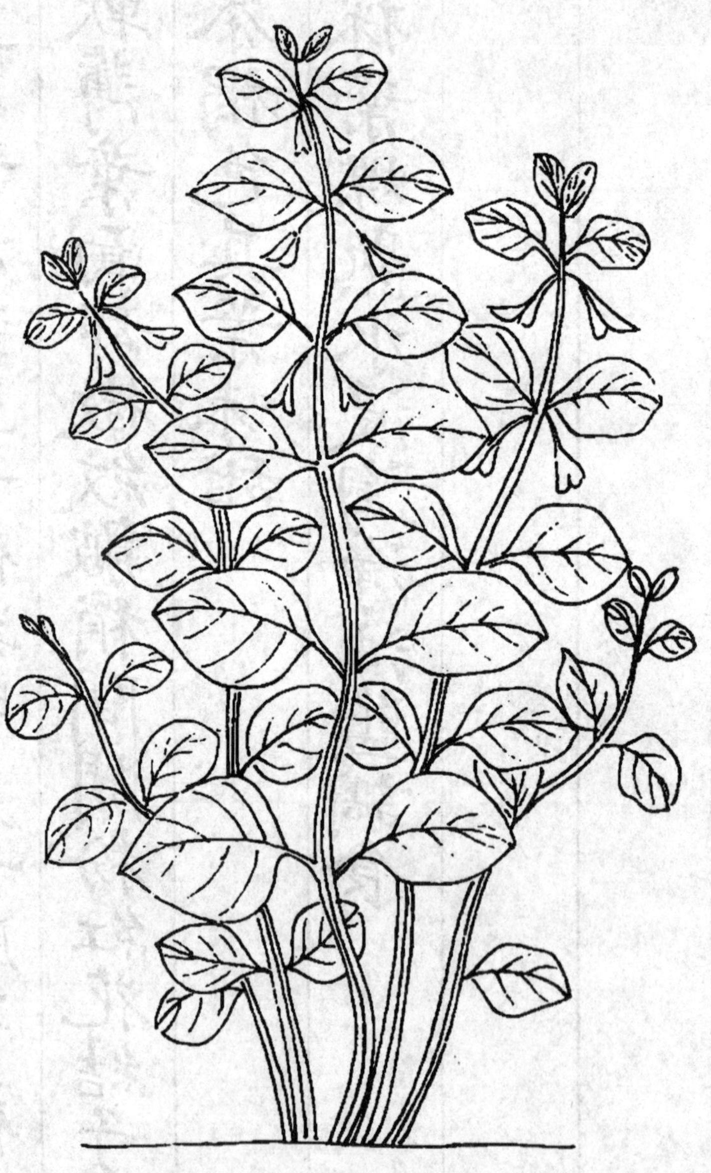

鯽魚鱗生密縣韶華山山野中苗高一二尺莖方而茶褐色對分莖叉葉亦對生葉似雞腸菜葉頗大又似桔梗葉而微軟薄葉面却微紋皺稍間開粉紅花結子如小粟粒而茶褐色其葉味甜

救飢採葉煠熟水浸淘淨油鹽調食

尖刀兒苗

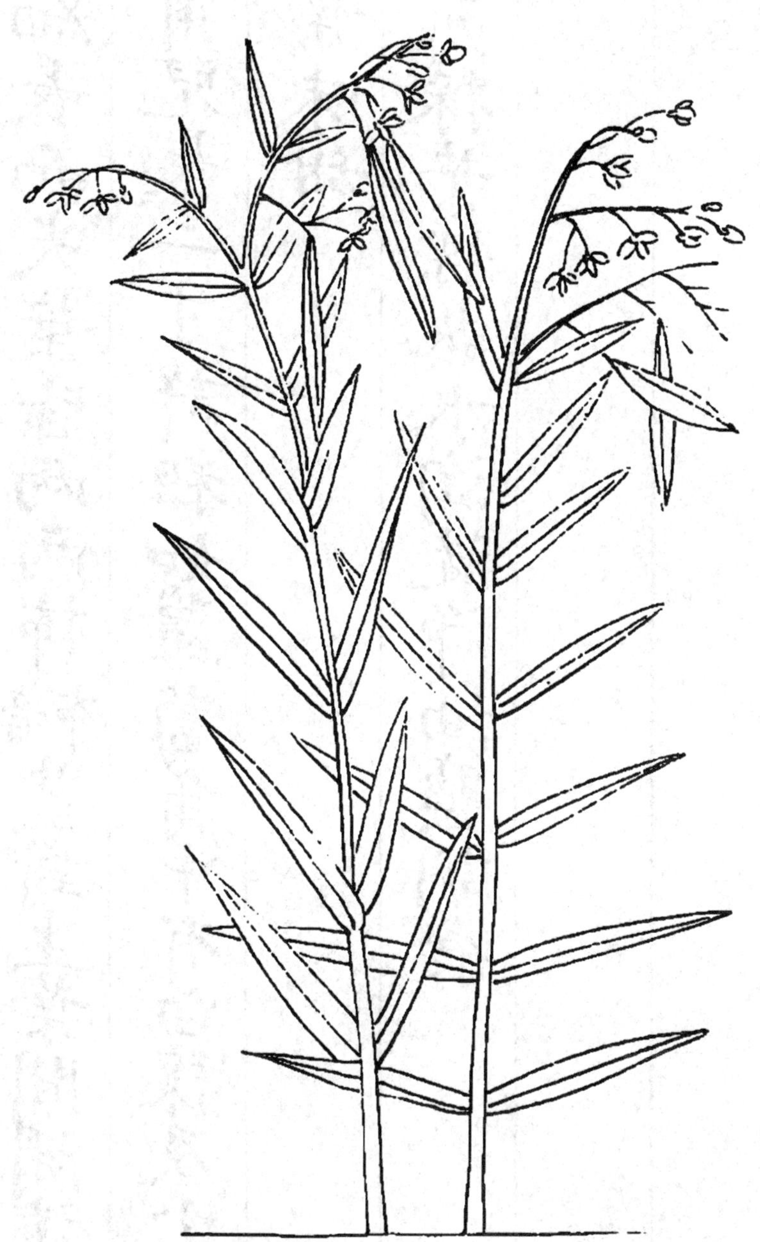

尖刀兒苗生密縣梁家衝山野中苗高二三尺葉似細柳更又細長而尖葉皆兩兩抪音布莖對生葉間開淡黃花結尖角兒長二寸許粗如蘿蔔角中有白穰及小匾黑子其葉味甜

救飢採葉煠熟水淘洗淨油鹽調食

珍珠菜

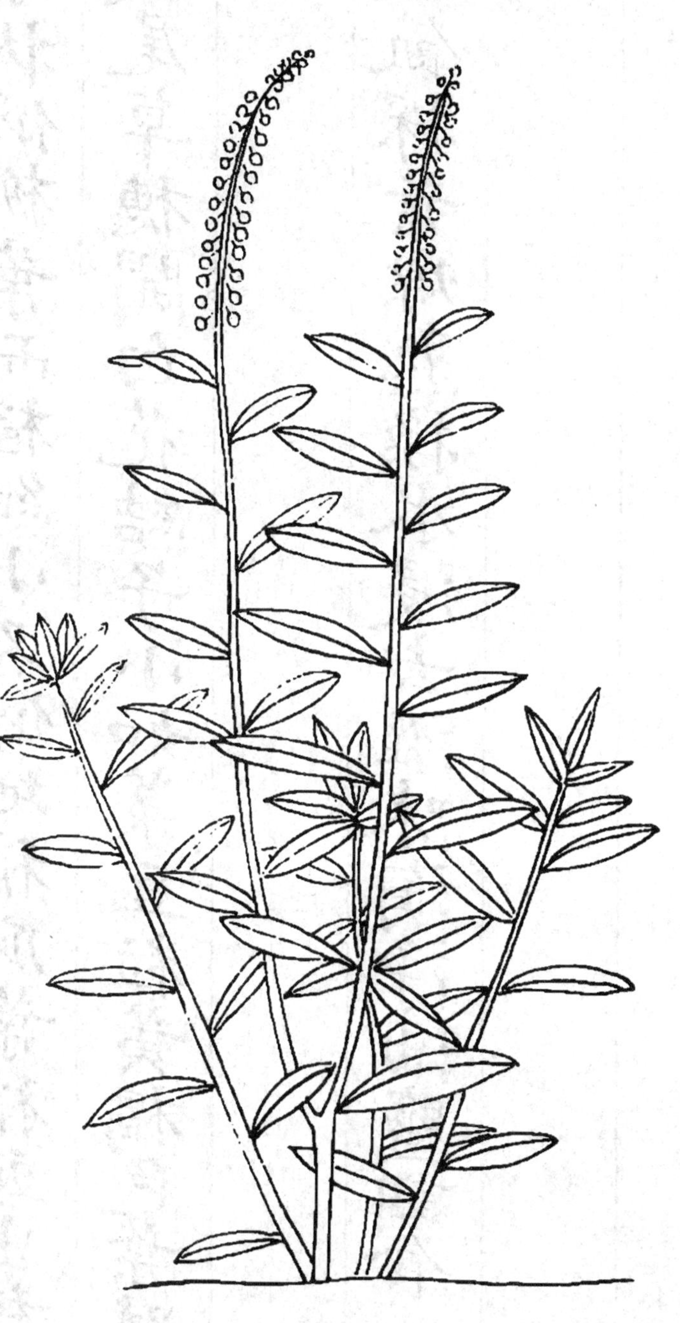

珍珠菜生密縣山野中苗高二尺許莖似蒿桿微帶紅色其葉狀似柳葉而極細小又似地稍瓜葉稍頭出穗狀類鼠尾草穗開白花結子小如菉豆粒黄褐色葉味苦澀

救飢採葉煠熟換水浸去澀味淘淨油鹽調食

杜當歸

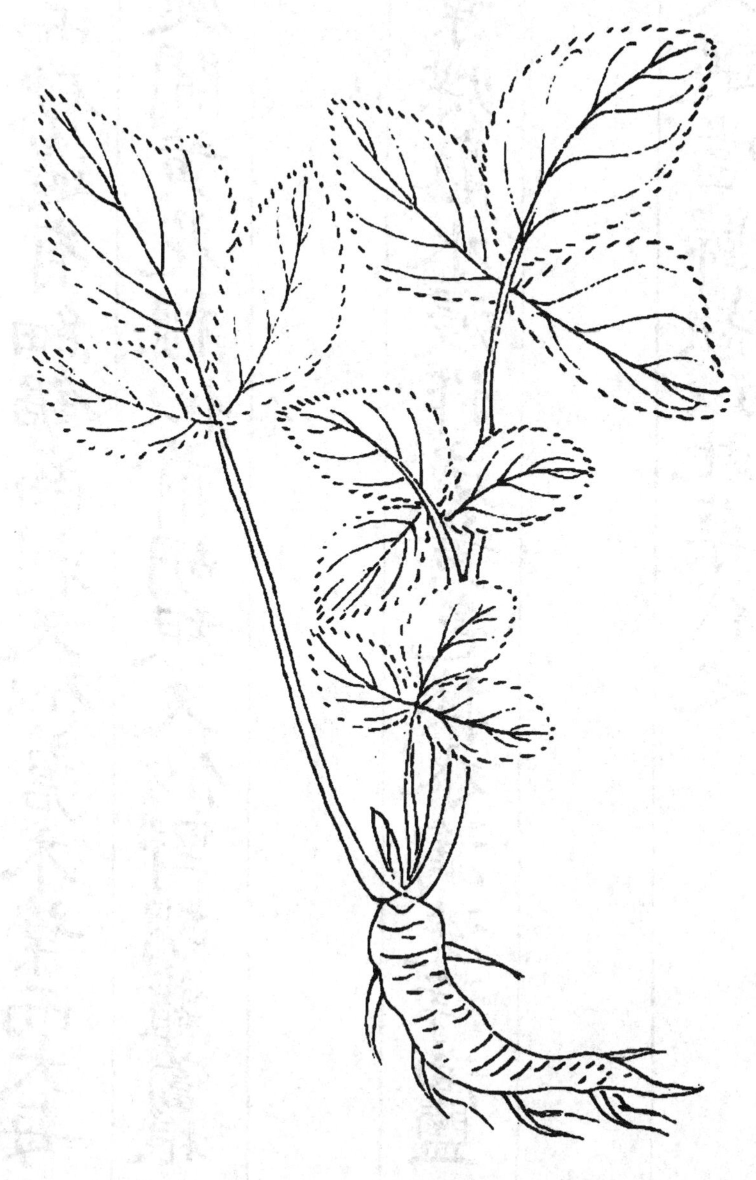

杜當歸生密縣山野中苗高一尺許莖圓而有線楞葉似山芹菜葉而硬邊有細鋸齒刺又似蒼朮葉而大每三葉攢生一處開黄花根似前胡根又似野胡蘿蔔根其葉味甜

救飢採葉煠熟水浸作成黄色換水淘洗淨油鹽調食

治病今人遇當歸缺以此藥代之

風輪菜

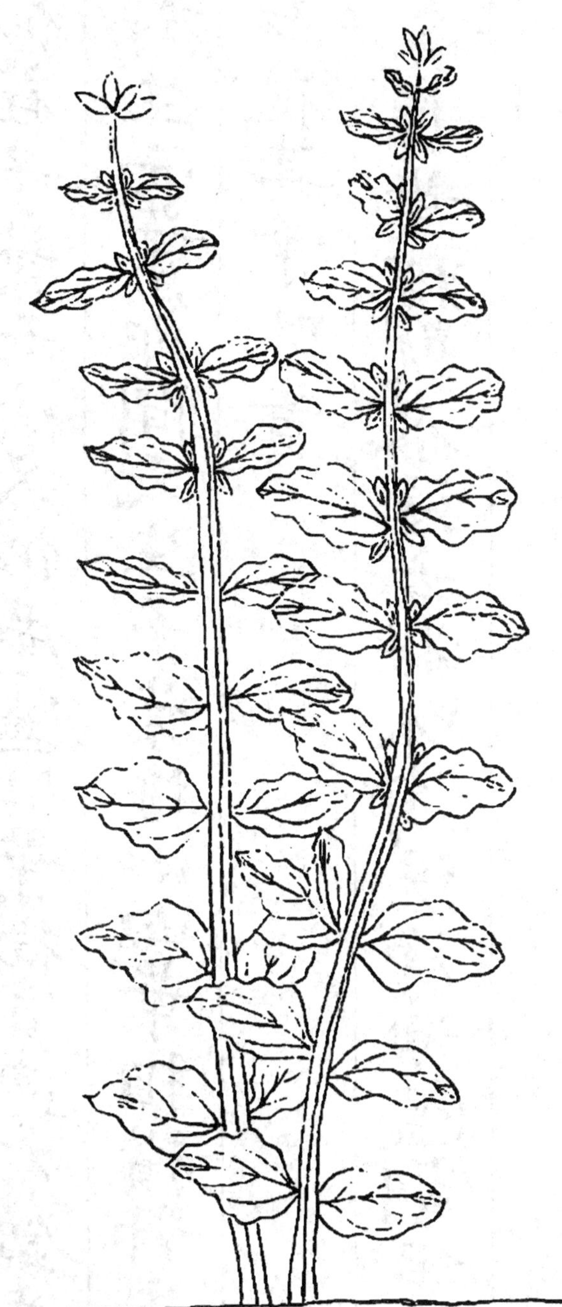

風輪菜生密縣山野中苗高二尺餘方莖四楞色淡綠
微白葉似荏子葉而小又似威靈仙葉微寬邊有鋸齒
叉兩葉對生而葉節間又生子葉極小四葉相攢對生
開淡粉紅花其葉味苦

救飢採葉煠熟水浸去邪味淘洗淨油鹽調食

拖白練苗

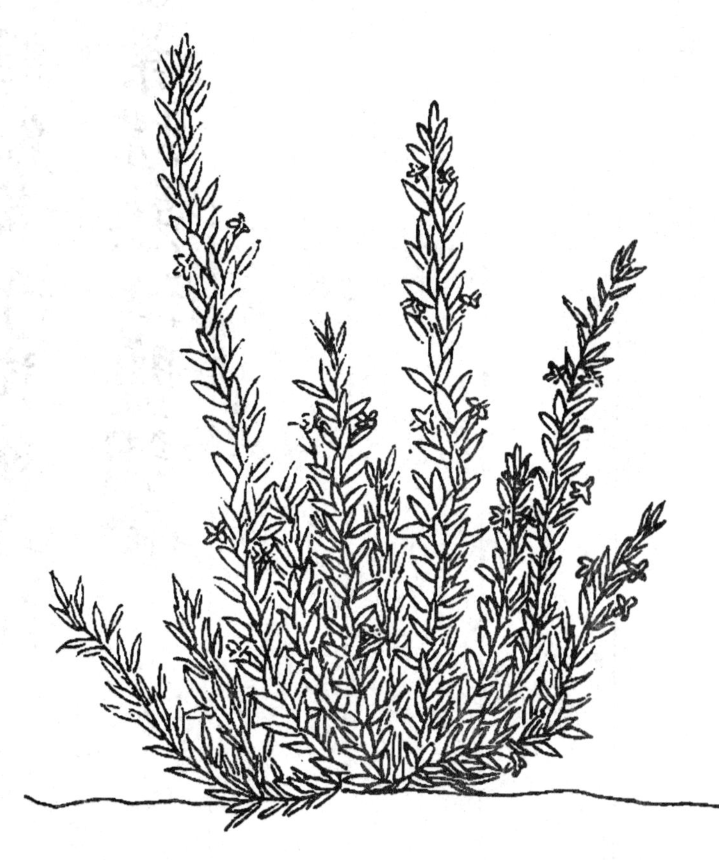

拖白練苗生田野中苗搨地生葉似垂盆草葉而又小

葉間開小白花結細黄子其葉味甜

救飢採苗葉煠熟油鹽調食

透骨草

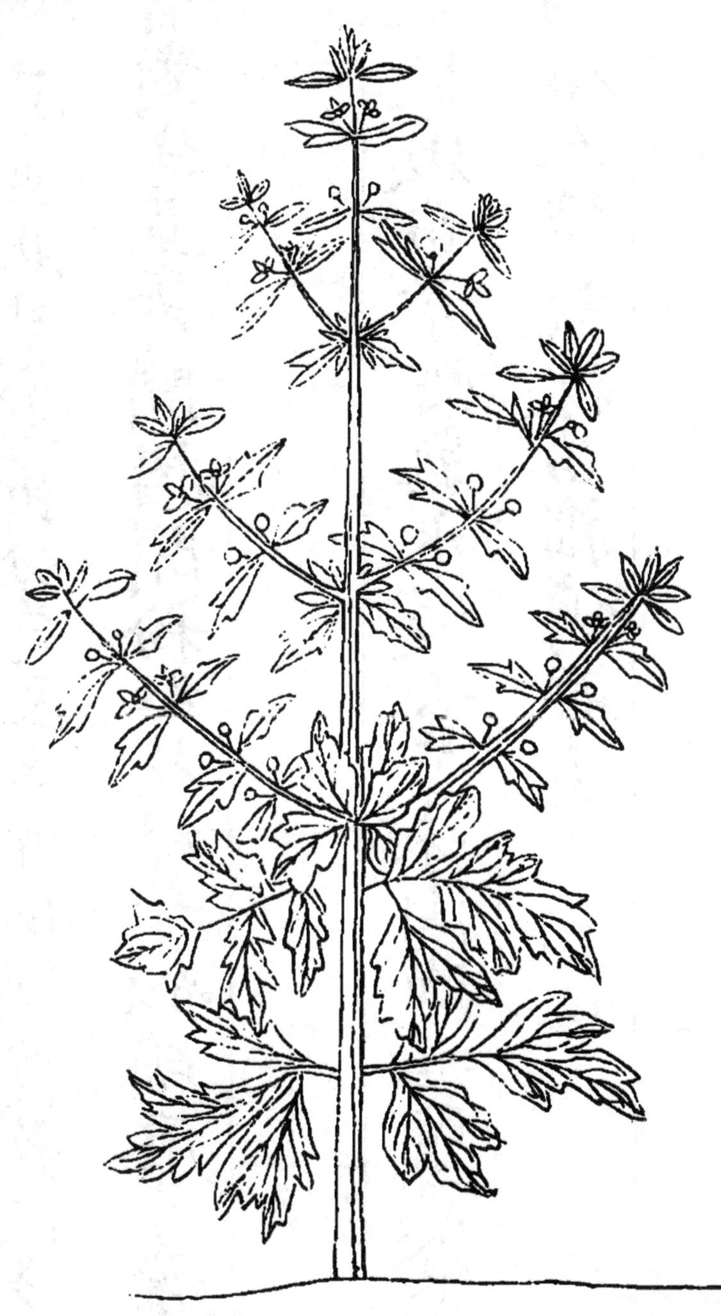

透骨草一名天芝蔴生中牟荒野中苗高三四尺莖方窊面四楞其莖脚紫對節分生莖叉葉似蕳蒿葉而多花叉葉皆對生莖節間攢開粉紅花結子似胡麻子葉味苦

救飢採嫩苗葉煠熟水浸去苦味淘淨油鹽調食

治病今人傳說採苗擣傅腫毒

酸桶笋

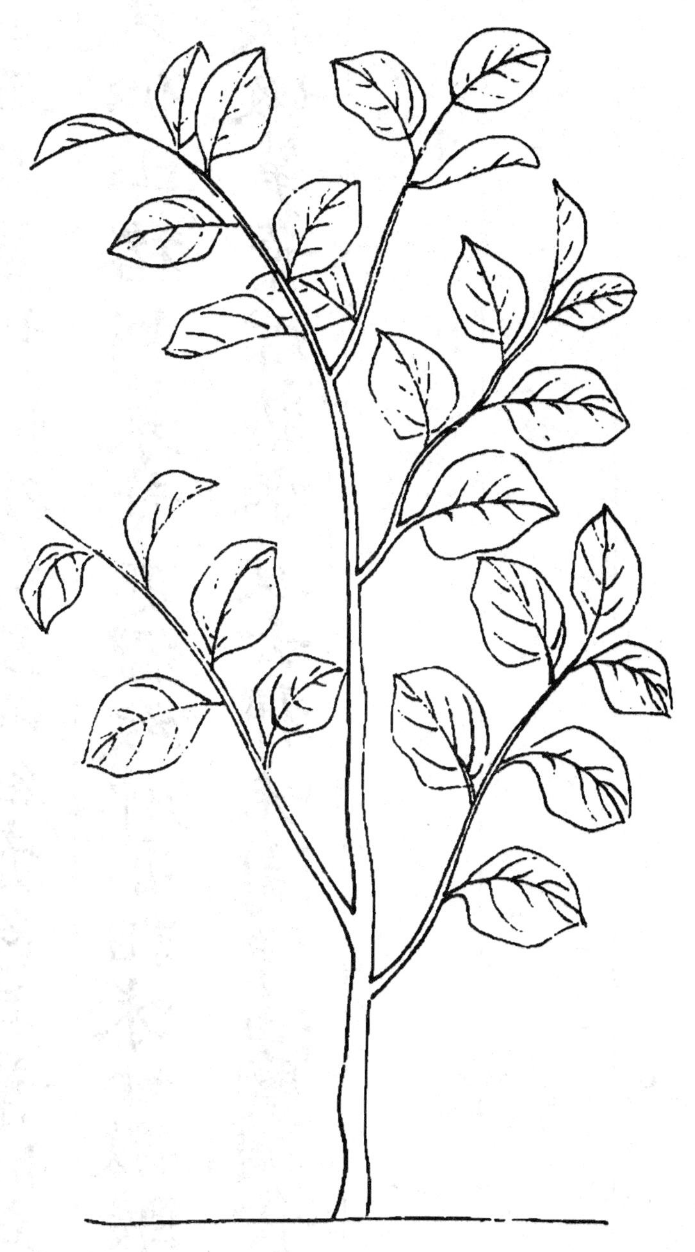

酸桶笋生密縣韶華山山澗邊初發笋葉其後分生莖叉科苗高四五尺莖桿似水紅莖而紅赤色其葉似白槿葉而澀又似山格剌菜葉亦澀紋脉亦粗味甘微酸

救飢採嫩笋葉煠熟水浸去邪味淘淨油鹽調食

鹿蕨菜

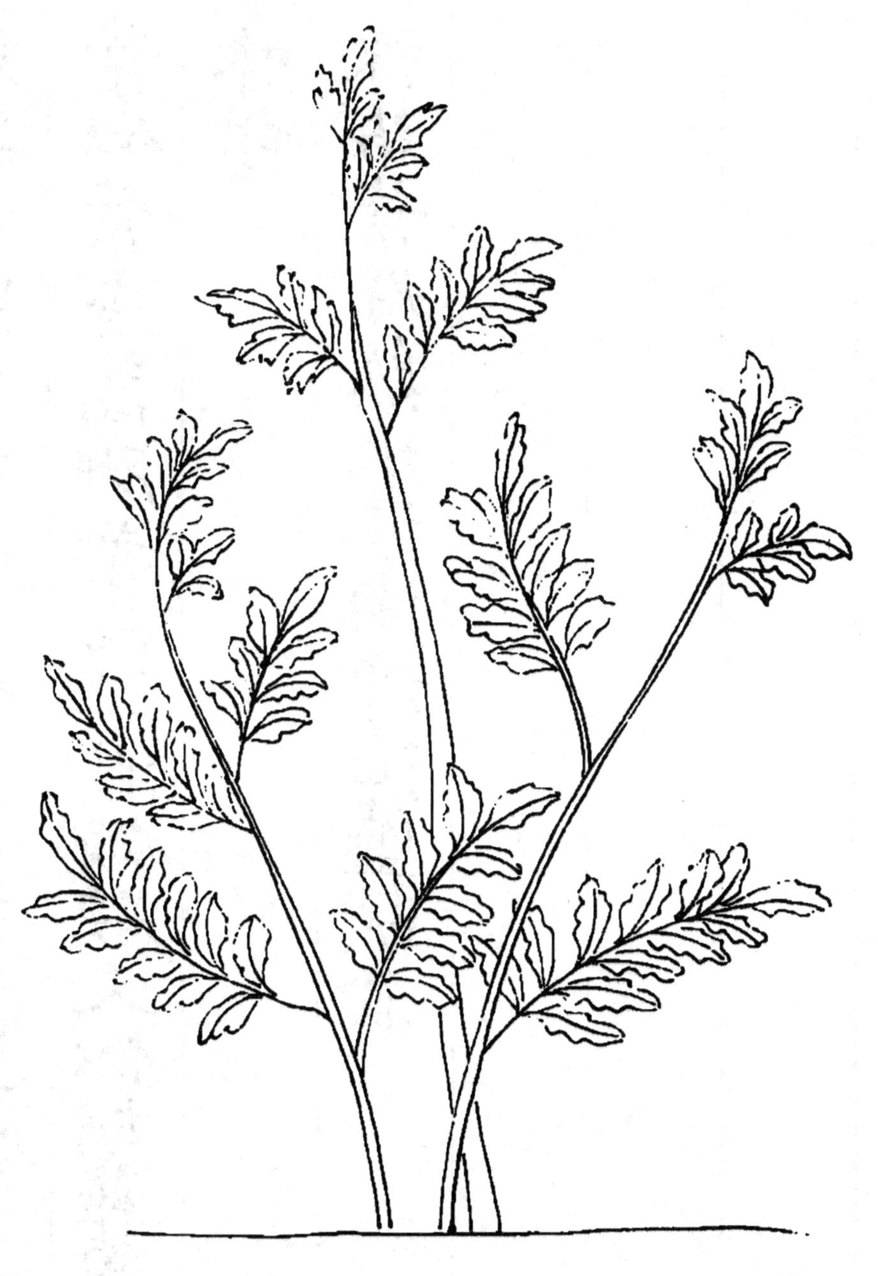

鹿蕨菜生輝縣山野中苗高一尺許其葉之莖背圓而面窊(五化切)葉似紫香蒿腳葉而肥闊頗硬又似胡蘿蔔葉亦肥硬味甜

救飢採苗葉煠熟水浸淘淨油鹽調食

山芹菜

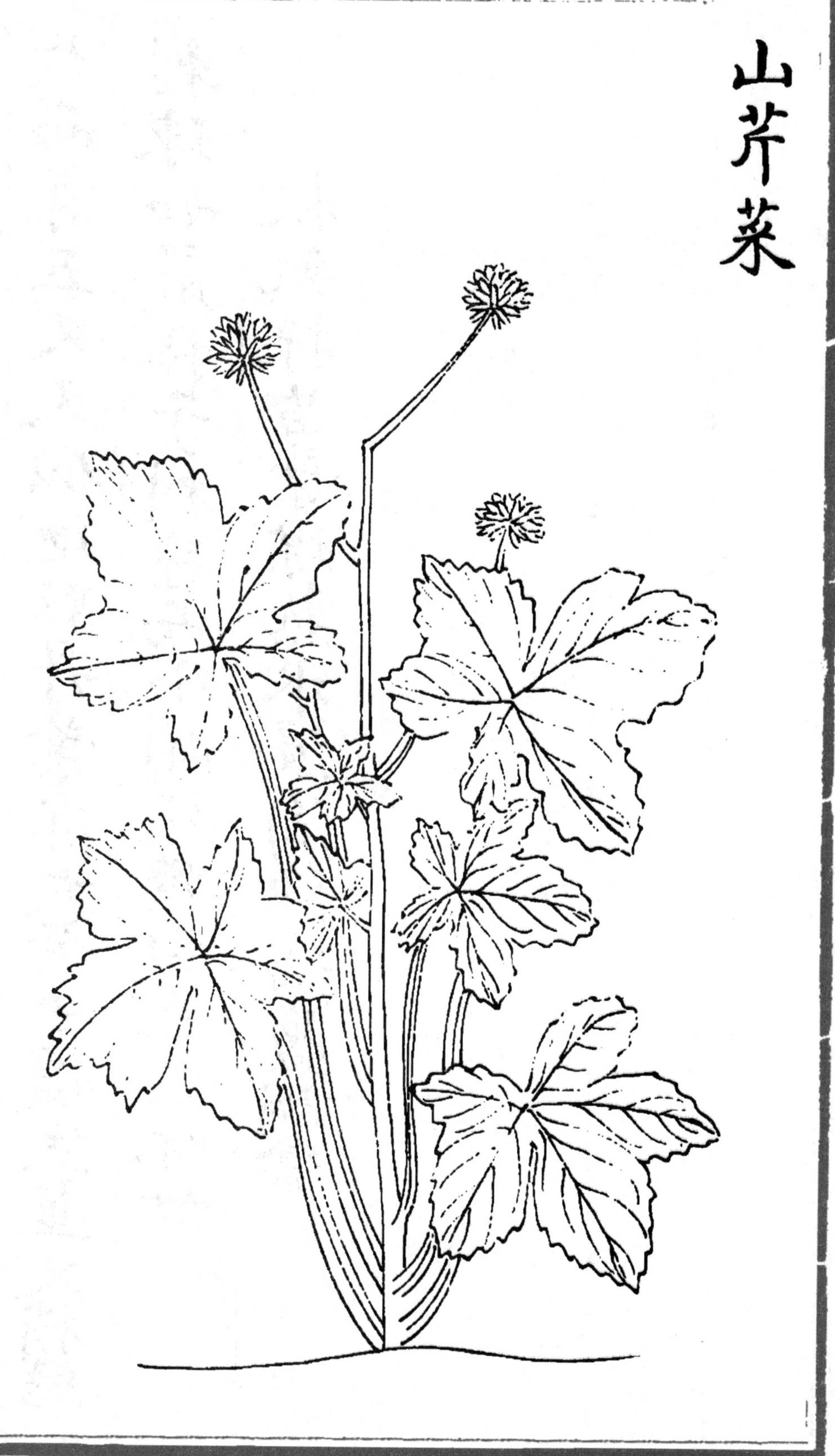

山芹菜生輝縣山野間苗髙一尺餘葉似野蜀葵葉稍大而有五叉又似地牡丹葉亦大葉中攛生莛叉梢結刺球如鼠粘子刺毬而小開花黲白色葉味甘

救飢採苗葉煠熟水浸淘淨油鹽調食

金剛刺

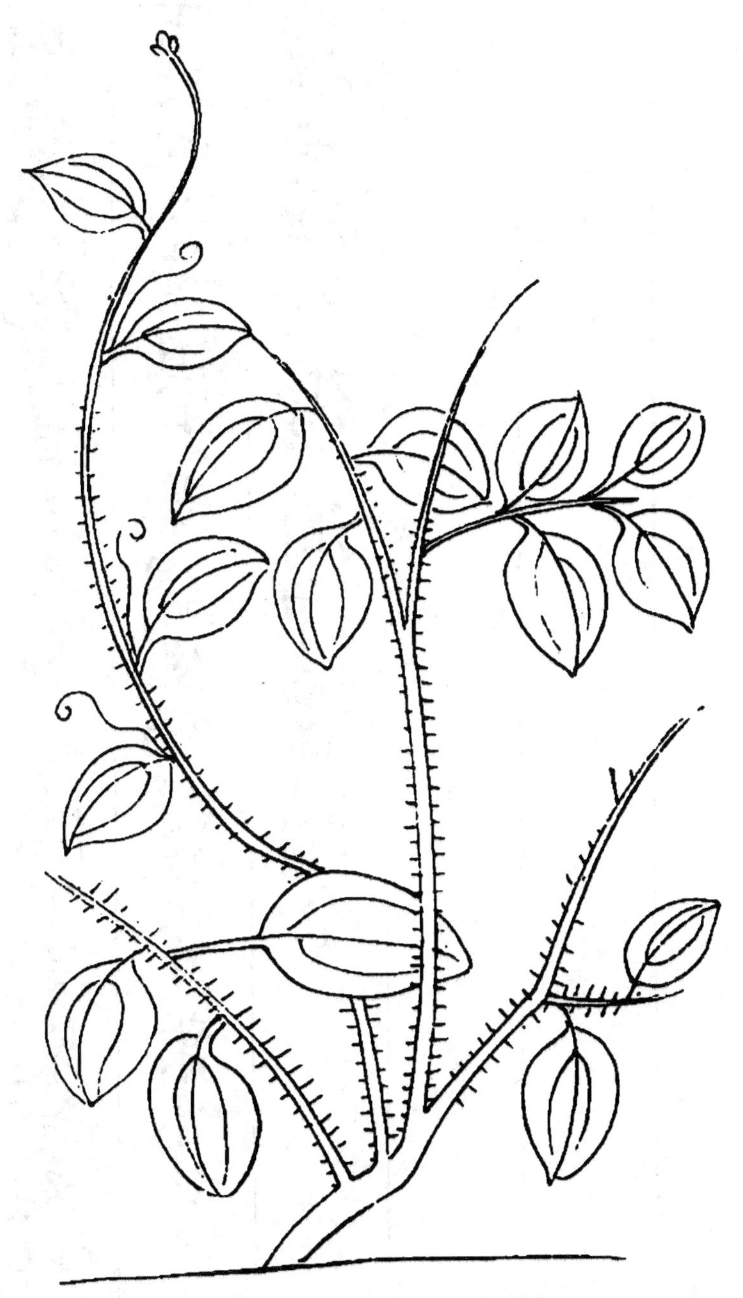

金剛刺又名老君鬚生輝縣鴉子口山野間科條高三四尺條似刺蘼梅音花條其上多刺葉似牛尾菜葉又似龍鬚菜葉比此二葉俱大葉間生細絲蔓其葉味甘

救飢採葉煠熟水浸淘淨油鹽調食

柳葉青

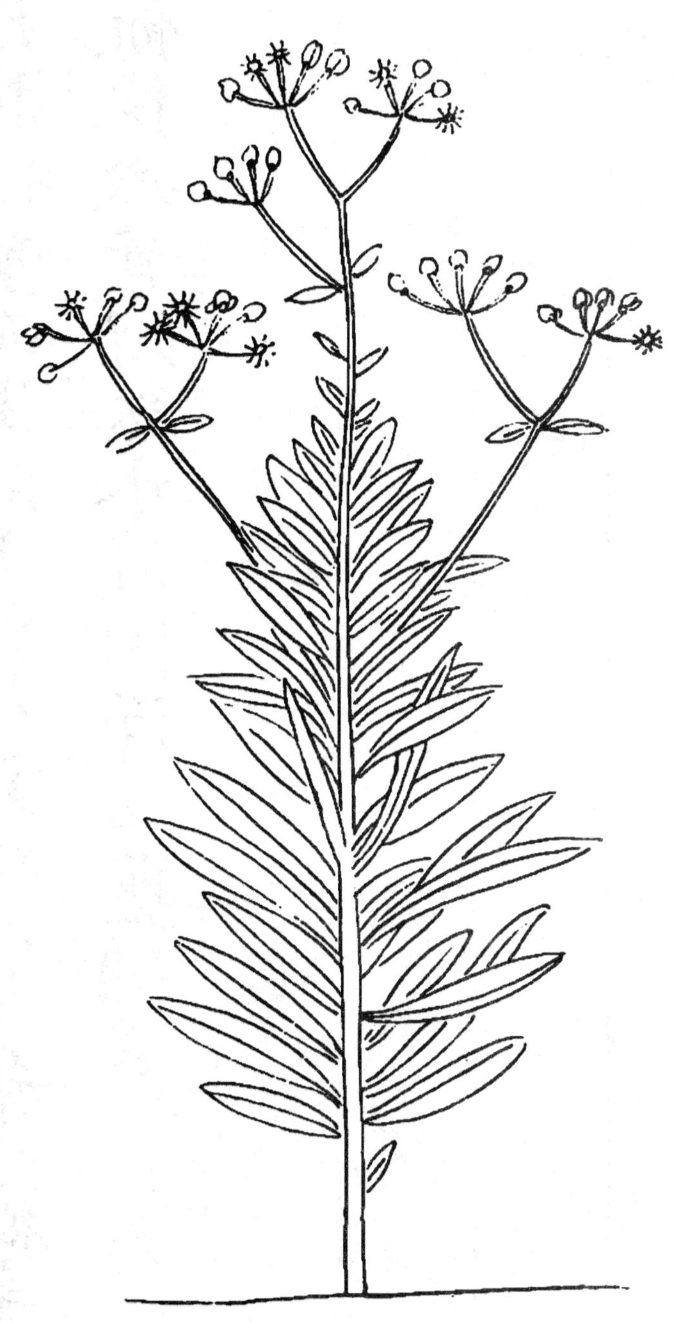

柳葉青生中牟荒野中科苗高二尺餘莖似蒿莖葉似柳葉而短𦶏音布莖而生開小白花銀褐心其葉味微辛

救飢採嫩葉煠熟水浸淘淨油鹽調食

大蓬蒿

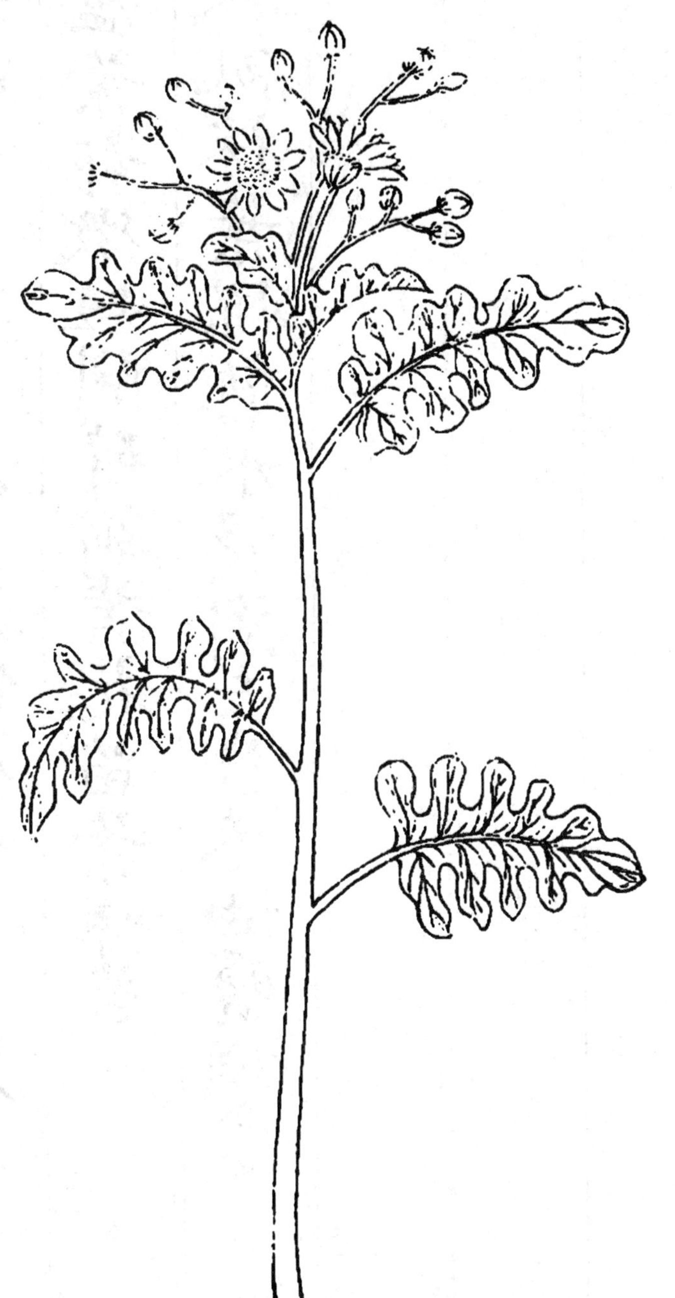

大蓬蒿生密縣山野中莖似黄蒿莖色微帶紫葉似山芥菜葉而長尖極多花叉又似風花菜葉花叉亦多又似漏蘆葉却微短開碎瓣黄花苗葉味苦

救飢採葉煠熟水浸淘去苦味油鹽調食

狗筋蔓

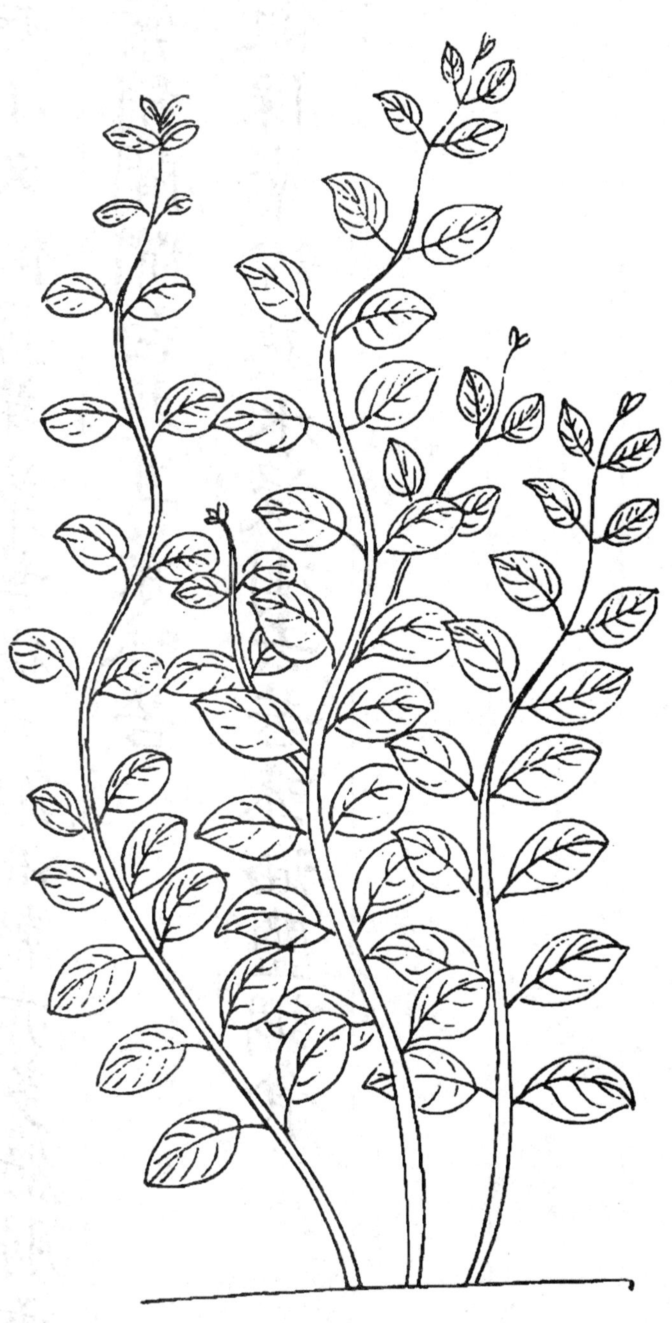

狗筋蔓生中牟縣沙崗間小科就地拖蔓生葉似狗掉尾葉而短小又似月芽菜葉微尖艄而軟亦多紋脉兩葉對生葉梢間開白花其葉味苦

救飢採葉煠熟水浸淘去苦味油鹽調食

兎兒傘

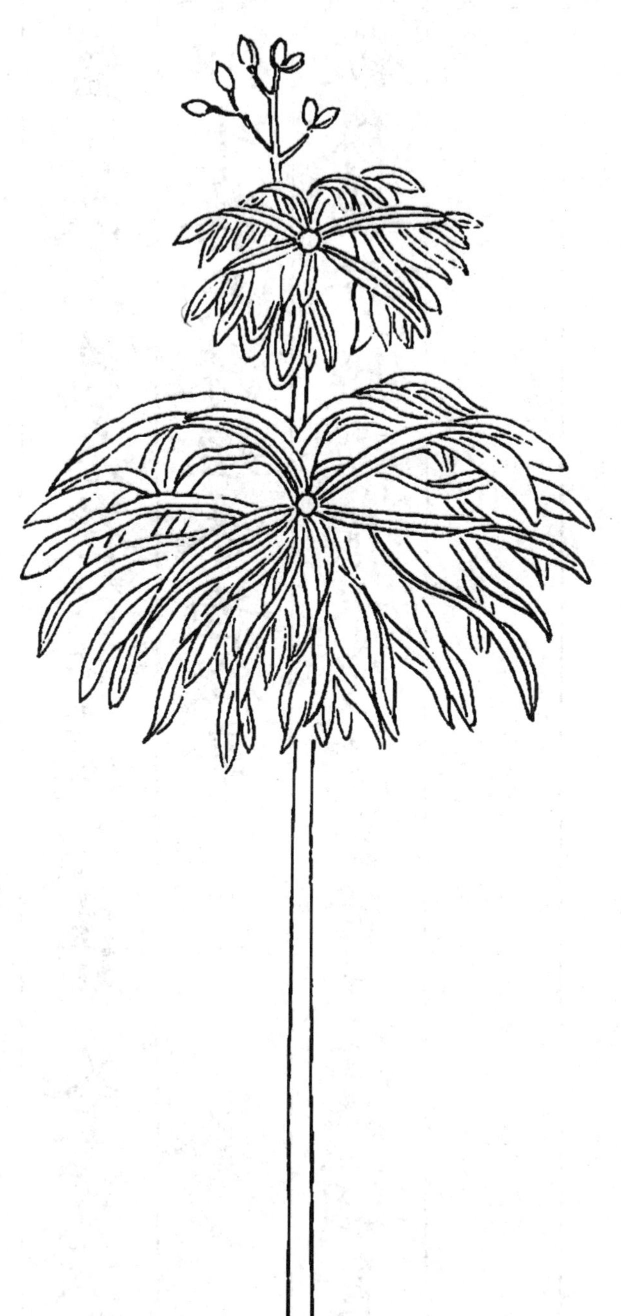

兎兒傘生滎陽塔兒山荒野中其苗高二三尺許每科初生一葉葉端生葉一層有七八葉每葉分作四叉排生如傘蓋狀故以為名後於葉間攛生葉叉上開淡紅白花根似牛膝而踈短味苦微辛

救飢採嫩葉煠熟換水浸淘去苦味油鹽調食

地花菜

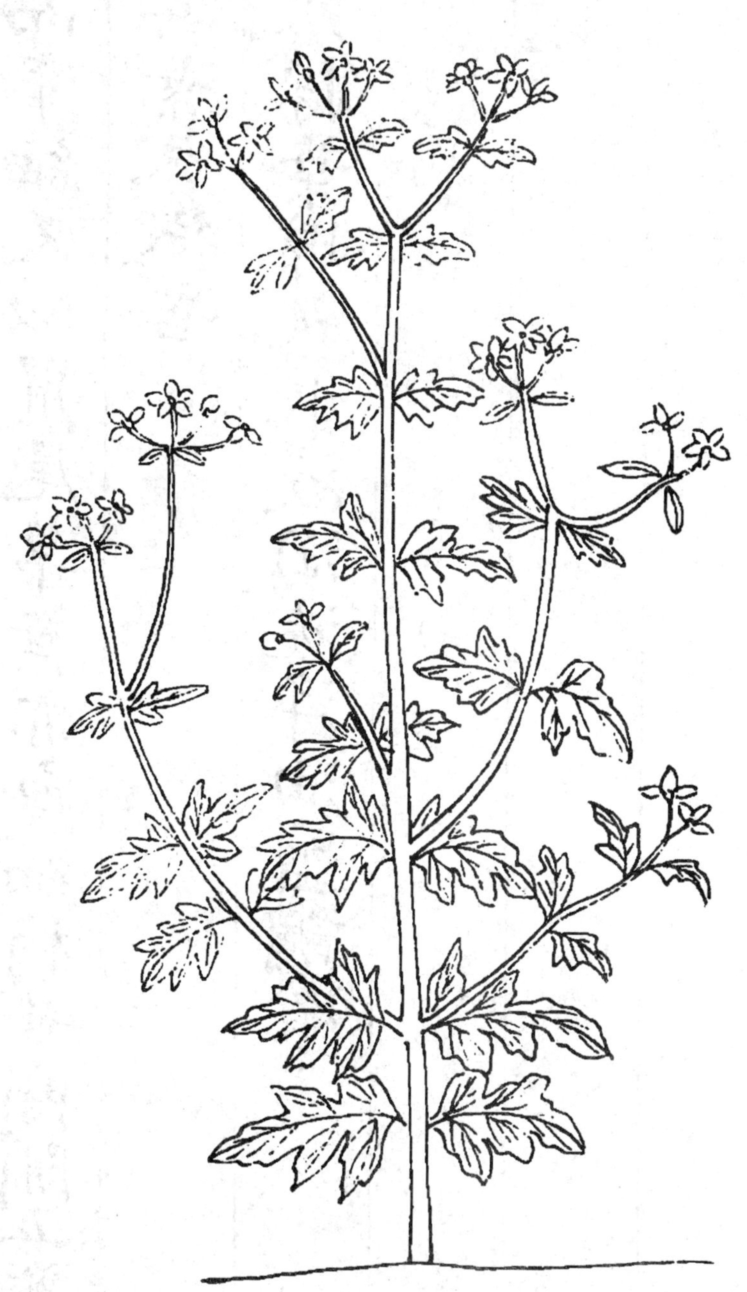

地花菜又名墓頭灰生密縣山野中苗高尺餘葉似野菊花葉而窄細又似鼠尾草葉亦瘦細梢葉間開五瓣小黃花其葉味微苦

救飢採葉煠熟水浸淘洗淨油鹽調食

杓兒菜

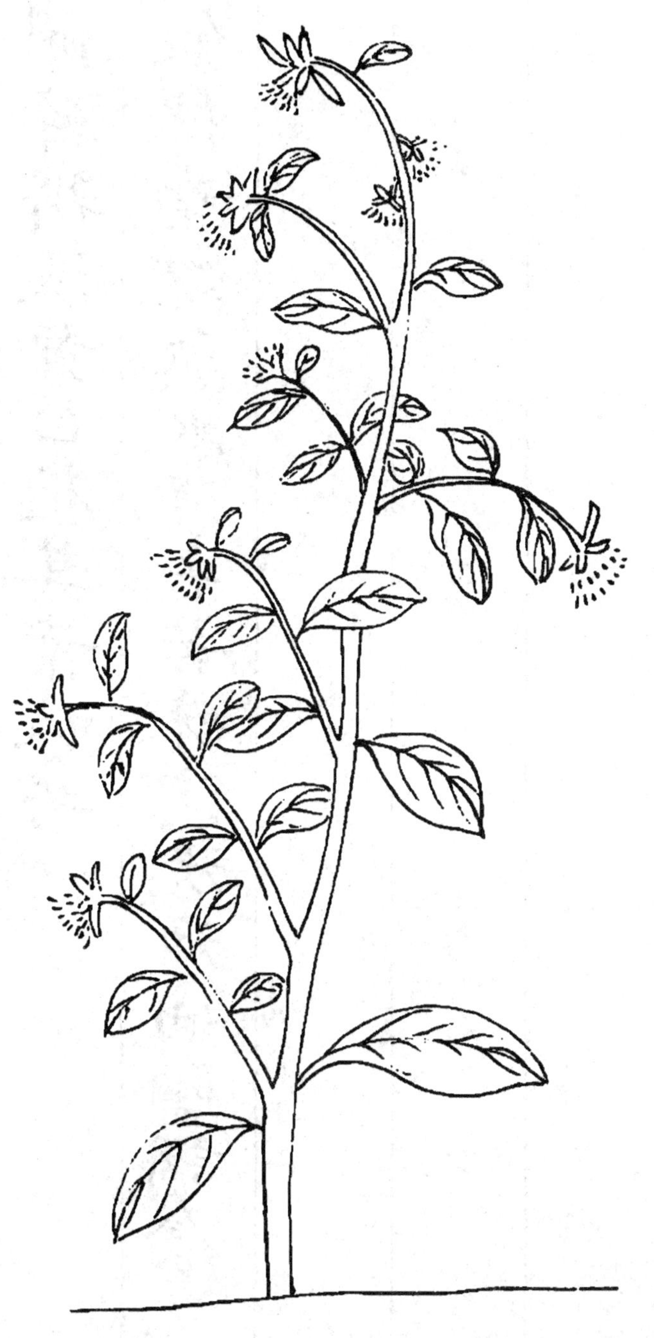

杓兒菜生密縣山野中苗高一二尺葉似狗掉尾葉而窄頗長黑綠色微有毛澀又似耐驚菜葉而小軟薄梢葉更小開碎瓣淡黄白花其葉味苦

救飢採葉煠熟水浸去苦味淘洗淨油鹽調食

佛指甲

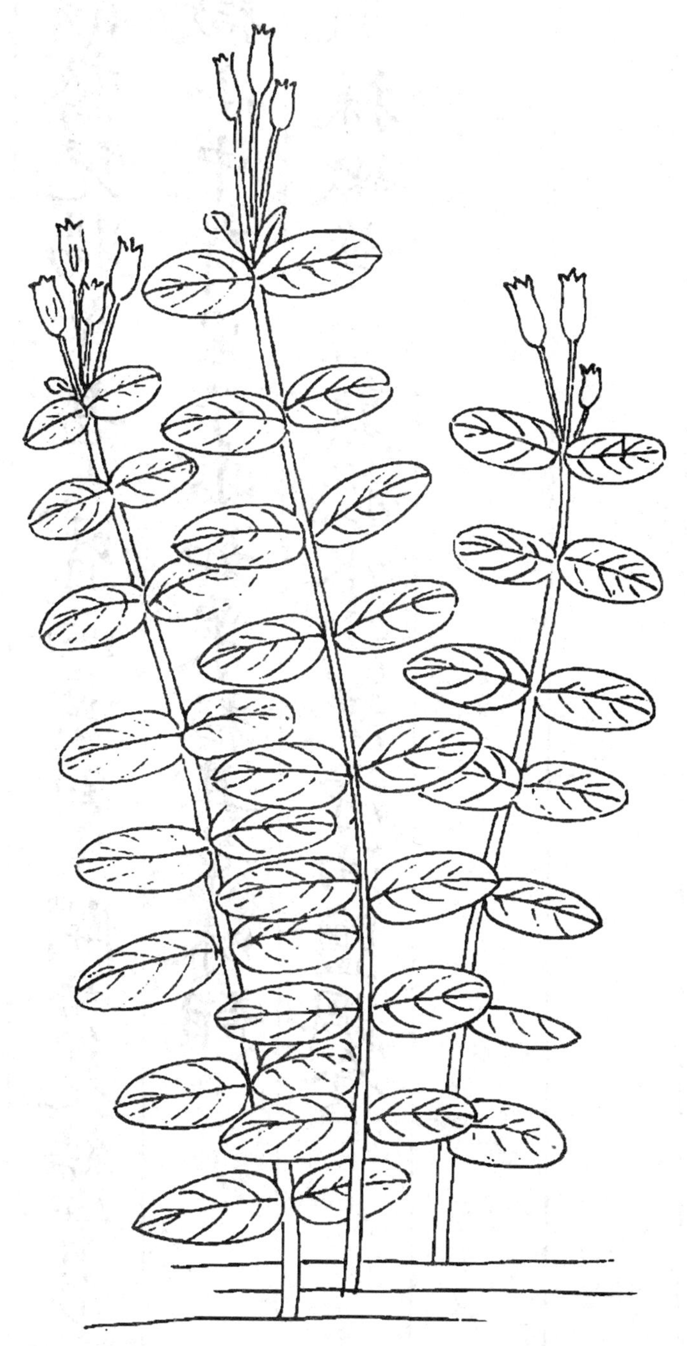

佛指甲生密縣山谷中科苗高一二尺莖微帶赤黄色其葉淡緑背皆微帶白色葉如長匙頭樣似黑豆葉而微寛又似鵞兒腸葉甚大皆兩葉對生開黄花結實形如連翹微小中有黑子小如粟粒其葉味甜

救飢採嫩葉煠熟换水淘洗淨油鹽調食

虎尾草

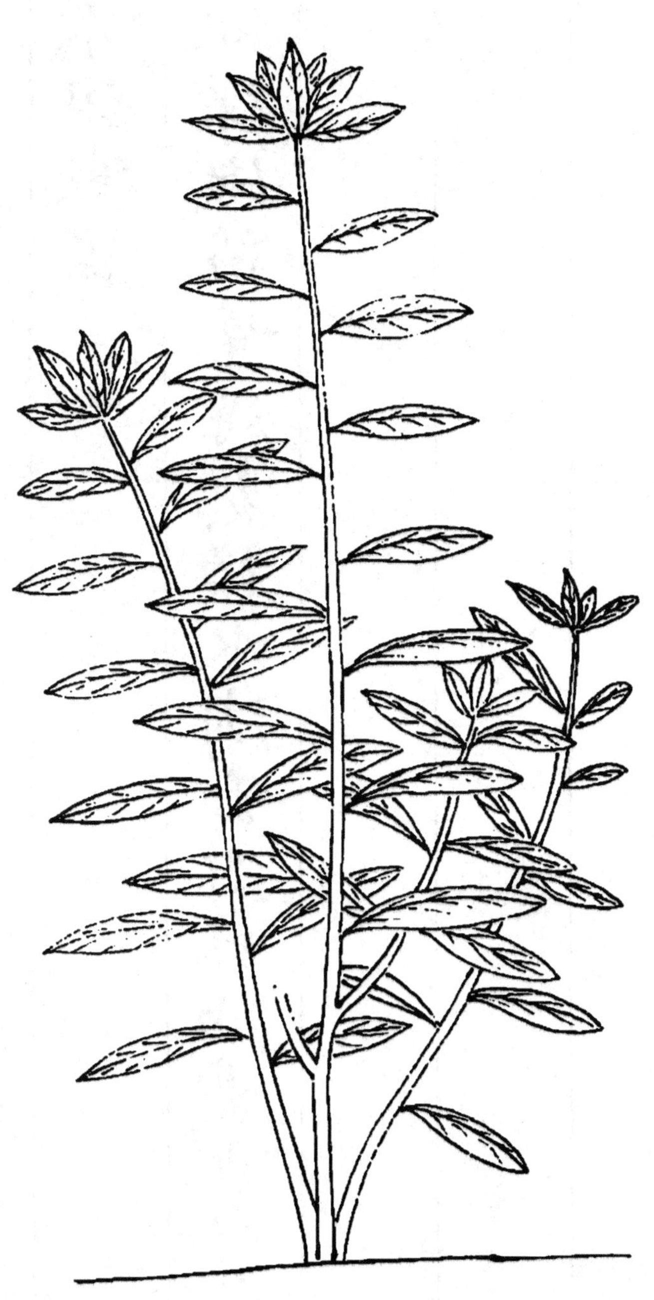

虎尾草生密縣山谷中科苗高二三尺莖圓葉頗似柳葉而瘦短又似兎兒尾葉亦瘦窄又似黄精葉頗軟抱莖攢生味甜微澀

救飢採嫩苗葉煠熟換水淘去澀味油鹽調食

野蜀葵

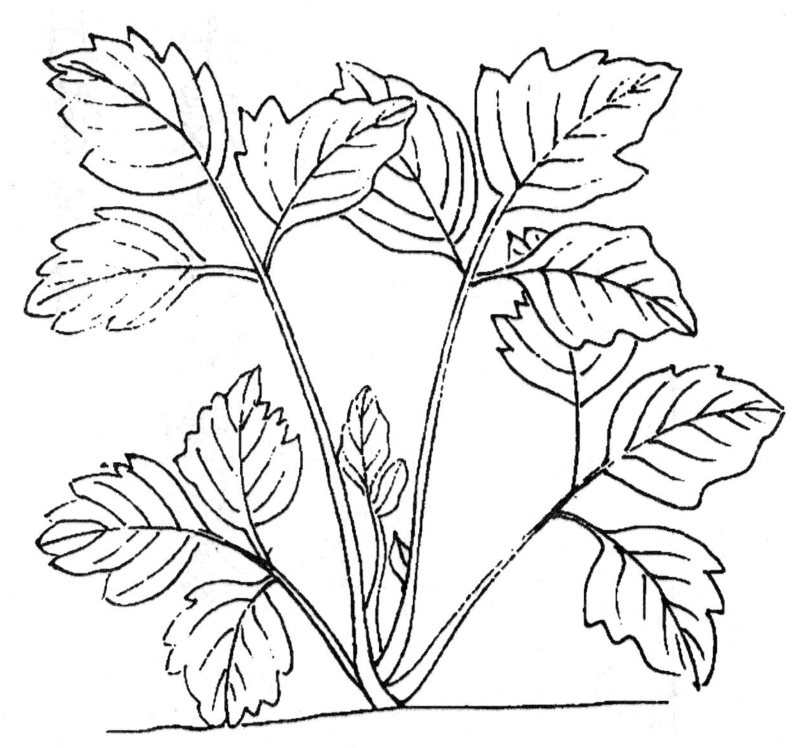

野蜀葵生荒野中就地叢生苗高五寸許葉似葛勒子秧葉而厚大又似地牡丹葉味辣

救飢採嫩葉煠熟水浸淘淨油鹽調食

蛇葡萄

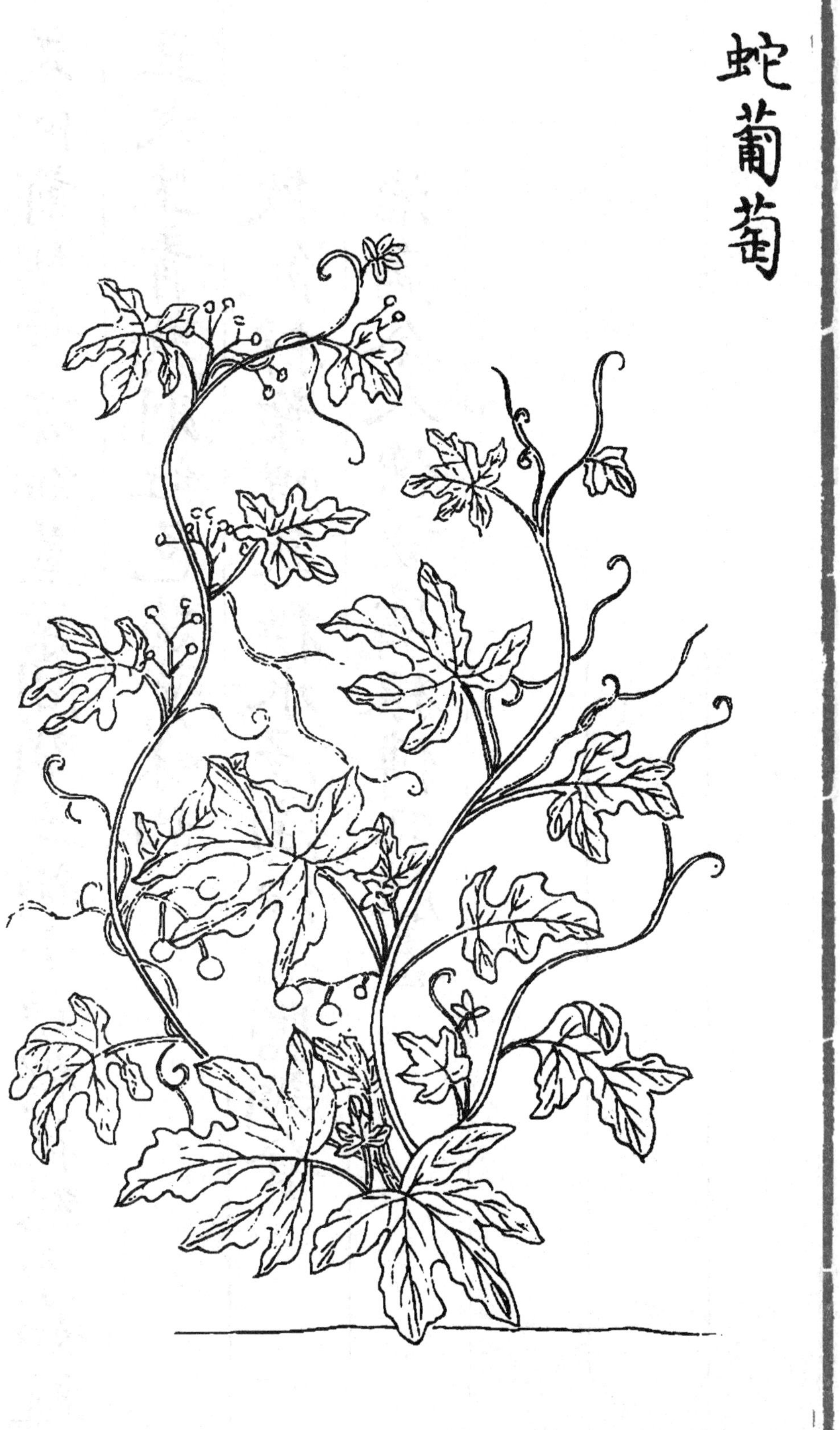

蛇葡萄生荒野中拖蔓而生葉似菊葉而小花叉繁碎

又似前胡葉亦細莖葉間開五瓣小銀褐花結子如豌

豆大生青熟則紅色苗葉味甜

救飢採葉煠熟换水浸淘淨油鹽調食

治病今人傳説擣根傅貼腫毒

星宿菜

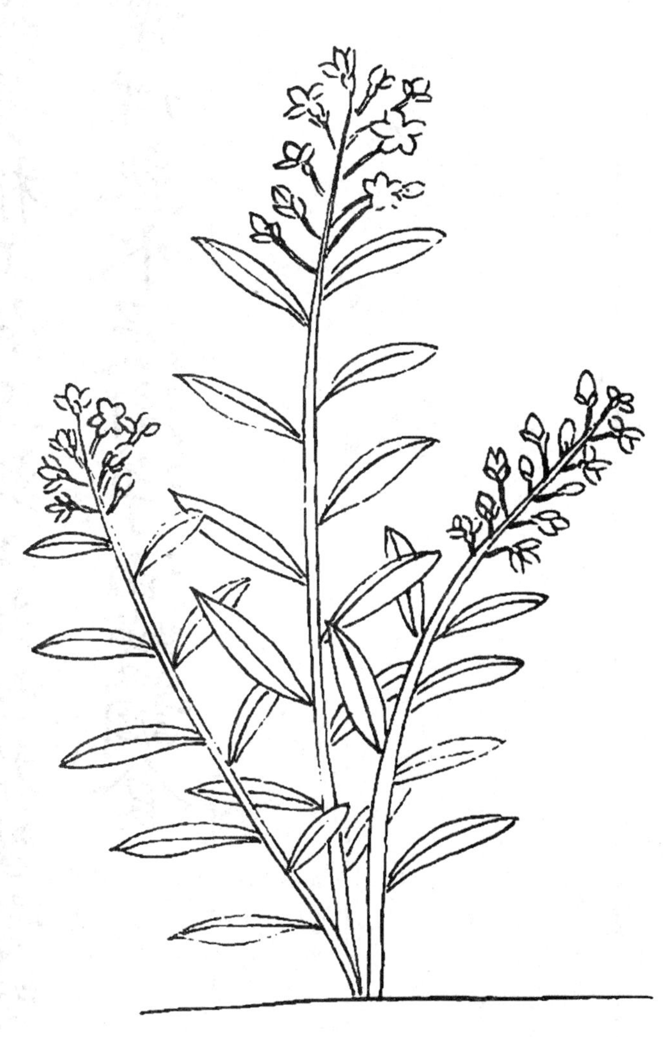

星宿菜生田野中作小科苗生葉似石竹子葉而細小又似米布袋葉微長稍上開五瓣小尖白花苗葉味甜

救飢採苗葉煠熟水浸淘淨油鹽調食

水蓑衣

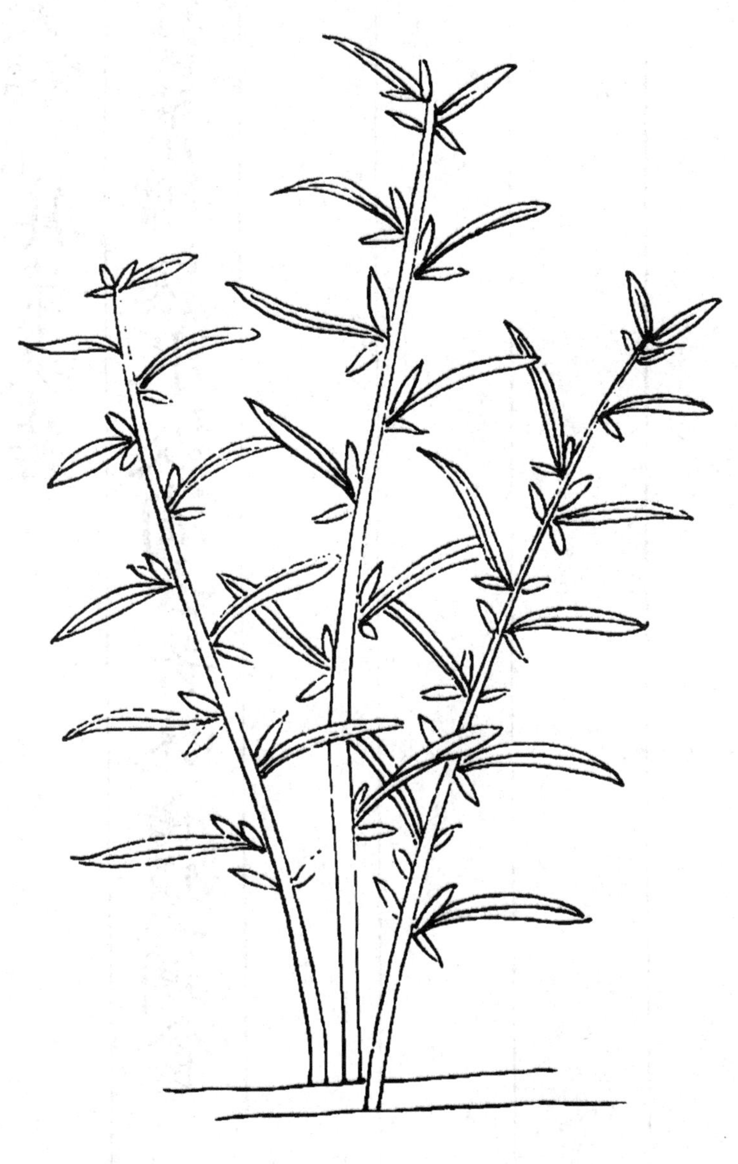

水蓑衣生水泊邊葉似地稍瓜葉而窄音側小每葉間皆結小青蓇葖音骨突其葉味苦

救飢採苗葉煠熟水浸淘去苦味油鹽調食

牛妳菜

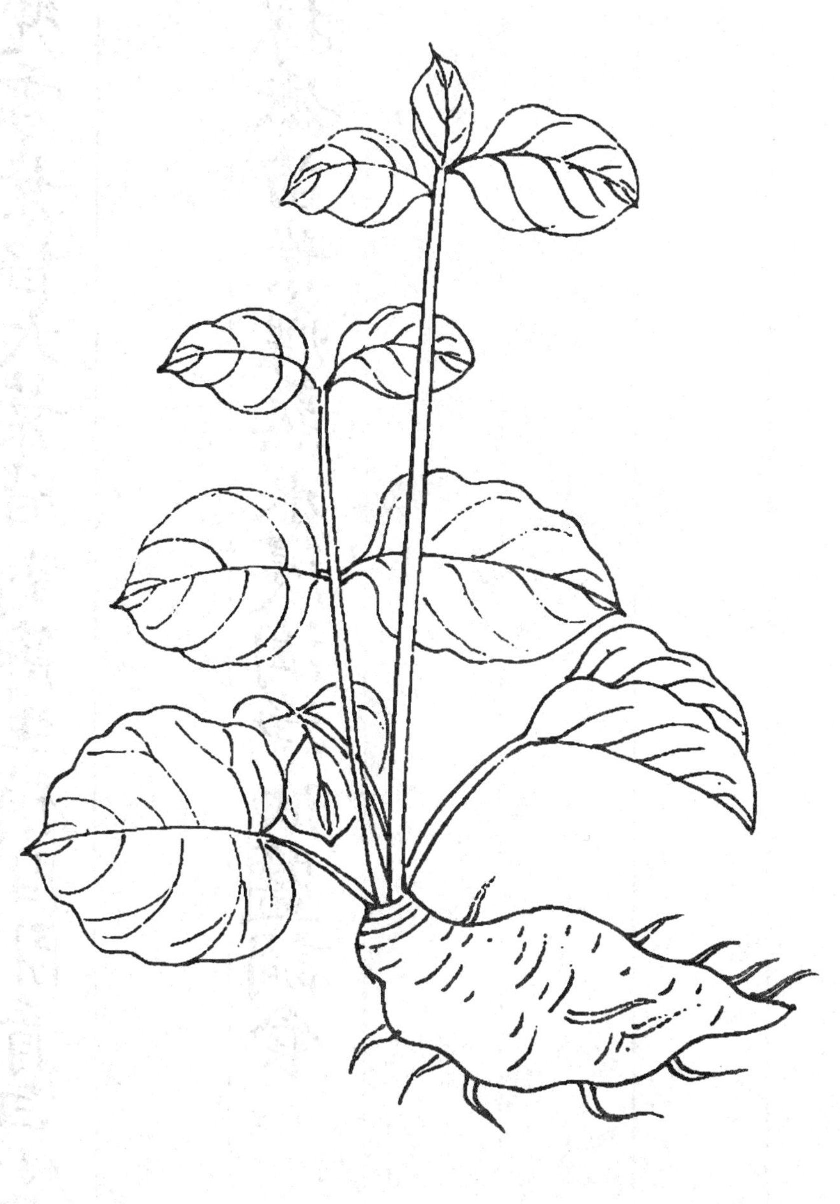

牛妳菜出輝縣山野中拖藤蔓而生葉似牛皮硝葉而大又似馬兜零葉極大葉皆對節生梢間開青白小花其葉味甜

救飢採嫩苗葉煠熟水浸淘淨油鹽調食

小蟲兒卧單

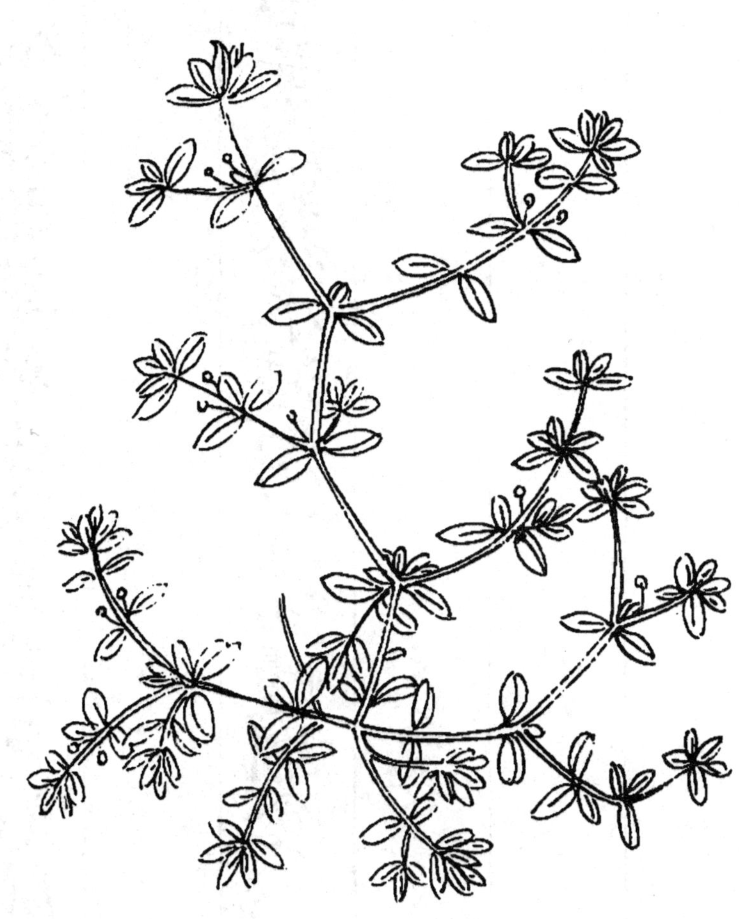

小蟲兒卧單一名鐵線草生田野中苗搨地生葉似苜蓿葉而極小又似雞眼草葉亦小其莖色紅開小紅花苗味甜

救飢採苗葉煠熟水浸淘淨油鹽調食

兎兒尾苗

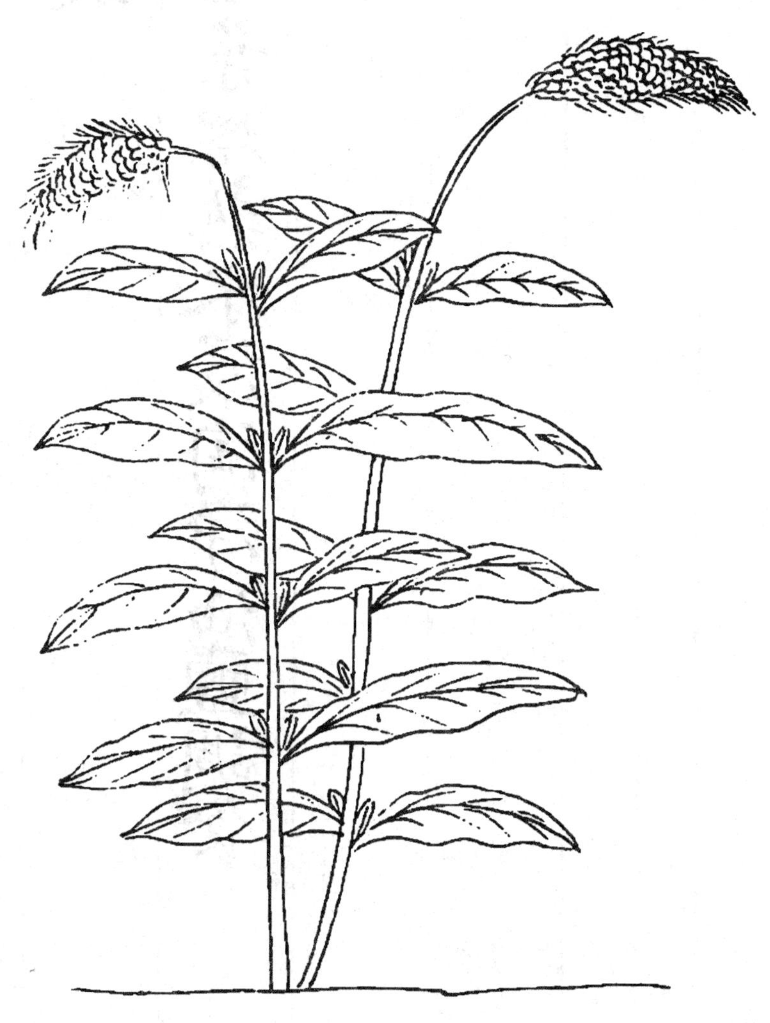

兎兒尾苗生田野中苗高一二尺葉似水荭葉而狹短其尖頗齊梢頭出穂如兎尾狀開花白色結紅蓇葖如椒目大其葉味酸

救飢採嫩苗葉煠熟水浸淘淨油鹽調食

地錦苗

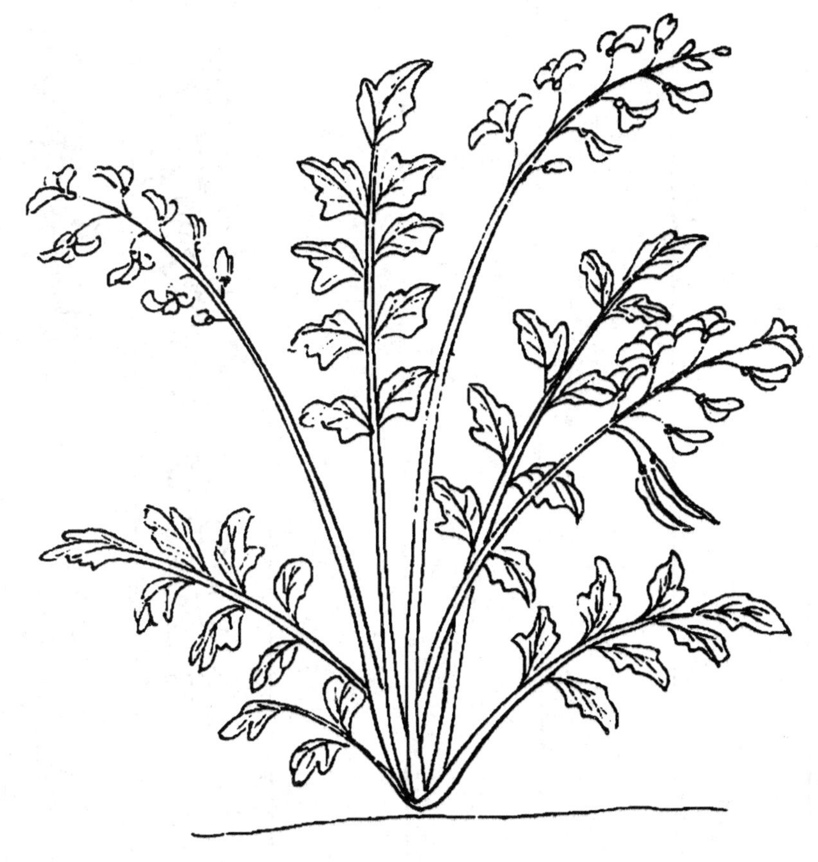

地錦苗生田野中小科苗高五七寸苗葉似園荽音雖葉間開紫花結小角兒苗葉味苦

救飢採苗葉煠熟水浸淘淨油鹽調食

野西瓜苗

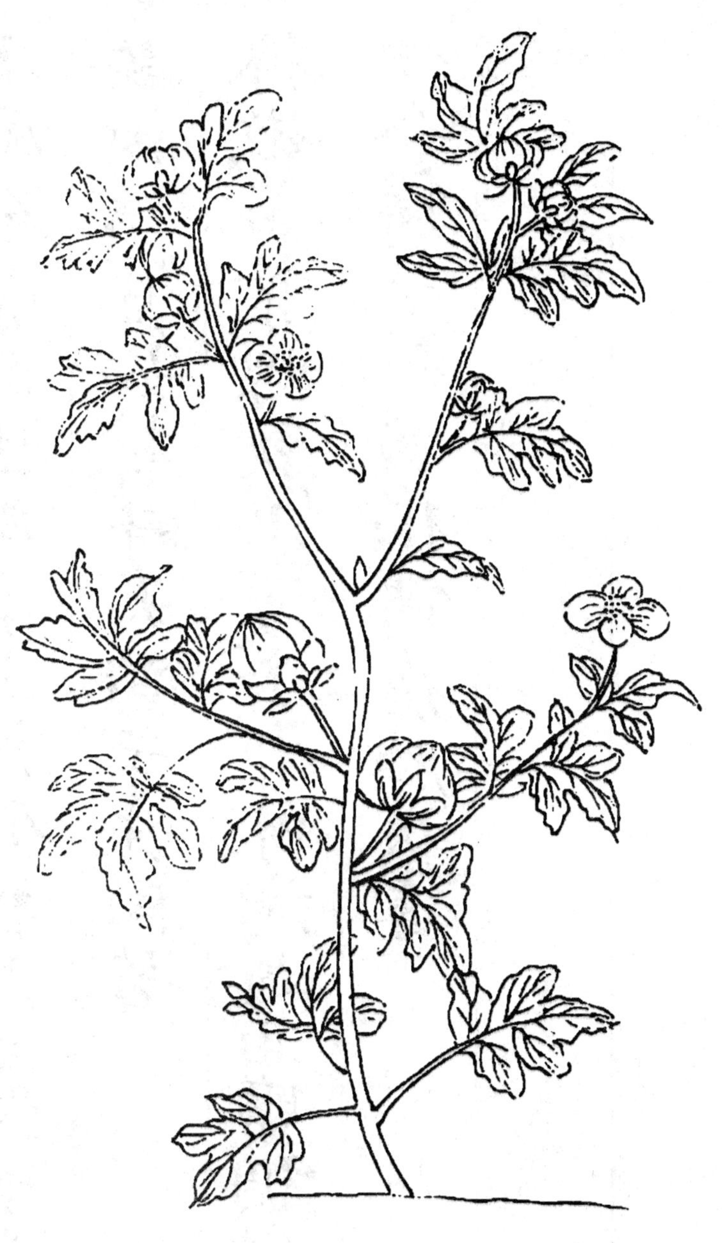

野西瓜苗俗名秃漢頭生田野中苗高一尺許葉似家西瓜葉而小頗硬葉間生蔕開五瓣銀褐花紫心黄蘂花罷作蒴蒴内結實如楝子大苗葉味微苦

救飢採嫩苗葉煠熟水浸去邪味淘過油鹽調食

治病令人傳説採苗擣傅瘡腫拔毒

香茶菜

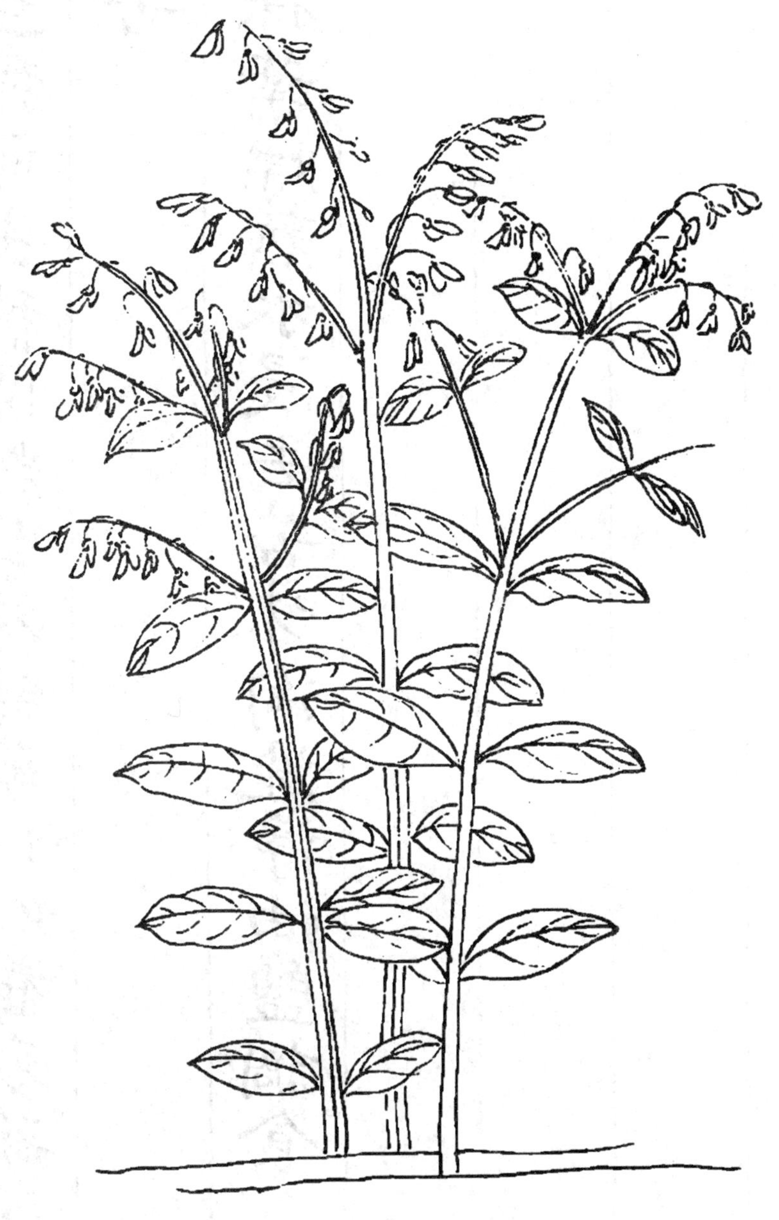

香茶菜生田野中莖方窊五化切面四楞葉似薄荷葉微大抪莖對生稍頭出穗開粉紫花結蒴音朔如蕎麥蒴而微小葉味苦

救飢採葉煠熟水浸去苦味淘洗淨油鹽調食

薔蘼

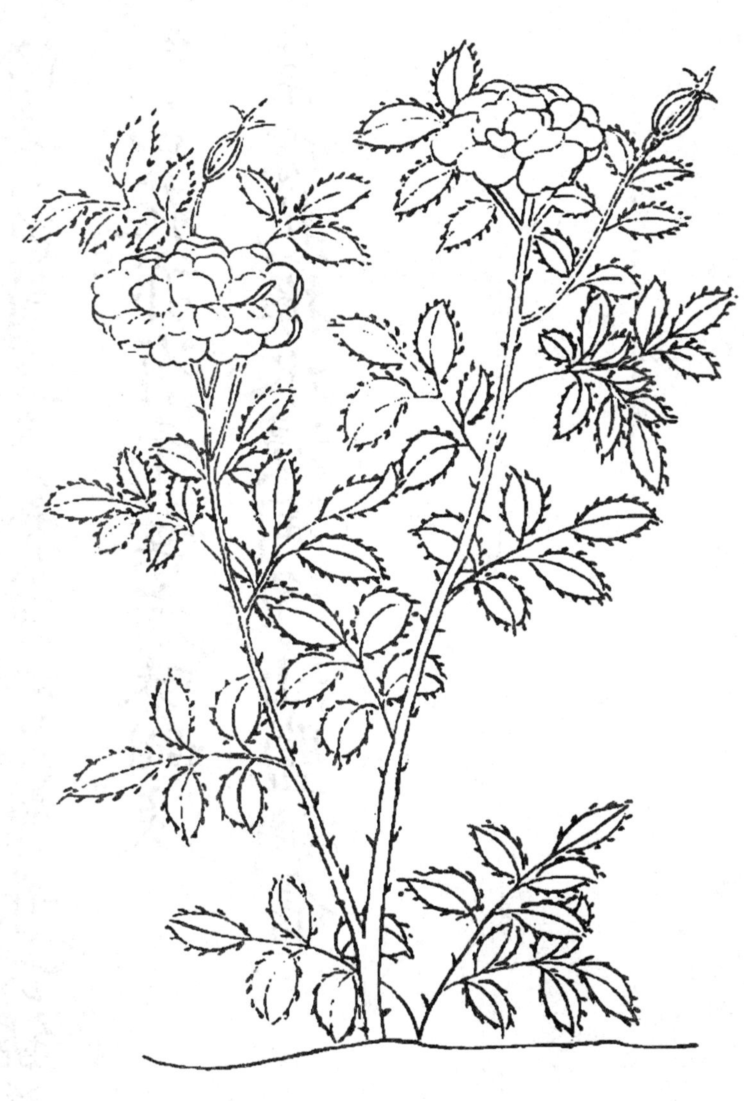

薔蘼音墻梅又名刺蘼今處處有之生荒野崗嶺間人家園圃中亦栽科條青色莖上多刺葉似椒葉而長鋸齒又細背頗白開紅白花亦有千葉者味甜淡

救飢採芽葉煠熟換水浸淘淨油鹽調食

毛女兒菜

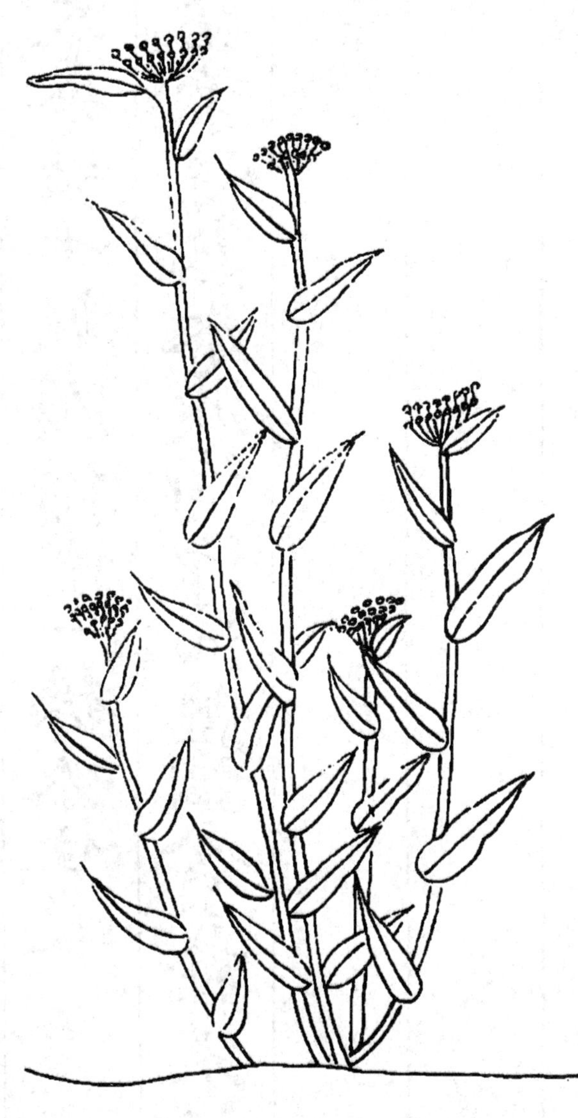

毛女兒菜生南陽府馬鞍山中苗髙一尺許葉似綿絲菜葉而微尖又似兎兒尾葉而小莖葉皆有白毛梢間開淡黄花如大黍粒十數顆攢成一穗味甘酸

救飢採苗葉煠熟水浸淘淨油鹽調食或拌米麪蒸食亦可

牻牛兒苗

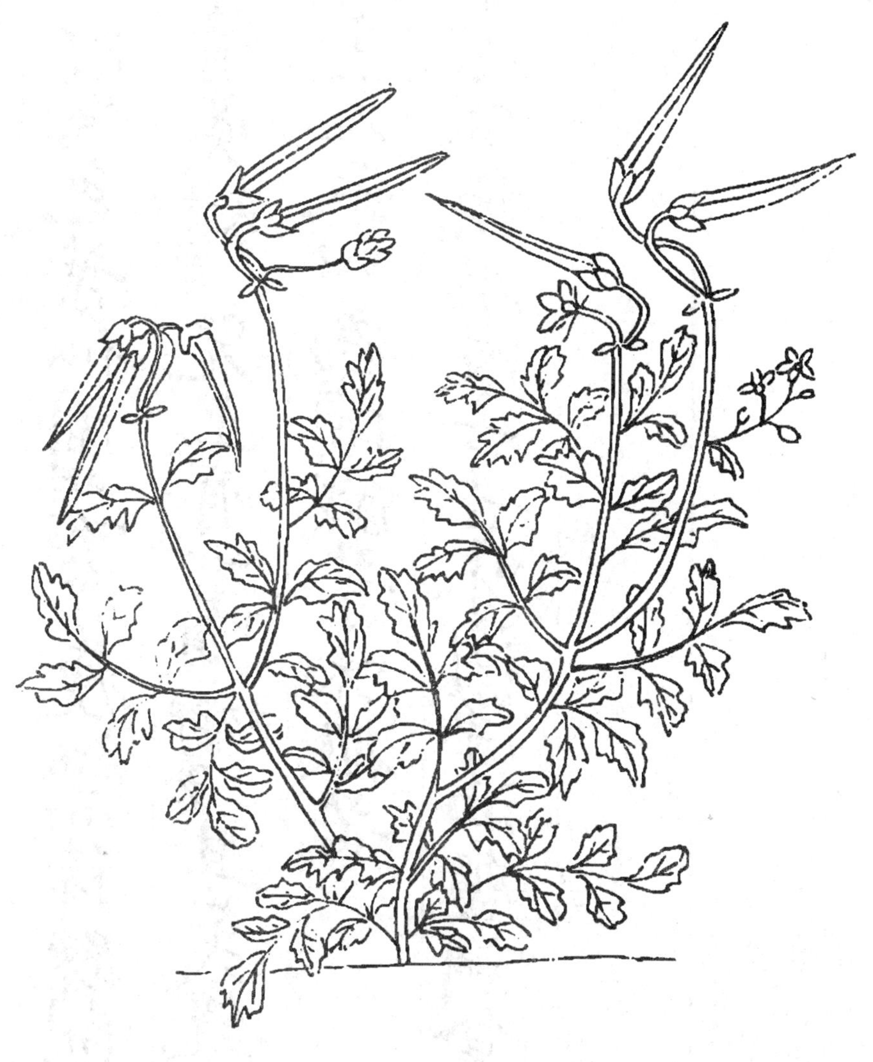

犤牛兒苗音厖又名鬭牛兒苗生田野中就地拖秧而生莖蔓細弱其莖紅紫色葉似園荽葉瘦細而稀踈開五瓣小紫花結青蓇葖音骨突兒上有一嘴甚尖鋭音蒍即委切如細錐音追子狀小兒取以為鬭戲葉味微苦

救飢採葉煠熟換水浸去苦味淘淨油鹽調食

鐵掃箒

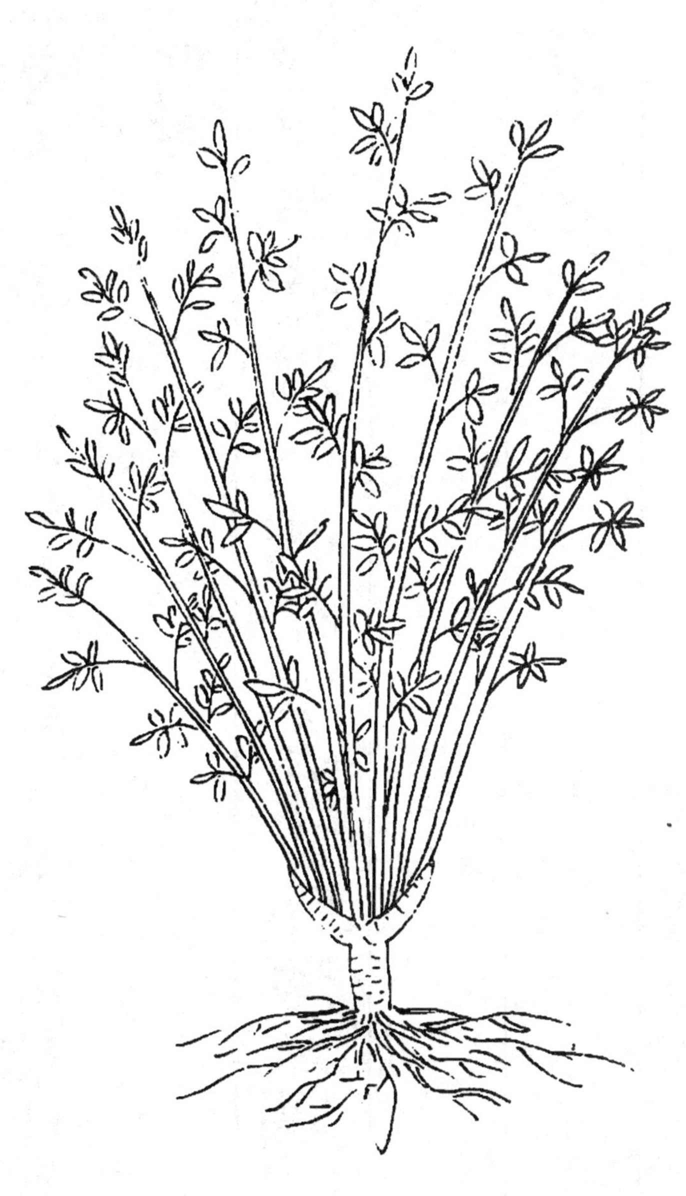

鐵掃箒生荒野中就地叢生一本二三十莖苗高三四尺葉似苜蓿葉而細長又似細葉胡枝子葉亦短小開小白花其葉味苦

救飢採嫩苗葉煠熟換水浸去苦味油鹽調食

山小菜

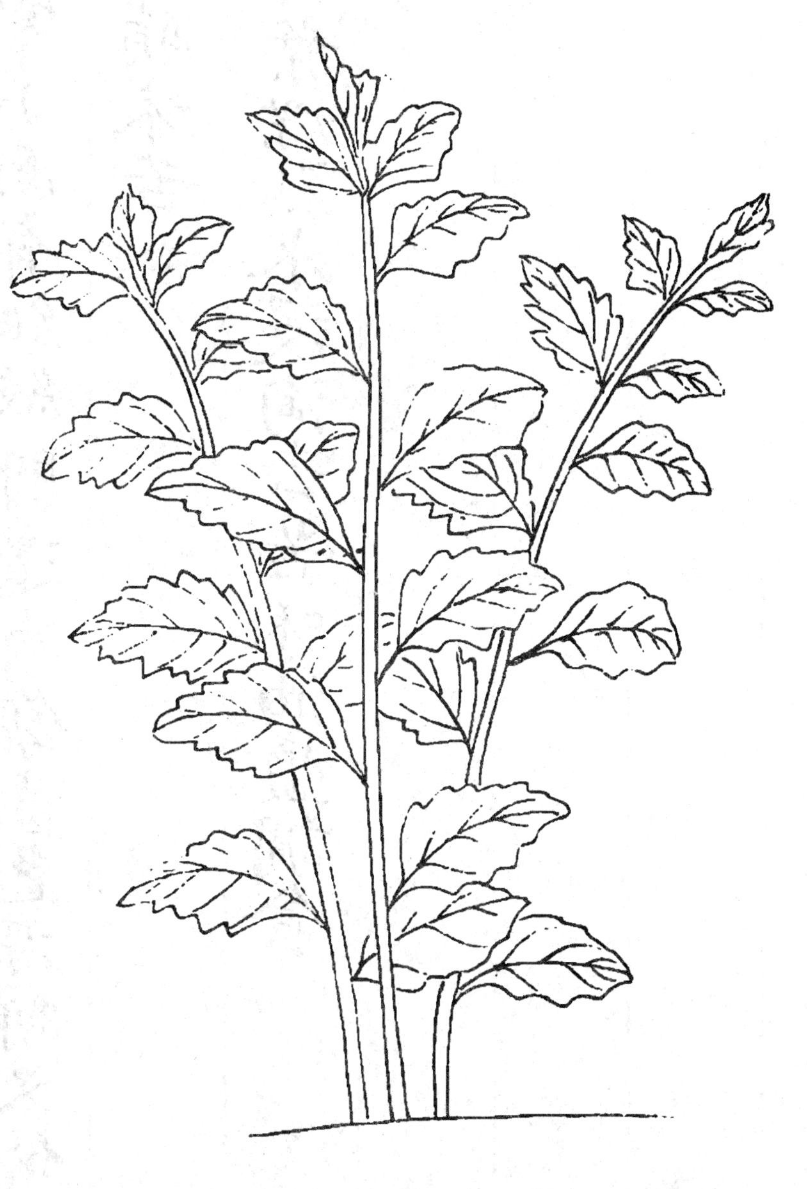

山小菜生密縣山野中科苗高二尺餘就地叢生葉似酸漿子葉而窄小面有細紋脉邊有鋸齒色深緑又似桔梗葉頗長艄味苦

救飢採葉煠熟水浸淘去苦味油鹽調食

羊角苗

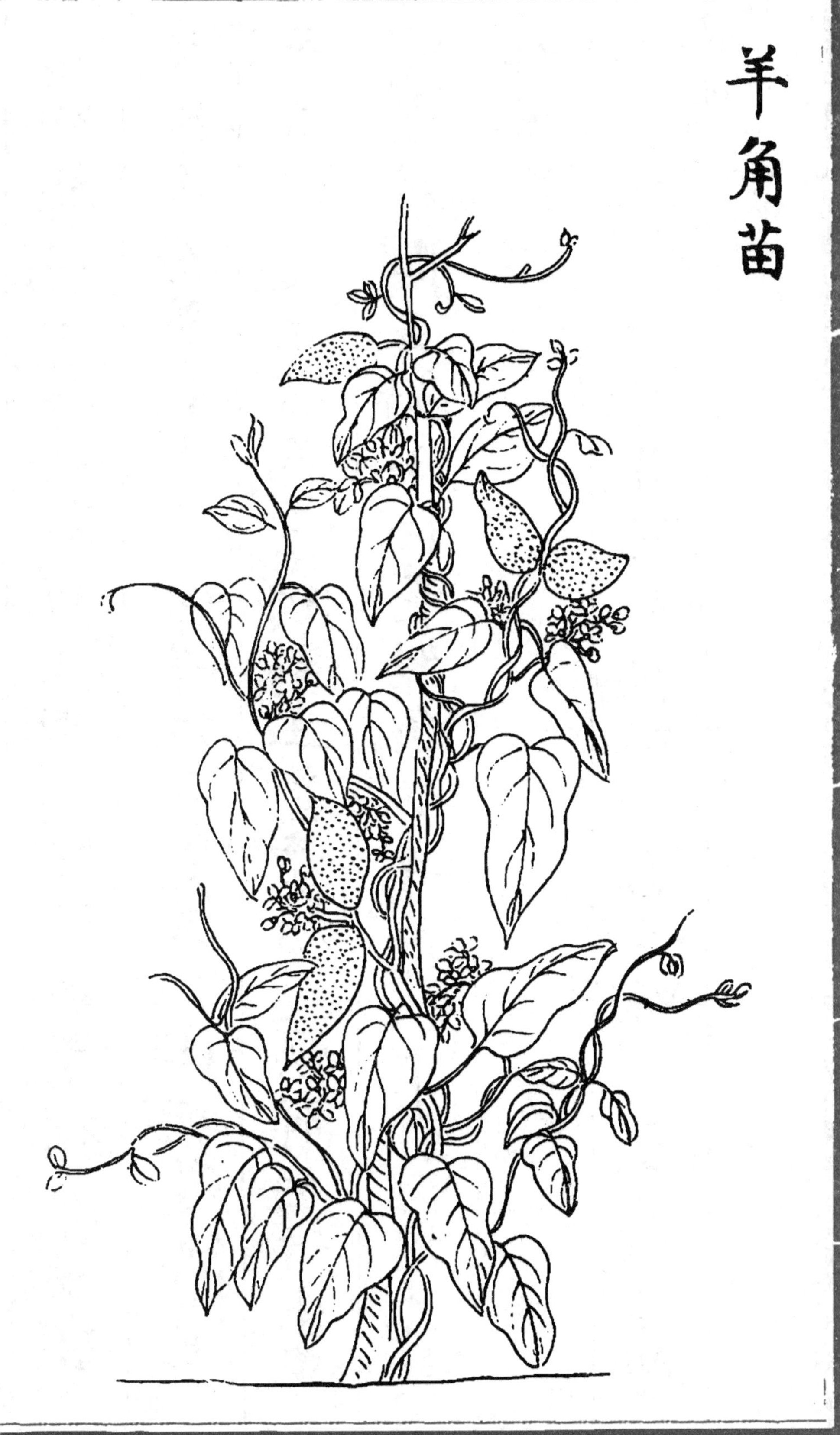

羊角苗又名羊妳科亦名合鉢兒俗名婆婆針扎兒又名紐絲藤一名過路黄生田野下濕地中拖藤蔓而生莖色青白葉似馬兜零葉而長大又似山藥葉亦長大面青背頗白皆兩葉相對生莖葉折之俱有白汁出葉間出穗開五瓣小白花結角似羊角狀中有白穰其葉味甘微苦

救飢採嫩葉煠熟換水浸去苦味邪氣淘淨油鹽調食

耬斗菜

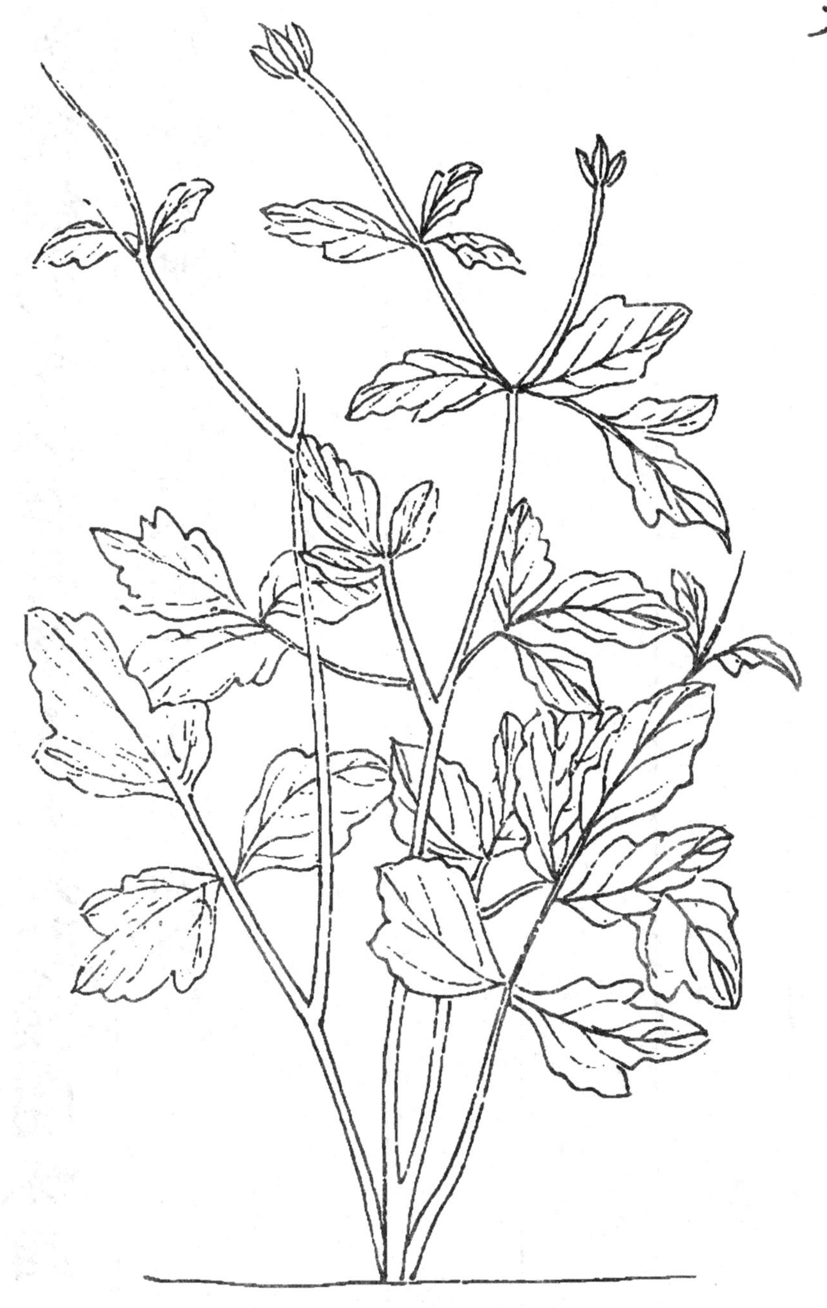

耬斗菜生輝縣太行山山野中小科苗就地叢生苗高一尺許莖梗細弱葉似牡丹葉而小其頭頗團味甜

救飢採葉煠熟水浸淘淨油鹽調食

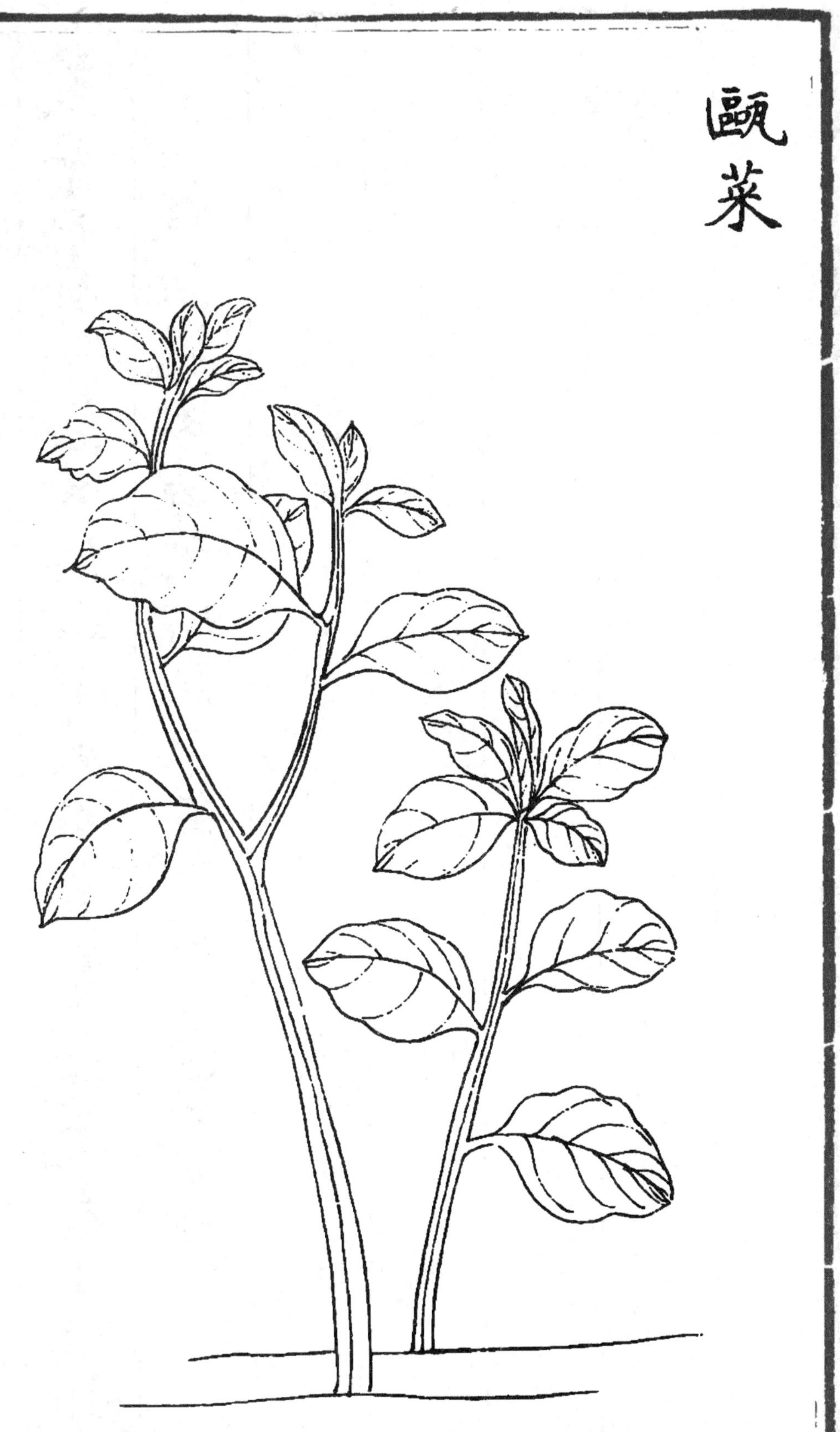
甌菜

甌菜生輝縣山野中就地作小科苗生莖叉葉似山莧菜葉而有鋸齒又似山小菜葉其鋸齒比之却小味甜

救飢採嫩苗葉煠熟水浸淘淨油鹽調食

變豆菜

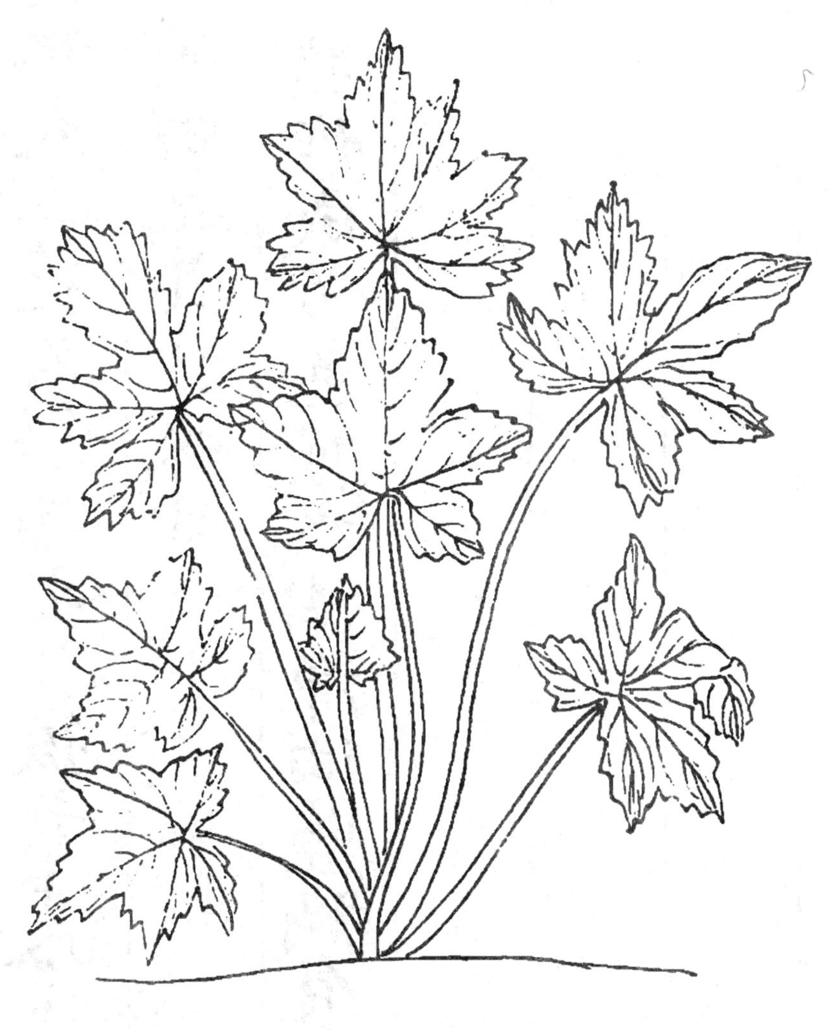

變豆菜生輝縣太行山山野中其苗葉初作地攤音灘科生葉似地牡丹葉極大五花叉鋸齒尖其後葉中分生莖叉稍葉頗小上開白花其葉味甘

救飢採葉煠熟作成黃色換水淘淨油鹽調食

和尚菜

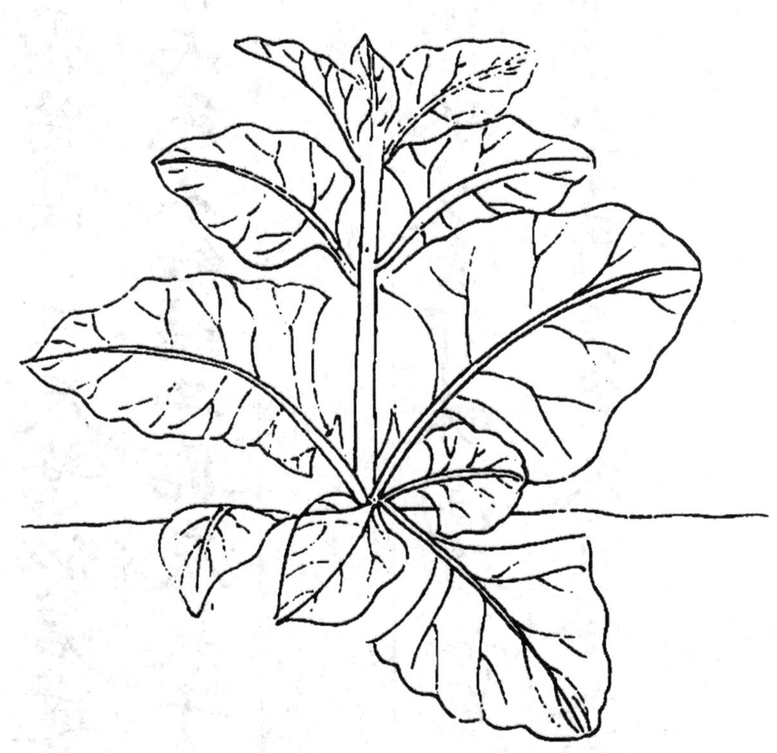

和尚菜田野處處有之初生榻地布葉葉似野天茄兒葉而大背微紅紫色後擴苗高二三尺葉似蒿蓬葉短小而尖又似紅落藜葉而色不紅結子如灰菜子葉味辛酸微鹹

救飢採嫩葉煠熟換水浸去邪味淘淨油鹽調食或晒乾煠食亦可或云不可多食久食令人面腫

萎蕤

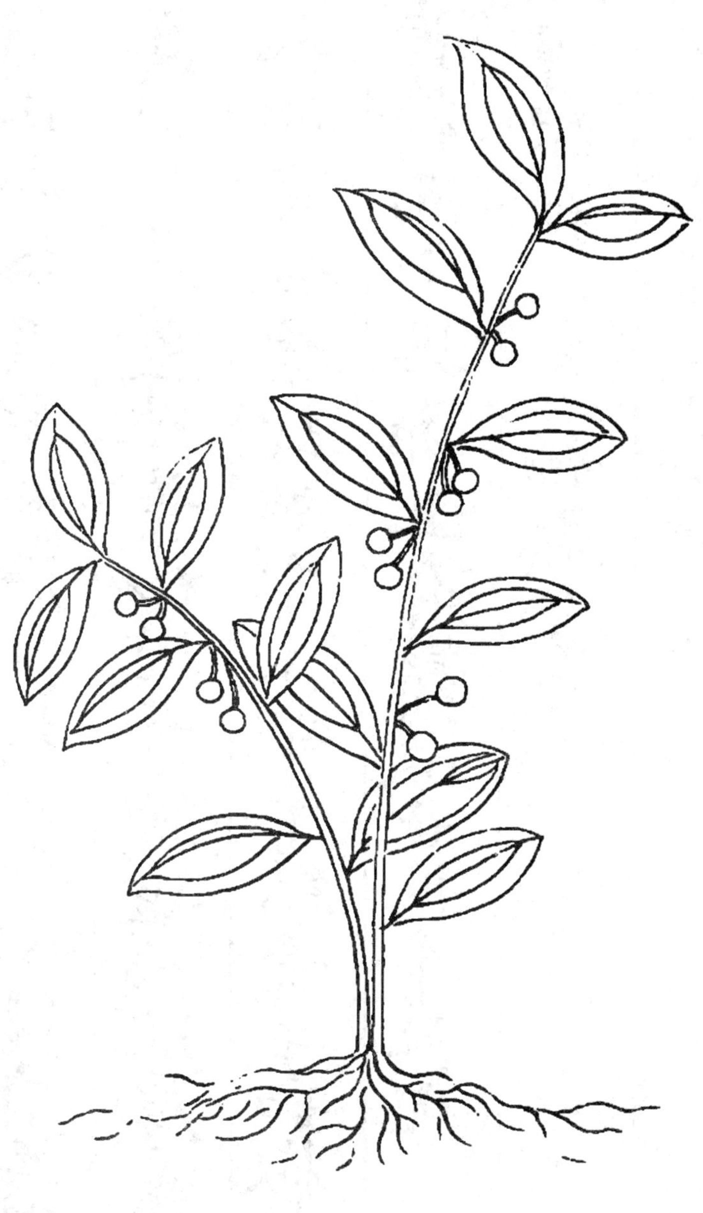

萎蕤本草一名女萎一名熒一名地節一名玉竹一名馬薫生大行山山谷及舒州滁州均州今南陽府馬鞍山亦有苗高一二尺莖班葉似竹葉濶短而肥厚葉尖處有黄點又似百合葉却頗窄小葉下結青子如椒粒大其根似黄精而小異節上有鬚味甘性平無毒

救饑採根換水煮極熟食之

治病文具本草草部條下

百合

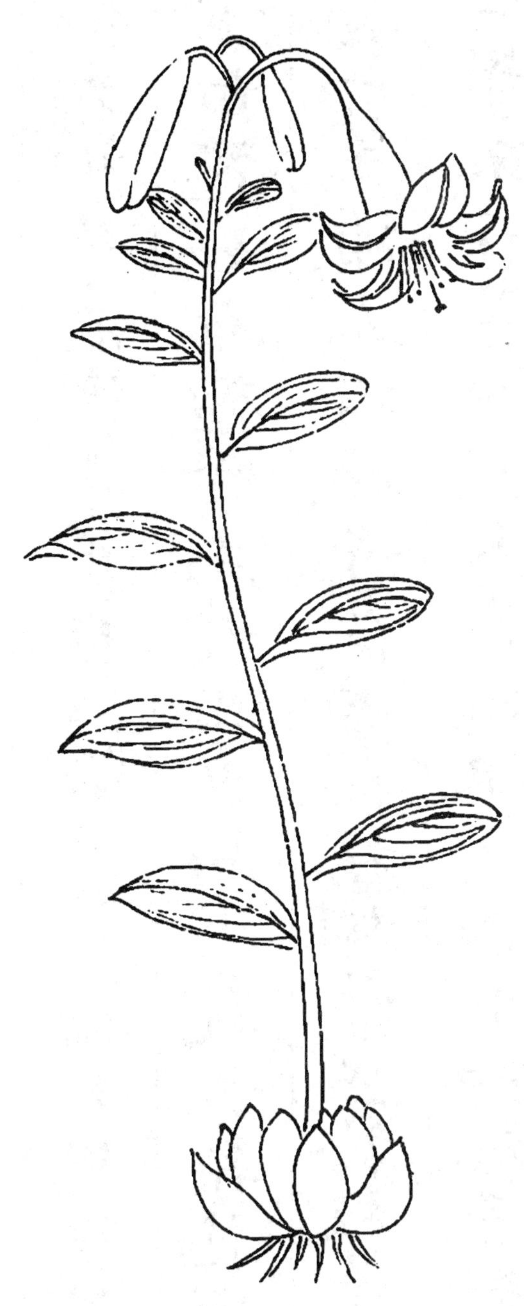

百合一名重箱一名摩羅一名中逢花一名强瞿生荆州山谷今處處有之苗高數尺榦粗如箭四面有葉如雞距又似大柳葉而寬青色稀疎葉近莖微紫莖端碧白開淡黄白花如石榴嘴而大四垂向下覆長蘂花心有檀色每一苗須五六花子色圓如梧桐子生於枝葉間每葉一子不在花中此又異也根色白形如松子殻四向攢生中間出苗有如胡蒜重疊生二三十瓣味甘性平無毒一云有小毒又有一種開紅花名山丹不堪

用

救飢採根煮熟食之甚益人氣又云蒸過與蜜食之或為粉尤佳

治病文具本草草部條下

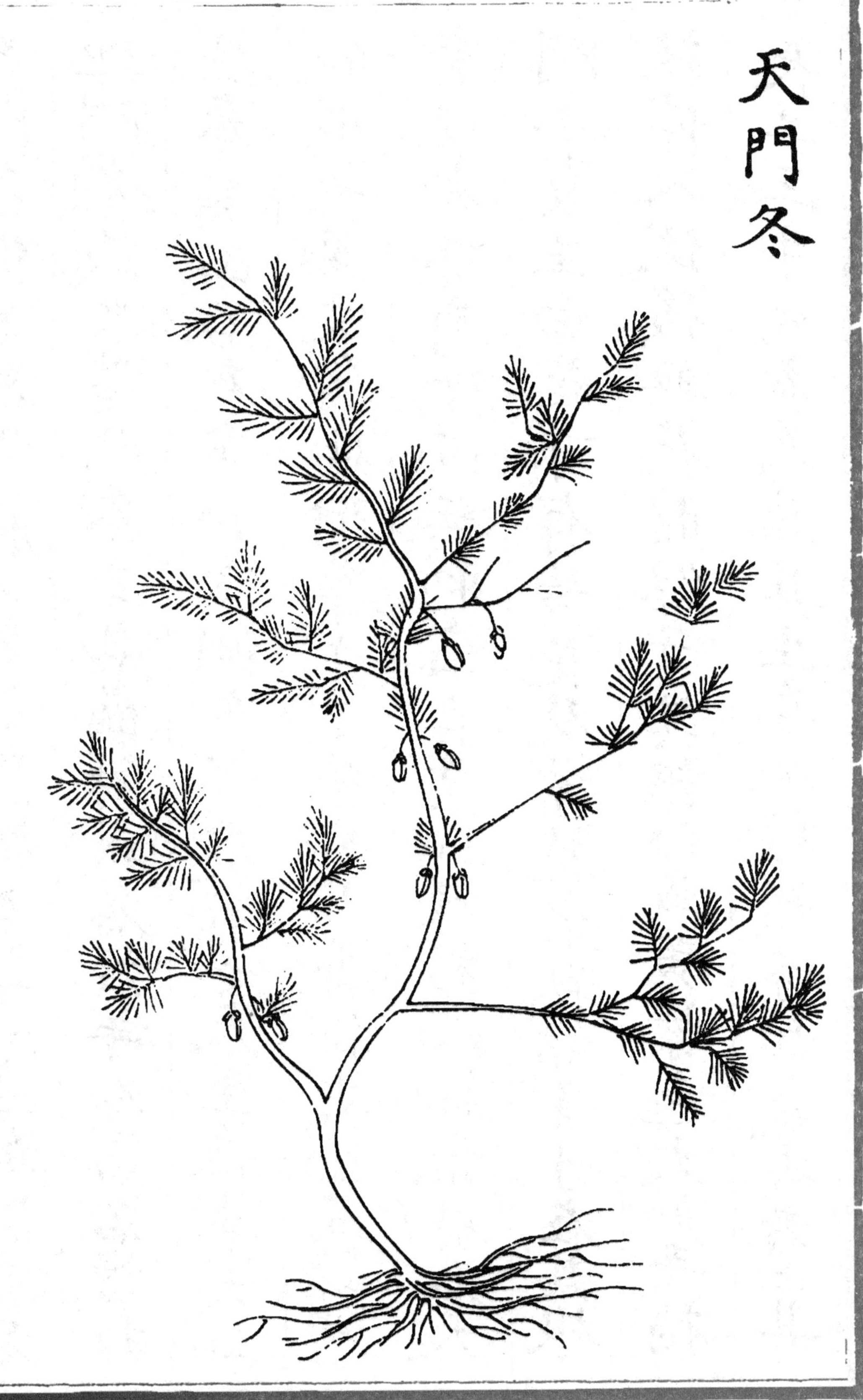
天門冬

天門冬俗名萬歲藤又名娑羅樹本草一名顛勒或名地門冬或名筵門冬或名巔棘或名淫羊食或名管松生奉高山谷及建州漢州今處處有之春生藤蔓大如釵股長至丈餘延附草木上葉如茴香極尖細而踈滑有逆刺亦有濇而無刺者其葉如絲杉而細散皆名天門冬夏生白花亦有黄花及紫花者秋結黑子在其根枝傍入伏後無花暗結子其根白或黄紫色大如手指長二三寸大者為勝其生高地根短味甜氣香者上其

生水側下地者葉細似蘊而微黄根長而味多苦氣臭者下亦可服味苦甘性平大寒無毒垣衣地黄及貝母為之使畏曽青服天門冬誤食鯉魚中毒浮萍解之

救飢採根換水浸去邪味去心煮食或晒乾煮熟入蜜食尤佳

治病文具本草草部下

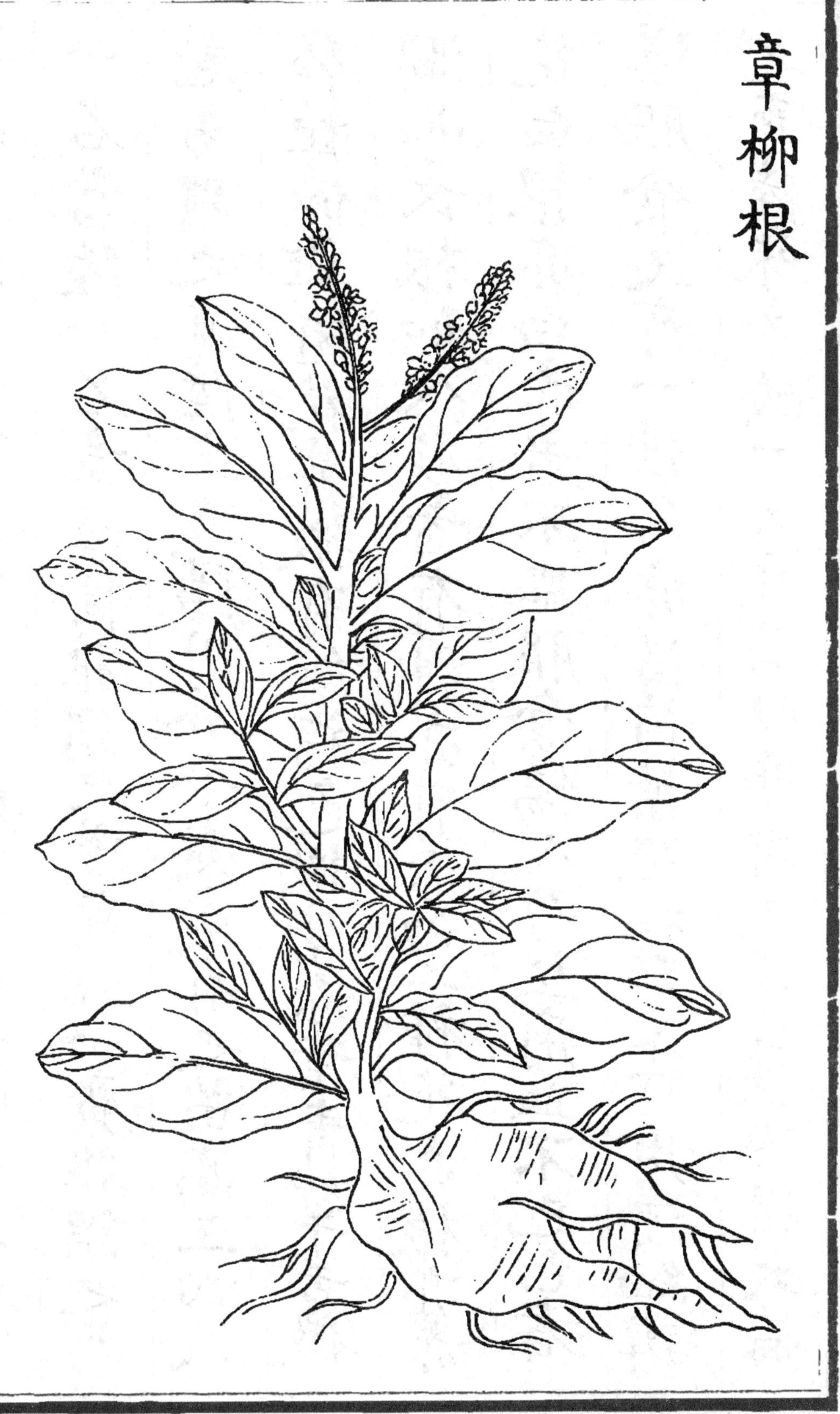

章柳根

章柳根本草名蓫薚一名夜呼一名白昌音湯根一名當陸一名章陸爾雅謂之蓫薚音逐湯廣雅謂之馬尾易謂之莧陸生咸陽川谷今處處有之苗高三四尺幹粗似雞冠花幹微有線楞色微紫赤葉青如牛舌微濶而長根如人形者有神亦有赤白二種花赤根亦赤花白根亦白赤者不堪服食傷人乃至痢血不已白者堪服食又有一種名赤昌苗葉絶相類不可用須細辨之商陸味辛酸一云味苦性平有毒一云性冷得大蒜

良

救饑取白色根切作片子煠熟換水浸洗淨淡食得大蒜良凡製薄切以東流水浸二宿撈出與豆葉隔間入甑蒸從午至亥如無葉用豆依法蒸之亦可花白者年多仙人採之作脯可為下酒

治病文具本草草部商陸條下

沙參

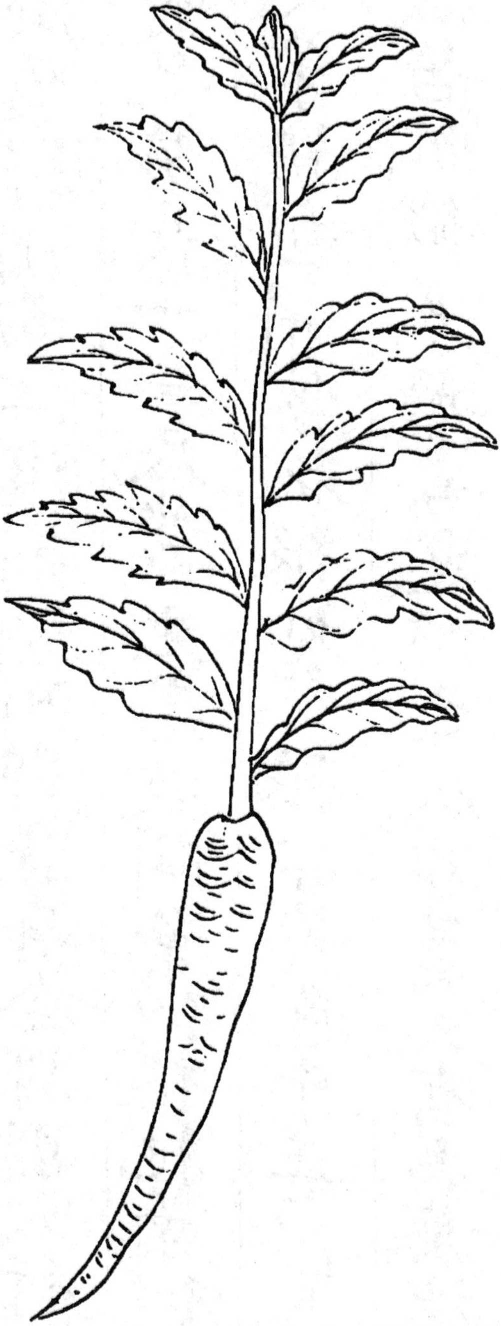

沙參一名知母一名苦心一名志取一名虎鬚一名白參一名識美一名文希生河内川谷及寃句般陽續山并淄齊潞隨歸州而江淮荆湖州郡皆有今輝縣大行山邊亦有之苗長一二尺叢生崖坡間葉似枸杞葉微長而有叉牙鋸齒開紫花根如葵根赤黄色中正白實者佳味微苦性微寒無毒惡防已反藜蘆又有杏葉沙參及細葉沙參氣味與此相類但圖經内不曾該載此二種葉苗形容未敢併入本條今皆另條開載

救飢掘根浸洗極淨換水煮去苦味再以水煮極熟食之

治病文具本草草部條下

麥門冬

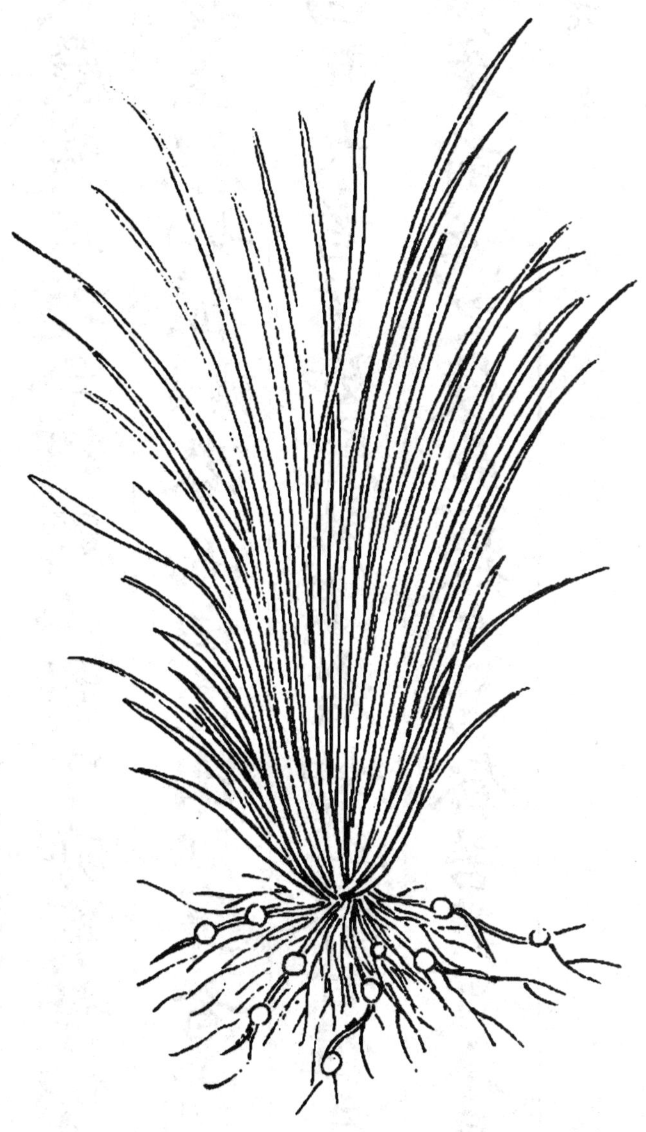

麥門冬本草云秦名羊韭齊名爱韭楚名馬韭越名羊蓍一名禹葭音加一名禹餘粮生隨州陸州及函谷堤坂肥土石間久廢處有之今輝縣山野中亦有葉似韭葉而長冬夏長生根如穬音礦麥而白色出江寧者小潤出新安者大白其大者苗如鹿葱小者如韭味甘性平微寒無毒地黃車前為之使惡款冬苦瓠苦芙畏木耳苦參青蘘烏老切

救飢採根換水浸去邪味淘洗淨蒸熟去心食

治病文具本草草部條下

苧根

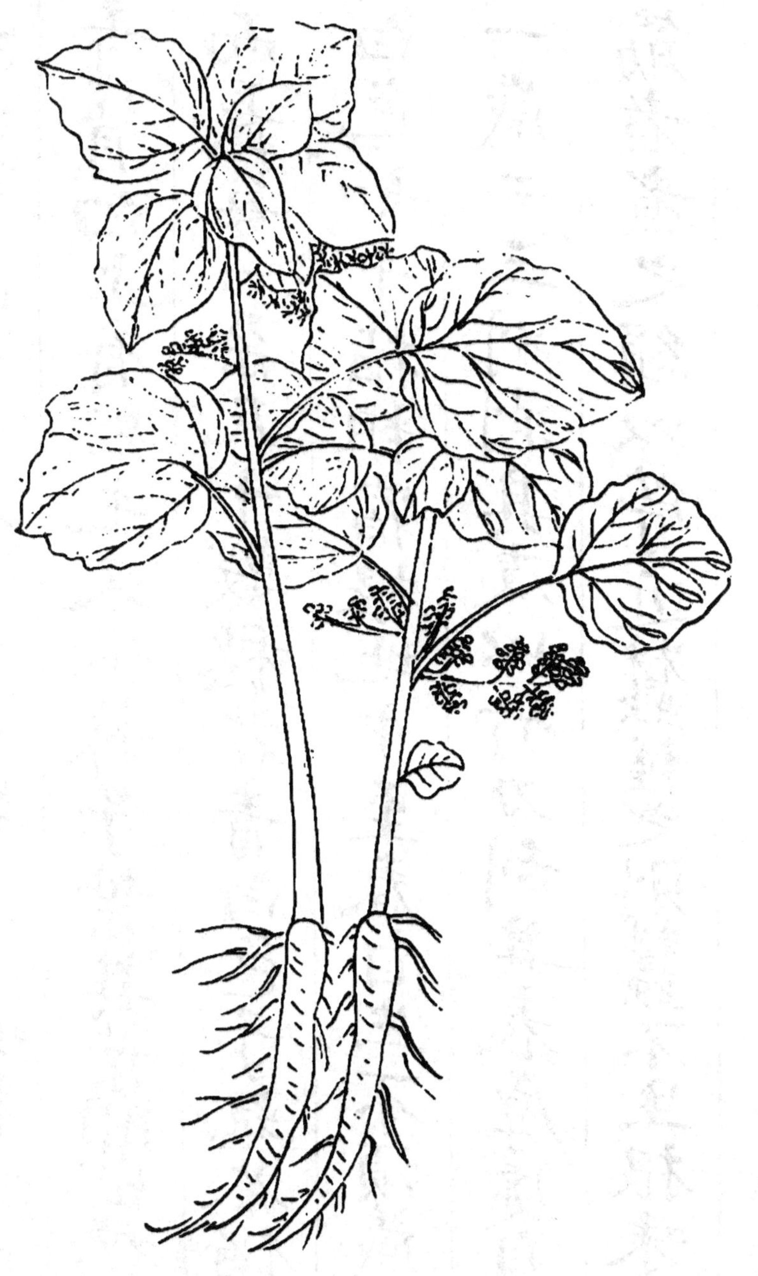

苧根舊云閩蜀江浙多有之今許州人家田園中亦有種者皮可績布苗高七八尺一科十數莖葉如楮葉而不花叉面青背白上有短毛又似蘇子葉其葉間出穗花如白楊而長每一朶凡十數穗花青白色子熟茶褐色其根黃白色如手指粗宿根地中至春自生不須藏種荆楊間一歲二三刈剝其皮以竹刀刮其表厚處自脱得裏如筋者煑之緝以苧近蠶種之則蠶不生根味甘性寒

救飢採根刮洗去皮煮極熟食之甜美

治病文具本草草部條下

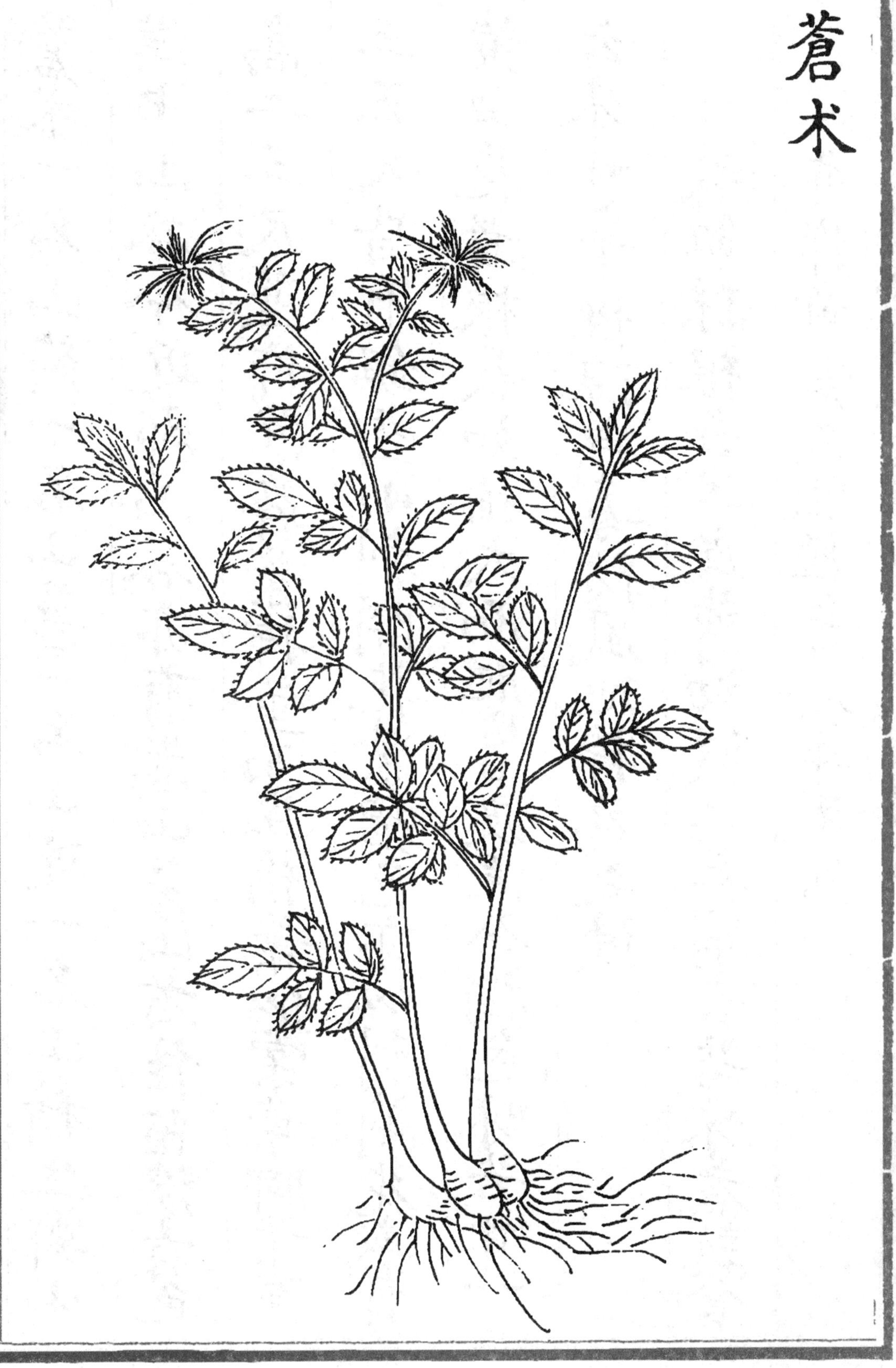

蒼朮

蒼术一名山蓟一名山薑一名山連一名山精生鄭山漢中山谷今近郡山谷亦有嵩山茅山者佳苗淡青色高二三尺莖作蒿簳葉抪莖而生梢葉似棠葉脚葉有三五叉皆有鋸齒小刺開花紫碧色亦似刺蓟花或有黄白花者根長如指大而肥實皮黑茶褐色味苦甘一云味甘辛性温無毒防風地楡為之使

救飢採根去黑皮薄切浸二三宿去苦味煮熟食

亦作煎餌久服輕身延年不飢

治病文具本草草部條下

菖蒲

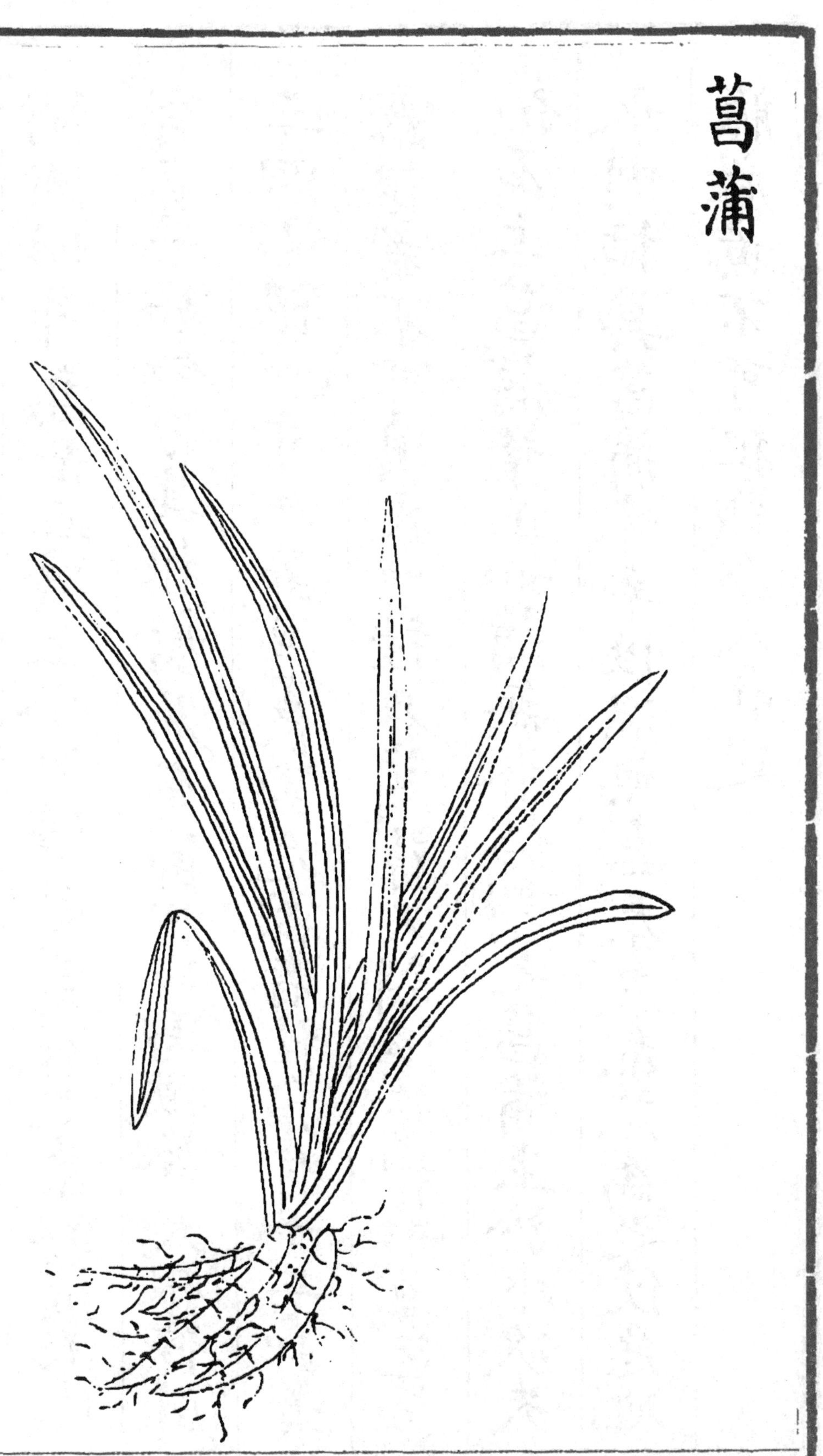

菖蒲一名尭韭一名昌陽生上洛池澤及蜀郡嚴道戎衛衡州并嵩岳石磧上今池澤處處有之葉似蒲而匾有脊一如劔刃其根盤屈有節狀如馬鞭幹大根傍引三四小根一寸九節者良節尤密者佳亦有十二節者露根者不可用又一種名蘭蓀又謂溪蓀根形氣色極似石上菖蒲葉正如蒲無脊俗謂之菖蒲生於水次失水則枯其菖蒲味辛性温無毒秦皮秦艽為之使惡地膽麻黄不可犯鐵令人吐逆

救飢採根肥大節稀水浸去邪味製造作果食之

治病文具本草草部條下

葍子根

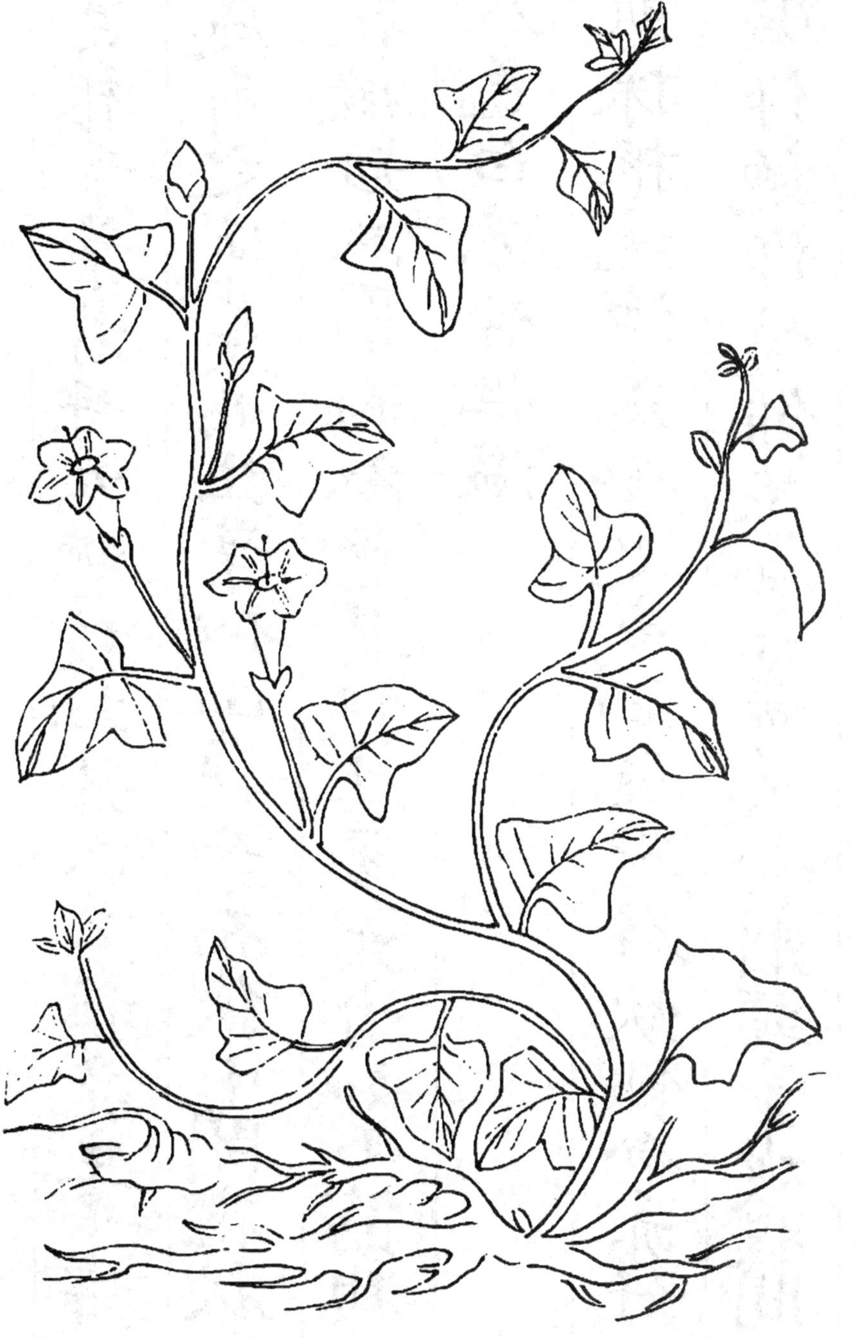

葍子根俗名打碗花一名兎兒苗一名狗兒秧幽薊開謂之鷰葍根千葉者呼為纏枝牡丹亦名穰花生平澤中今處處有之延蔓而生葉似山藥葉而狹小開花狀似牽牛花微短而圓粉紅色其根甚多大者如小筯粗長一二尺色白味甘性温

救飢採根洗淨蒸食之或晒乾杵碎炊飯食亦好或磨作麪作燒餅蒸食皆可久食則頭暈破腹間食則宜

莜蓃根

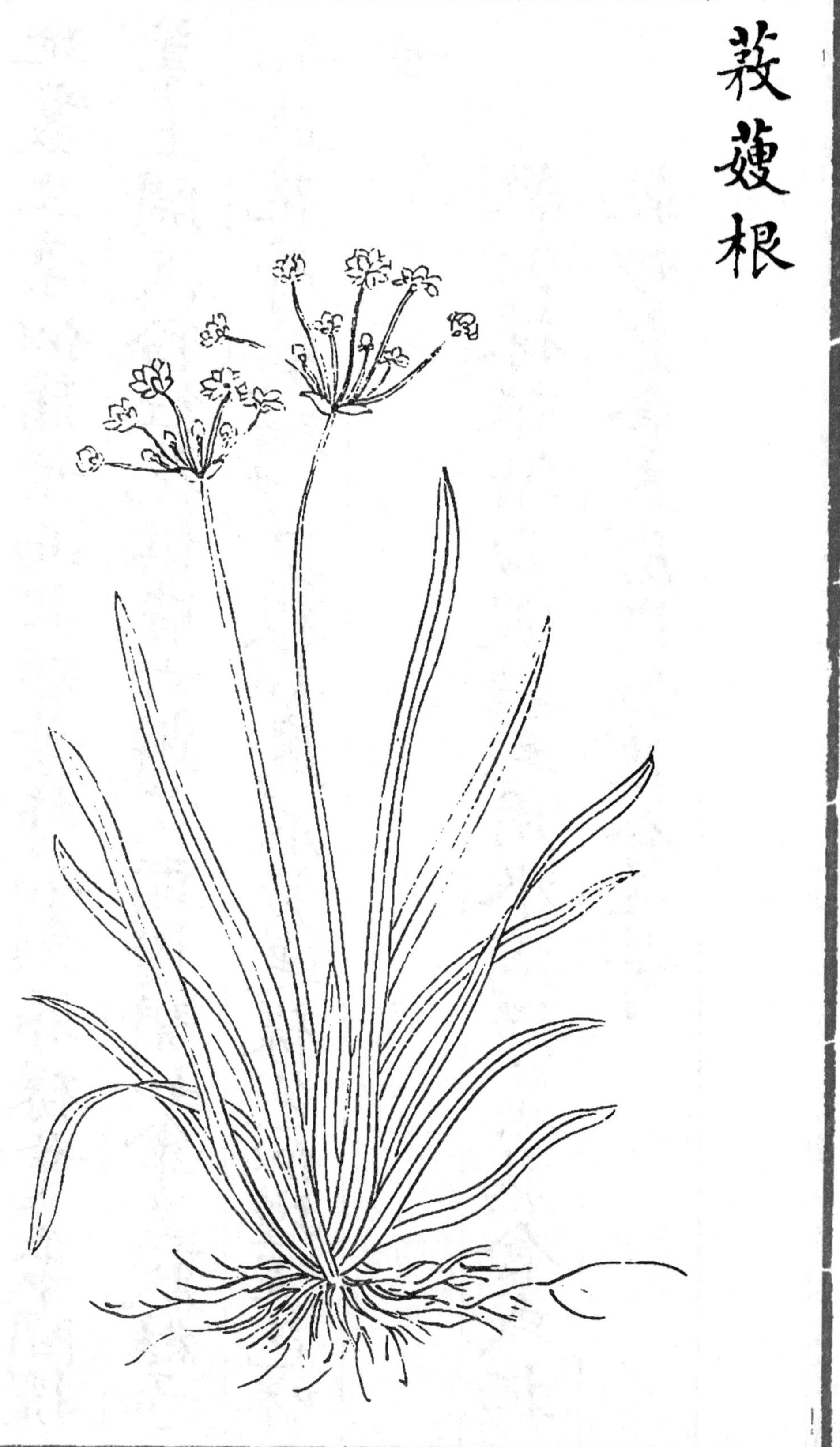

蒰蕿根音昌螋俗名麵碌碡音祿軸生水邉下濕地其葉就地叢生葉似蒲葉而肥短葉背如劒脊樣葉叢中間攛葶上開淡粉紅花俱皆六瓣花頭攅開如傘蓋狀結子如韭花蓇葖音骨突其根如鷹爪黄連樣色似墐泥色味甘

救飢採根掐去皴音遂毛用水淘淨蒸熟食或晒乾炒熟食或磨作麵蒸食皆可

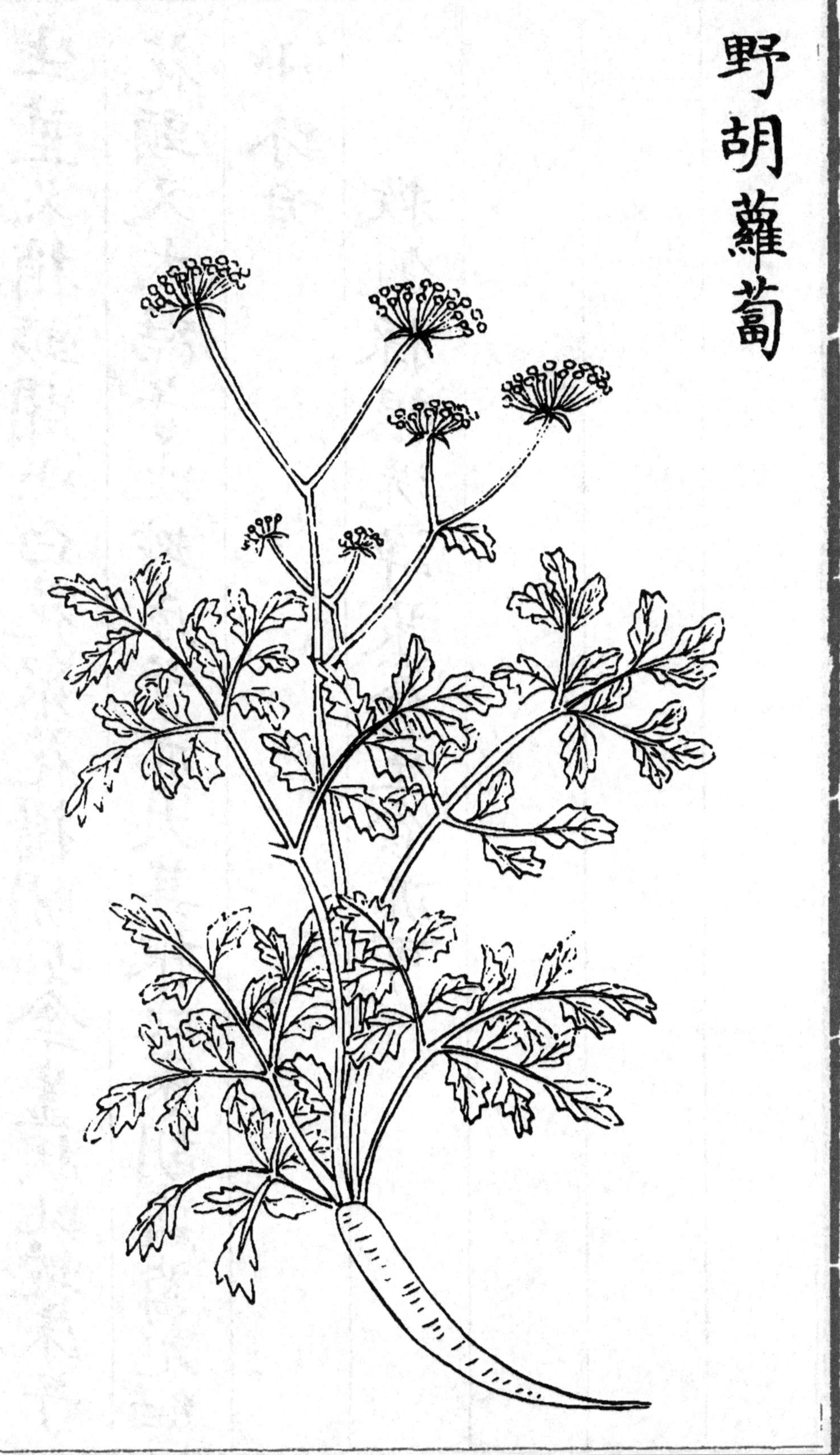
野胡蘿蔔

野胡蘿蔔生荒野中苗葉似家胡蘿蔔俱細小葉間攛生莖叉梢頭開小白花衆花攢開如傘蓋狀比蛇牀子花頭又大結子比蛇牀子亦大其根比家胡蘿蔔尤細小味甘

救飢採根洗淨蒸食生食亦可

綿棗兒

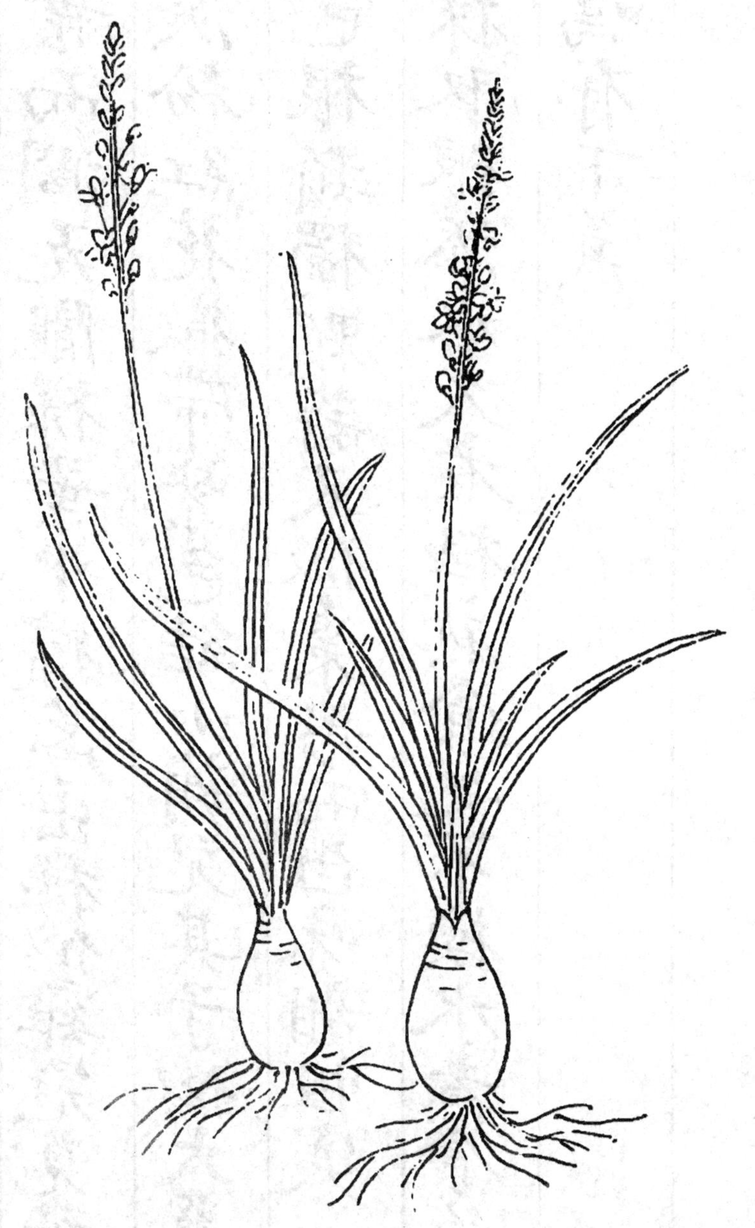

綿棗兒一名石棗兒出密縣山谷中生石間苗高三五寸葉似韭葉而濶瓦隴樣葉中攛葶出穗似雞冠莧穗而細小開淡粉紅花微帶紫色結小蒴兒其子似大藍子而小黑色根類獨顆蒜又似棗形而白味甜性寒

救飢採取根添水久煮極熟食之不換水煮食後腹中鳴有下氣

土圞兒

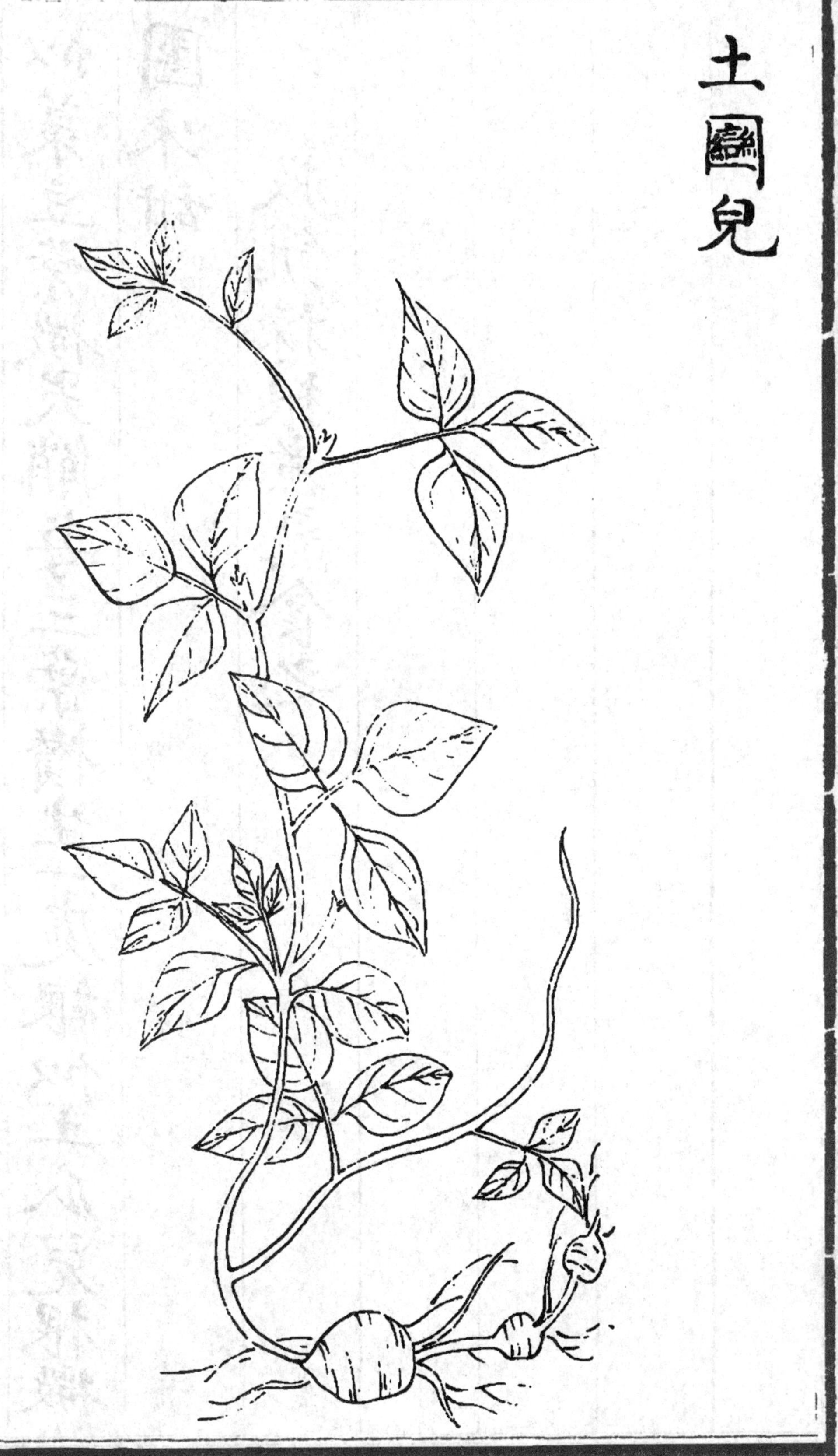

土圞兒一名地栗子出新鄭山野中細莖延蔓而生葉似菉豆葉微尖艄每三葉攢生一處根似土瓜兒根微團味甜

救饑採根煮熟食之

野山藥

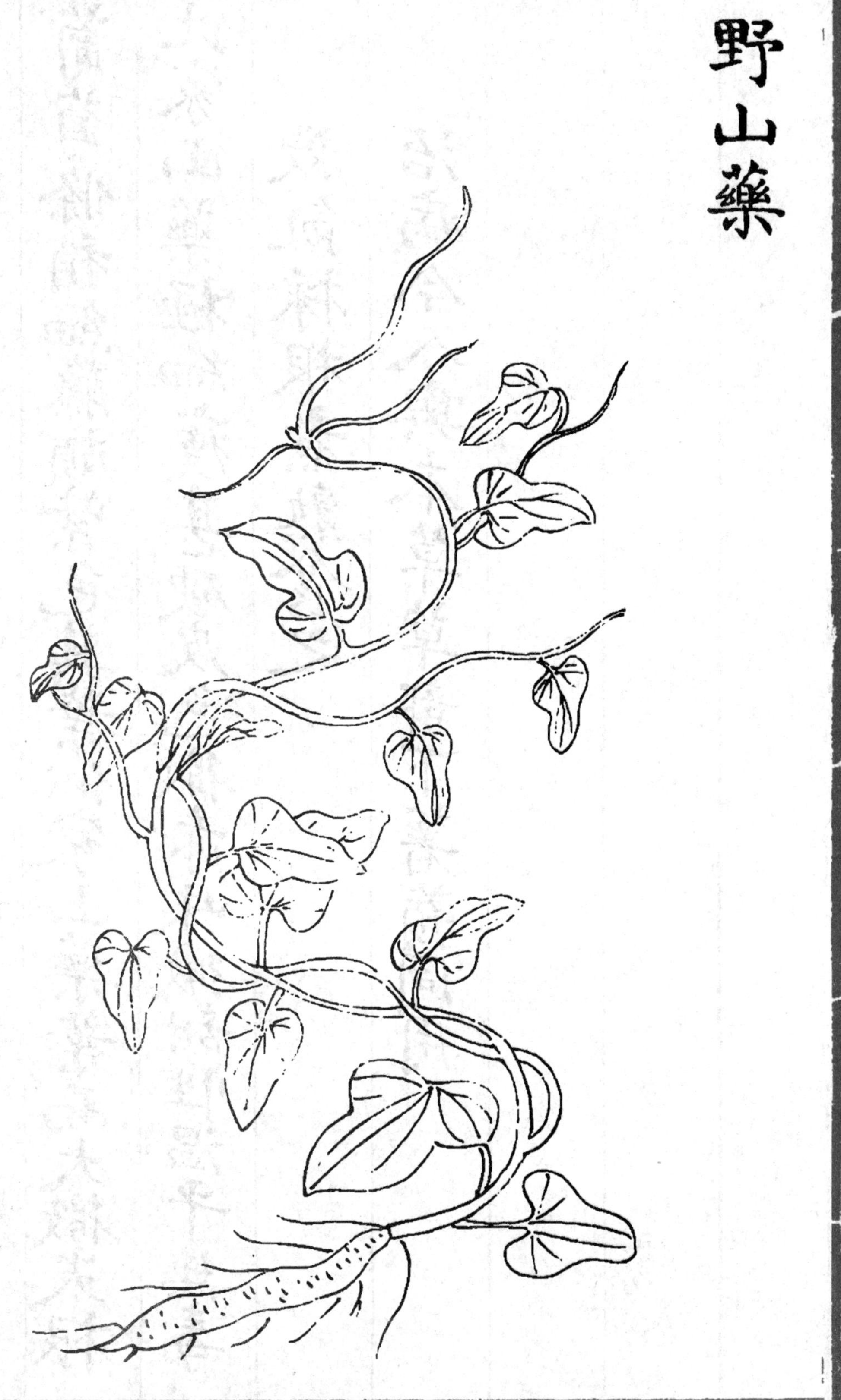

野山藥生輝縣太行山山野中妥他果切藤而生其藤似葡萄條稍細藤頗紫色其葉似家山藥葉而大微尖根比家山藥極細瘦甚硬皮色微赤味微甜性溫平無毒

救飢採根煮熟食之

治病今人與本草草部下著蕷同用

金瓜兒

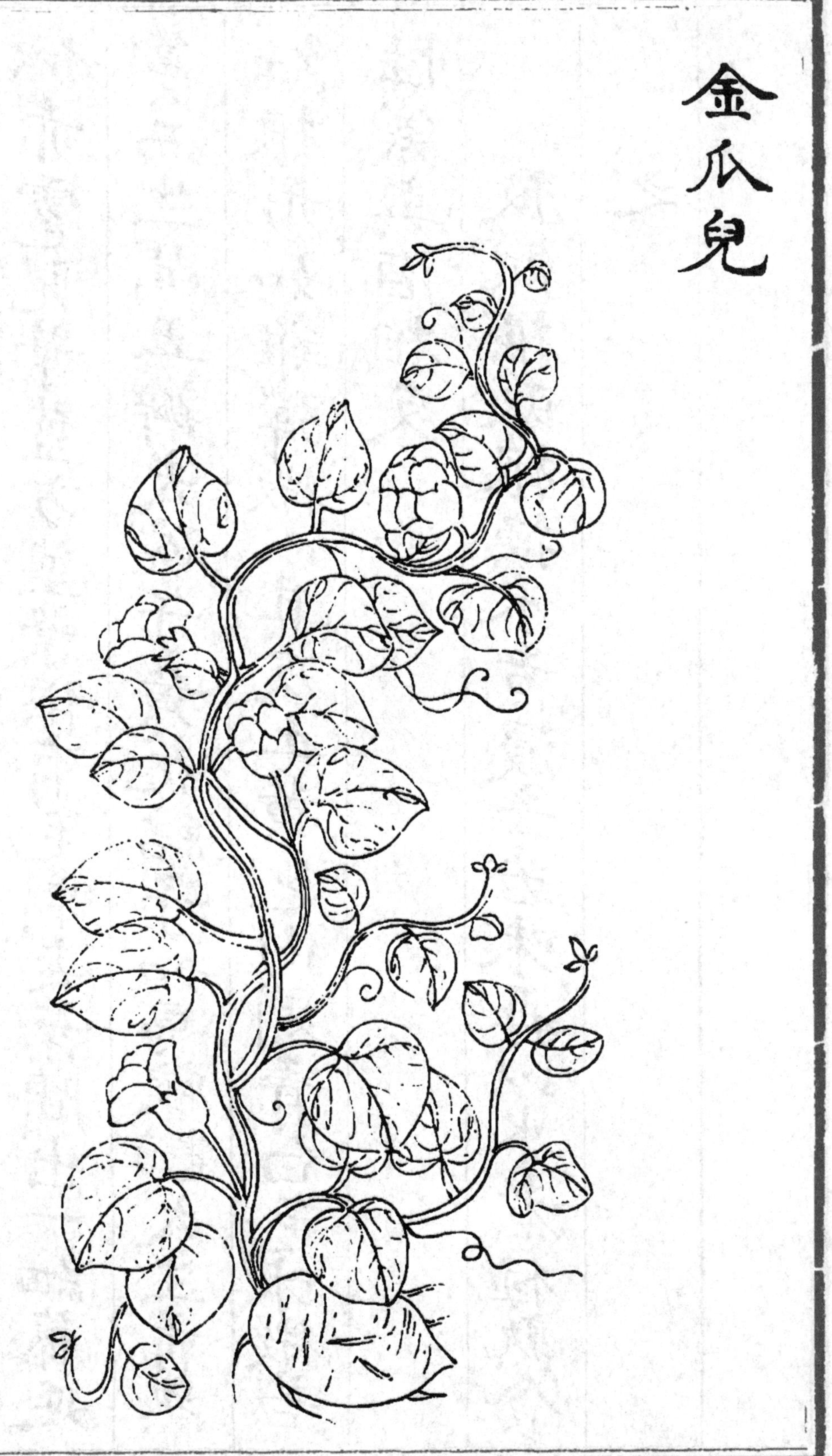

金瓜兒生鄭州田野中苗似初生小葫蘆葉而極小又似赤雹兒葉莖方莖葉俱有毛刺每葉間出一細藤延蔓而生開五瓣尖碗子黄花結子如馬瓝音雹大生青熟紅根形如雞彈微小其皮土黄色内則青白色味微苦性寒與酒相反

救飢 掘取根換水煮浸去苦味再以水煮極熟食之

細葉沙參

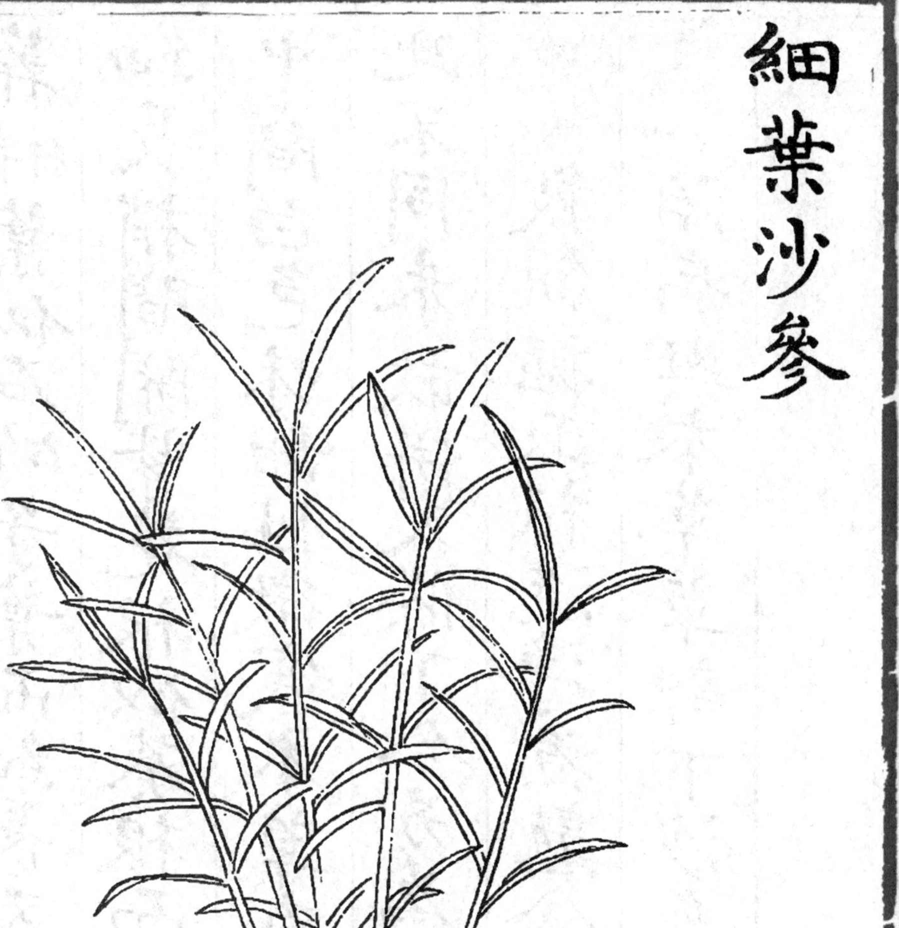

細葉沙參生輝縣大行山山衝間苗高一二尺莖似蒿幹音杆葉似石竹子葉而細長又似水蓑與莎同衣葉亦細長梢間開紫花根似葵根而粗如梅音母指大皮色灰中間白色味甜性微寒本草有沙參苗葉莖狀所說與此不同未敢併入條下今另為一條薄載於此

救飢掘取根洗淨煮熟食之

治病與本草草部下沙參同用

雞腿兒

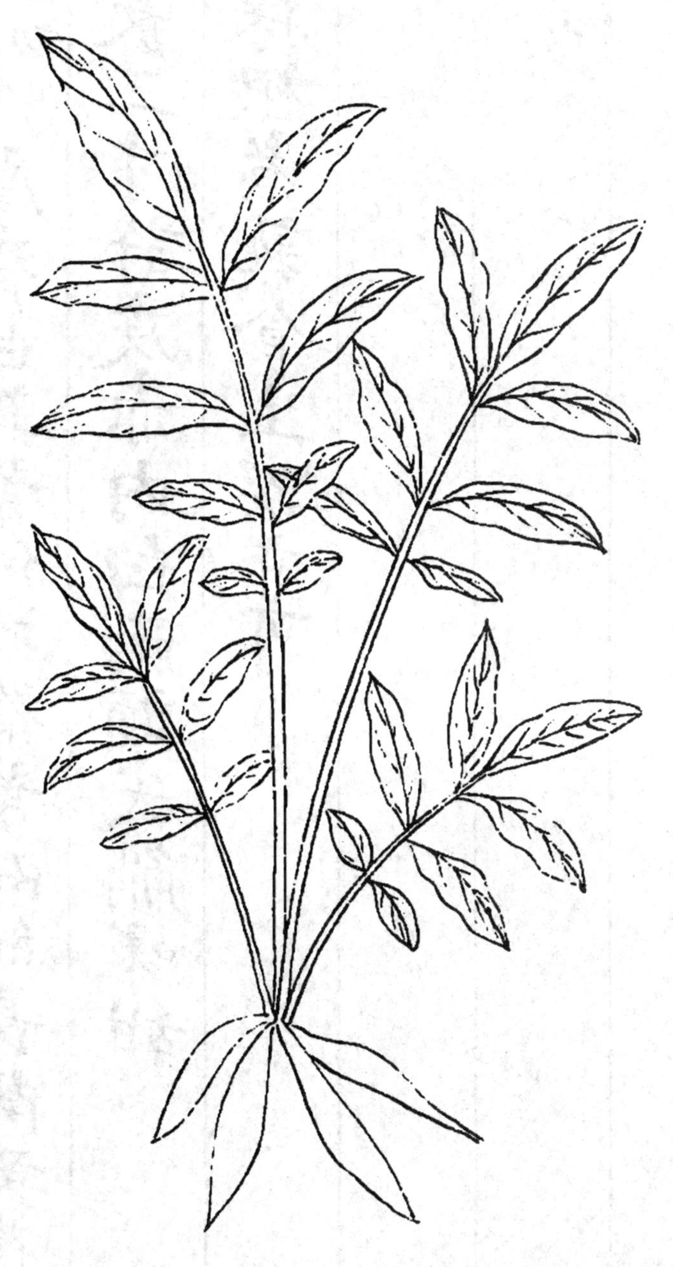

雞腿兒一名䳺白草出鈞州山野中苗高七八寸細長鋸齒葉硬五詳切厚背白其葉似地榆葉而細長開黄花根如指大長三寸許皮赤内白兩頭尖䏱味甜

救饑採根煮熟食生喫亦可

山蔓菁

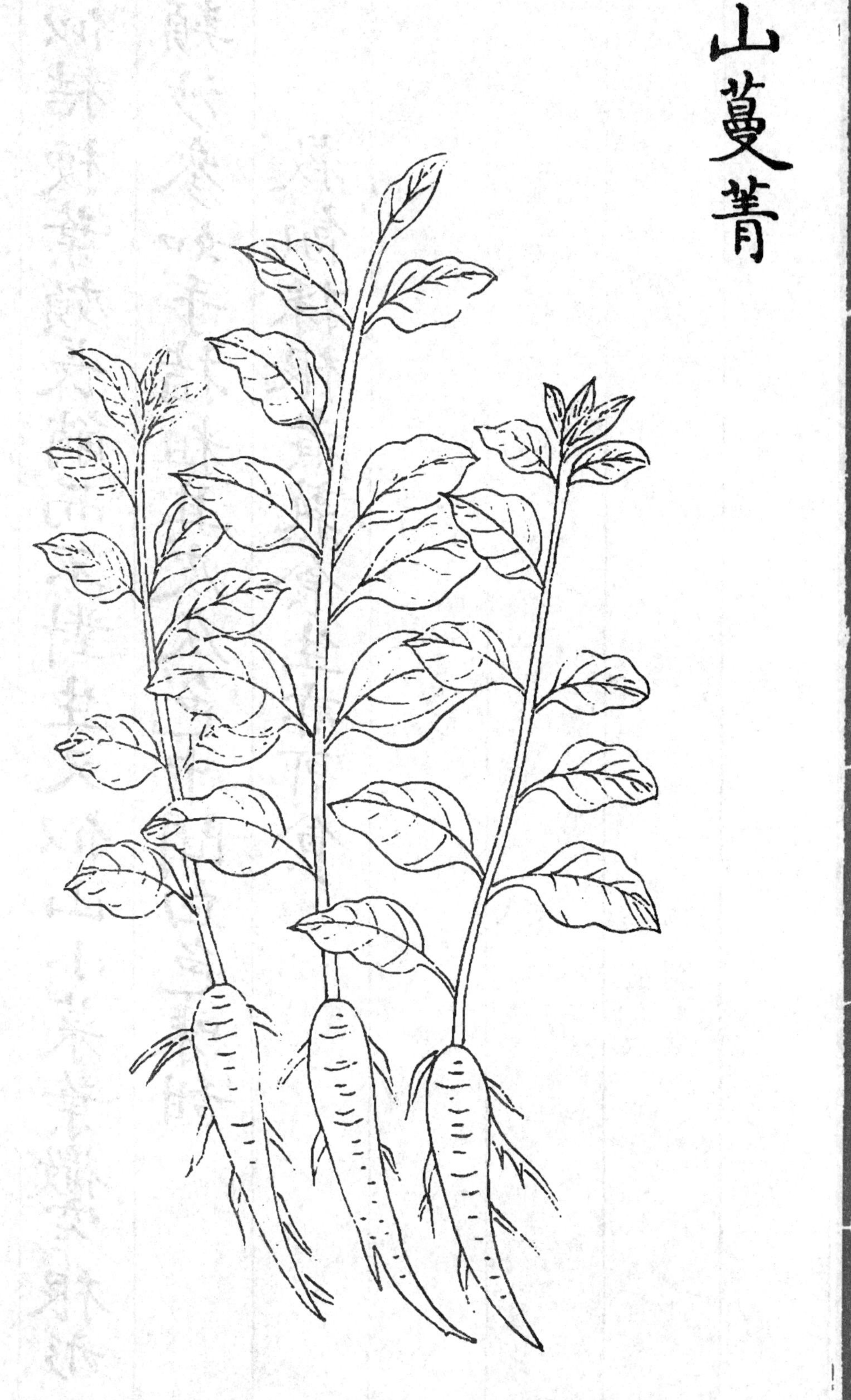

山蔓菁出鈞州山野中苗高一二尺莖葉皆蒿苣色葉似桔梗葉頗長艄而不對生又似山小菜葉微窄根形類沙參如手指粗其皮灰色中間白色味甜

救飢採根煮熟食生亦可食

老鴉蒜

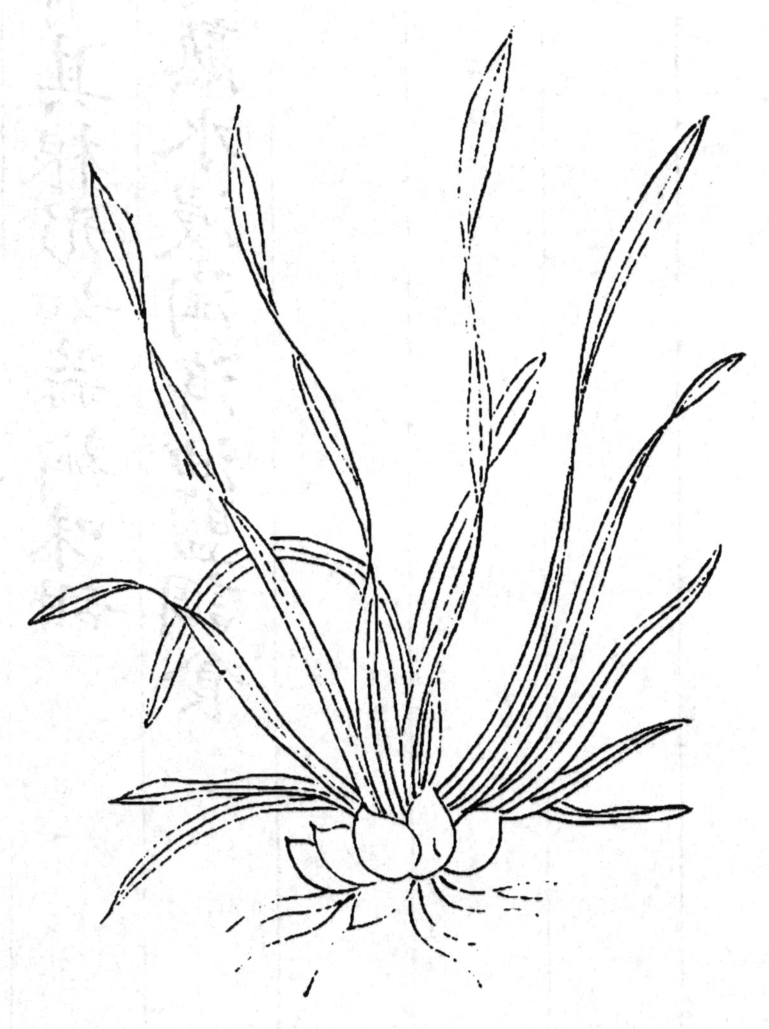

老鴉蒜生水邊下濕地中其葉直生出土四垂葉狀似
蒲而短背起劒脊其根形如蒜瓣味甜
救飢採根煠熟水浸淘淨油鹽調食

山蘿蔔

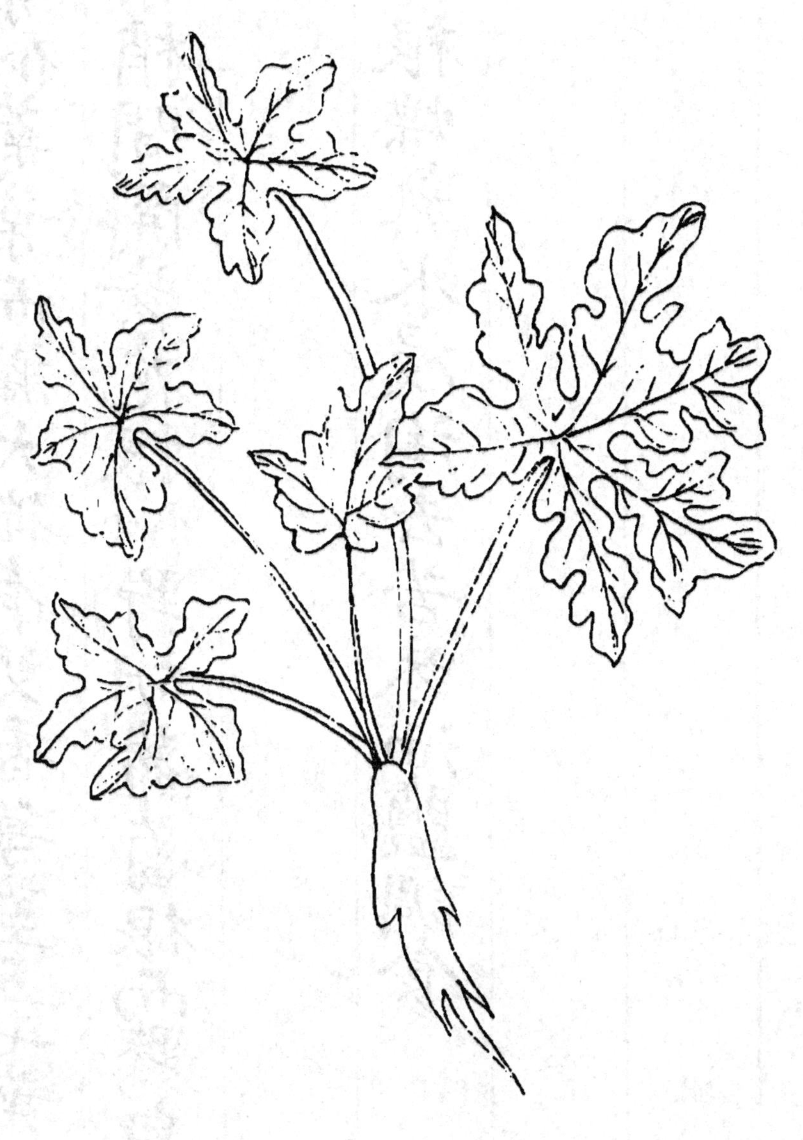

山蘿蔔生山谷間田野中亦有之苗高五七寸四散分生莖葉其葉似菊葉而濶大微有艾香每莖五七葉排生如一大葉梢間開紫花根似野胡蘿蔔根而黲白色味苦

救飢採根煠熟水浸淘去苦味油鹽調食

地參

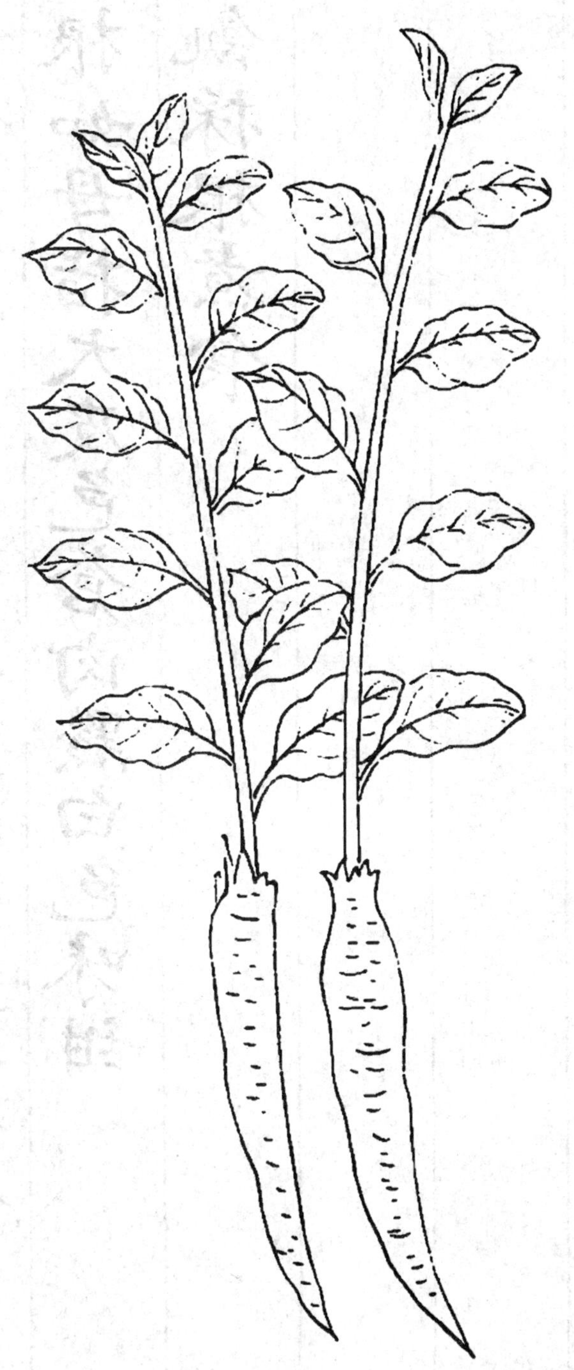

地參又名山蔓菁生鄭州沙崗間苗高一二尺葉似初生桑科小葉微短又似桔梗葉微長開花似鈴鐸樣淡紅紫色根如母指大皮色蒼肉黲白色味甜

救飢採根煮食

獐牙菜

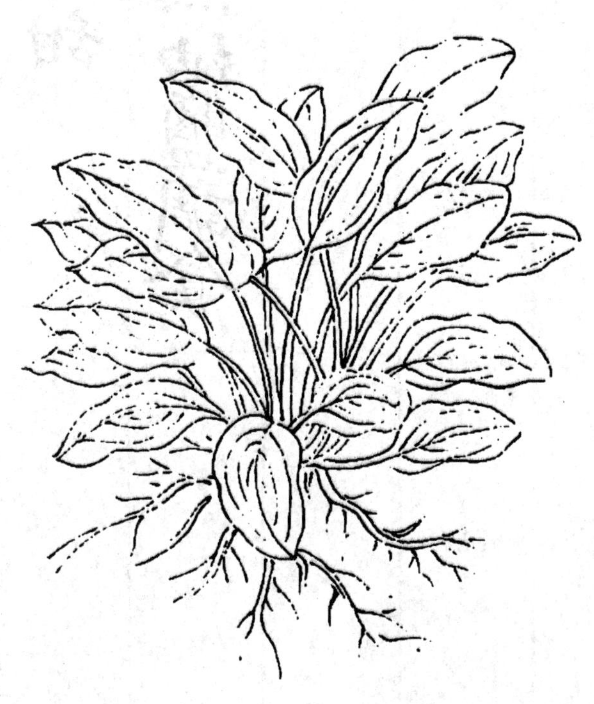

獐牙菜生水邉苗初搨地生葉似龍鬚菜葉而長窄葉頭頗團而不尖其葉嫩薄又似牛尾菜葉亦長窄其根如茅根而嫩皮色灰黑味甜

救飢掘根洗淨煑熟油鹽調食

雞兒頭苗

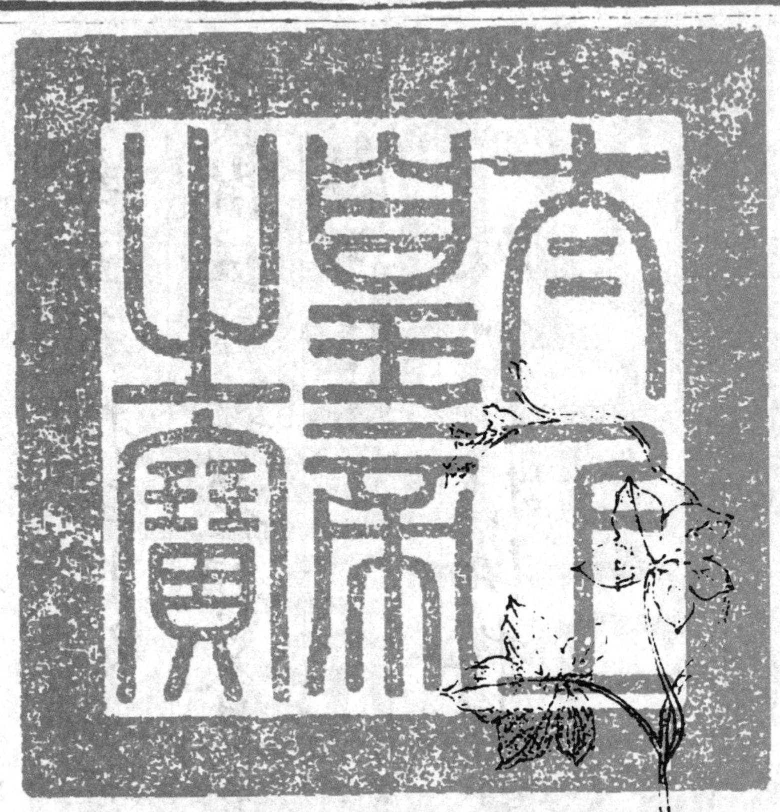

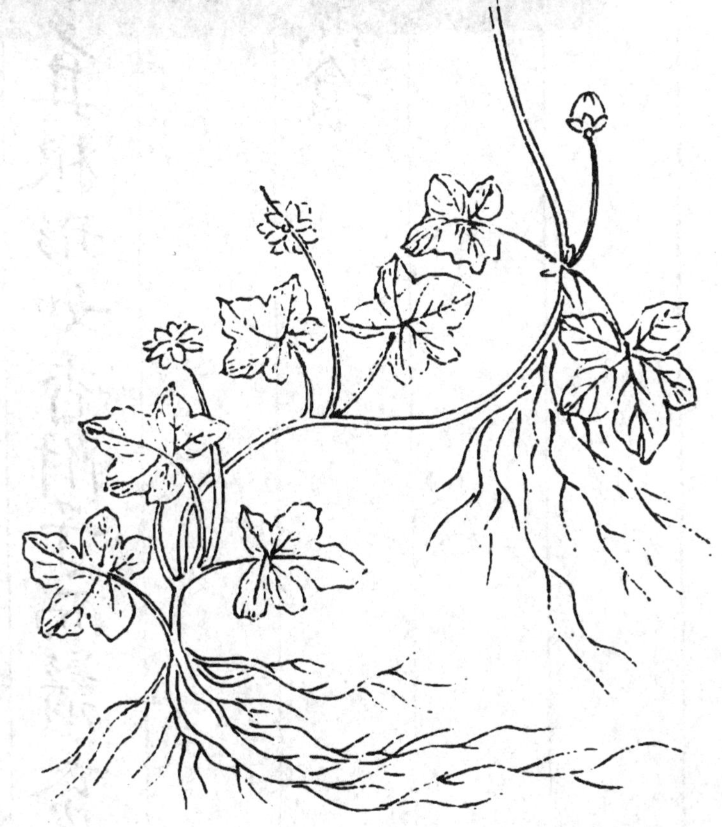

雞兒頭苗生祥符西田野中就地妥他米切秧生葉甚稀疎每五葉攢生狀如一葉其葉花叉有小鋸齒葉間生莖開五瓣黃花根叉甚多其根形如香附子而鬚長皮黑肉白味甜

救飢採根換水煮熟食

救荒本草卷三

欽定四庫全書

救荒本草卷四

明朱橚撰

草部

實可食

雀麥

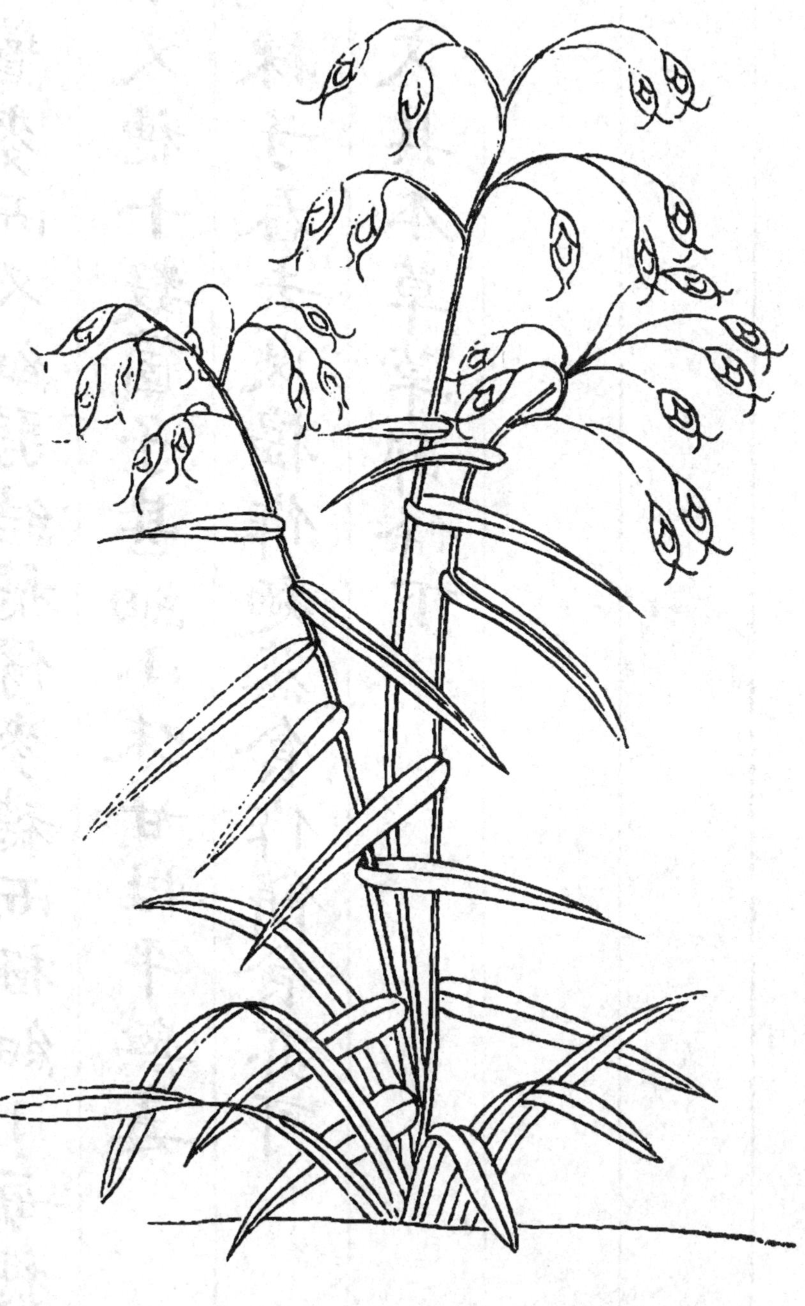

雀麥本草一名鸞麥一名蘥音藥生于荒野林下今處處有之苗似鸞麥而又細弱結穗像麥穗而極細小每穗又分作小叉穗十數箇子甚細小味甘性平無毒

救飢採子舂去皮擣作麵蒸食作餅食亦可

治病文具本草草部條下

回回米

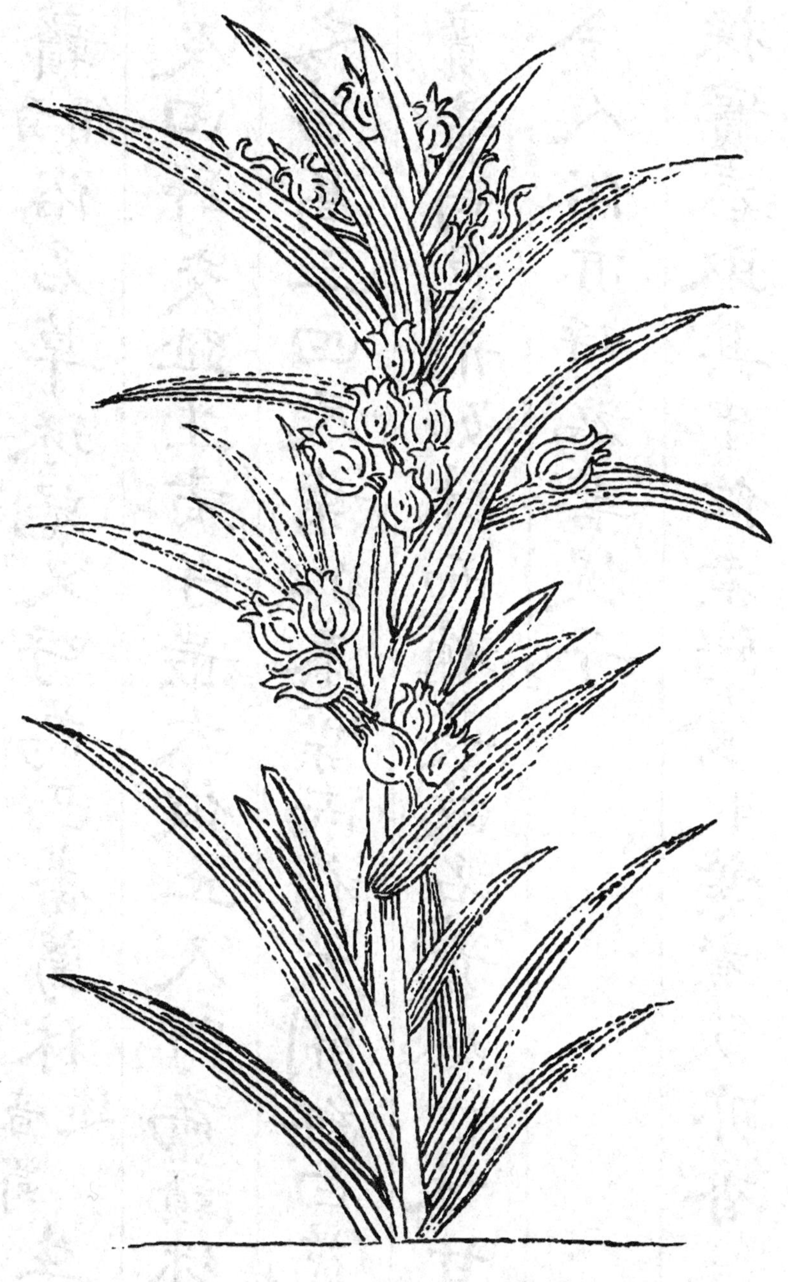

回回米

本草名苡薏仁一名解蠡音離一名屋菼音毯一名起實一名贛音縉俗名草珠兒又呼爲西番蜀秫音蜀述生真定平澤及田野交趾生者子最大彼土人呼爲贛珠今處處有之苗高三四尺葉似黍葉而稍大開紅白花作穗子結實青白色形如珠而稍長故名薏珠子味甘微寒無毒今人俗亦呼爲菩提子

救飢　採實舂取其中仁煮粥食取葉煮飲亦香

治病　文具本草草部苡薏仁條下

蒺藜子

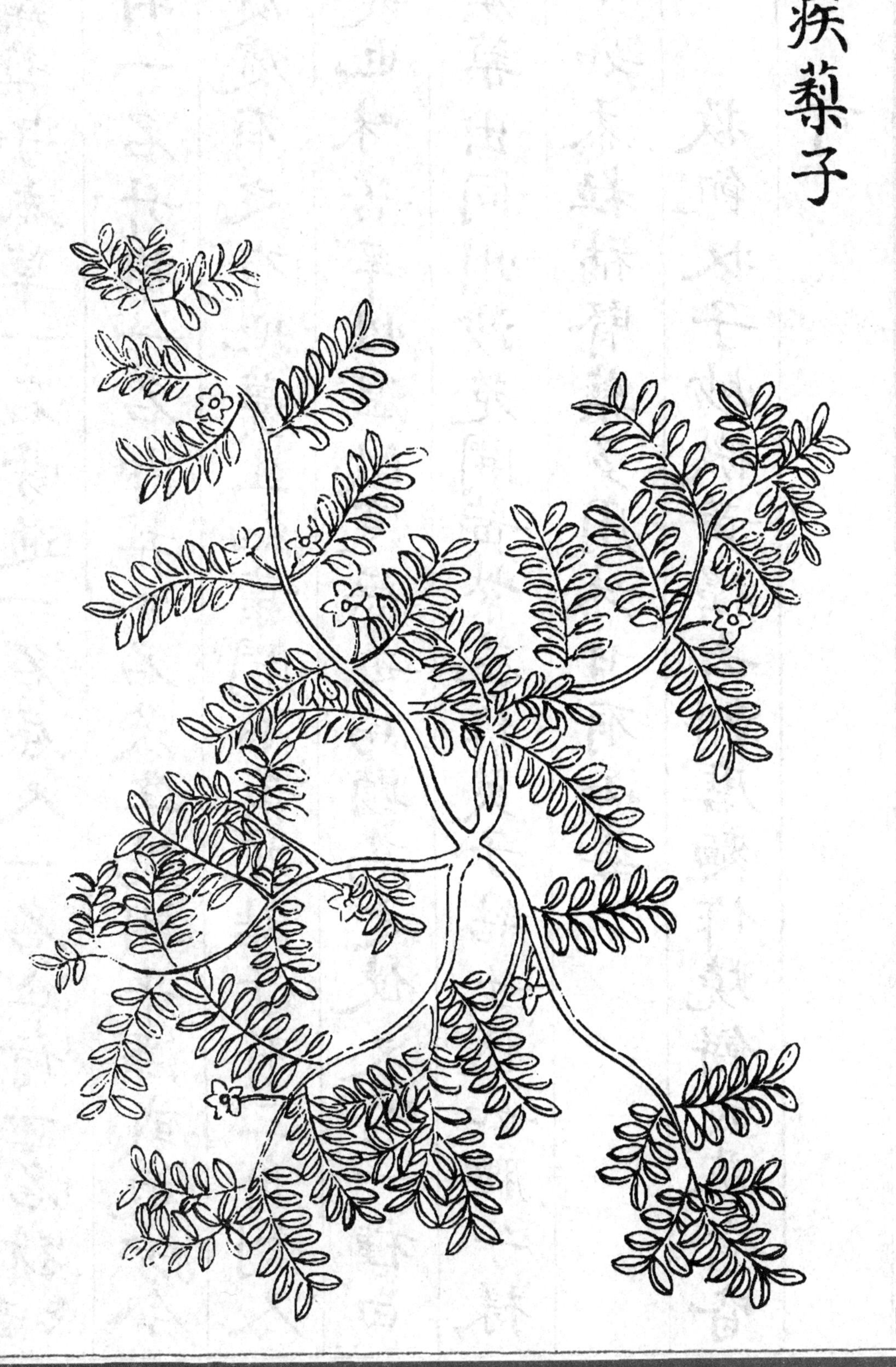

蒺藜子本草一名旁通一名屈人一名止行一名犲音柴羽一名升推一名即藜一名茨生馮翊平澤或道旁今處處有之布地蔓生細葉開小黄花結子有三角刺人是也味苦辛性温微寒無毒烏頭為之使又有一種白蒺藜出同州沙苑開黄紫花作荚子結子狀如腰子様小如黍粒補腎藥多用味甘有小毒

救飢收子炒微黄搗去刺磨麵作燒餅或蒸食皆可

治病文具本草草部條下

檾子

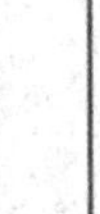

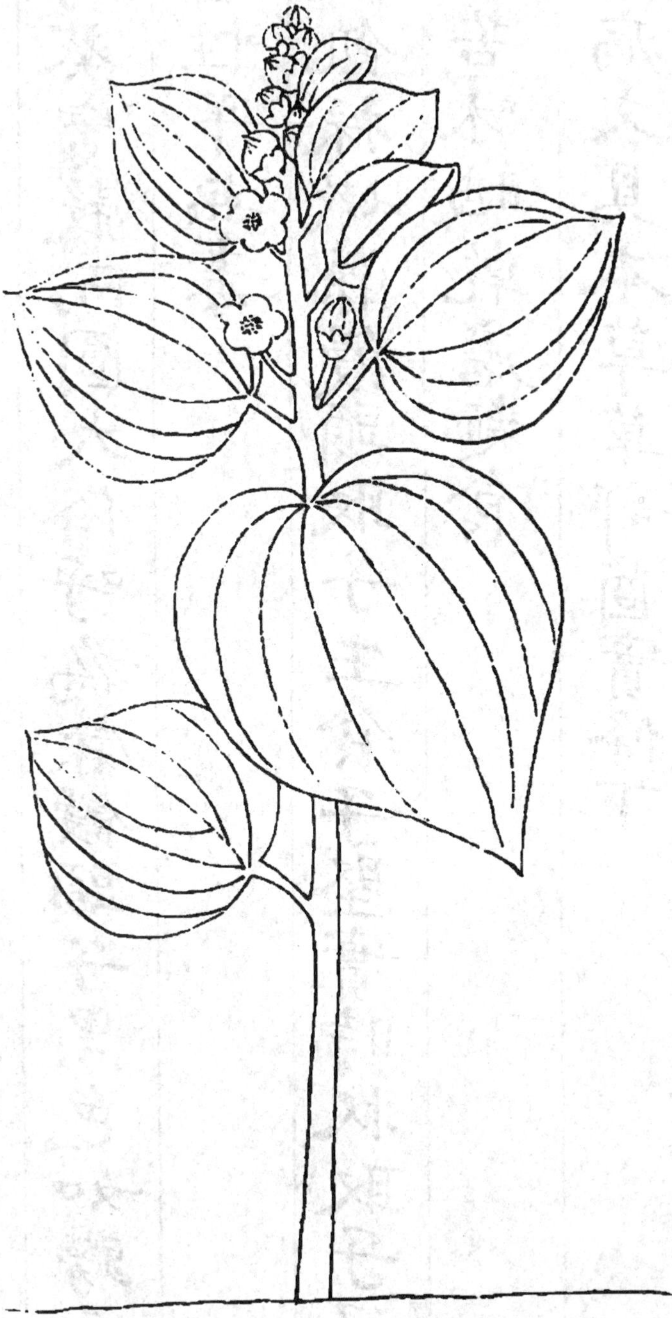

𦶟子本草名莔實與䔛同處處有之北人種以打繩索苗高五六尺葉似苧葉而短薄微有毛澀開金黄花結實殼似蜀葵實殼而圓大俗呼爲𦶟饅頭子黑色如䝰豆大味苦性平無毒

救飢採嫩𦶟饅頭取子生食子堅實時收取子浸去苦味晒乾磨麪食

治病文具本草草部莔實條下

稗子

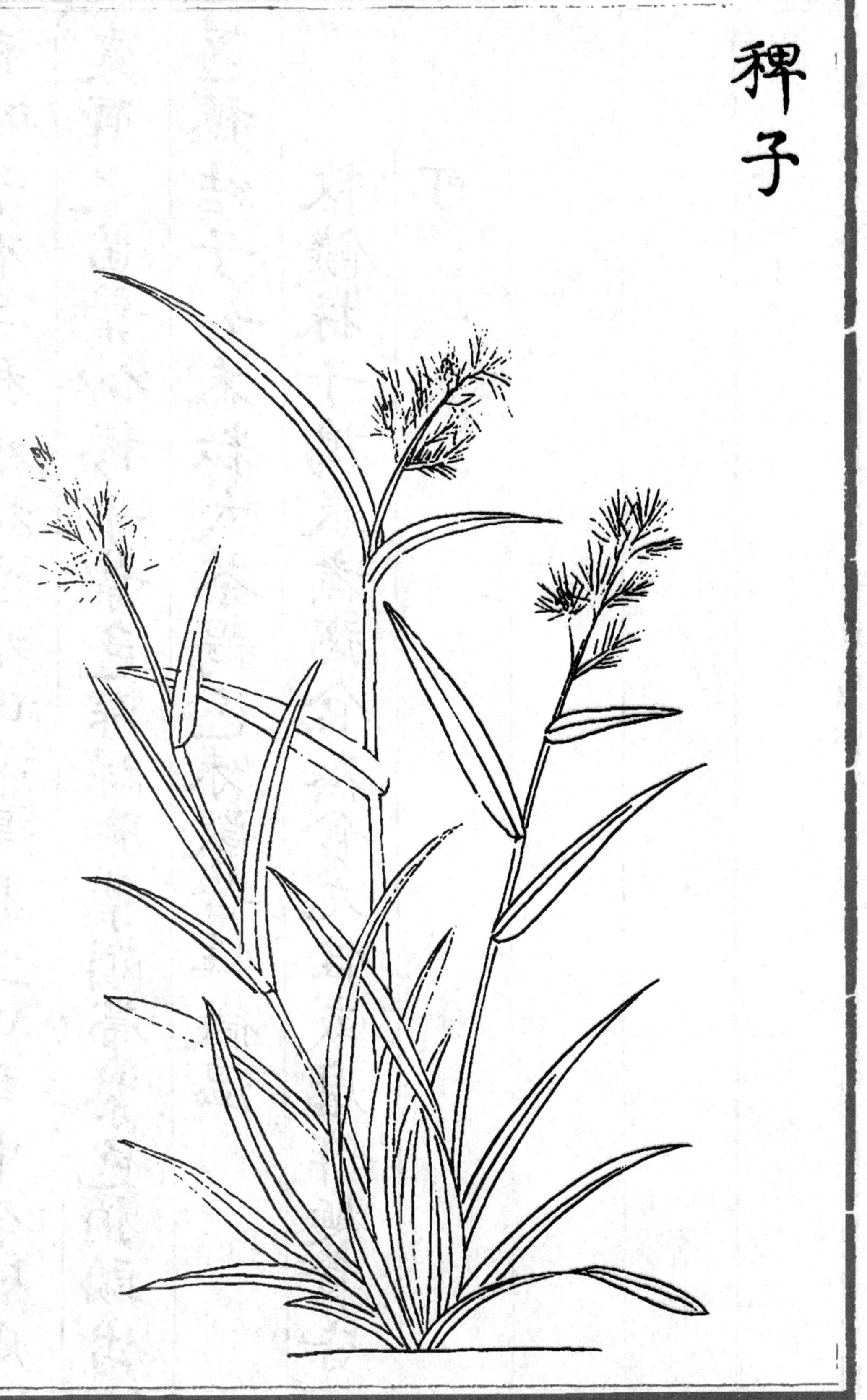

稗音拜子有二種水稗生水田邊旱稗生田野中今皆處處有之苗葉似穇子葉色深綠脚葉頗帶紫色稍頭出匾穗結子如黍粒大茶褐色味微苦性微溫

救饑 採子搗米煮粥食蒸食尤佳或磨作麵食皆可

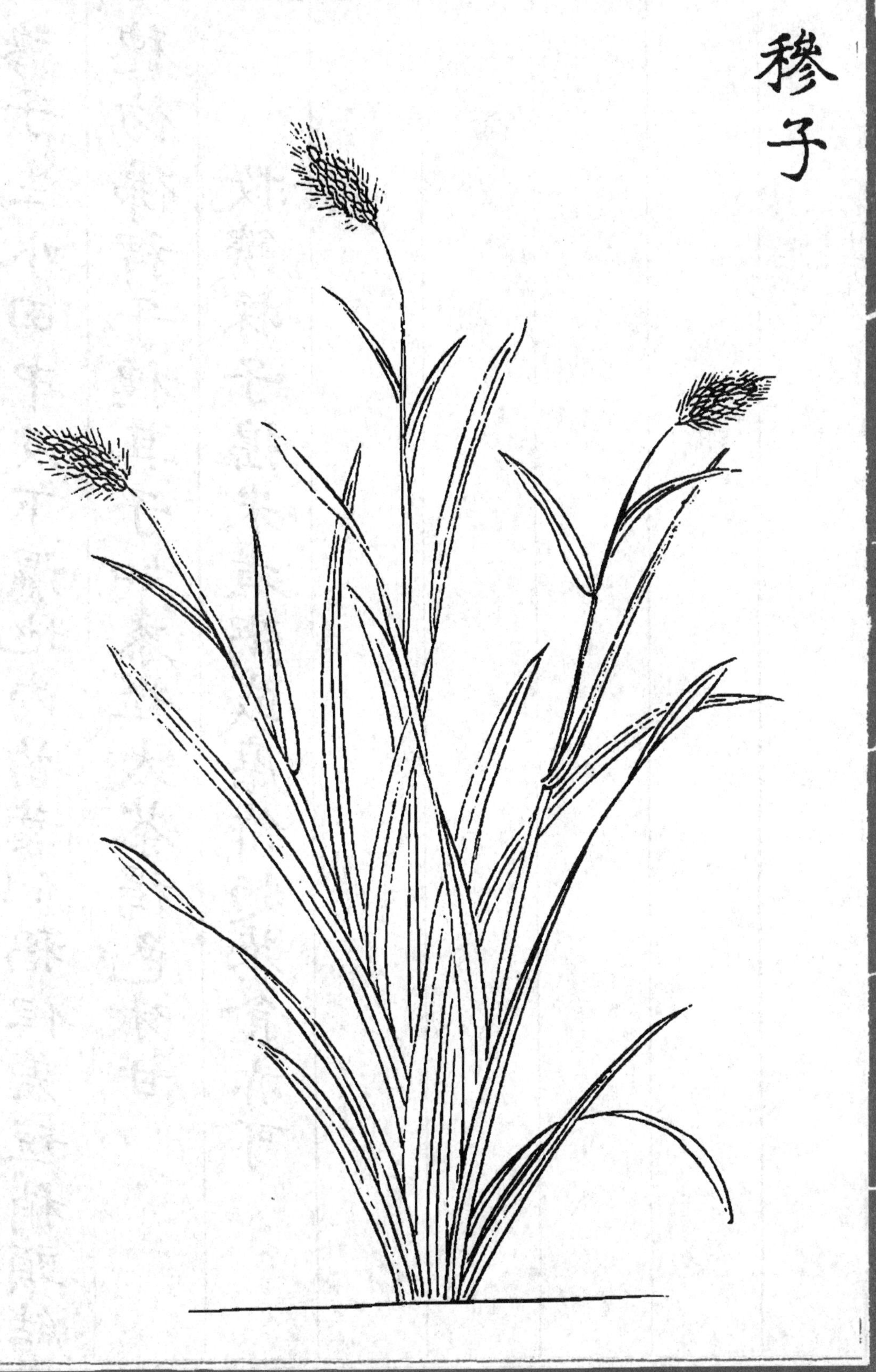
穇子

穇子生水田中及下濕地内苗葉似稻但差短稍頭結穗彷彿稗子穗其子如黍粒大茶褐色味甘

救饑 採子擣米煮粥或磨作麵蒸食亦可

川穀

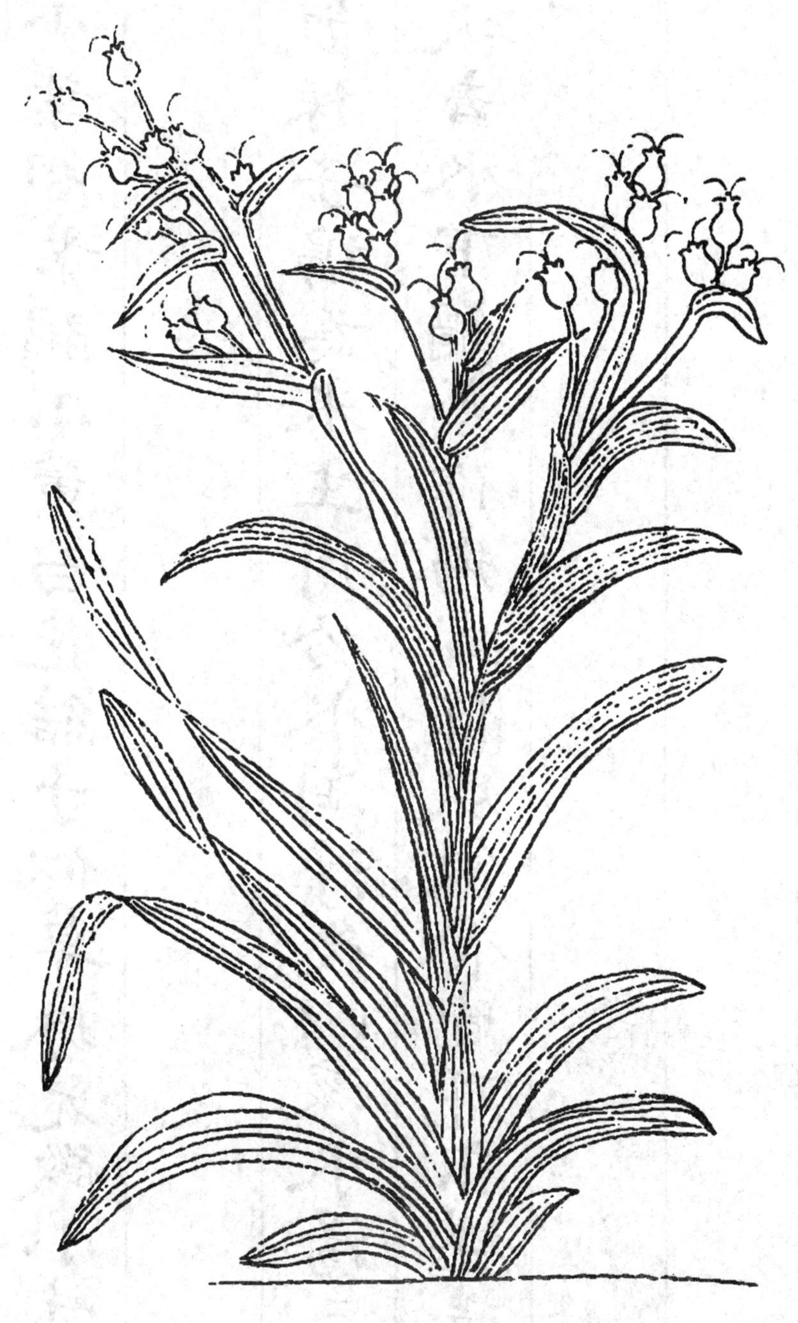

川穀生汜水縣田野中苗高三四尺葉似初生蜀秫音蜀葉微小葉間叢開小黄白花結子似草珠兒微小味甘

救飢採子擣為米生用冷水淘淨後以滚水湯三五次去水下鍋或作粥或作炊飯食皆可亦堪造酒

莠草子

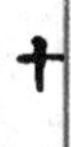

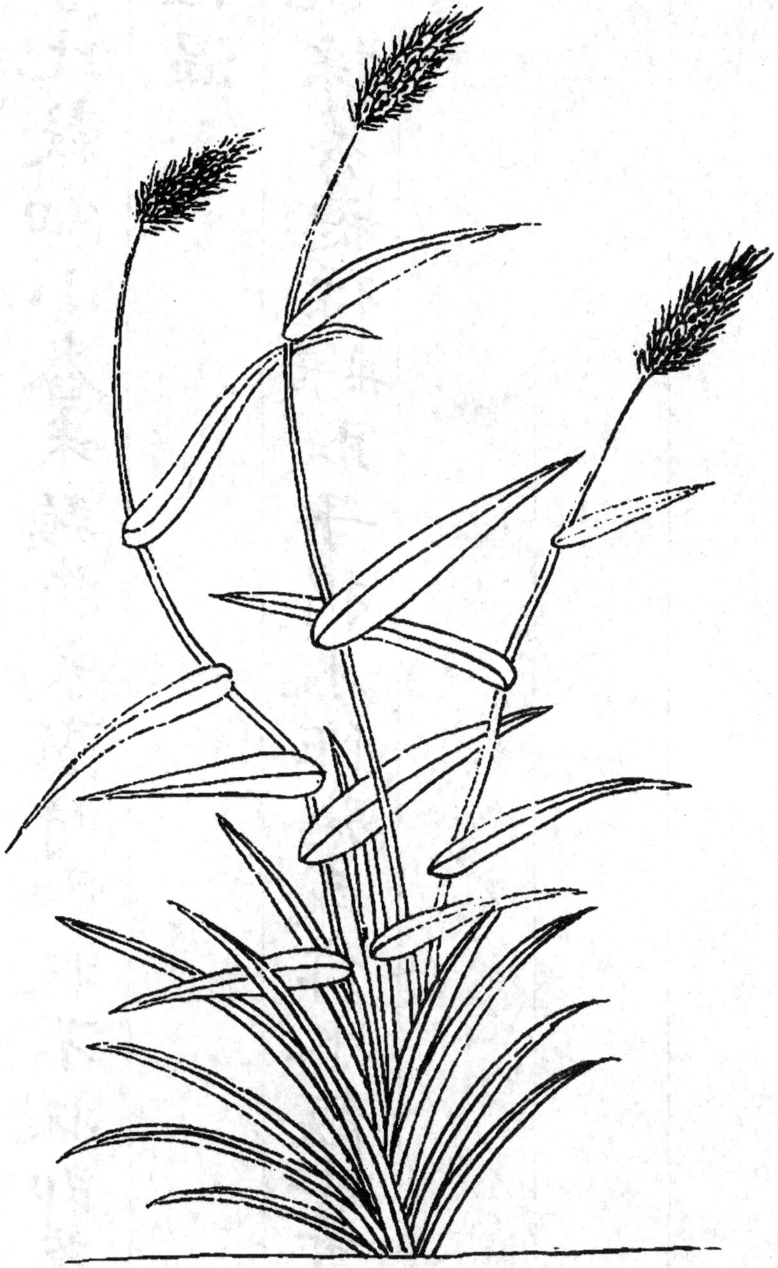

莠草子生田野中苗葉似穀而葉微瘦梢間結茸音戎細毛穗其子比穀細小舂米類折米熟時即収不収即落味微苦性温

救飢採莠穗揉音柔取子擣米作粥或作水飯皆可食

野黍

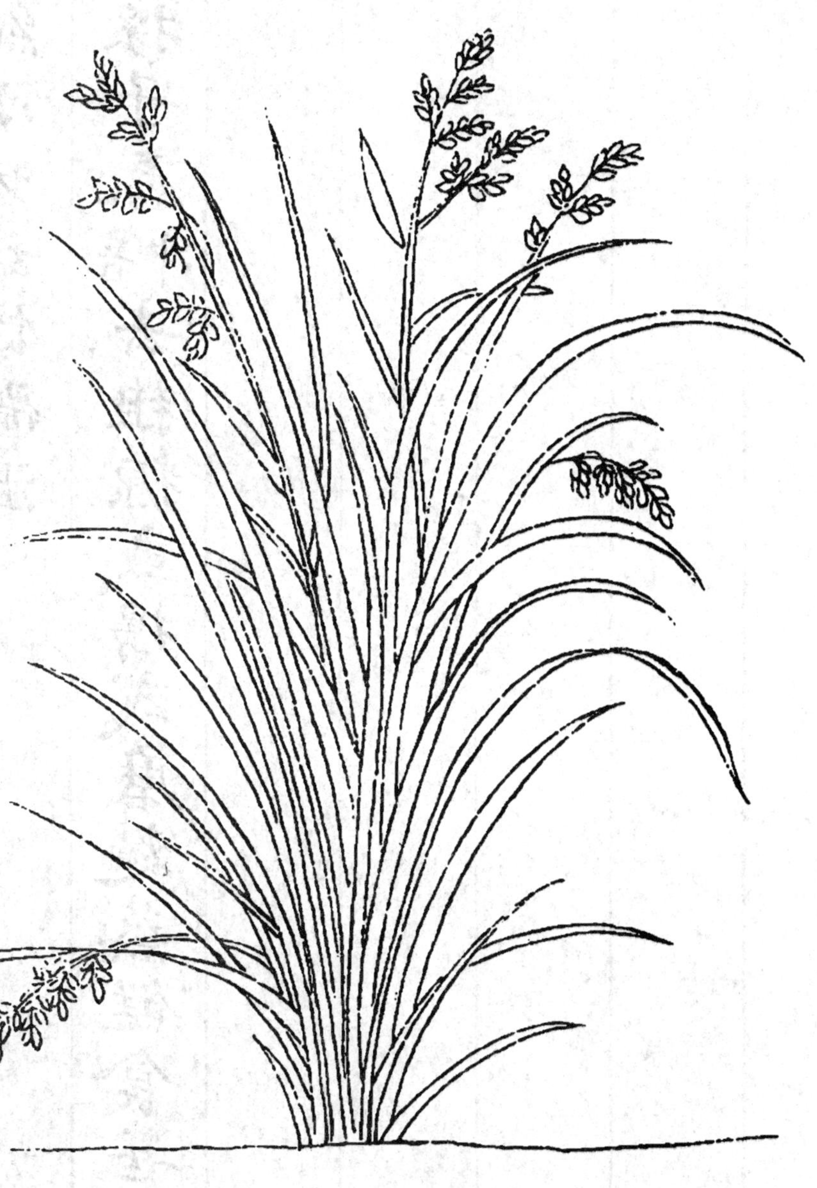

野黍生荒野中科苗皆類家黍而莖葉細弱穗甚瘦小黍粒亦極細小味甜性微温

救飢採子舂音冲去粗糠或擣或磨麵蒸餻食甚甜

雞眼草

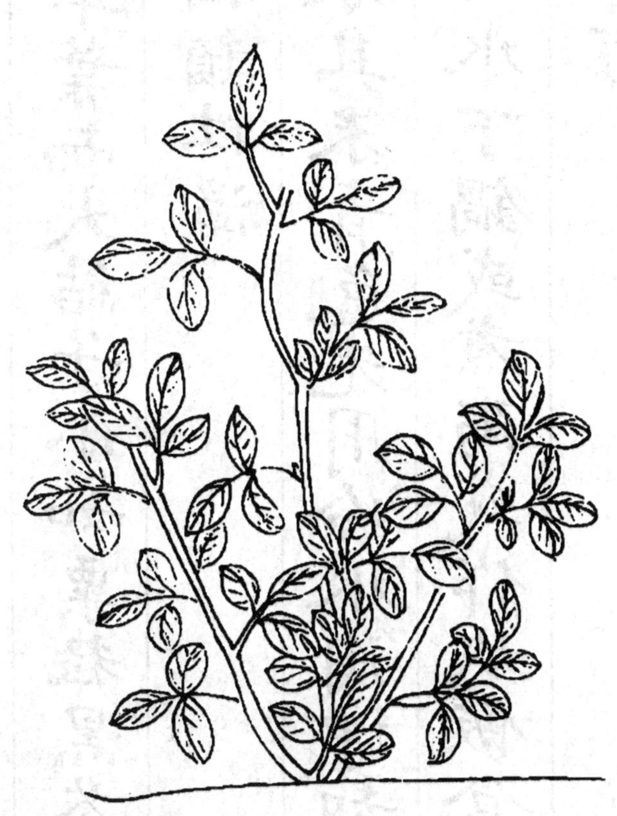

雞眼草又名掐（音怡）不齊以其葉用指甲掐之作劐（音霍）不齊故名生荒野中搨地生葉如雞眼大似三葉酸漿葉而圓又似小虫兒卧單葉而大結子小如粟粒黑茶褐色味微苦氣味與槐相類性温

救飢採子擣取米其米青色先用冷水淘淨却以滾水湯三五次去水下鍋或煮粥或作炊飯食之或磨麵作餅食亦可

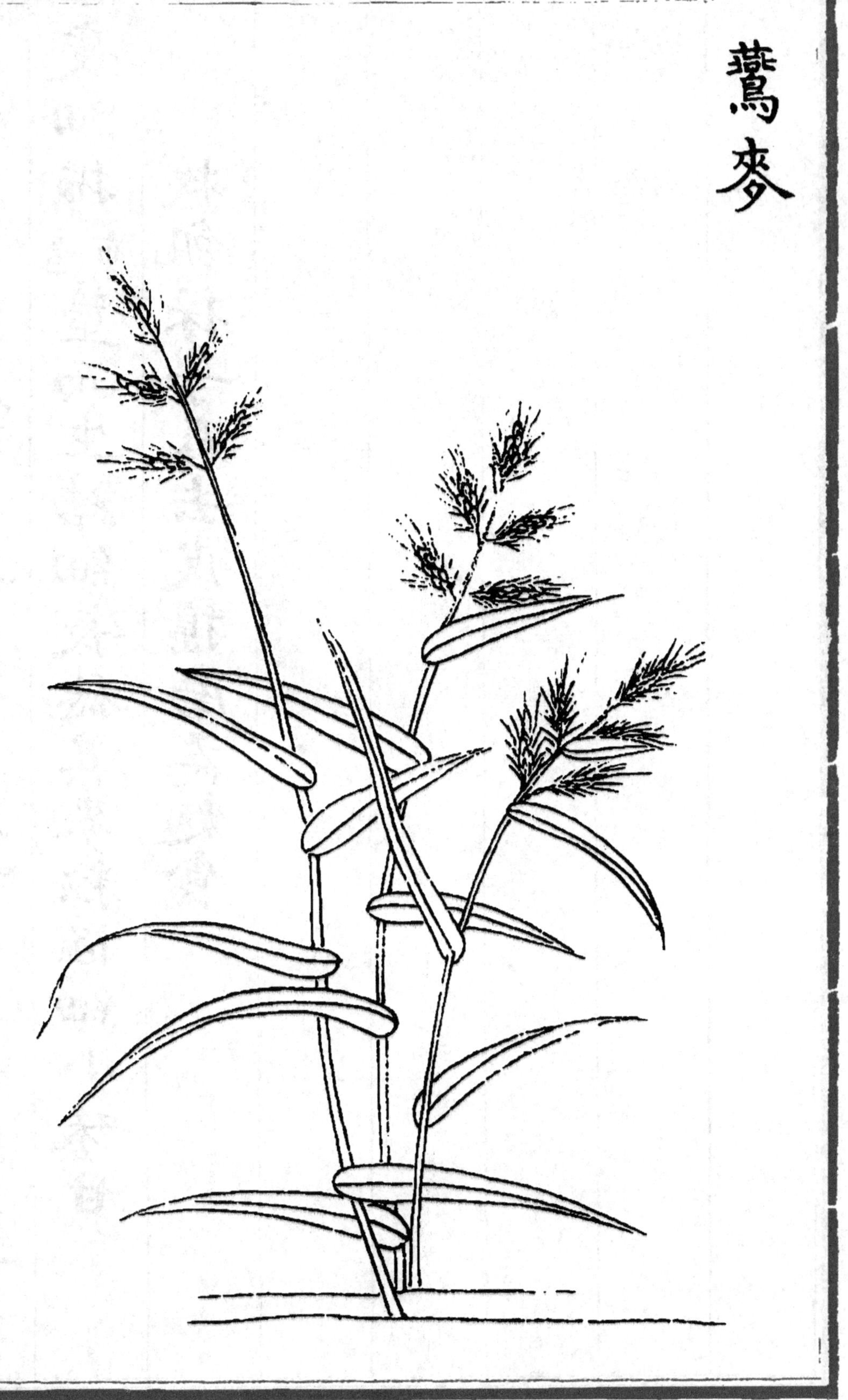
鷰麥

鷰麥田野處處有之其苗似麥攛七官切葶但細弱葉亦瘦細抪音布葶而生結細長穗其麥粒極細小味甘

救飢採子舂去皮搗磨為麵食

潑盤

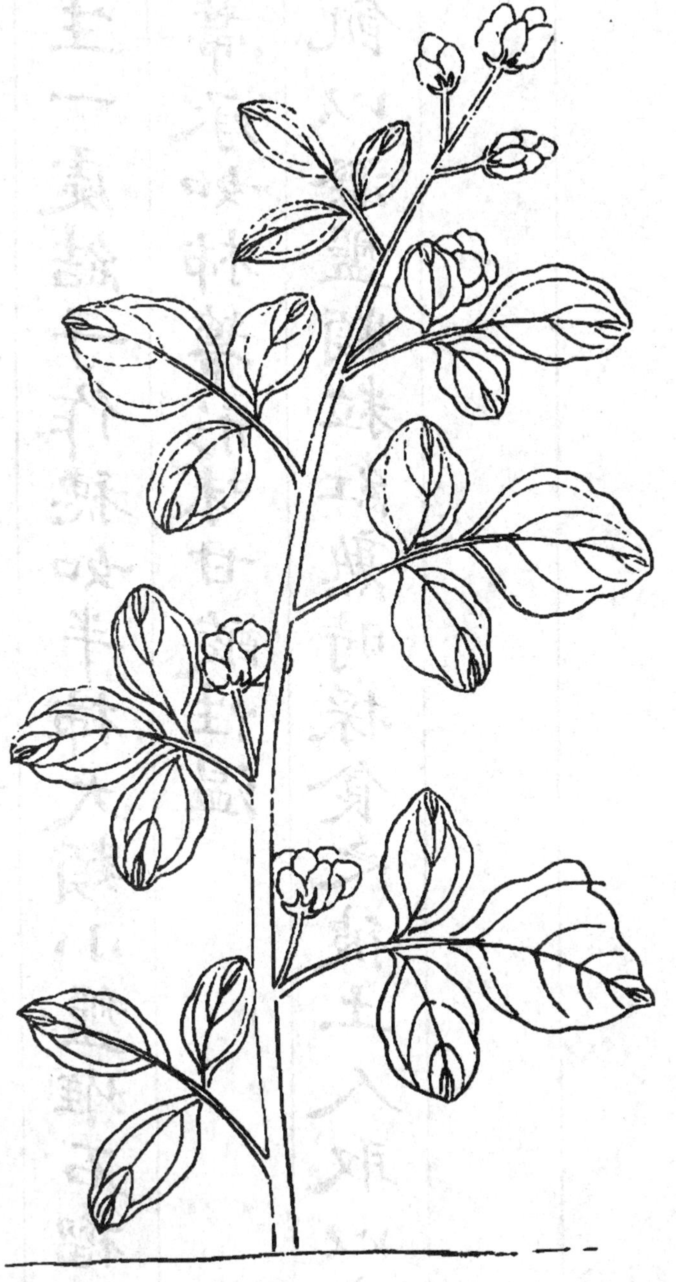

潑盤一名托盤生汝南荒野中陳蔡間多有之苗高五七寸莖葉有小刺其葉彷彿似艾葉稍團葉背亦白每三葉攢生一處結子作穗如半柿大類小盤堆石榴顆狀下有蒂承如柿蒂形味甘酸性温

救飢以潑盤顆粒紅熟時採食之彼土人取以當果

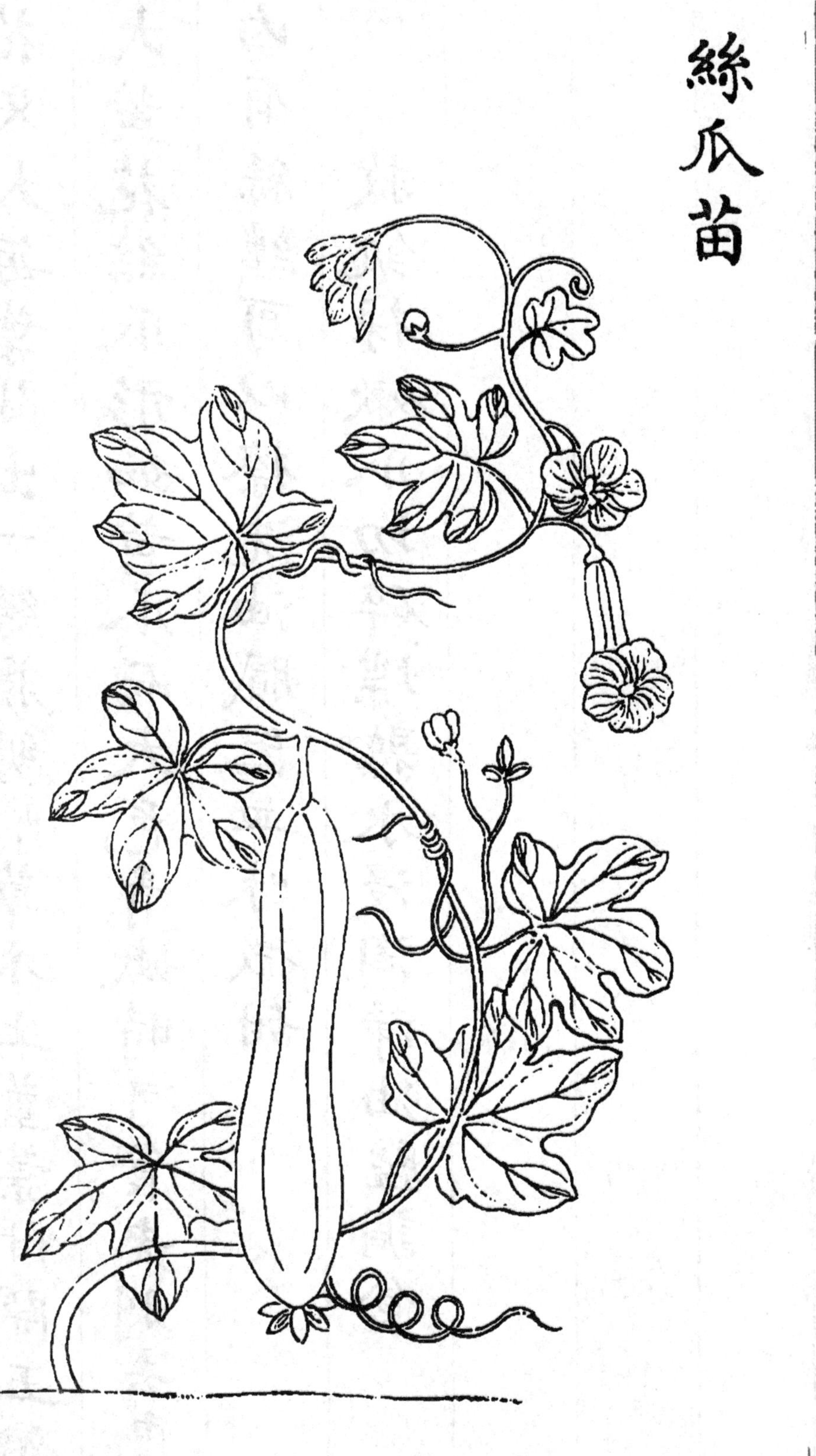
絲瓜苗

絲瓜苗人家園籬邊多種之延蔓而生葉似括樓葉而花又大每葉間出一絲藤纏附草木上莖葉間開五瓣大黃花結瓜形如黃瓜而大色青嫩時可食老則去皮內有絲縷可以擦洗油膩器皿味微甜

救飢採嫩瓜切碎煠熟水浸淘淨油鹽調食

地角兒苗

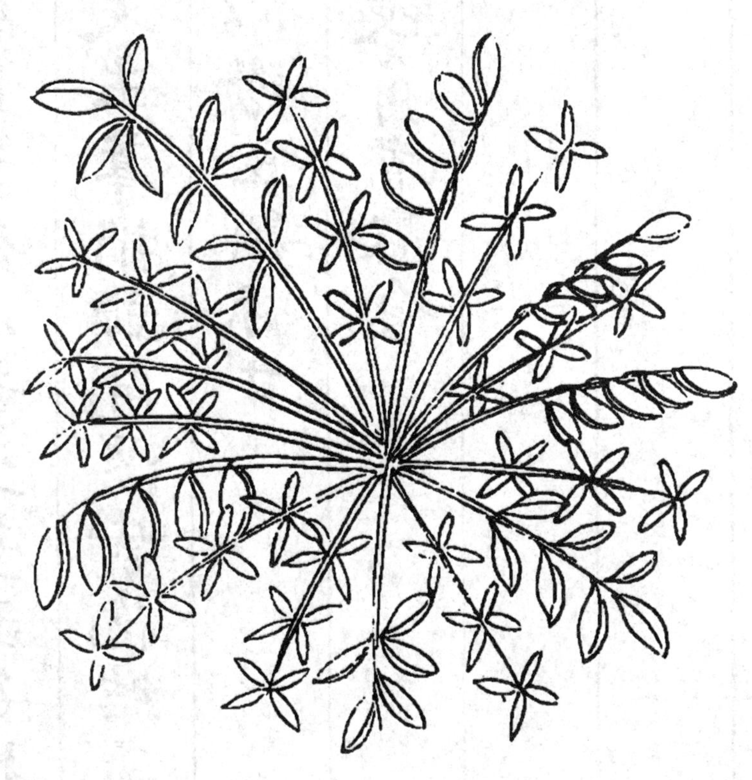

地角兒苗一名地牛兒苗生田野中搨地生一根就分數十莖其莖甚稠葉似胡豆葉微小葉生莖面每攢四葉對生作一處莖傍另又生葶梢頭開淡紫花結角似連翹角而小中有子狀似蹕豆顆味甘

救飢採嫩角生食硬角煮熟食

馬㼎兒

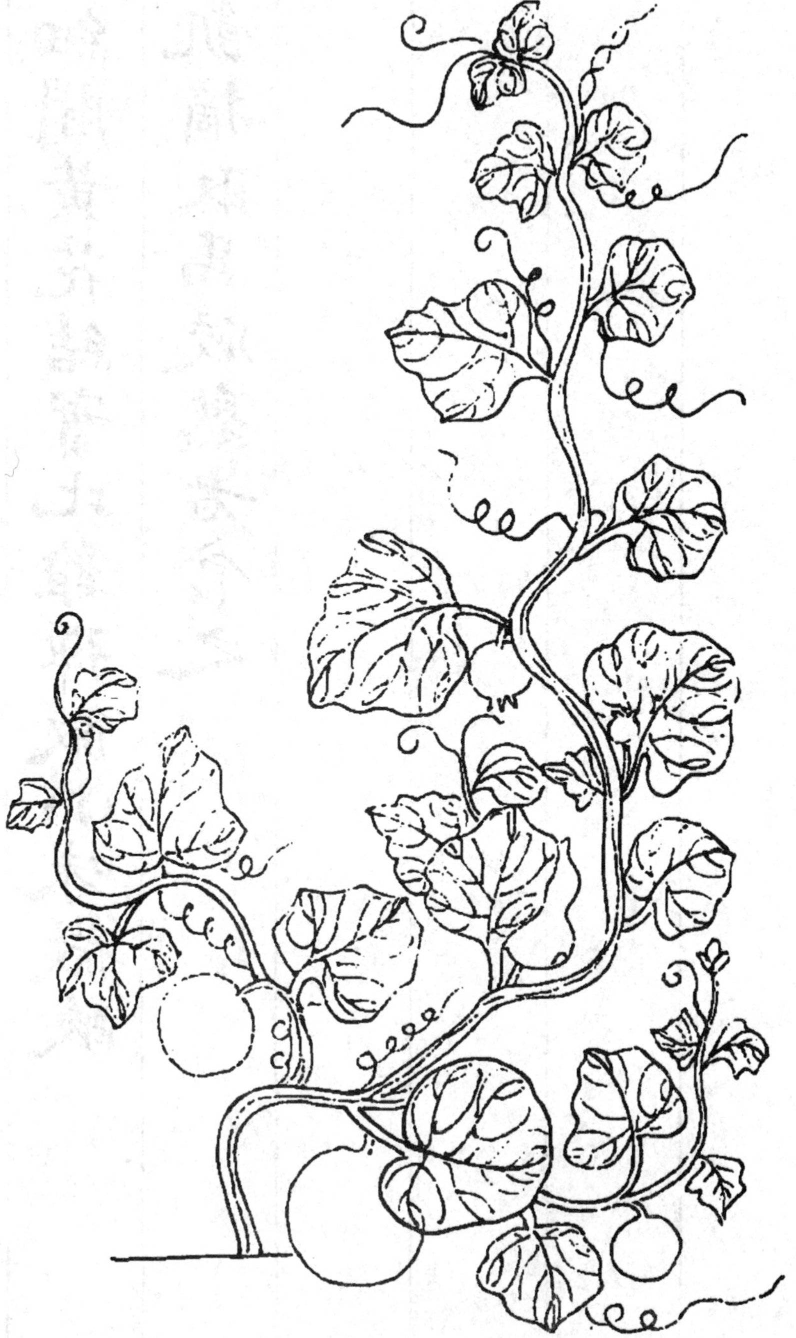

馬瓟兒音雹生田野中就地拖秧而生葉似甜瓜葉極小莖蔓亦細開黄花結實比雞彈微小味微酸

救飢摘取馬瓟熟者食之

山黧豆

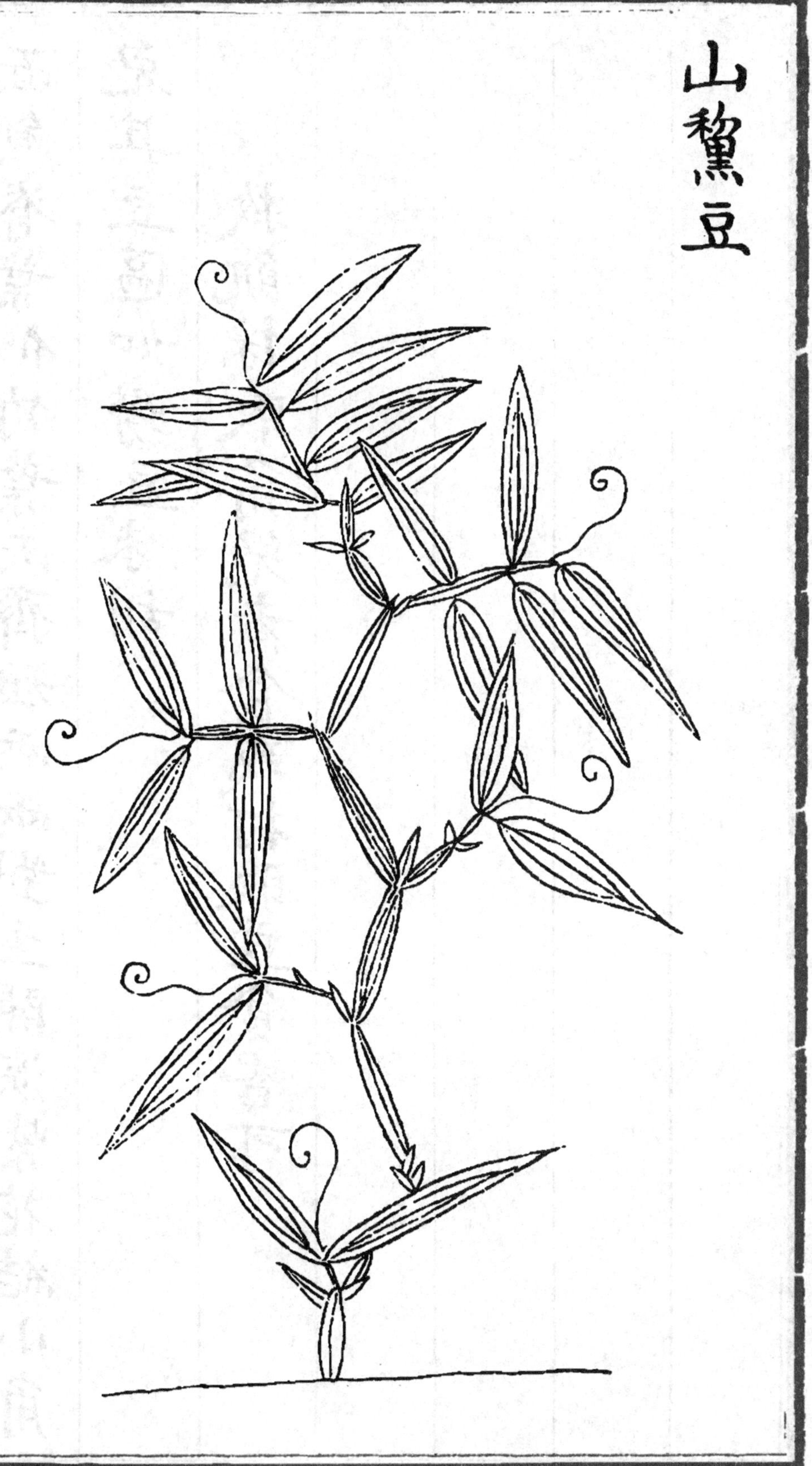

山䕡豆一名山豌豆生密縣山野中苗高尺許其莖窊面劍脊葉似竹葉而齊短兩兩對生開淡紫花結小角兒其豆匾如䝁豆味甜

救飢採取角兒煮食或打取豆食皆可

龍芽草

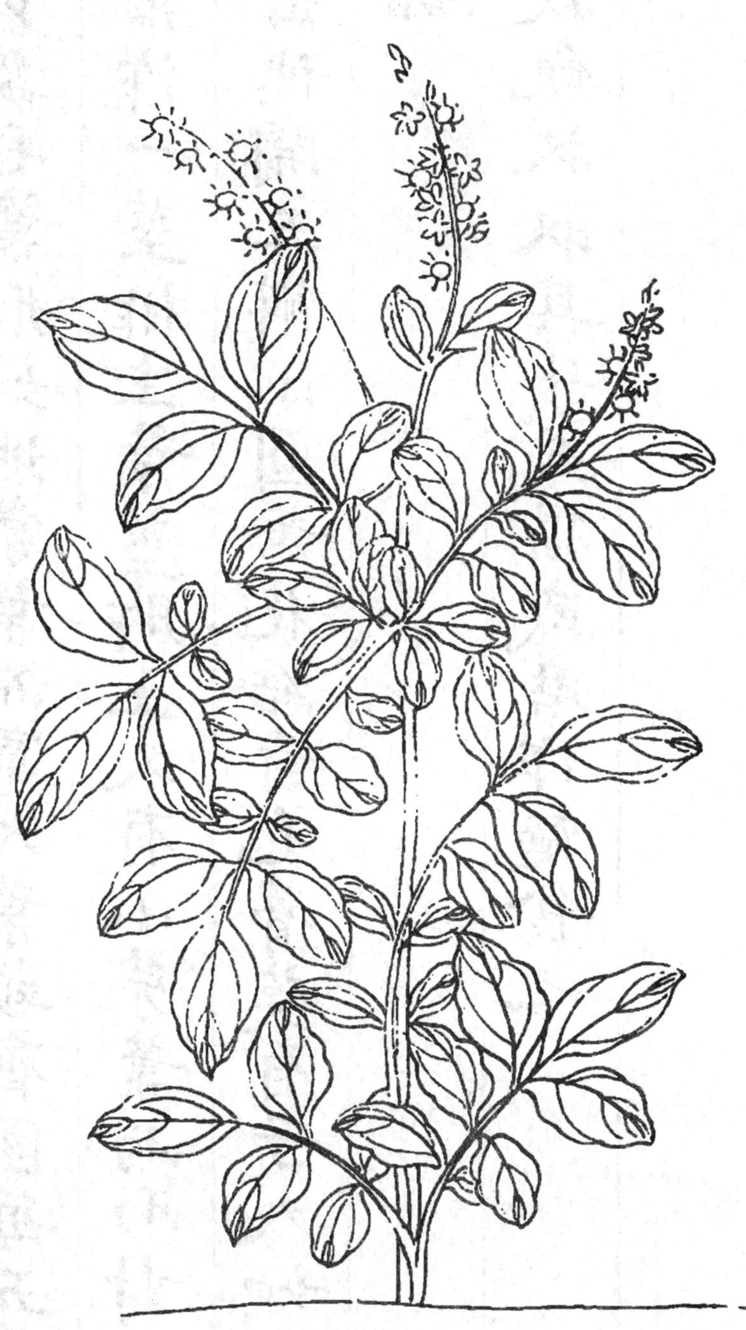

龍芽草一名瓜香草生輝縣鴨子口山野間苗高一尺餘莖多澀毛葉形如地棠葉而寬大葉頭齊團每五葉或七葉作一莖排生葉莖脚上又有小芽葉兩兩對生梢間出穗開五瓣小圓黄花結青毛蓇葖有子大如黍粒味甜

救飢收取其子或搗或磨作麵食之

地梢瓜

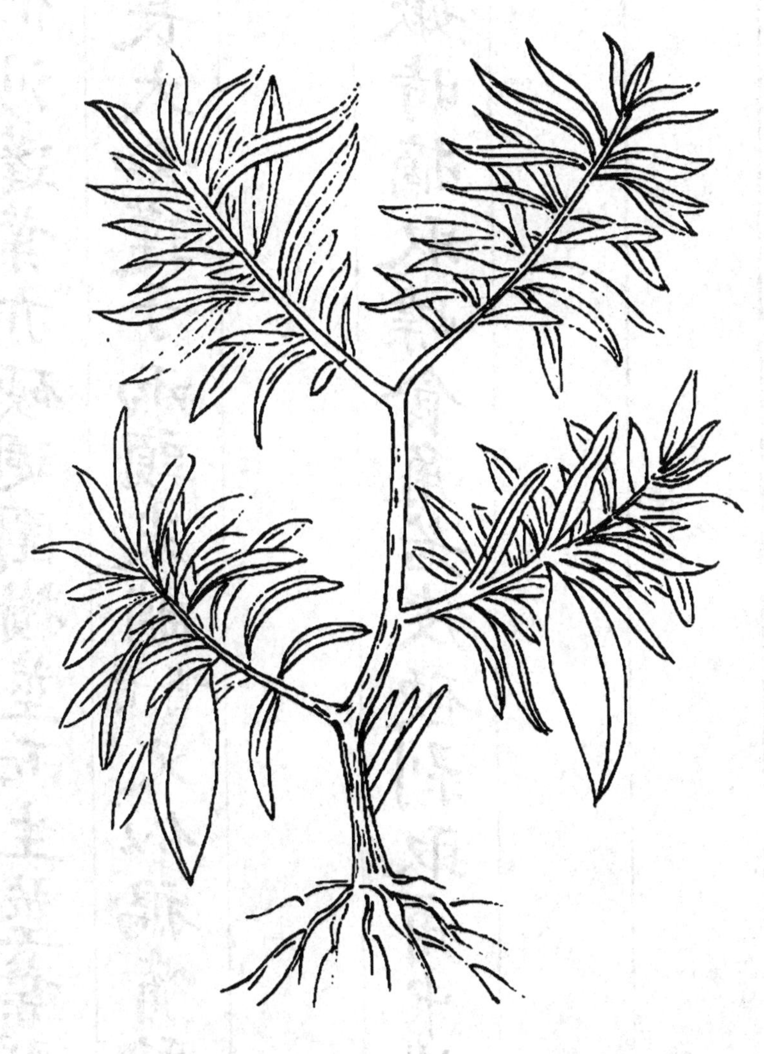

地梢瓜生田野中苗長尺許作地攤科生葉似獨掃葉而細窄尖硬又似沙蓬葉亦硬週圍攢莖而生莖葉間開小白花結角長大如蓮子兩頭尖艄音哨又似鵶嘴形名地梢瓜味甘

救飢其角嫩時摘取煠食角若皮硬剝取角中嫩穰生食

錦荔枝

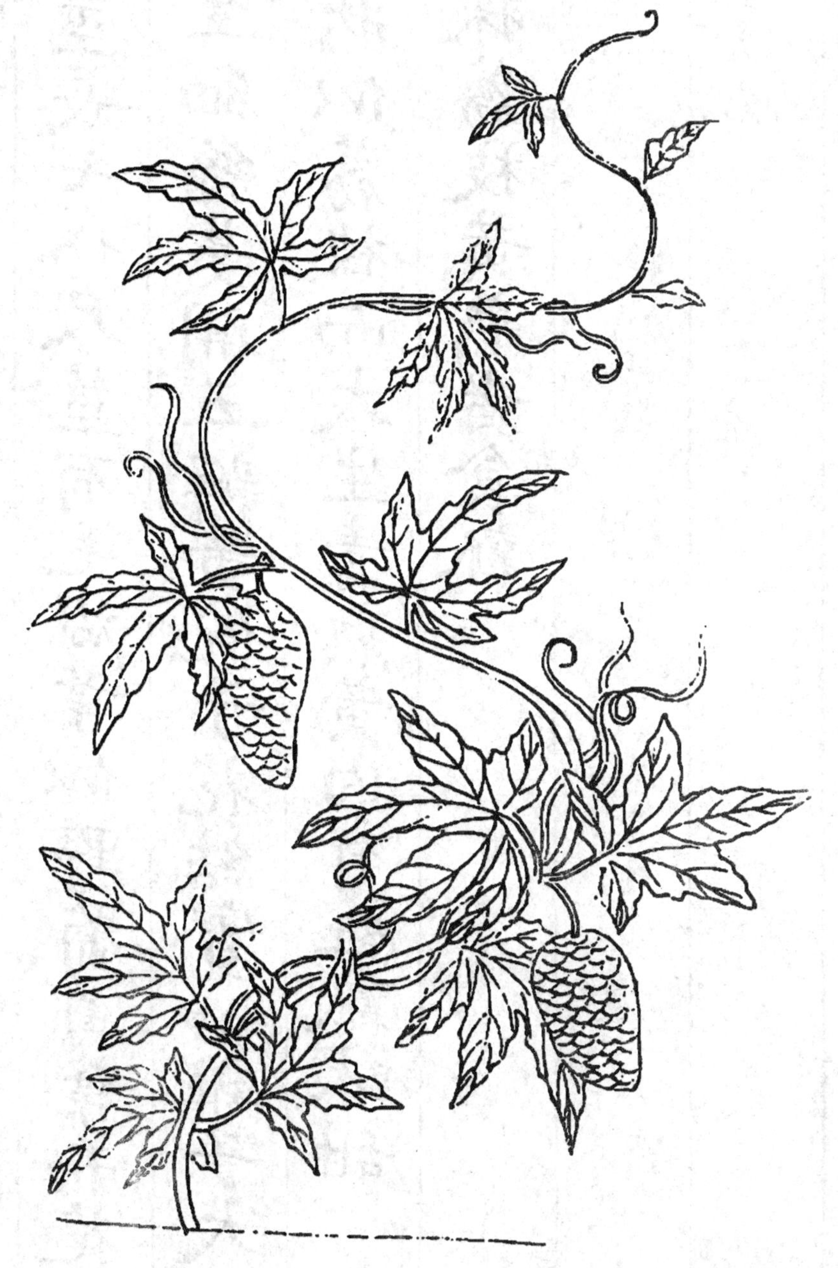

錦荔枝又名癩葡萄人家園籬邊多種之苗引藤蔓延附草木生莖長七八尺莖有毛澀葉似野葡萄葉而花又多葉間生細絲蔓開五瓣黄碗子花結實如雞子大尖艄紋皺狀似荔枝而大生青熟黄内有紅瓤味甜

救飢採荔枝黄熟者食瓤

雞冠果

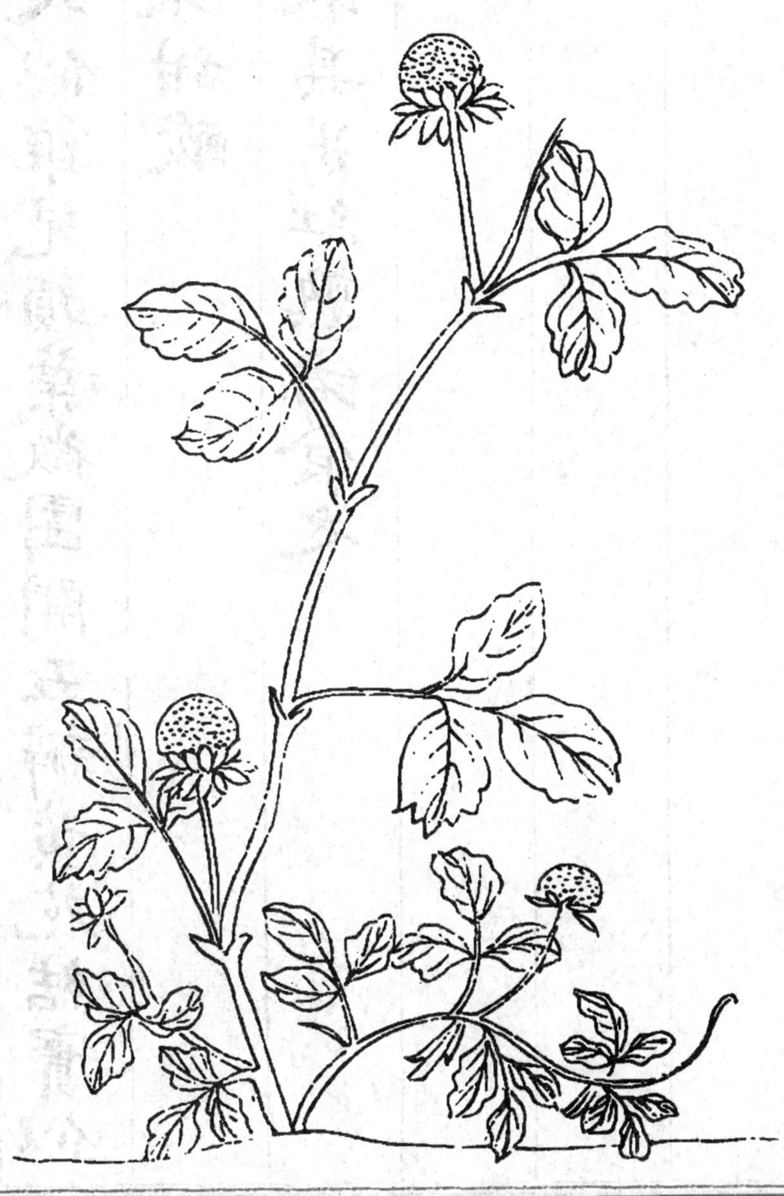

雞冠果一名野楊梅生密縣山谷中苗高五七寸葉似潑盤葉而小又似雞兒頭葉微團開五瓣黄花結實似紅小楊梅狀味甜酸

救飢採取其果紅熟者食之

羊蹄苗

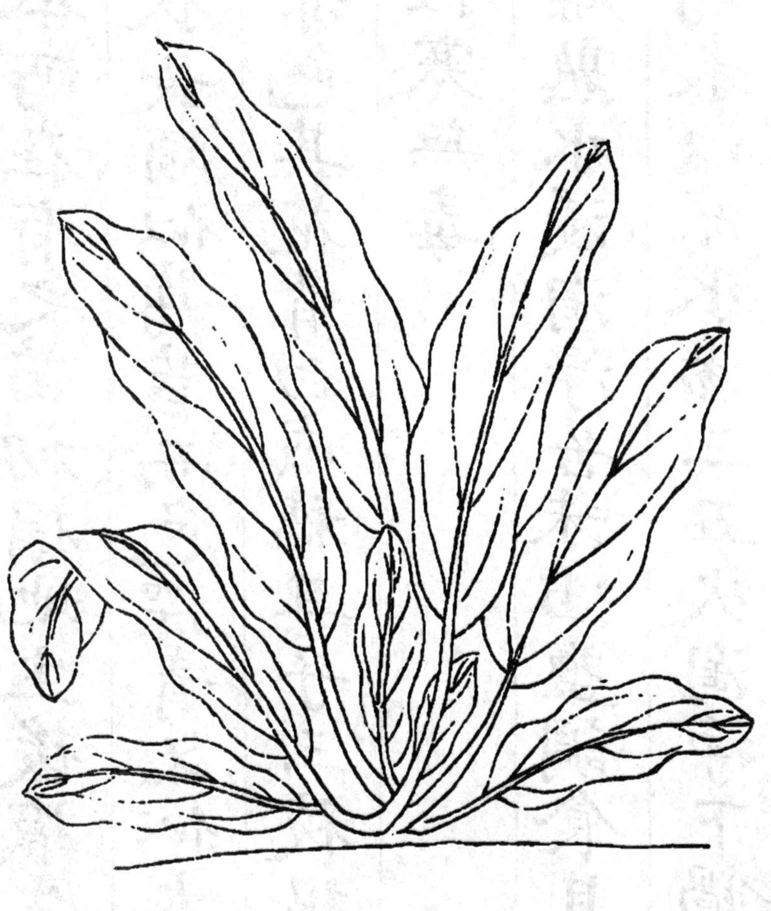

羊蹄苗一名東方宿一名連虫陸一名鬼目一名蓄俗
猪耳朶生陳留川澤今所在有之苗初搨地生後攛生
莖又高二尺餘其葉狹長頗似萵苣而色深青又似大
藍葉微濶莖節間紫赤色其花青白成穗其子三稜根
似牛旁而堅實味苦性寒無毒
救飢採嫩苗葉煠熟水浸淘淨苦味油鹽調食其
子熟時打子搗為米以滚水湯三五次淘淨下鍋
作水飯食微破腹

治病文具本草草部條下

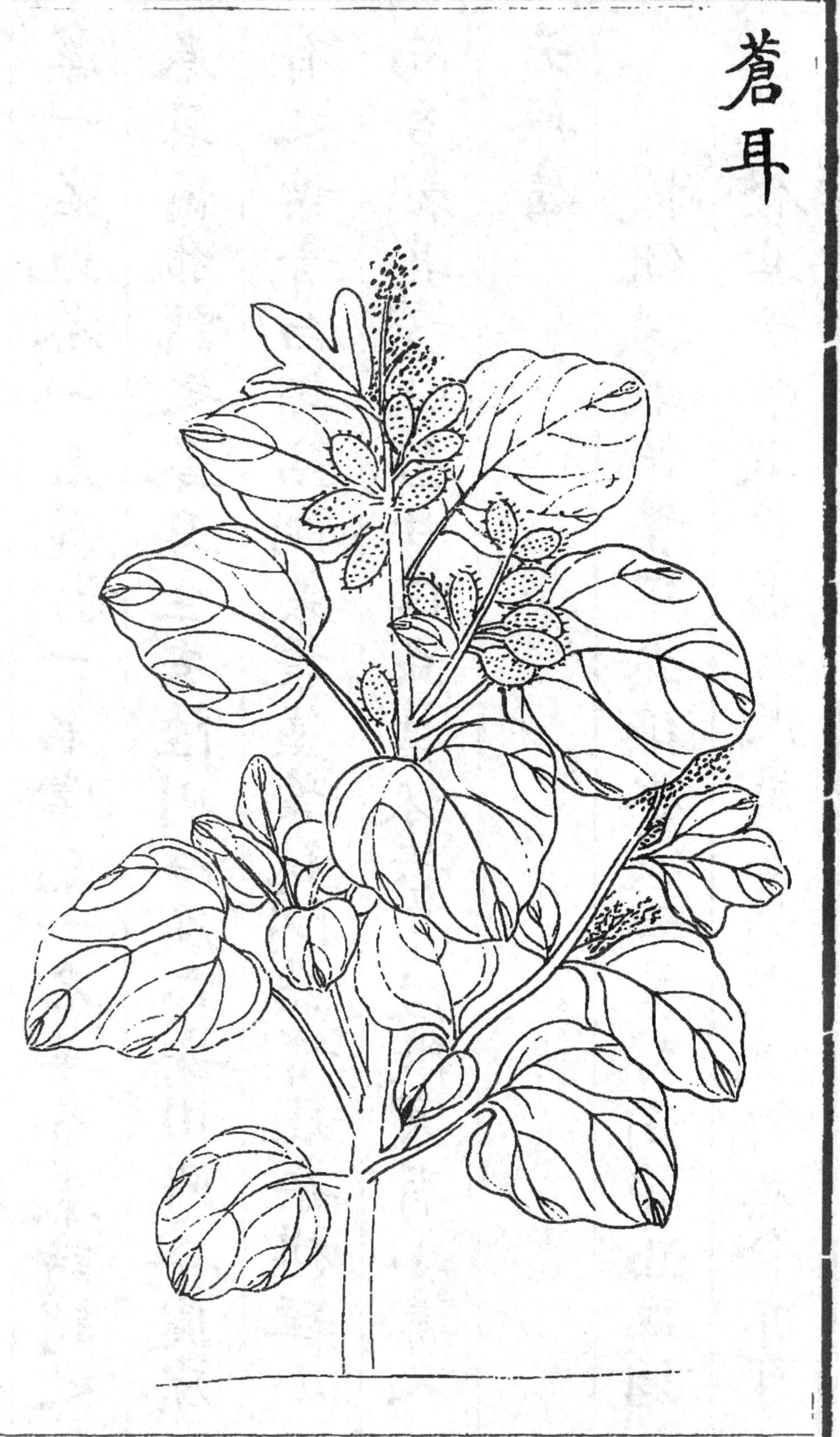
蒼耳

蒼耳本草名葈音徙耳俗名道人頭又名喝起草一名胡葈一名地葵一名葹音詩一名常思一名羊負来詩謂之卷耳爾雅謂之苓耳生安陸川谷及六安田野今處處有之葉青白類粘糊菜葉莖葉秋間結實比桑椹短小而多刺其實味苦甘性温葉味苦辛性微寒有小毒又云無毒

救飢採嫩苗葉煠熟換水浸去苦味淘淨油鹽調食其子炒微黄搗去皮磨為麵作燒餅蒸食亦可

或用子熬油點燈

治病文具本草草部莫耳條下

姑娘菜

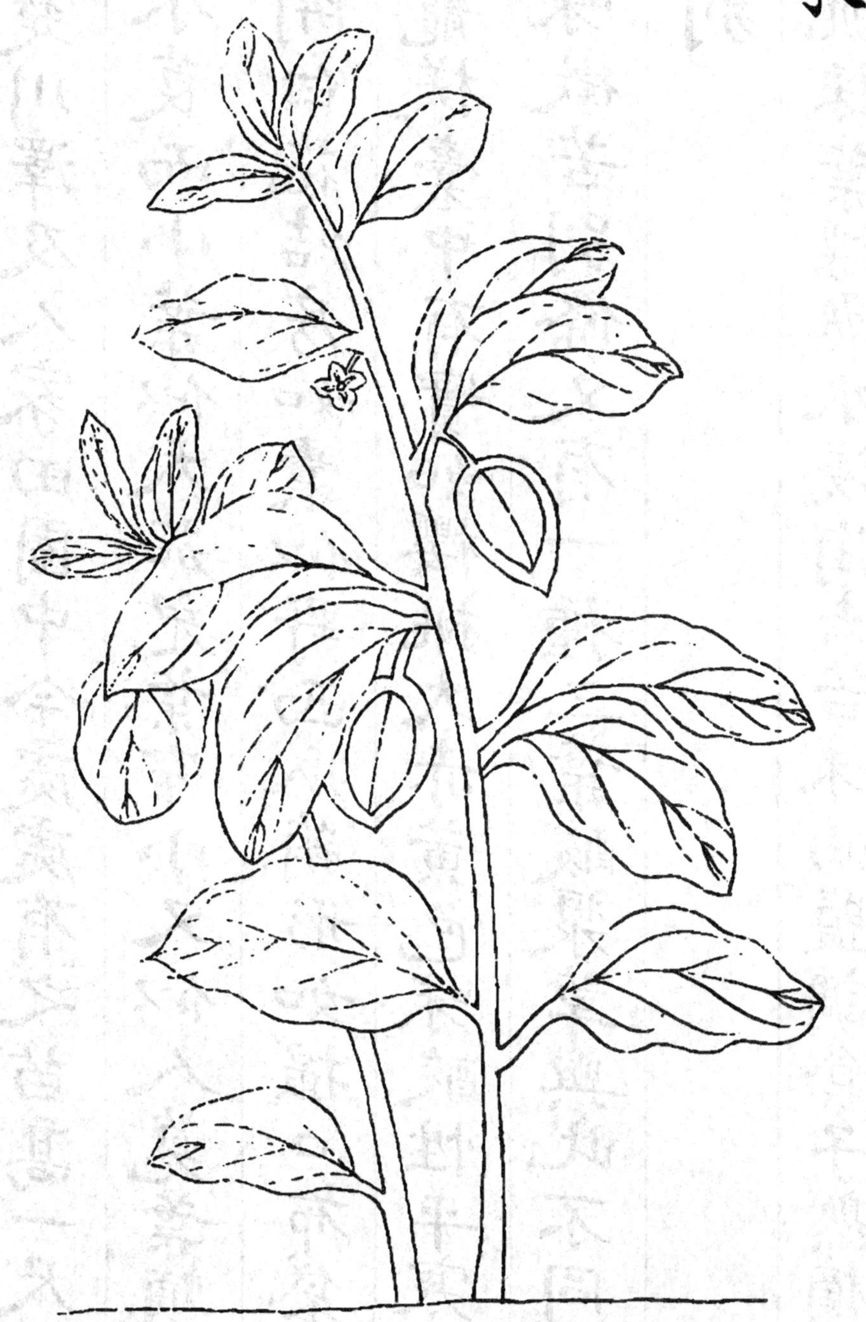

姑娘菜俗名燈籠兒又名掛金燈本草名酸漿一名醋漿生荆楚川澤及人家田園中今處處有之苗高一尺餘苗似水莨而小葉似天茄兒葉窄小又似人莧葉頗大而尖開白花結房如囊似野西瓜蒴形如撮口布袋又類燈籠樣囊中有實如櫻桃大赤黃色味酸性平寒無毒葉味微苦別條又有一種三葉酸漿草與此不同治證亦別

救飢採葉煠熟水浸淘去苦味油鹽調食子熟摘

取食之

治病文具本草草部酸漿條下

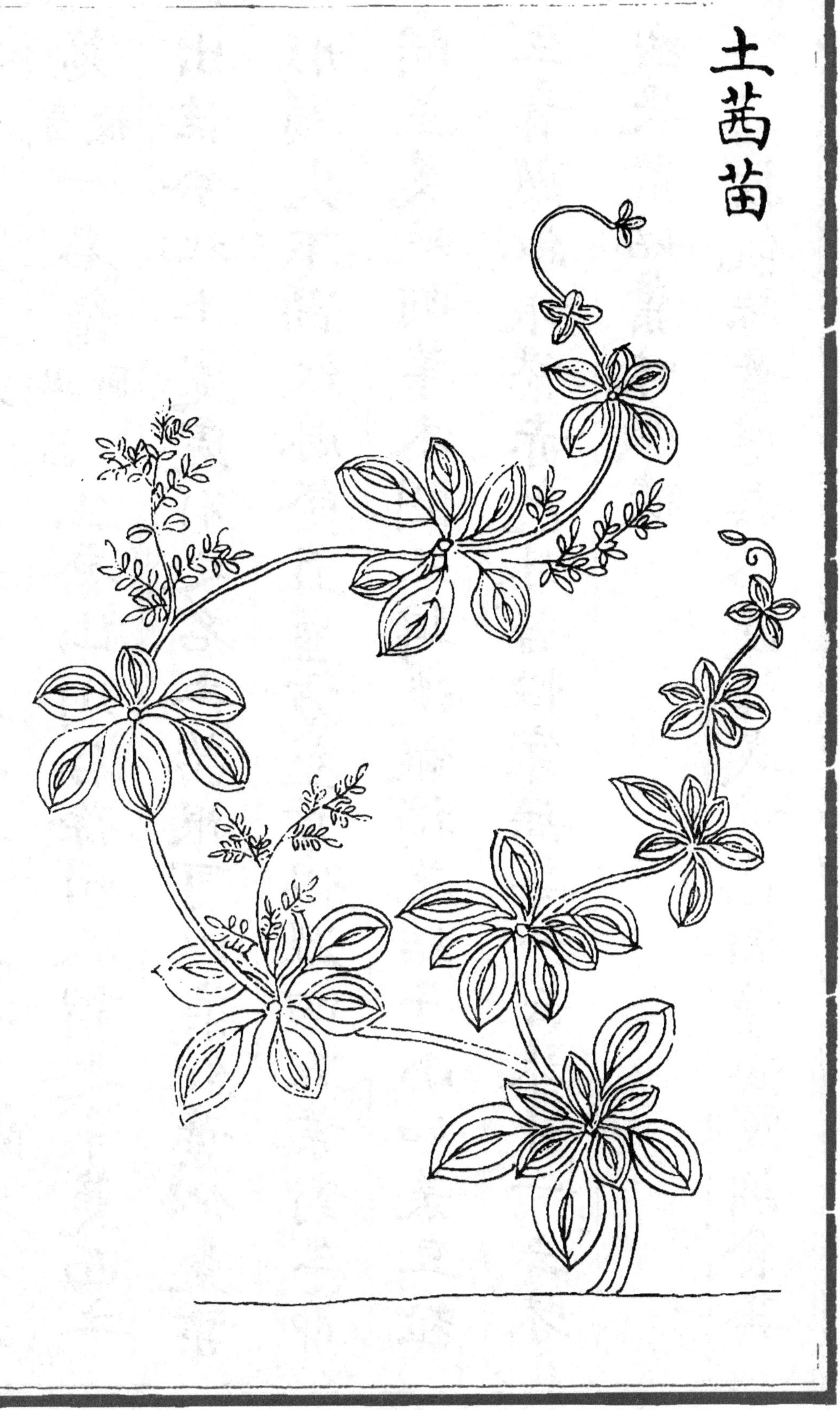
土茜苗

土茜苗本草根名茜根一名地血一名茹藘音閭一名茅蒐音搜一名蒨與茜同生喬山川谷徐州人謂之牛蔓西土出佳今北土處處有之名土茜根可以染紅葉似棗葉形頭尖下濶紋脉竪直莖方莖葉俱澀四五葉對生節間莖蔓延附草木開五瓣淡銀褐花結子小如菉豆粒生青熟紅根紫赤色味苦性寒無毒一云味甘一云味酸畏鼠姑葉味微酸

救飢採葉煠熟水浸作成黄色淘淨油鹽調食其

子紅熟摘食

治病文具本草草部茜根條下

王不留行

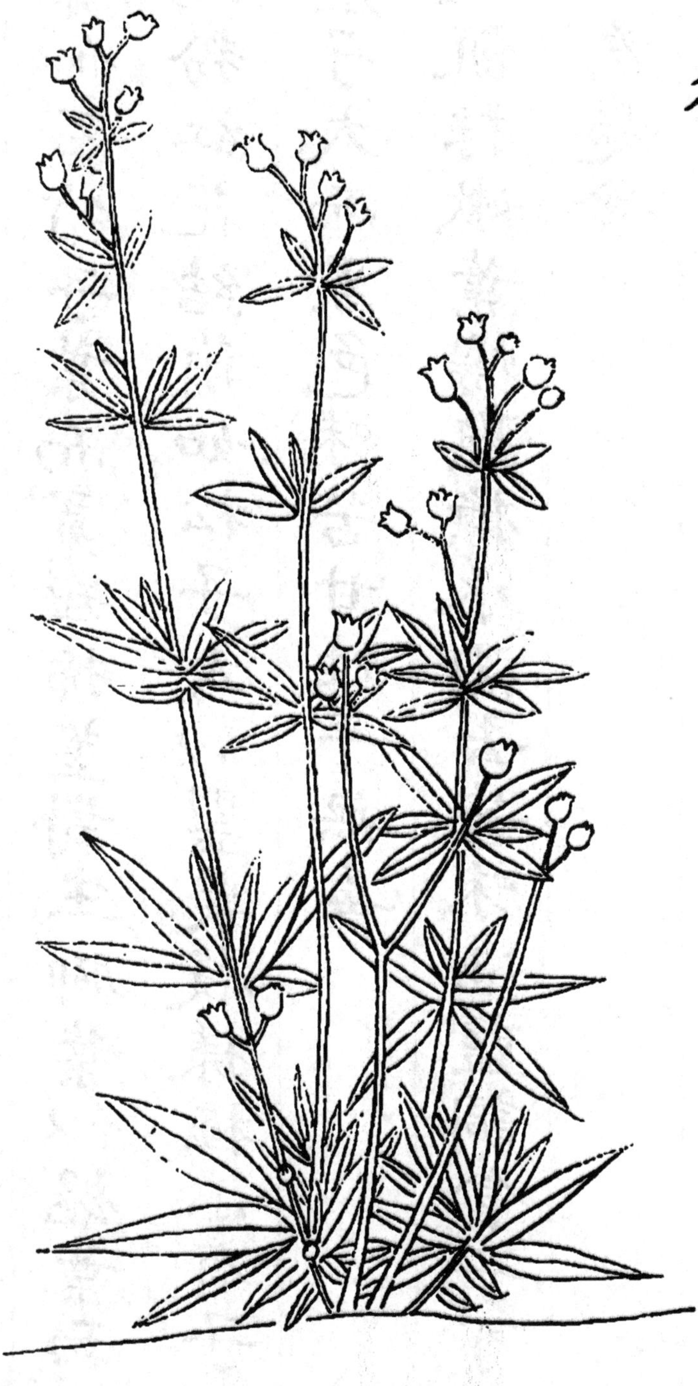

王不留行又名剪金草一名禁宮花一名剪金花生太山山谷今祥符沙堈間亦有之苗高一尺餘其莖對節生叉葉似石竹子葉而寬短抪莖對生脚葉似槐葉而狹長開粉紅花結蒴如松子大似罌粟殼樣極小有子如葶藶子大而黑色味苦甘性平無毒

救飢採嫩葉煠熟換水淘去苦味油鹽調食子可搗為麪食

治病文具本草草部條下

白薇

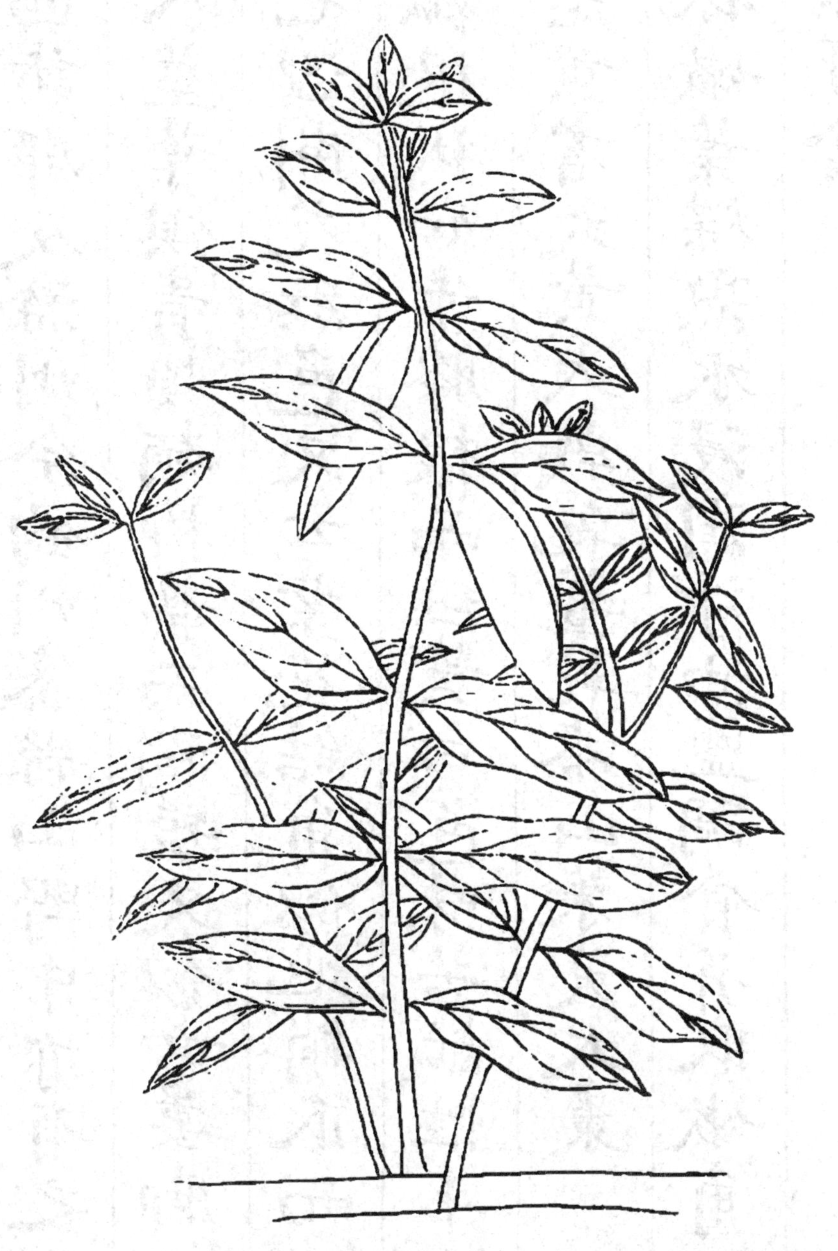

白薇一名白幕一名薇草一名春草一名骨美生平原川谷并陜西諸郡及滁州今鈞州密縣山野中亦有之苗高一二尺莖葉俱青頗類柳葉而濶短又似女婁脚葉而長硬毛澀開花紅色又云紫花結角似地梢瓜而大中有白瓤根狀如牛膝根而短黄白色味苦鹹性平大寒無毒惡黄耆大黄大戟乾薑乾漆山茱萸大棗

救飢採嫩葉煠熟水浸淘淨油鹽調食并取嫩角煠熟亦可食

治病文具本草草部條下

蓬子菜

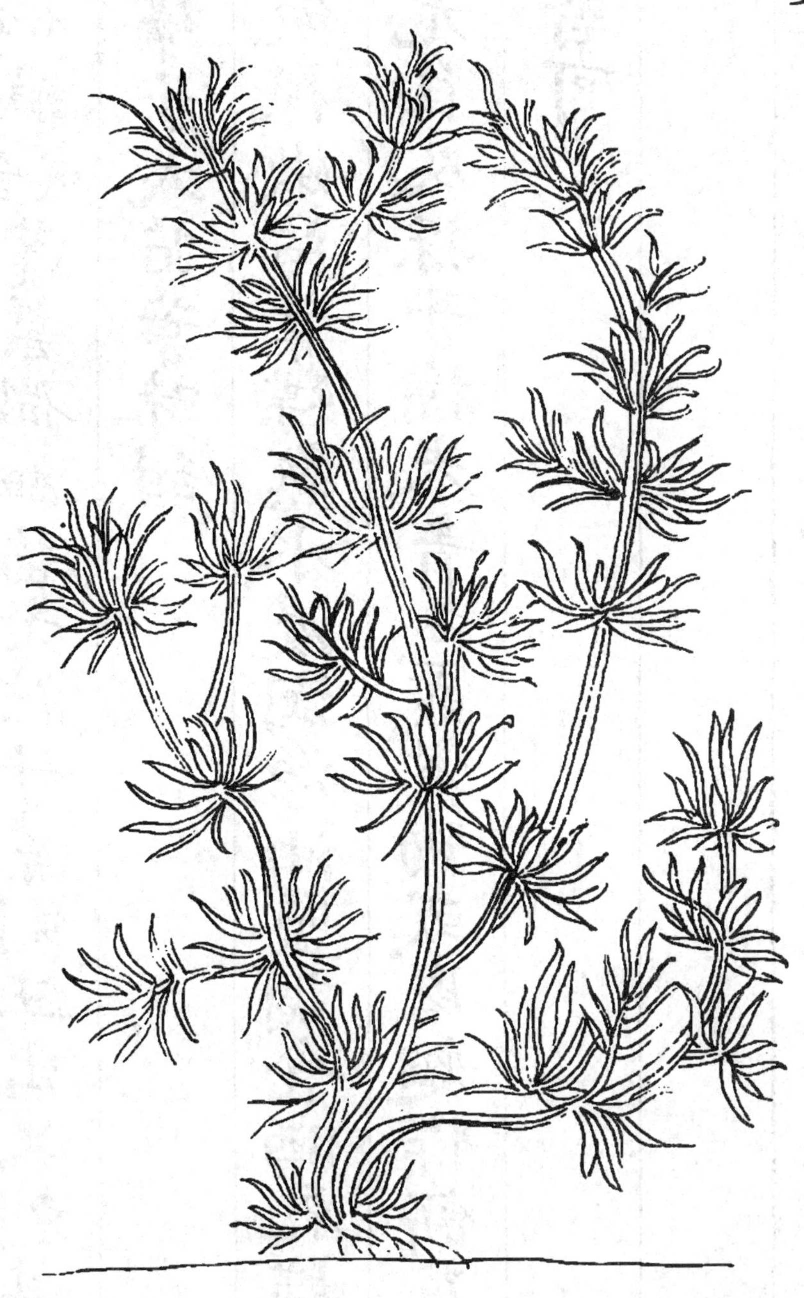

蓬子菜生田野中所在處處有之其苗嫩時莖有紅紫線楞葉似鹹音咸蓬葉微細苗老結子葉則生出叉刺其子如獨掃子大苗葉味甜

救飢採嫩苗葉煠熟水浸淘淨油鹽調食晒乾煠食尤佳及採子擣米青色或煮粥或磨麪作餅蒸食皆可

胡枝子

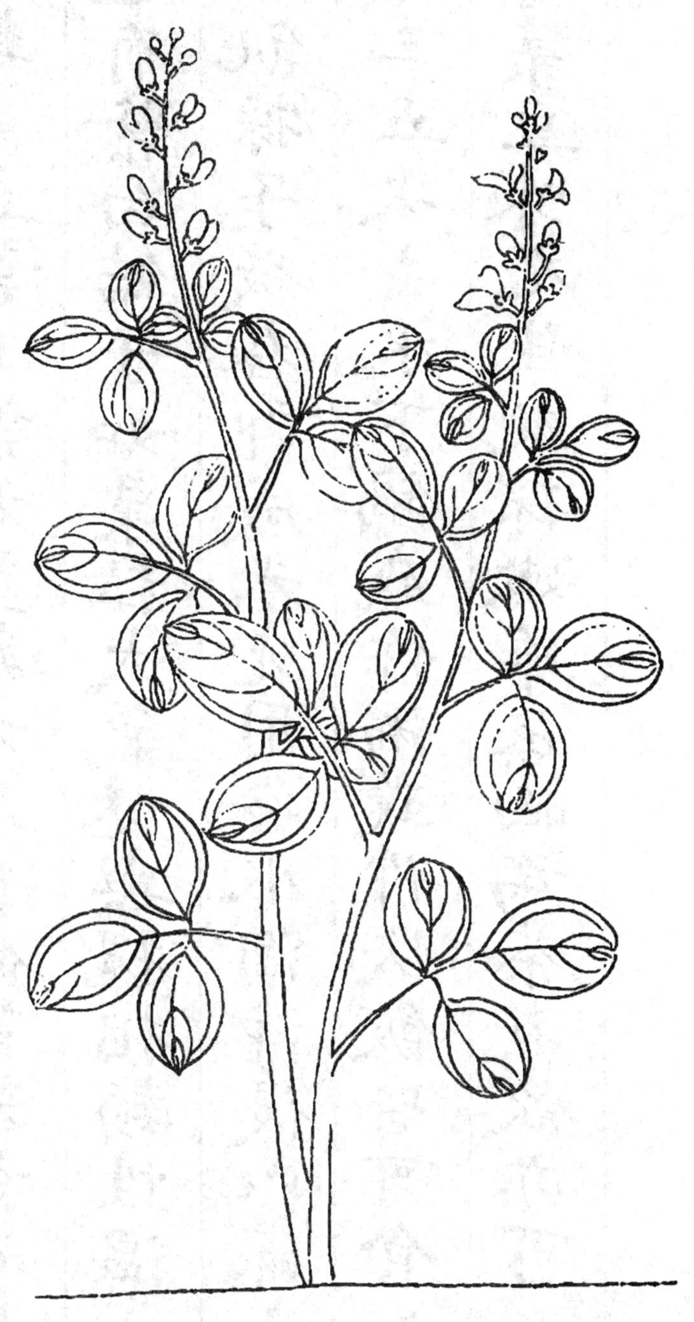

胡枝子俗亦名隨軍茶生平澤中有二種葉形有大小大葉者類黑豆葉小葉者莖類蓍草葉似苜蓿葉而長大花色有紫白結子如粟粒大氣味與槐相類性温

救飢採子微舂即成米先用冷水淘淨復以滚水湯三五次去水下鍋或作粥或作炊飯皆可食加野菉豆味尤佳及採嫩葉蒸晒為茶煮飲亦可

米布袋

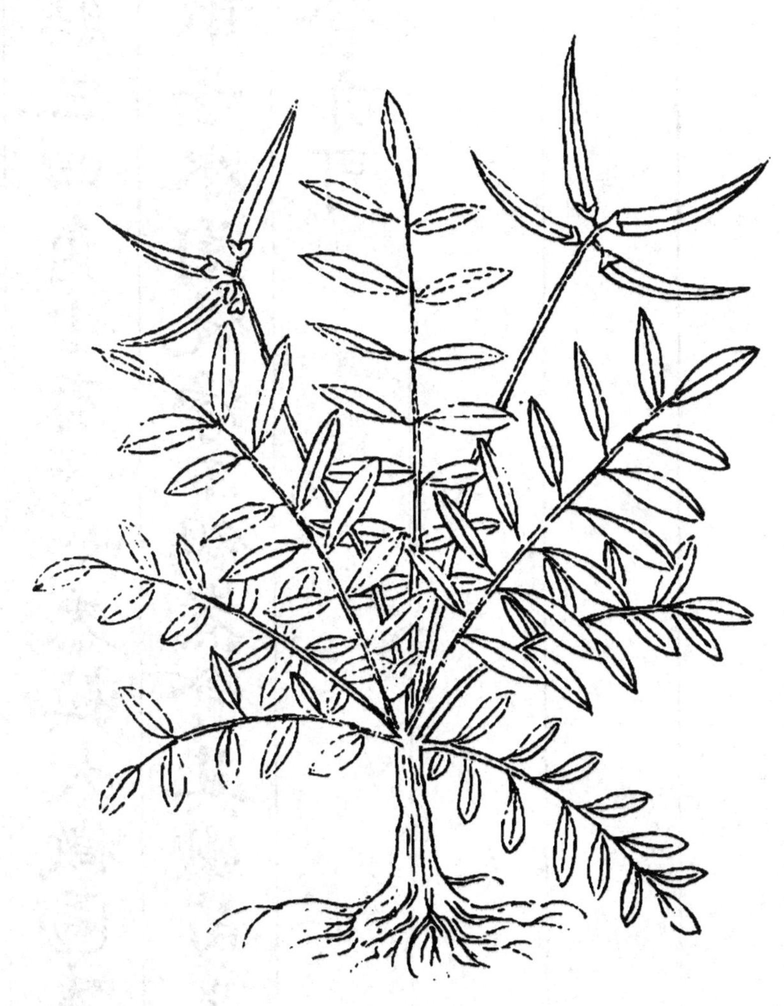

米布袋生田野中苗搨地生葉似澤漆葉而窄其葉順莖排生梢頭攢結三四角中有子如黍粒大微匾味甜

救飢採角取子水淘洗淨下鍋煮食其嫩苗葉煠熟油鹽調食亦可

天茄兒苗

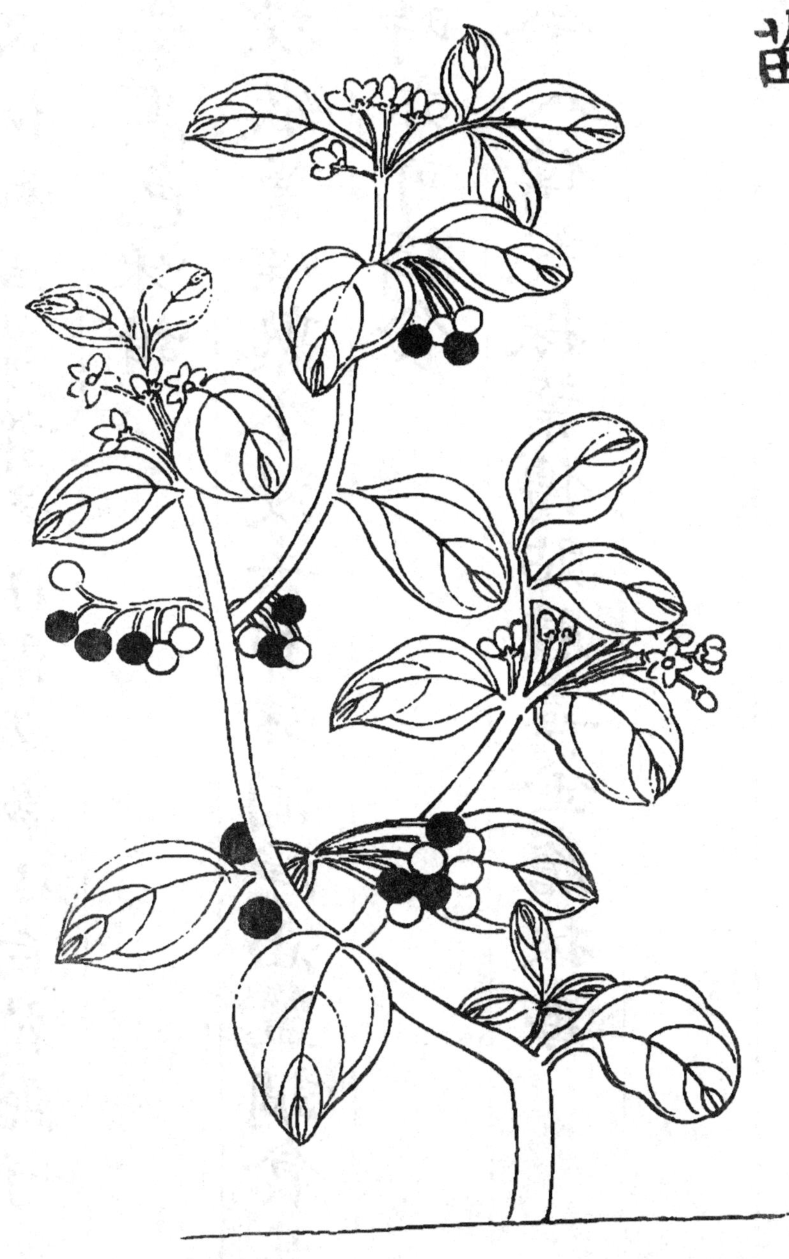

天茄兒苗生田野中苗高二尺許莖有線楞葉似姑娘草葉而大又似和尚菜葉却小開五瓣小白花結子似野葡萄大紫黑色味甜

救飢採嫩葉煠熟水浸去邪味淘淨油鹽調食其子熟時亦可摘食

治病今人傳說採葉傅貼腫毒金瘡拔毒

苦馬豆

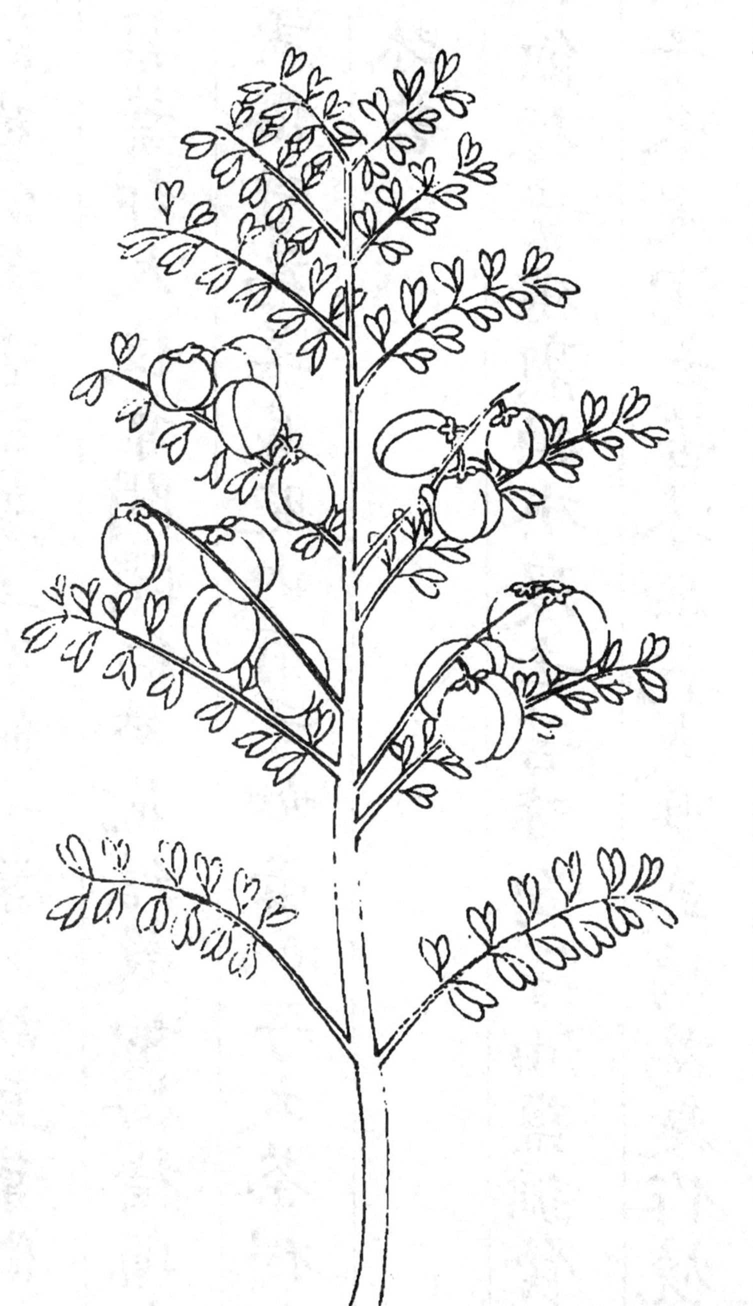

苦馬豆俗名羊尿胞生延津縣郊野中在處亦有之苗高二尺許莖似黄耆苗莖上有細毛葉似胡豆葉微小又似蒺藜葉却大枝葉間開紅紫花結殼如拇指頂大中間多虛俗呼為羊尿胞内有子如檾音頃子大茶褐色子葉俱味苦

救飢採葉煠熟換水浸去苦味淘浄油鹽調食及取子水浸淘去苦味晒乾或磨或擣為麵作燒餅蒸食皆可

猪尾把苗

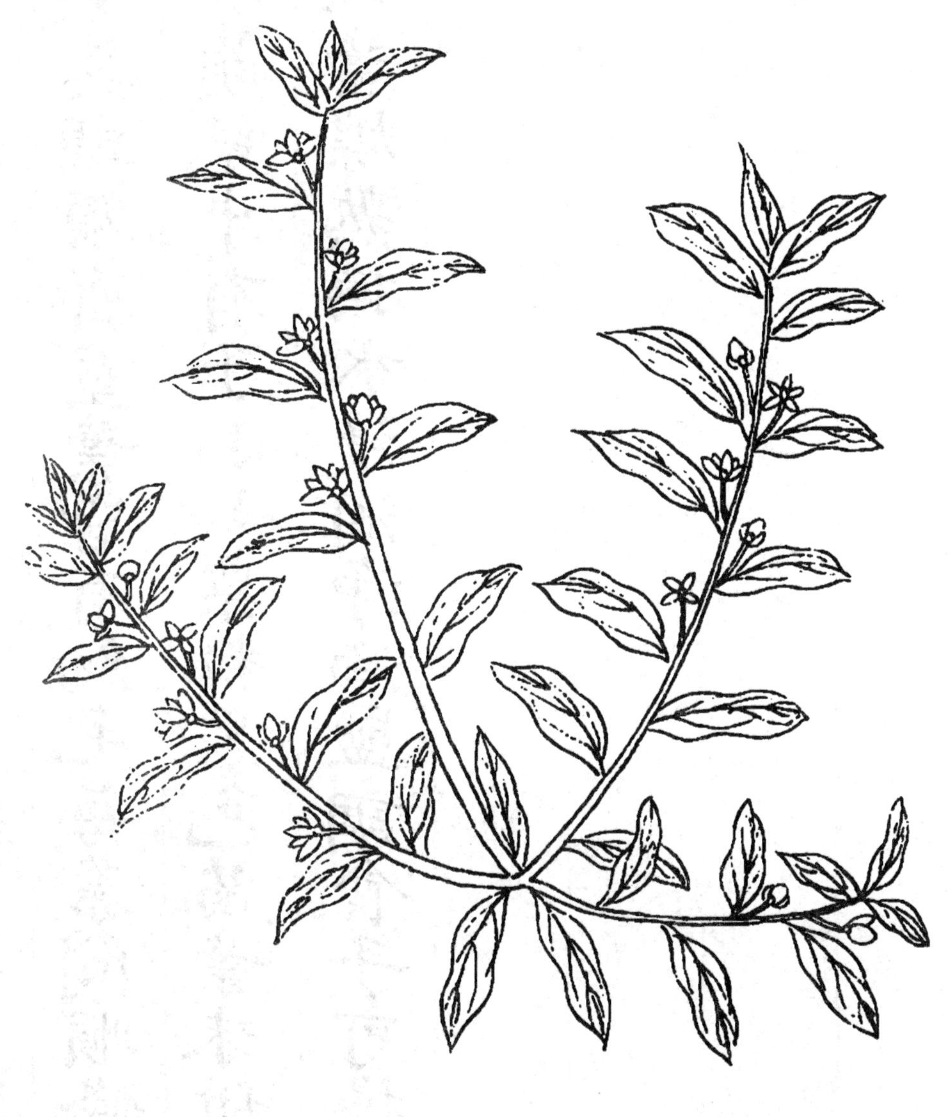

猪尾把苗一名狗脚菜生荒野中苗長尺餘葉似甘露兒葉而甚短小其頭頗齊莖葉皆有細毛每葉間順條開小白花結小蒴兒中有子小如粟粒黑色苗葉味甜

救飢採嫩葉煠熟換水浸淘淨油鹽調食子可搗為麵食

黄精苗

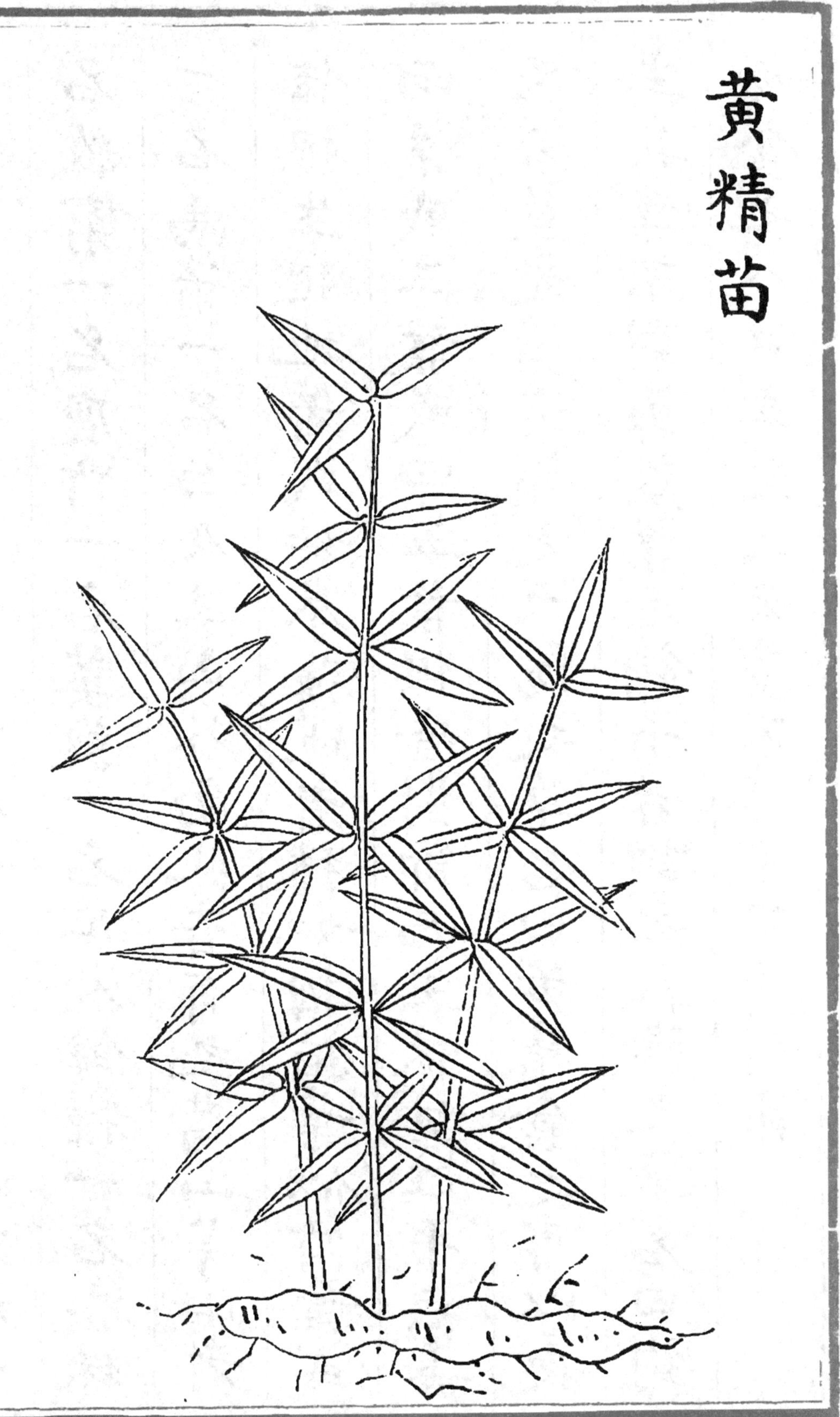

黄精苗俗名筆管菜一名重樓一名菟竹一名雞格一名救窮一名鹿竹一名萎蕤一名仙人餘糧一名垂珠一名馬箭一名白及生山谷南北皆有之嵩山茅山者佳根生肥地者大如拳薄地者猶如拇指葉似竹葉或兩葉或三葉或四五葉俱皆對節而生味甘性平無毒又云莖光滑者謂之太陽之草名曰黄精食之可以長生其葉不對節莖葉毛鈎子者謂之太陰之草名曰鈎吻食之入口立死又云莖不紫花不黄為異

救飢採嫩葉煠熟換水浸去苦味淘洗淨油鹽調食山中人採根九蒸九暴食甚甘美其蒸暴用甆去底安釜上裝置黃精令滿密蓋蒸之令氣溜即暴之如此九蒸九暴令極熟若不熟則刺人喉咽久食長生辟穀其生者若初服只可一寸半漸漸增之十日不食他食能長服之止三尺服三百日後盡見鬼神餌必升天又云花實極可食罕得見至難得

治病文具本草草部條下

地黄苗

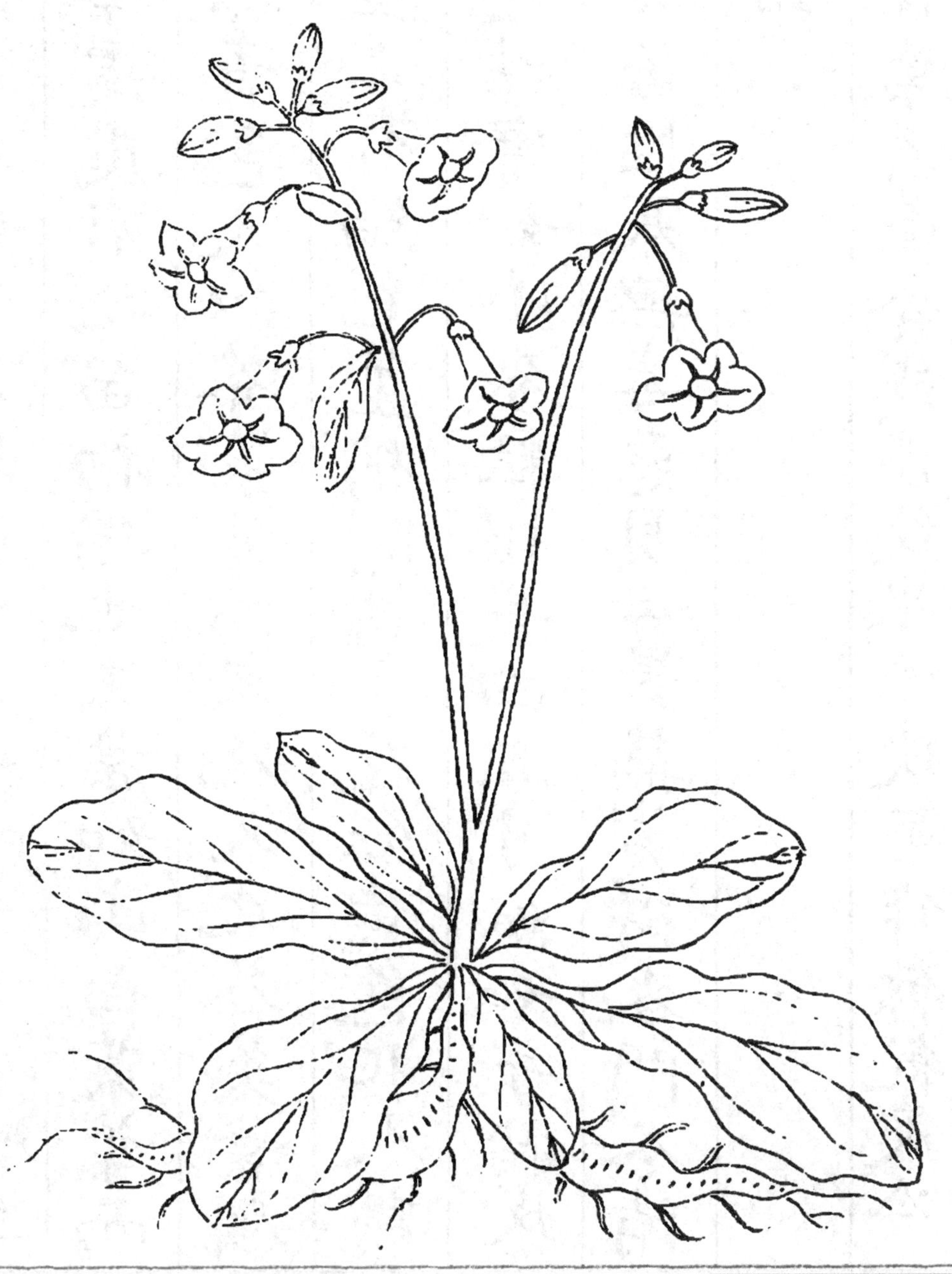

地黄苗俗名婆婆妳一名地髓一名芐音户一名芑音杞生咸陽川澤今處處有之苗初搨地生葉如山白菜葉而毛澀葉面深青色又似芥菜葉而不花叉比芥菜葉頗厚葉中攛葶上有細毛葶梢開筒子花紅黄色北人謂之牛妳子花結實如小麥粒根長四五寸細如手指皮赤黄色味甘苦性寒無毒惡貝母畏蕪荑得麥門冬清酒良忌鐵器

救飢採葉煮羮食或擣絞根汁搜麵作餺飥及冷

淘食之或取根浸洗淨九蒸九暴任意服食或煎以為煎食久服輕身不老變白延年

治病文具本草草部條下

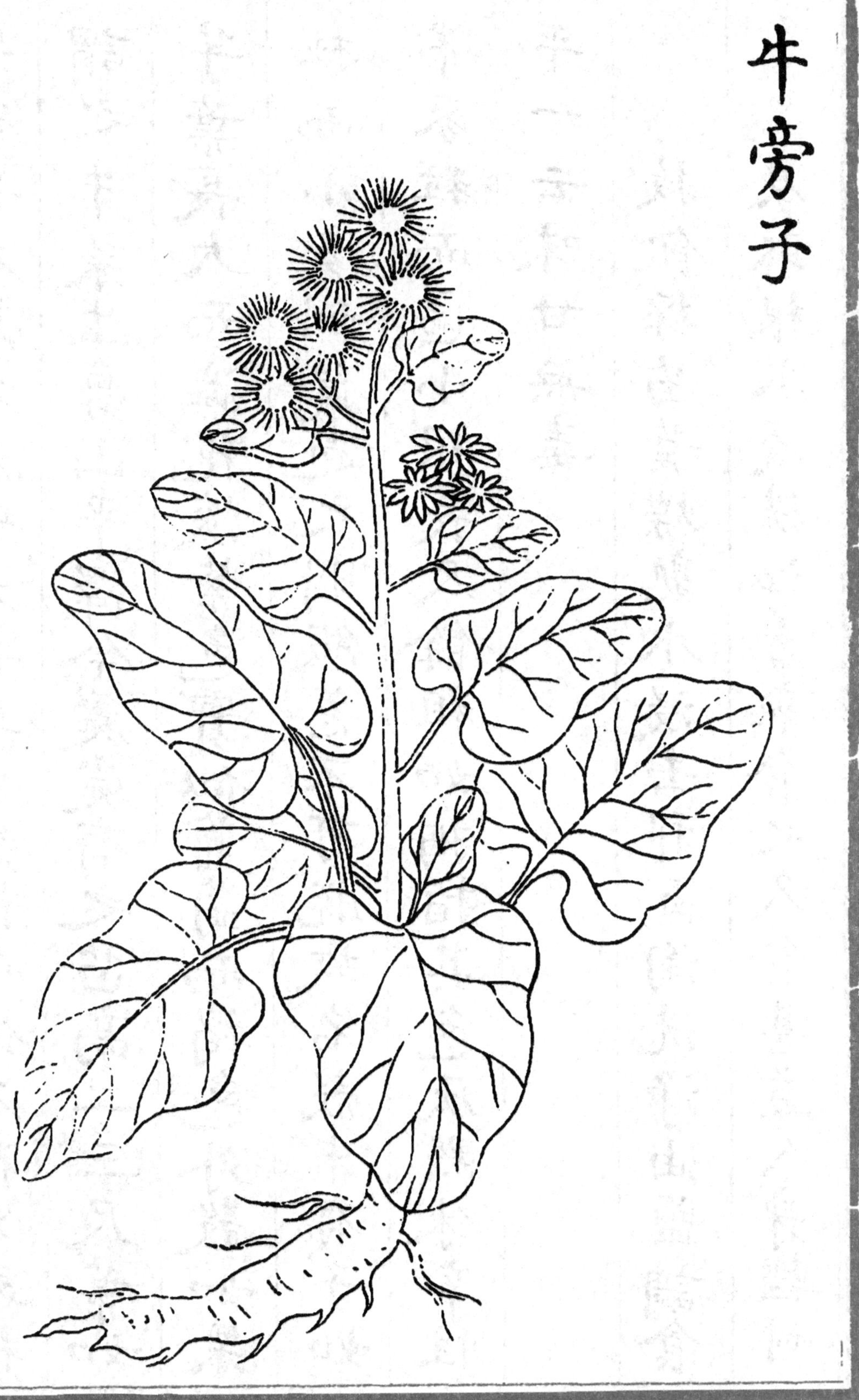
牛旁子

牛旁子本草名惡實未去萼名鼠粘子俗名夜义頭根謂之牛菜生魯山平澤今處處有之苗高二三尺葉如芋葉長大而澁花淡紫色實似葡萄而褐色外殻如栗梂而小多刺鼠過之則綴惹不可脱故名殻中有子如半麥粒而匾小根長尺餘粗如拇指其色灰黲味辛性平一云味甘無毒

救飢採苗葉煠熟水浸去邪氣淘洗淨油鹽調食及取根水浸洗淨煮熟食之久食甚益人身輕耐

老

治病文具本草草部惡實條下

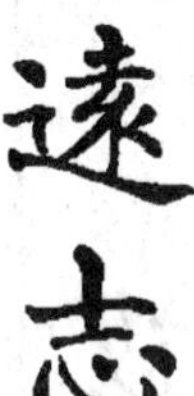

遠志

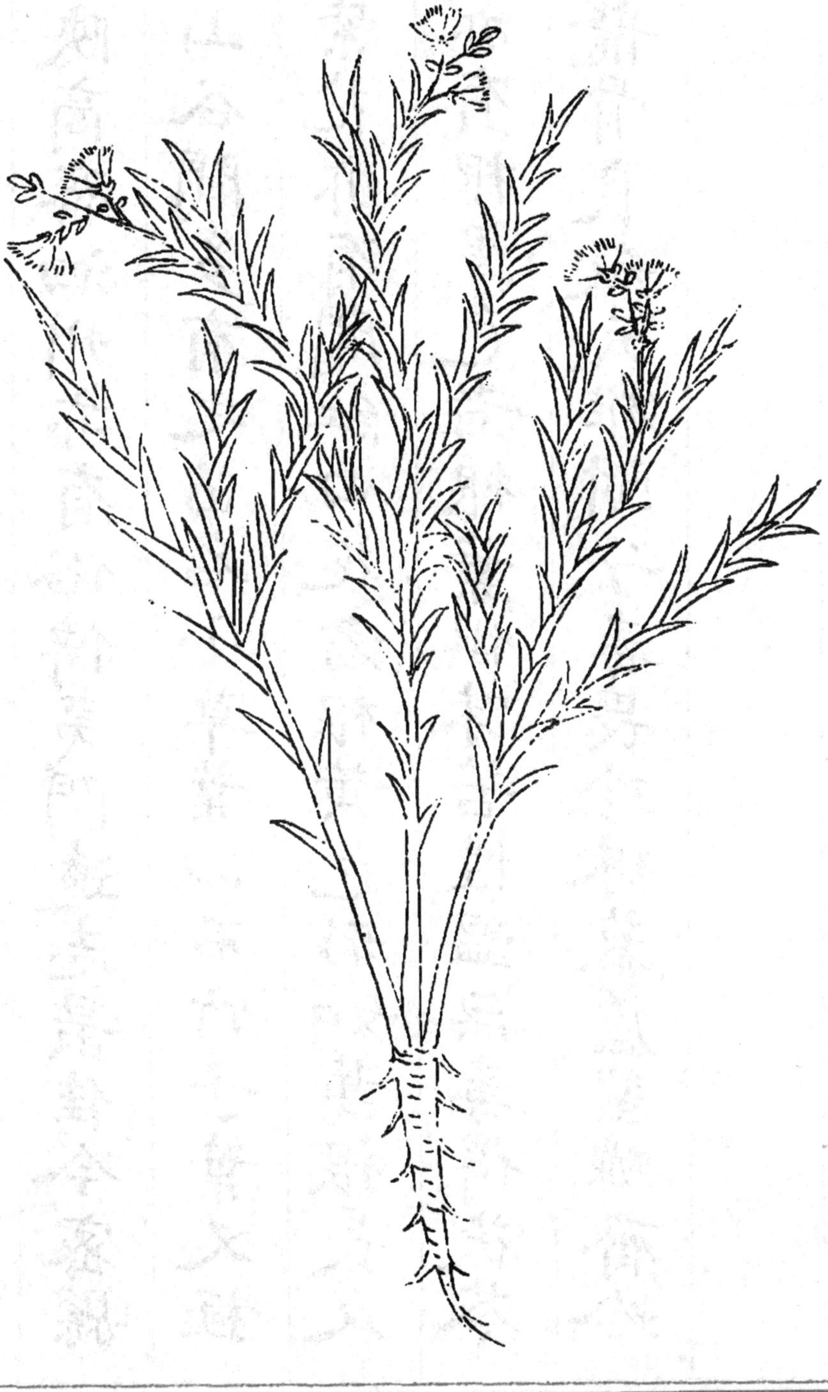

遠志一名棘菀一名葽音腰繞一名細草生太山及宛句川谷河陝商齊泗州亦有俗傳夷門遠志最佳今密縣梁家衝山谷間多有之苗名小草葉似石竹子葉又極細開小紫花亦有開紅白花者根黃色形如蒿根長及一尺許亦有根黑色者根葉俱味苦性溫無毒得茯苓冬葵子龍骨良殺天雄附子毒畏珍珠藜蘆蜚蠊齊蛤蠐螬

救飢採嫩苗葉煠熟換水浸去苦味淘淨油鹽調

食及掘取根換水煮浸淘去苦味去心再換水煮極熟食之不去心令人心悶

治病文具本草草部條下

杏葉沙參

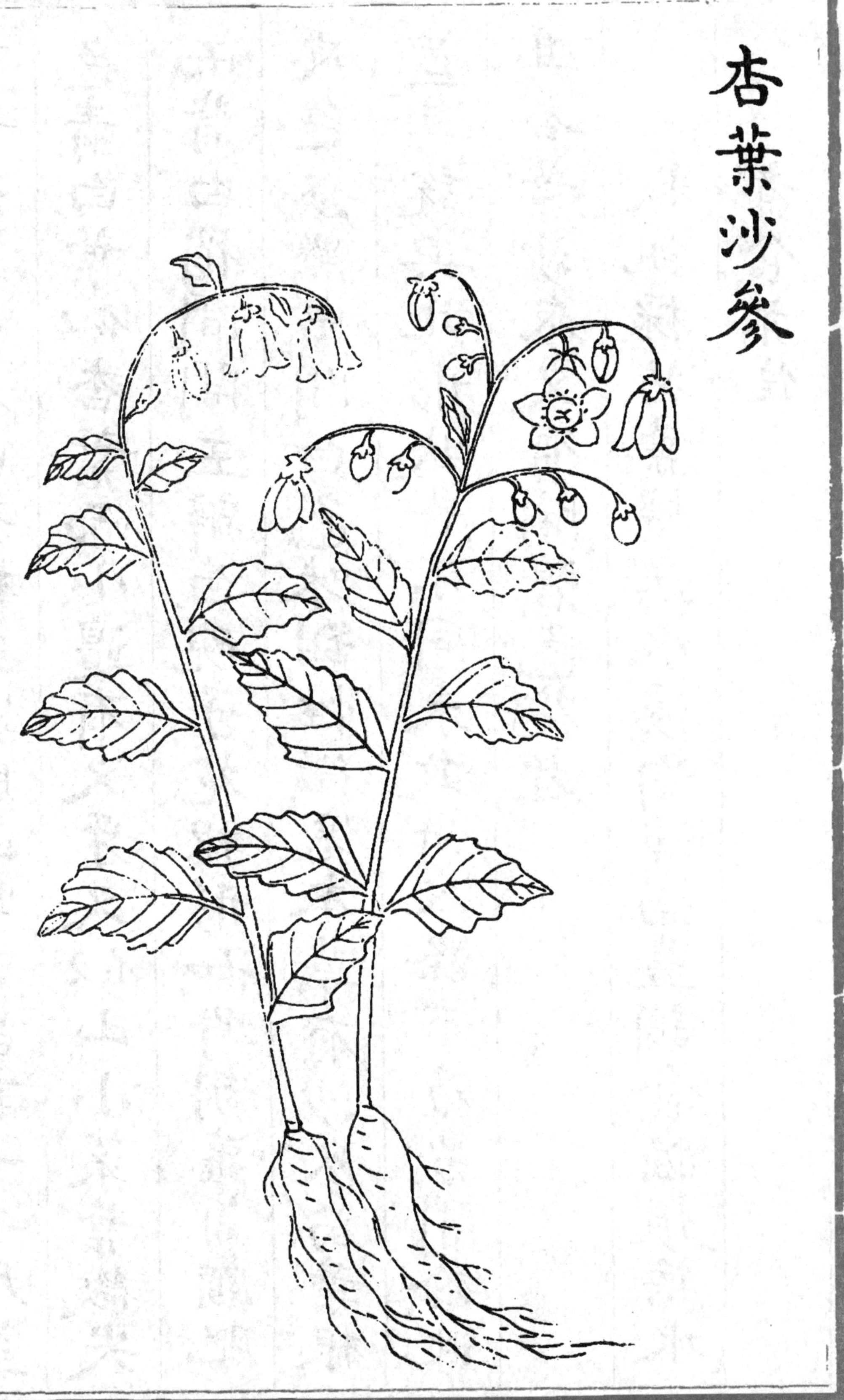

杏葉沙參一名白麵根生密縣山野中苗高一二尺莖色青白葉似杏葉而小邉有叉牙又似山小菜葉微尖而背白梢間開五瓣白碗子花根形如野胡蘿蔔頗肥皮色灰黲中間白色味甜性微寒本草有沙參苗葉根莖其說與此形狀皆不同未敢併入條下乃另開於此其杏葉沙參又有開碧色花者

救飢採苗葉煠熟水浸淘淨油鹽調食掘根換水煮食亦佳

治病與本草草部下沙參同用

藤長苗

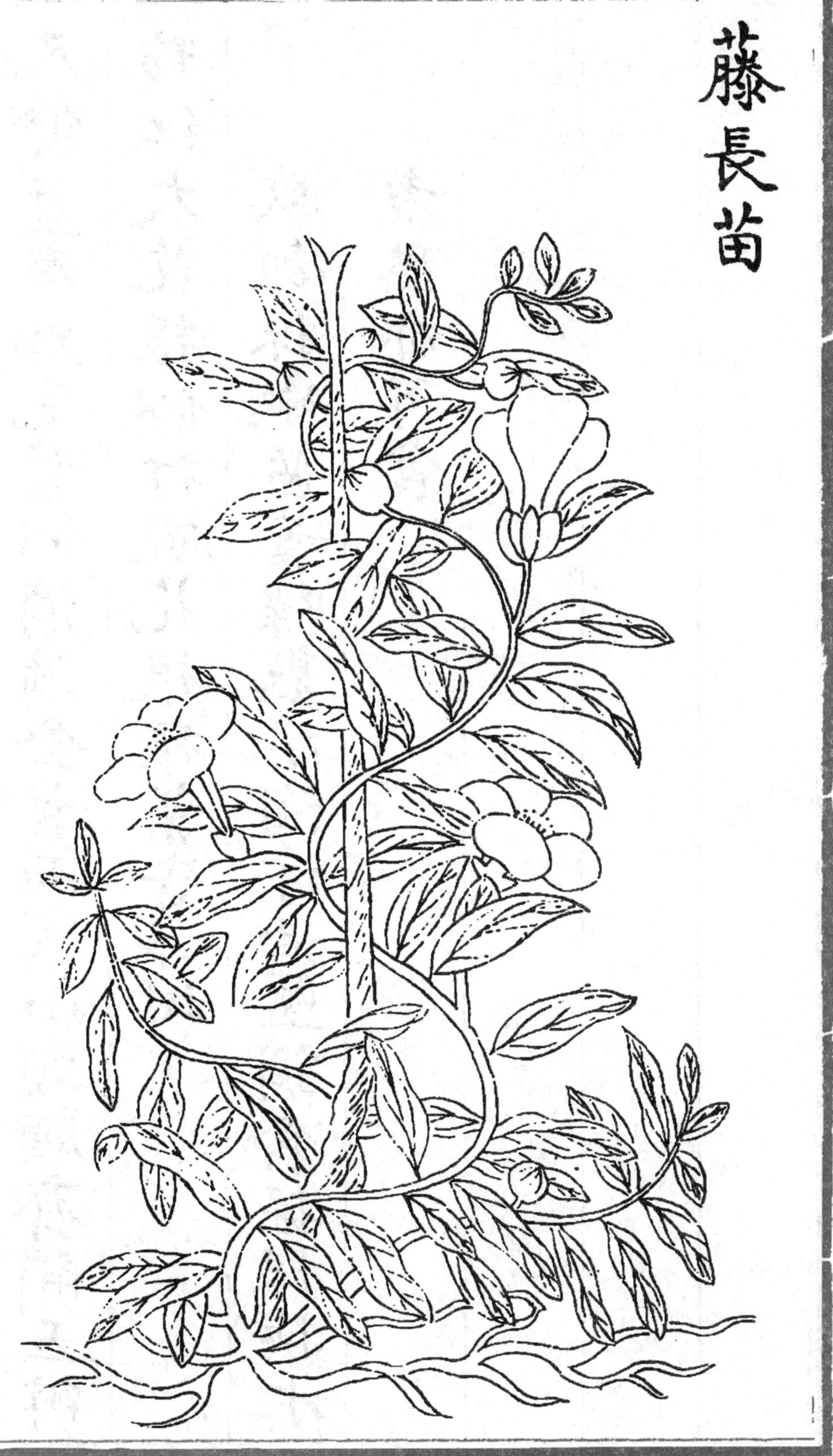

藤長苗又名旋菜生密縣山坡中拖蔓而生苗長三四尺餘莖有細毛葉似滴滴金葉而窄小頭頗齊開五瓣粉紅大花根似打碗花根根葉皆味甜

救飢採嫩苗葉煠熟水淘淨油鹽調食掘根換水煮熟亦可食

牛皮消

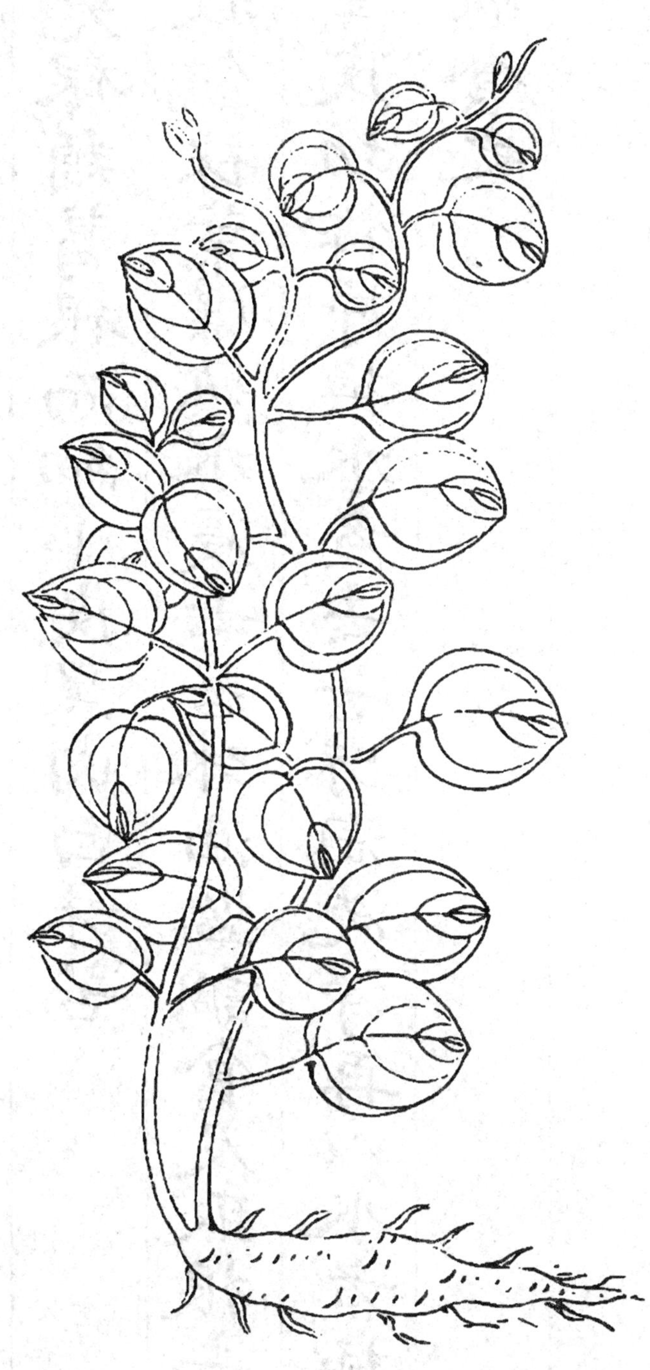

牛皮消生密縣山野中拖蔓而生藤蔓長四五尺葉似馬兜零葉寬大而薄又似何首烏葉亦寬大開白花結小角兒根類葛根而細小皮黑肉白味苦

救飢採葉煠熟水浸去苦味油鹽調食及取根去黑皮切作片換水煮去苦味淘洗淨再以水煮極熟食之

菹草

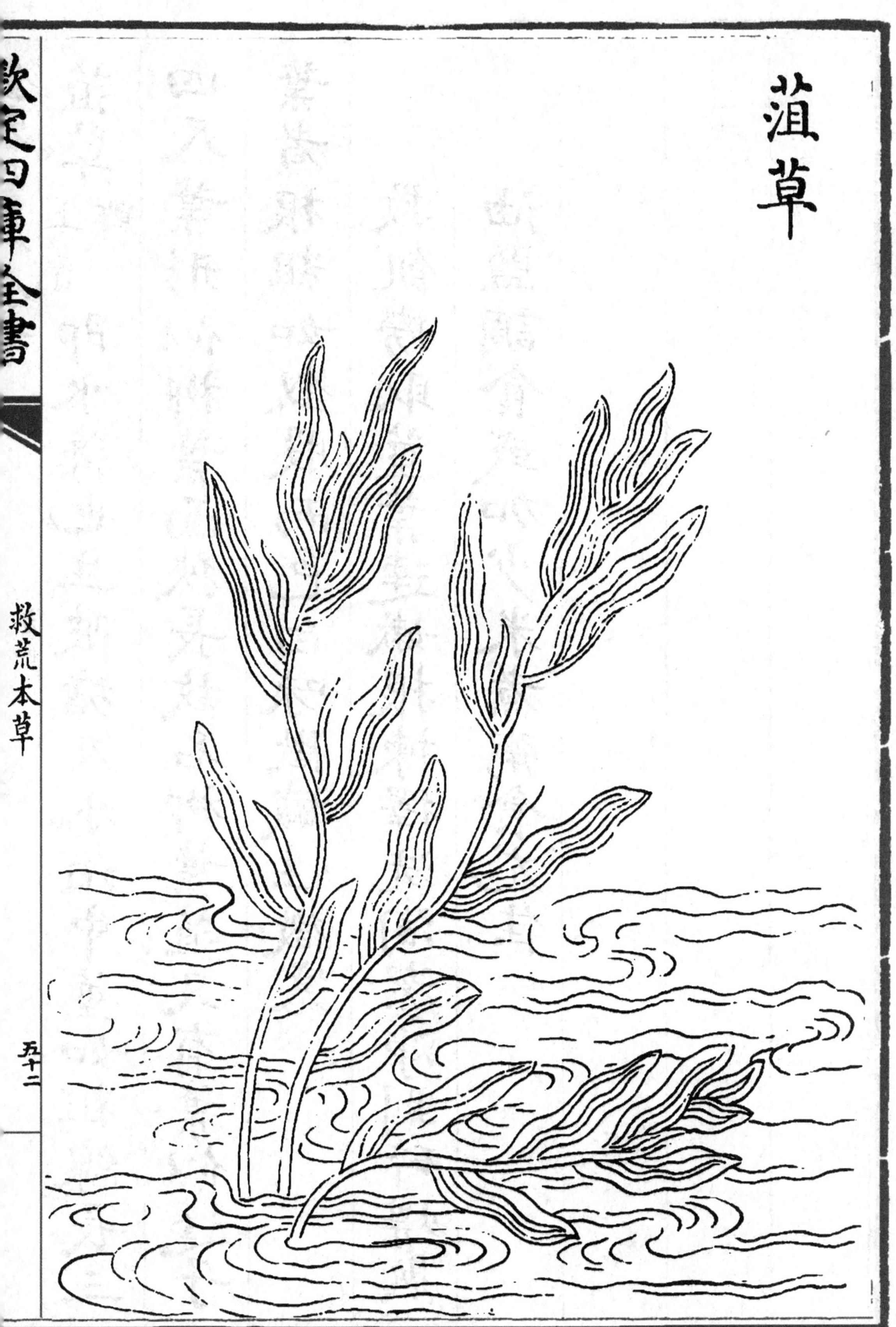

菹草（上音鮓）即水藻也生陂塘及水泊中莖如粗線長三四尺葉形似柳葉而狹長故名柳葉菹又有葉似蓬子葉者根粗如釵股而色白味微鹹性微寒

救飢撈取莖葉連嫩根揀擇洗淘潔淨剉碎煠熟油鹽調食或加少米煮粥食尤佳

水豆兒

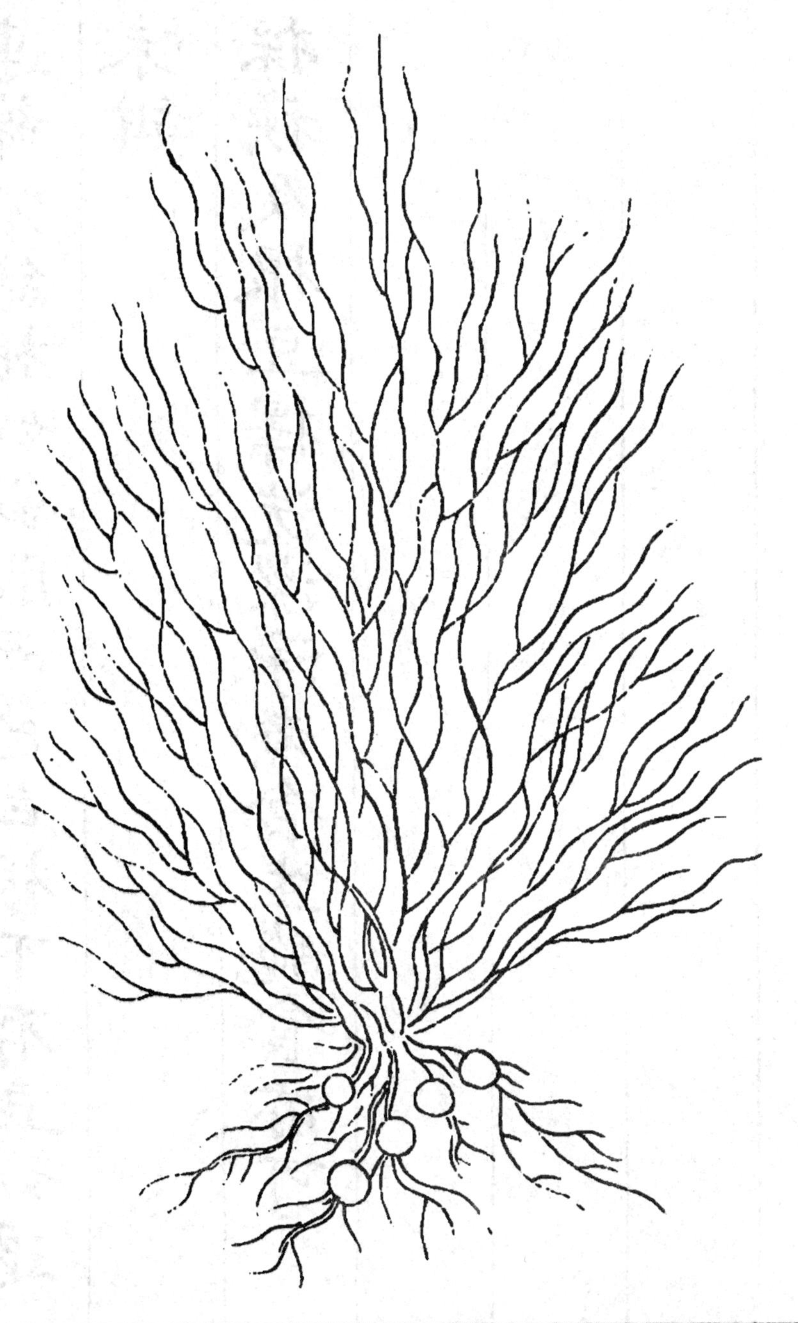

水豆兒一名葳菜生陂塘水澤中其莖葉比蒩草又細狀類細線連綿不絕根如釵股而色白根下有豆如退皮菉豆瓣味甜

救飢採秧及根豆擇洗潔淨煮食生醃食亦可

草三柰

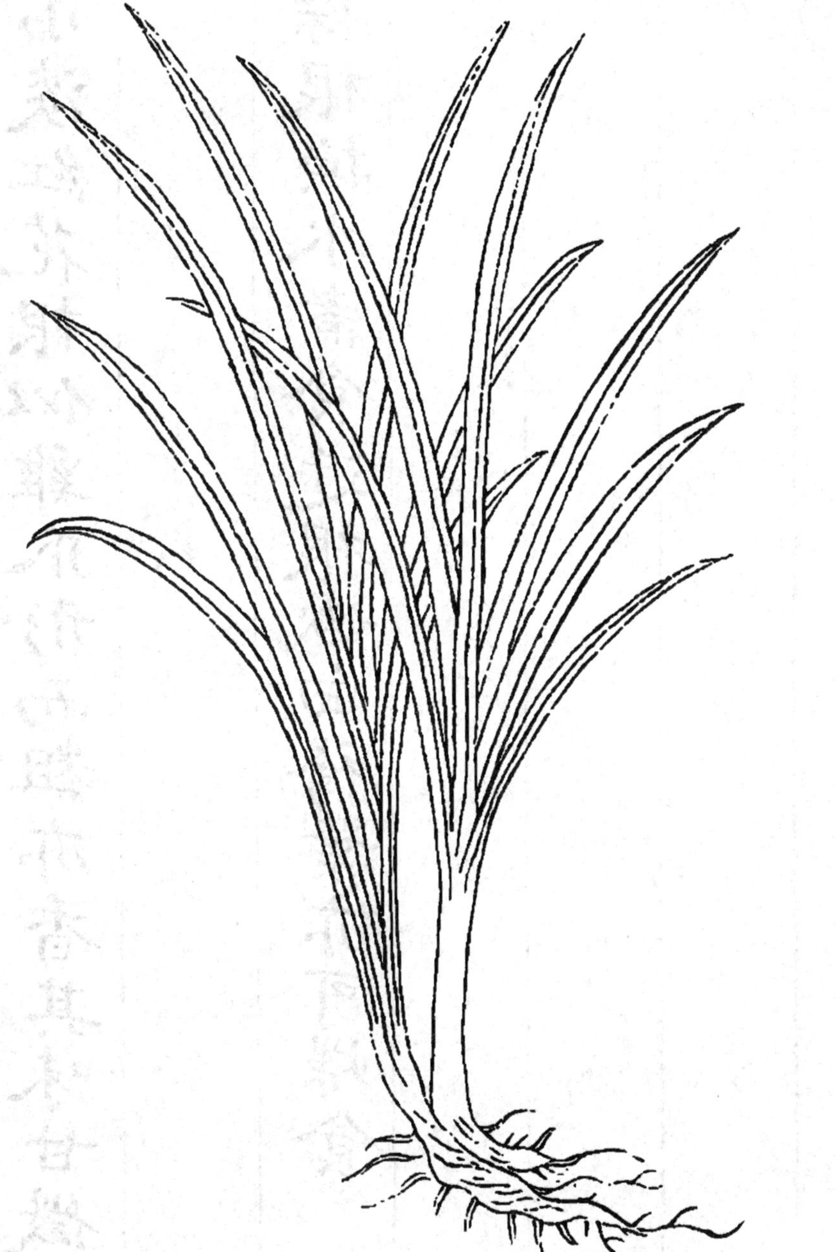

草三柰生密縣梁家衝山谷中苗高一尺許葉似蓑草而狹長開小淡紅花根似雞爪形而粗亦香其味甘微辛

救饑採根換水煮食近根嫩白袴葉亦可煠食

水葱

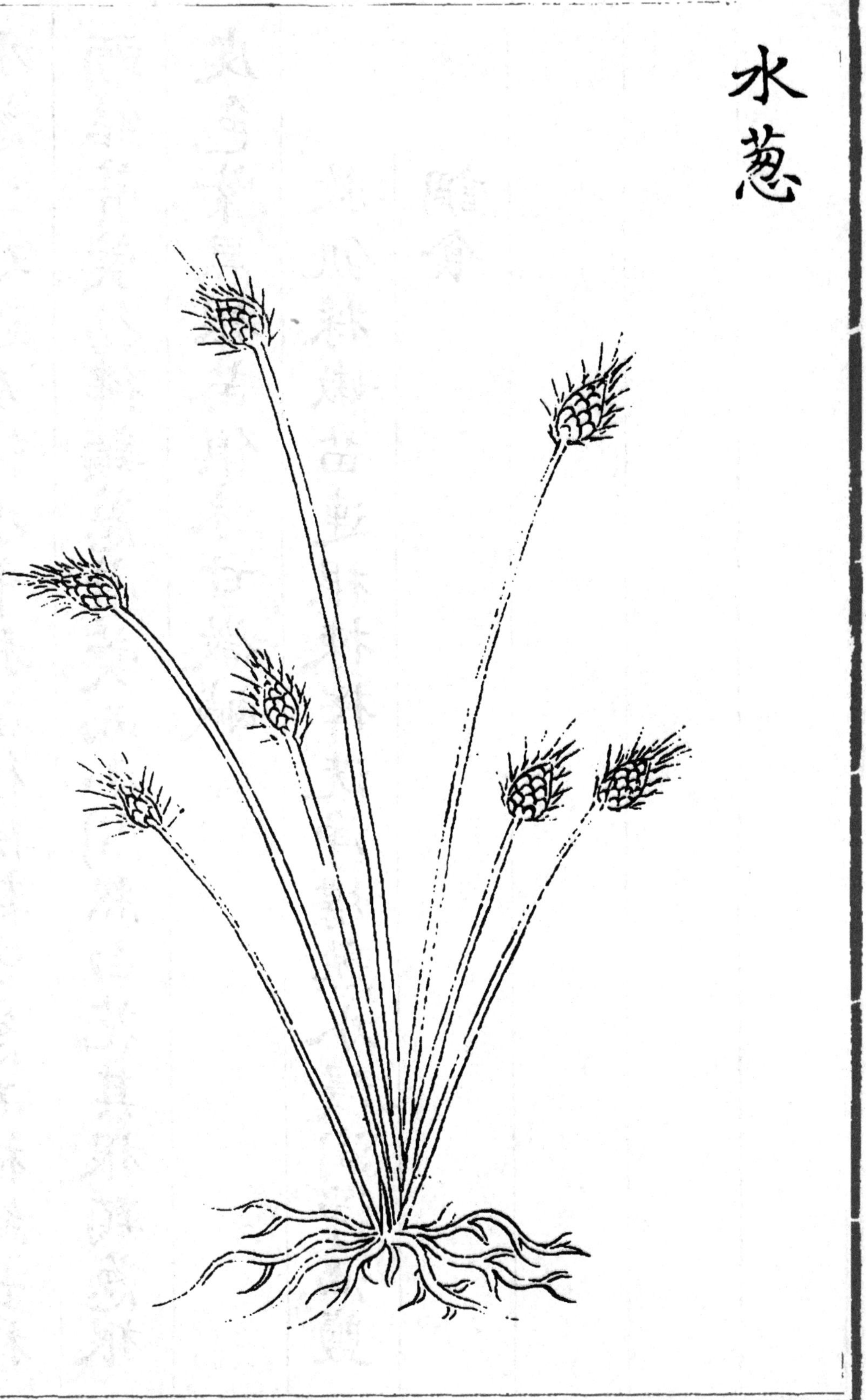

水葱生水邊及淺水中科苗彷彿類家葱而極細長梢頭結䔰葖彷彿類葱䔰葖而小開黲白花其根類葱根皮色紫黑根苗俱味甘微鹹

救飢採嫩苗連根揀擇洗淨煠熟水浸淘淨油鹽調食

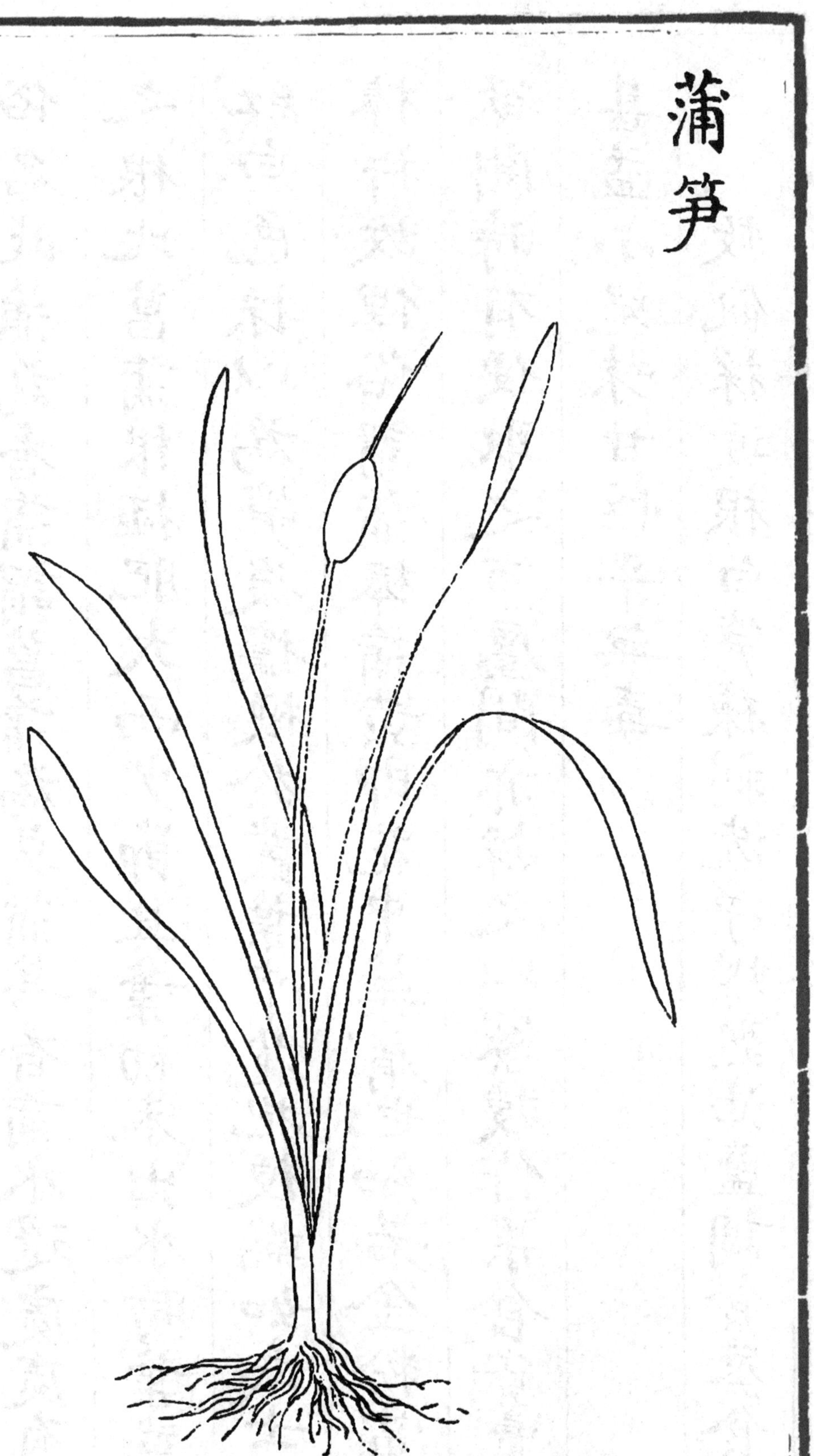
蒲笋

蒲笋本草名其苗為香蒲即甘蒲也一名睢一名醮俚俗名此蒲為香蒲謂菖蒲為臭蒲其香蒲水邉處處有之根比菖蒲根極肥大而少節其葉初未出水時葉莖紅白色採以為笋後擴梗於叢葉中花抱梗端如武士棒杵故俚俗謂蒲棒蒲黄即花中蘂屑也細若金粉當欲開時有便取之市廛間亦採之以蜜搜作果食貨賣甚益小兒味甘性平無毒

救飢採近根白笋楝剥洗淨煠熟油鹽調食蒸食

亦可或採根刮去粗皴七倫切晒乾磨麪打餅蒸食

皆可

治病文具本草草部香蒲及蒲黄條下

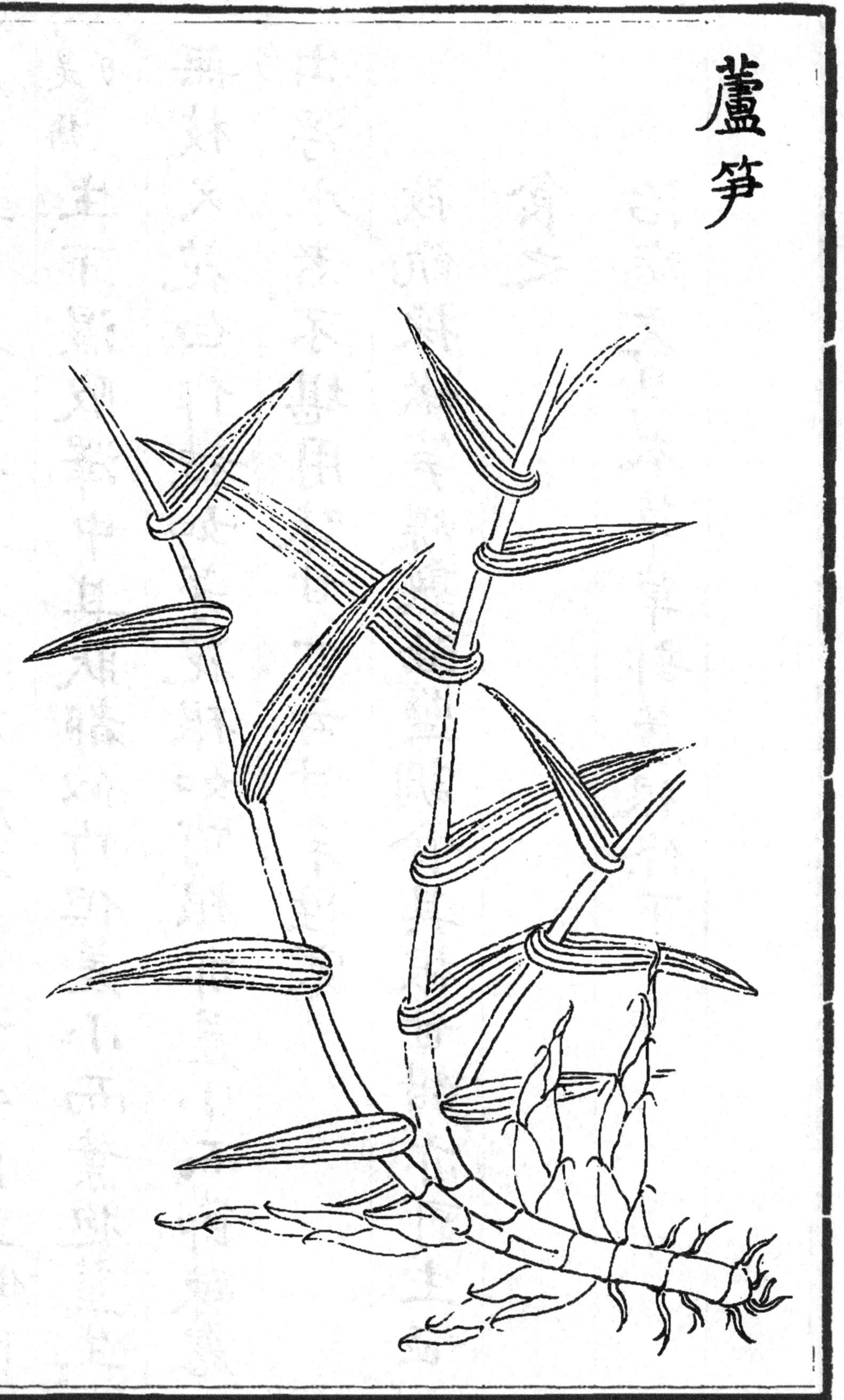
蘆笋

蘆笋其苗名葦子草本有蘆根爾雅謂之葭華上音佳下音是搖切生下濕陂澤中其狀都似竹但差小而葉抱莖生無枝叉花白作穗如茅花根如竹根亦差小而節踈露出浮水者不堪用味甘一云甘辛性寒

救飢採嫩笋煠熟油鹽調食其根甘甜亦可生咂食之

治病文具本草草部蘆根條下

茅芽根

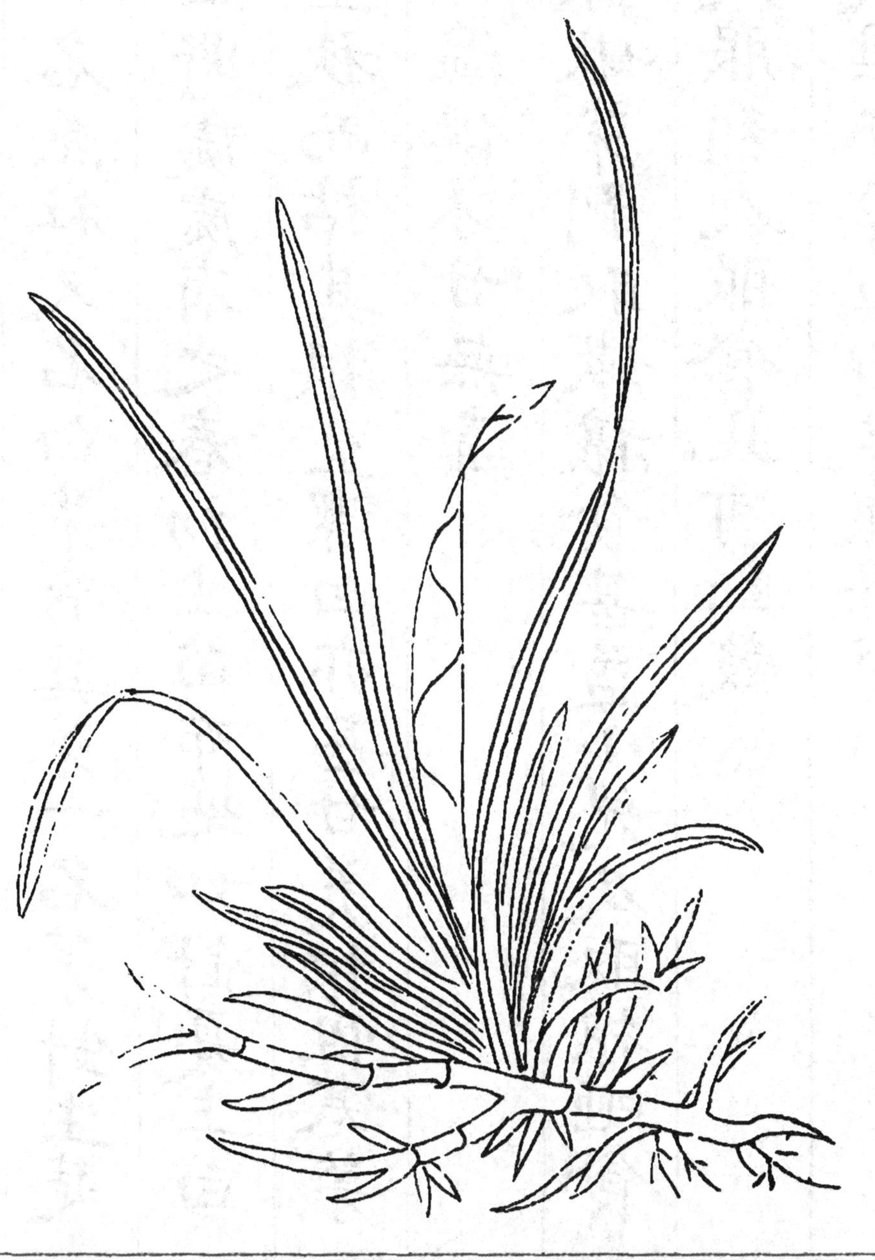

茅芽根本草名茅根一名蘭根一名茹根一名地菅音奸

一名地筋一名兼杜又名白茅菅其芽一名茅針生楚

地山谷今田野處處有之春初生苗布地如針夏生白

花茸茸然至秋而枯其根至潔白亦甚甘美根性寒茅

針性平花性溫俱味甘無毒

救飢採嫩芽剥取嫩穰食甚益小兒及取根咂食

甜味久服利人服食此可斷穀

治病文具本草草部茅根條下

葛根

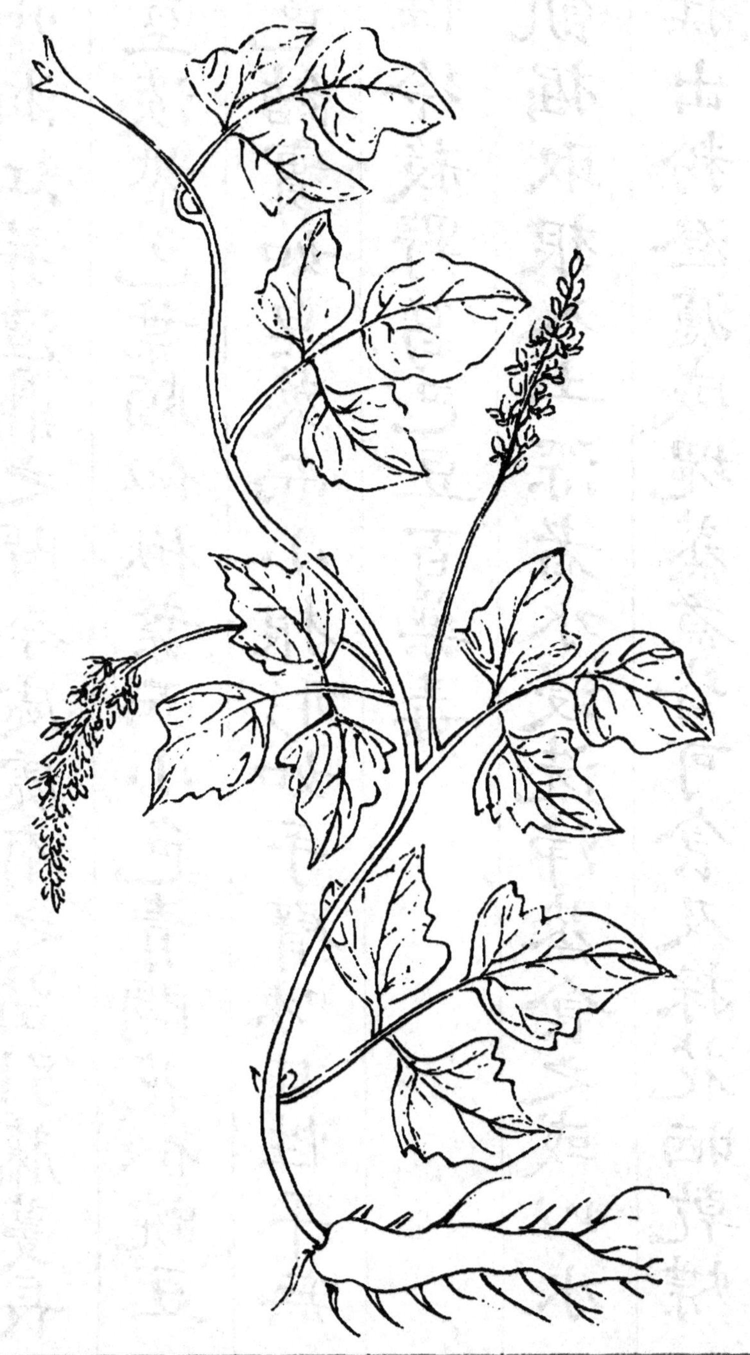

葛根一名雞齊根一名鹿藿一名黄斤生汶山川谷及成州海州浙江并澧鼎之間今處處有之苗引藤蔓長二三丈莖淡紫色葉頗似楸葉而小色青開花似豌豆花粉紫色結實如皂莢而小根形如手臂味甘性平無毒一云性冷殺野葛巴豆百藥毒

救飢掘取根入土深者水浸洗淨蒸食之或以水中揉出粉澄濾成塊蒸煮皆可食及採花晒乾煠食亦可

治病文具本草草部條下

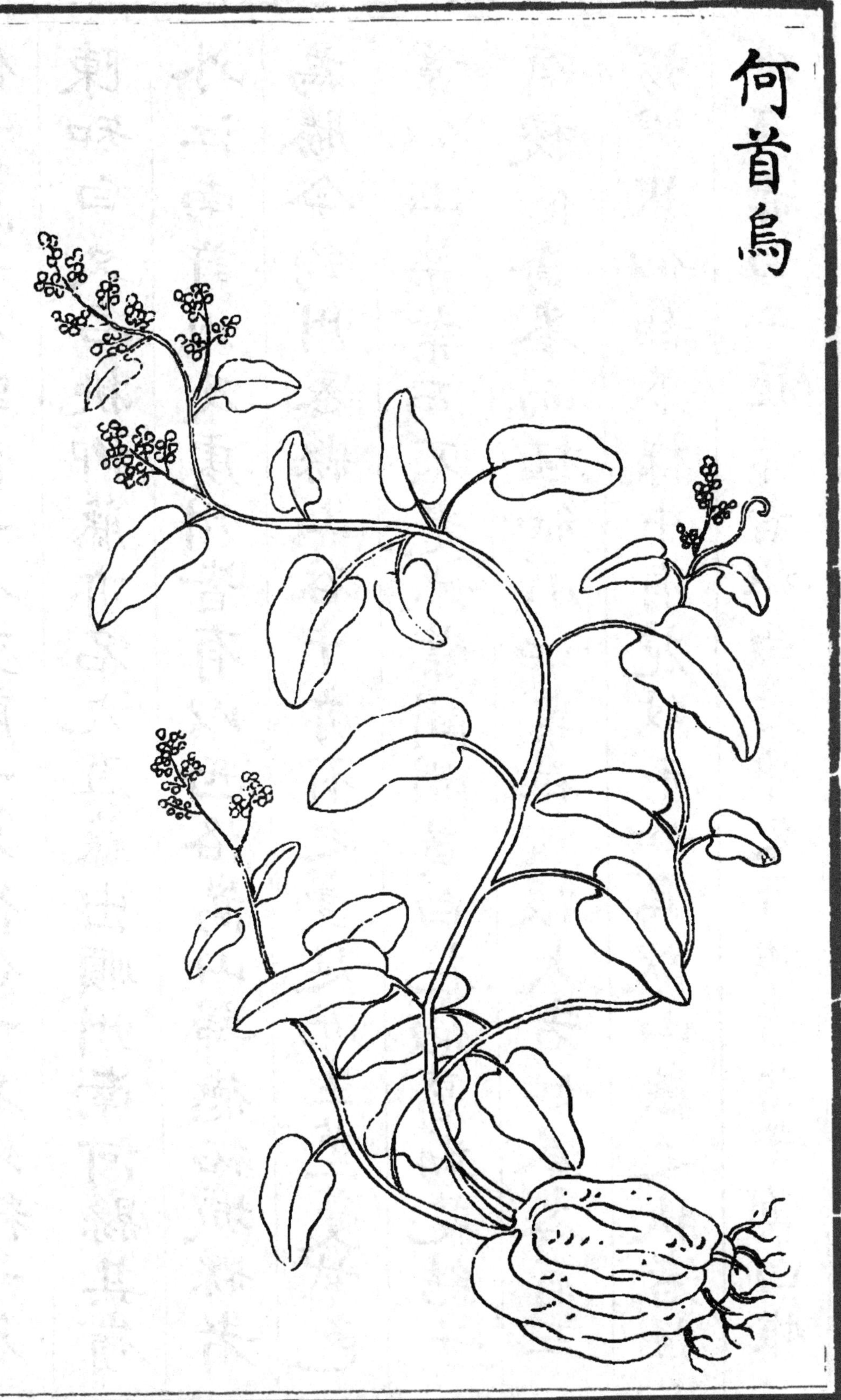
何首烏

何首烏一名野苗一名交藤一名夜合一名地精一名陳知白又名桃柳藤亦名九真藤出順州南河縣其嶺外江南許州及虔州皆有以西洛嵩山歸德柘城縣者為勝今鈞州密縣山谷中亦有之蔓延而生莖蔓紫色葉似山藥葉而不光嫩葉間開黃白花似葛勒花結子有稜似蕎麥而極細小如粟粒大根大者如拳各有五楞瓣狀似甜瓜樣中有花紋形如鳥獸山嶽之狀者極珎有赤白二種赤者雄白者雌又云雄者苗葉黃白雌

者赤黄色一云雄苗赤生必相對遠不過三四尺夜則

苗蔓相交或隱化不見凡修合藥須雌雄相合服有驗

宜偶日服二四六八日是也其藥本無名因何首烏見

藤夜交採服有功因以採人為名耳又云其為仙草五

十年者如拳大號山奴服之一年髭髮烏黑一百年如

碗大號山哥服之一年顏色紅悅百五十年如盆大號

山伯服之一年齒落重生二百年如斗栲栳大號山翁

服之一年顏如童子行及奔馬三百年如三斗栲栳大

號山精服之一年延齡純陽之體久服成地仙又云其頭九數者服之乃仙味苦澀性微温無毒一云味甘茯苓為之使酒下最良忌鐵器猪羊血及猪肉無鱗魚與蘿蔔相惡若並食令人髭鬢早白腸風多熱

救飢掘根洗去泥土以苦竹刀切作片米泔浸經宿換水煮去苦味再以水淘洗淨或蒸或煮食之花亦可煠食

治病文具本草草部條下

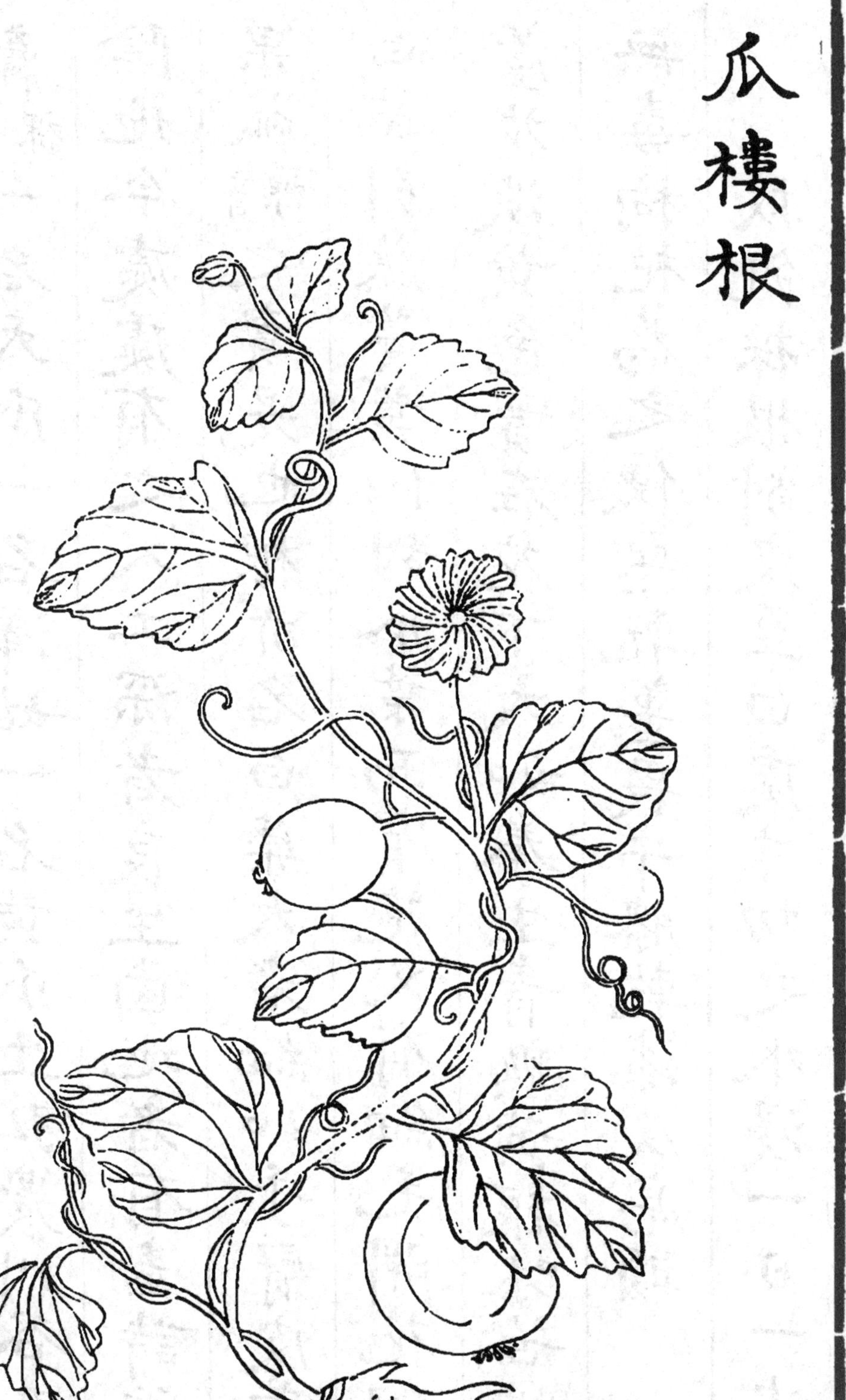
瓜樓根

瓜樓根俗名天花粉本草有括樓實一名地樓一名果蠃音裸一名天瓜一名澤姑一名黃瓜生弘農川谷及山陰地今處處有之入土深者良生鹵地者有毒詩所謂果蓏音裸之實是也根亦名白藥大者細如手臂皮黃肉白苗引藤蔓葉似甜瓜葉而窄花叉有細毛開花似葫蘆花淡黃色實在花下大如拳生青熟黃根味苦性寒無毒枸杞為之使惡乾薑畏牛膝乾漆反烏頭

救飢採根削皮至白處寸切之水浸一日一次換

水浸經四五日取出爛搗研以絹袋盛之澄濾令極細如粉或將根晒乾搗為麪水浸澄濾二十餘遍使極膩如粉或為燒餅或作煎餅切細麪皆可食採括樓穰煮粥食極甘取子炒乾搗爛用水熬油用亦可

治病文具本草草部括樓條下

磚子苗

磚子苗一名關子苗生水邊苗似水葱而粗大內實又似蒲葶梢開碎白花結穗似水莎草穗紫赤色其子如黍粒大根似蒲根而堅實味甜子味亦甜

救飢採子磨麵食及採根擇洗淨換水煮食或晒乾磨為麵食亦可

菊花

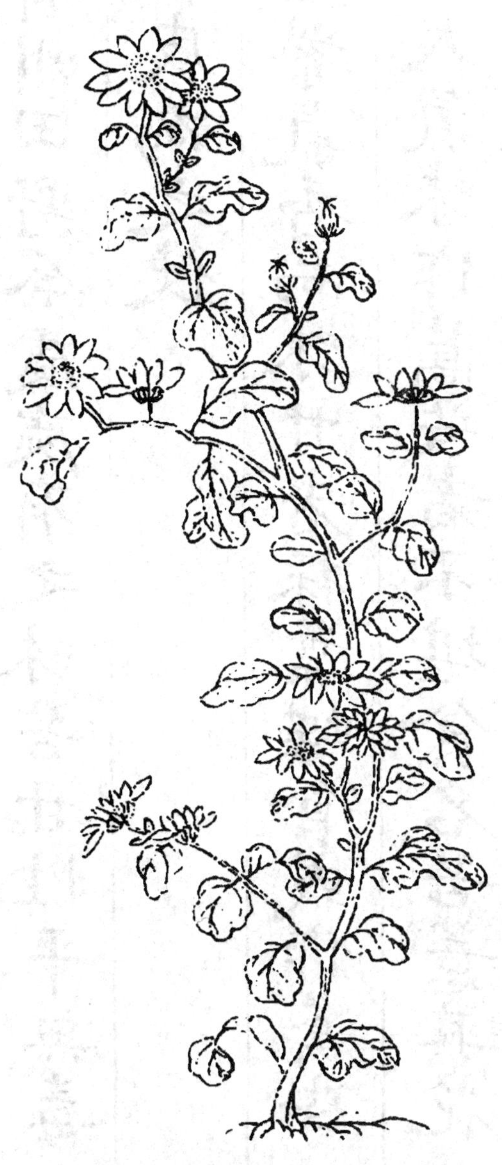

菊花一名節華一名日精一名女節一名女華一名女莖一名更生一名周盈一名傅延年一名陰成生雍州川澤及鄧衡齊州田野今處處有之味苦甘性平無毒朮枸杞桑根白皮為之使

救飢取莖紫氣香而味甘者採葉煠食或作羹皆可青莖而大氣味作蒿苦者不堪食名苦薏其花亦可煠食或炒茶食

治病文具本草草部條下

金銀花

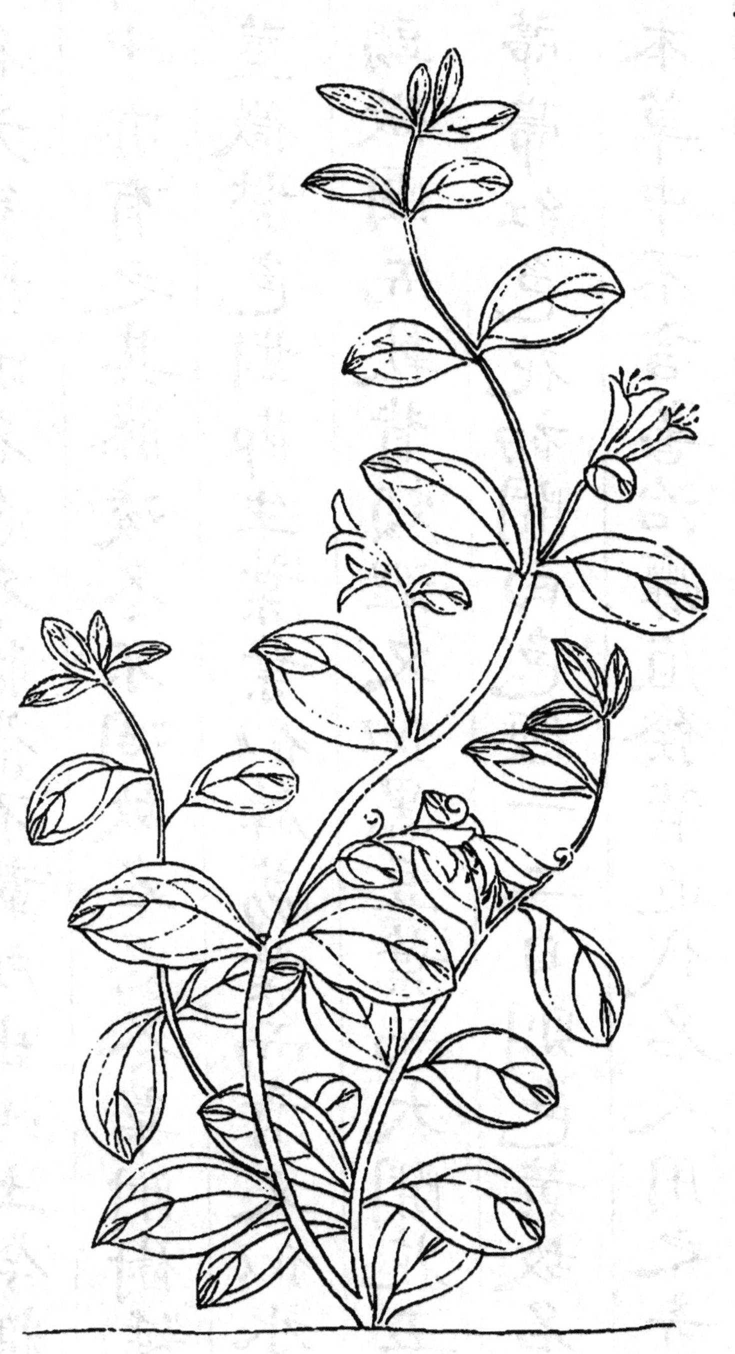

金銀花本草名忍冬一名鷺鷥藤一名左纏藤一名金釵股又名老翁鬚亦名忍冬藤舊不載所出州土今輝縣山野中亦有之其藤凌冬不凋故名忍冬草附樹延蔓而生莖微紫色對節生葉葉似薜荔葉而青又似水茶臼葉頭微團而軟背頗澀又似黑豆葉而大開花五出微香蔕帶紅色花初開白色經一二日則色黄故名金銀花本草中不言善治癰疽發背近代名人用之奇効味甘性温無毒

救飢採花煠熟油鹽調食及採嫩葉換水煮熟浸去邪氣淘淨油鹽調食

治病文具外科精要及本草草部忍冬條下

望江南

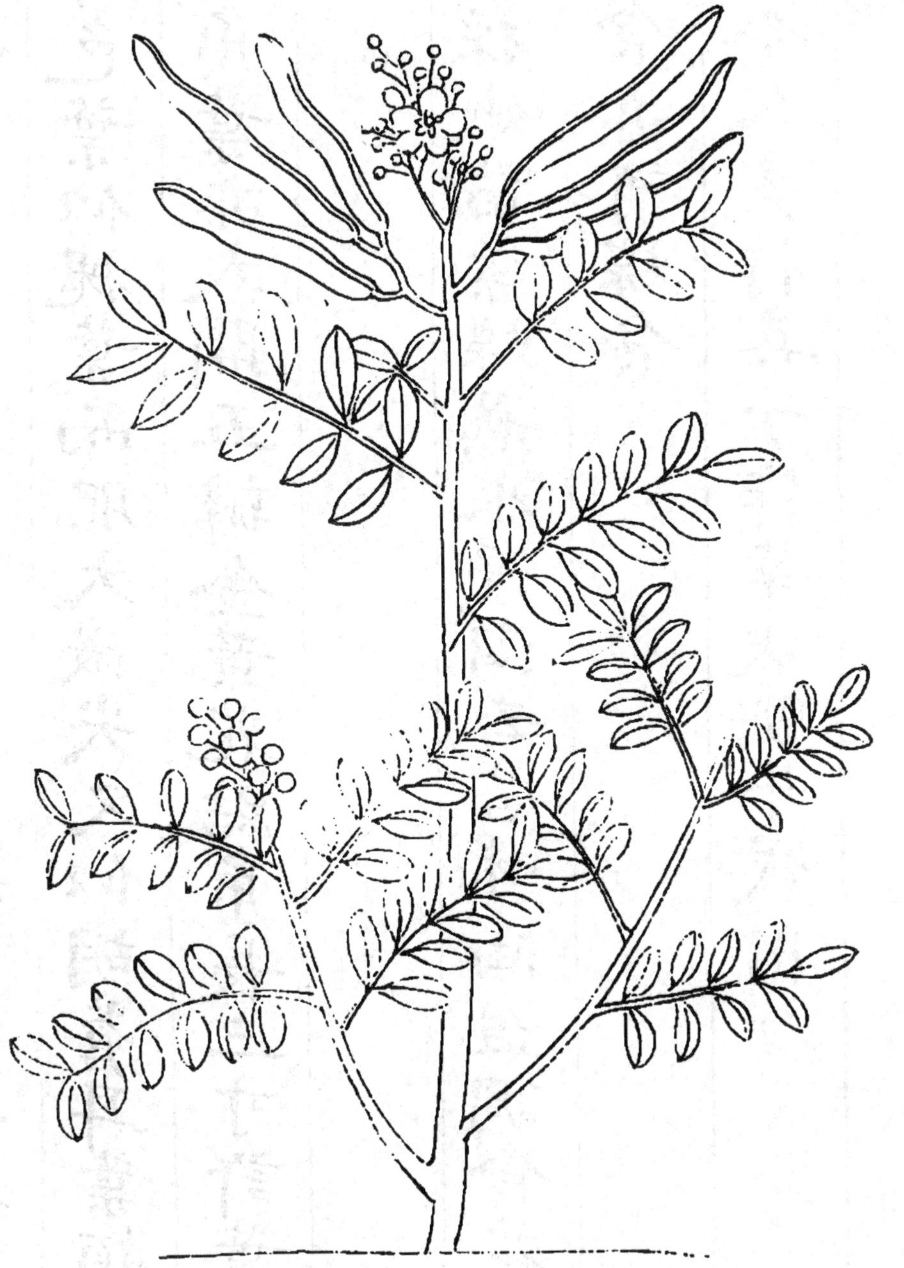

望江南其花名茶花兒人家園圃中多種苗高二尺許莖微淡赤色葉似槐葉而肥大微尖又似胡蒼耳葉頗大及似皂角葉亦大開五瓣金黄花結角長三寸許葉味微苦

救飢採嫩苗葉煠熟水浸淘去苦味油鹽調食花可炒食亦可煠食

治病今人多將其子作草决明子代用

大蓼

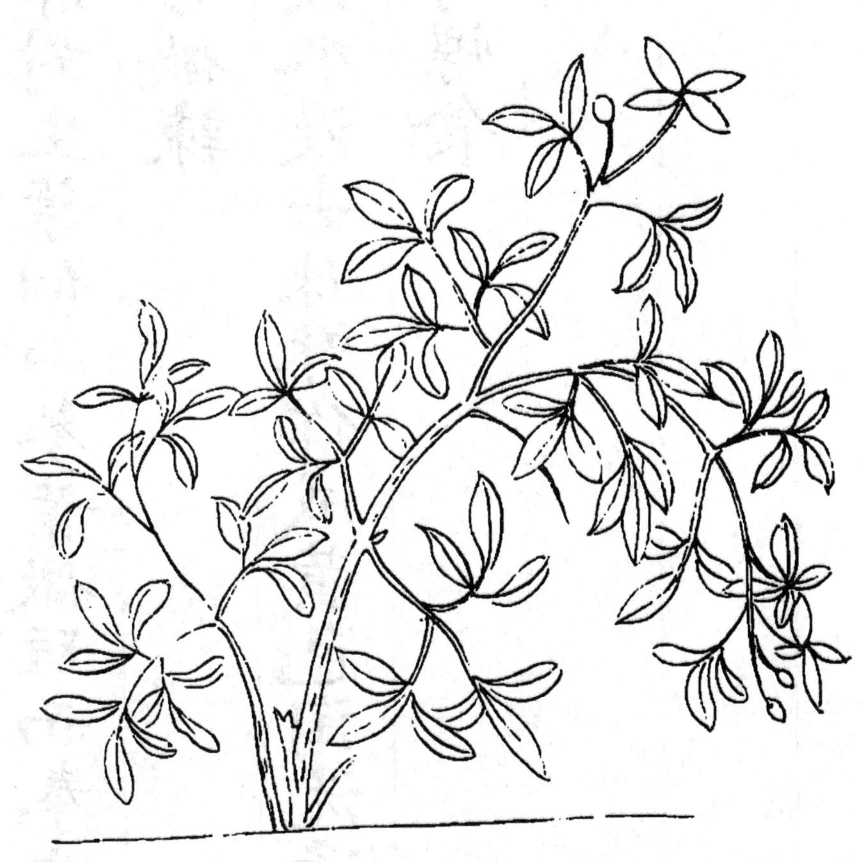

大蔘生密縣梁家衝山谷中拖藤而生莖有線楞而頗硬對節分生莖义葉亦對生葉似山蔘葉微短而拳曲節間開白花其葉味苦微辣

救飢採葉煠熟換水浸去辣味作成黄色淘洗淨油鹽調食花亦可煠食

黑三稜

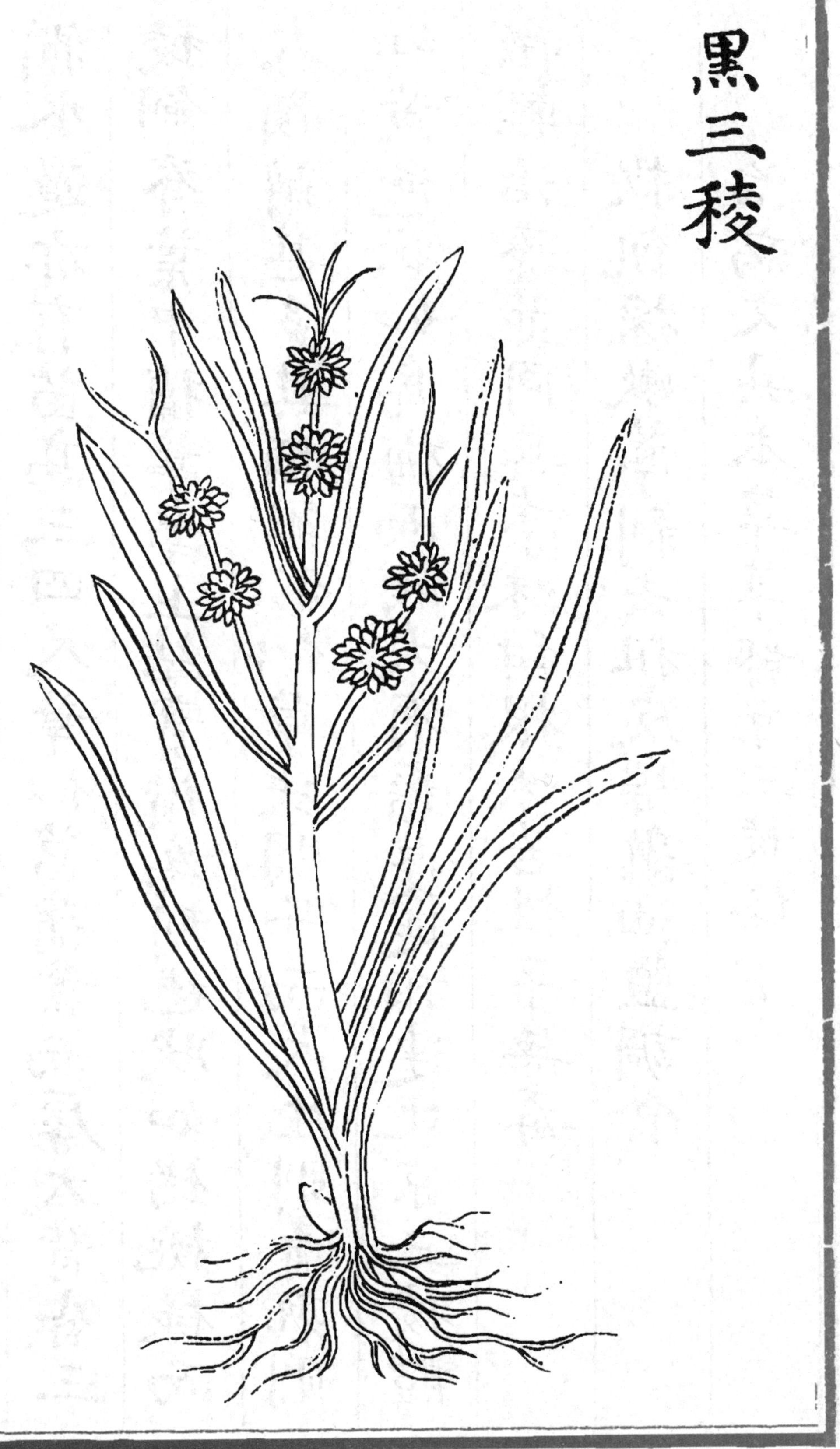

黒三稜舊云河陜江淮荆襄閒皆有之今鄭州賈峪山

澗水邊亦有苗高三四尺葉似菖蒲葉而厚大背皆三

稜劍脊葉中攛葶葶上結實攢為刺毬狀如楮桃樣而

大顆瓣甚多其顆瓣形似草決明子而大生則青熟則

紅黄色狀如烏梅而頗大有鬚蔓延相連比京三稜體

微輕治療並同其葶味甜根味苦性平無毒

救飢採嫩葶剝去粗皮煠熟油鹽調食

治病文具本草草部京三稜條下

荇絲菜

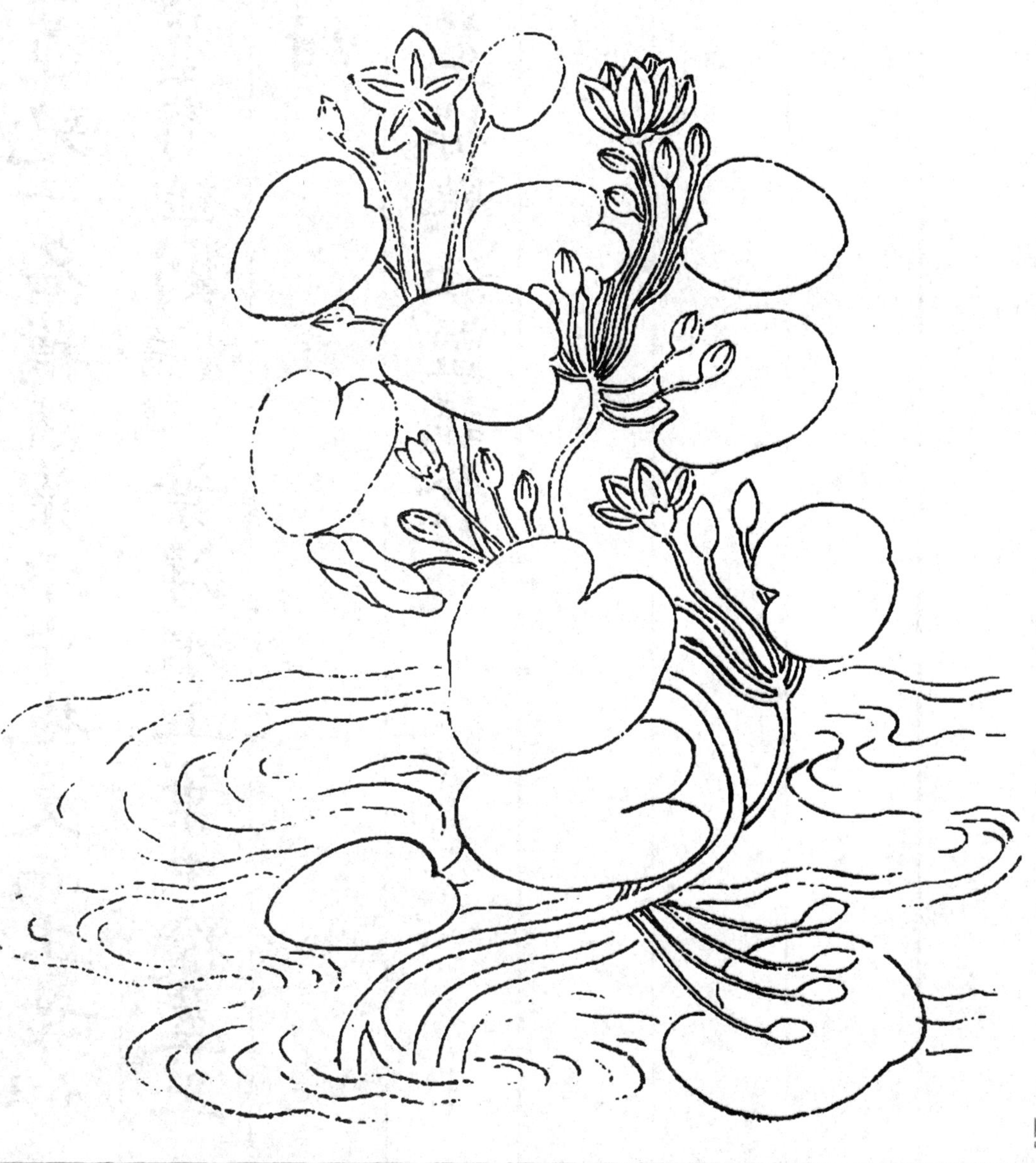

荇絲菜又名金蓮兒一名藕蔬菜水中拖蔓而生葉似初生小荷葉近莖有椏劐音鴉萑葉浮水上葉中攛莖上開金黄花莖味甜

救飢採嫩莖煠熟油鹽調食

水慈菰

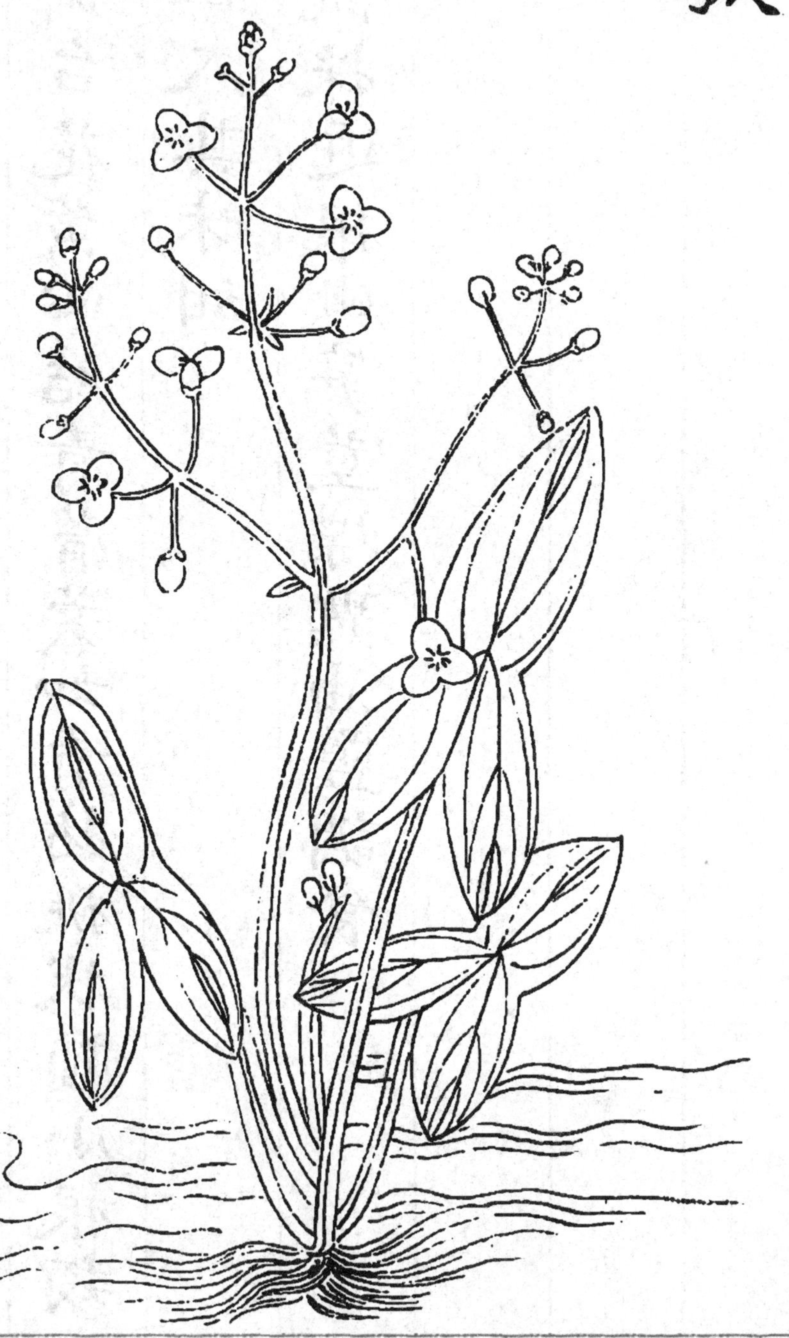

水慈菰俗呼為剪刀草又名箭搭草生水中其莖面㧏背方背有綫楞其葉三角似剪刀形葉中攛生莖叉梢間開三瓣白花黄心結青蓇葖如青楮桃狀頗小根類葱根而粗大其味甜

救飢採近根嫩笋莖煠熟油鹽調食

茭笋

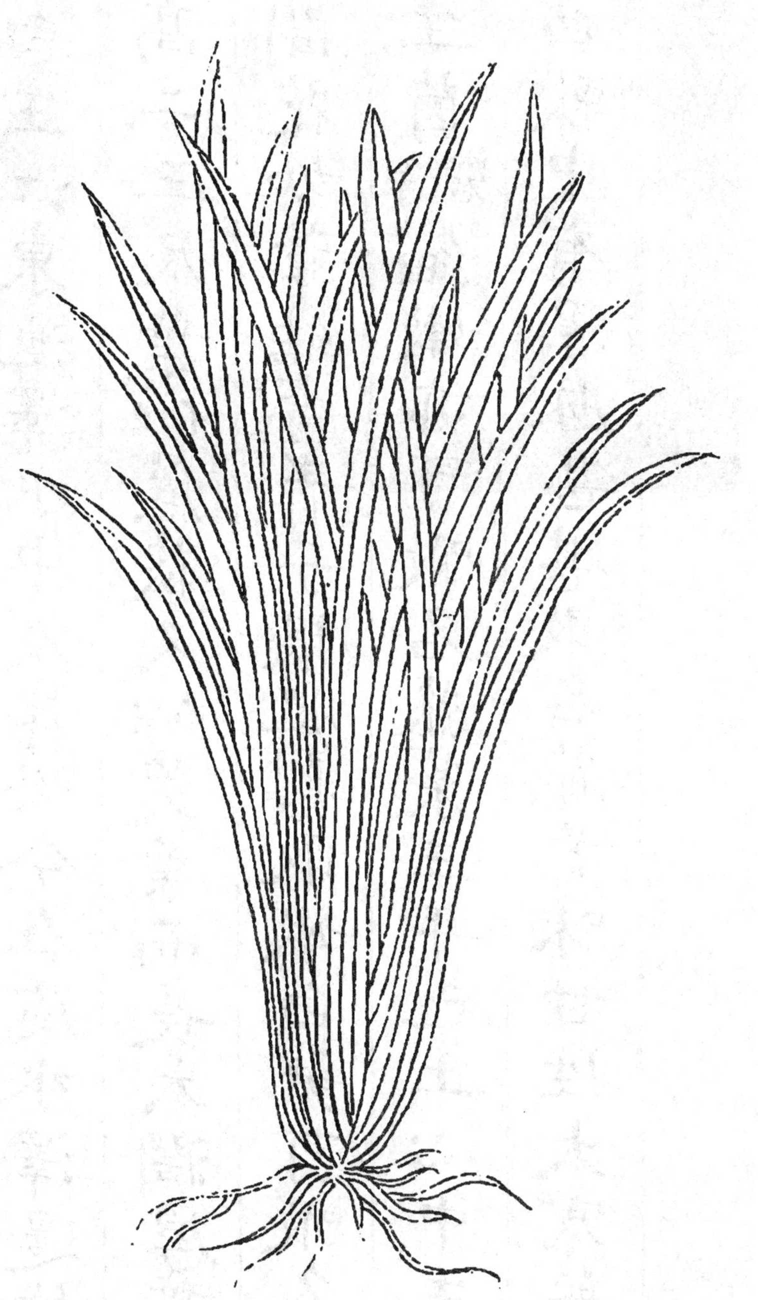

茭笋本草有菰根又名菰蔣草江南人呼爲茭草俗又呼爲茭白生江東池澤水中及岸際今在處水澤邊皆有之苗高二三尺葉似蔗荻又似茭葉而長大濶厚葉間擁蕈開花如葦結實青子根肥剥取嫩白笋可啖久根盤厚生菌音窘細嫩亦可啖名菰菜三年已上心中生蕈如藕白軟中有黑脉甚堪啖名菰首味甘性大寒無毒

救飢採茭菰笋煠熟油鹽調食或採子舂爲米合

栗煮粥食之甚濟飢

治病文具本草草部菰根條下

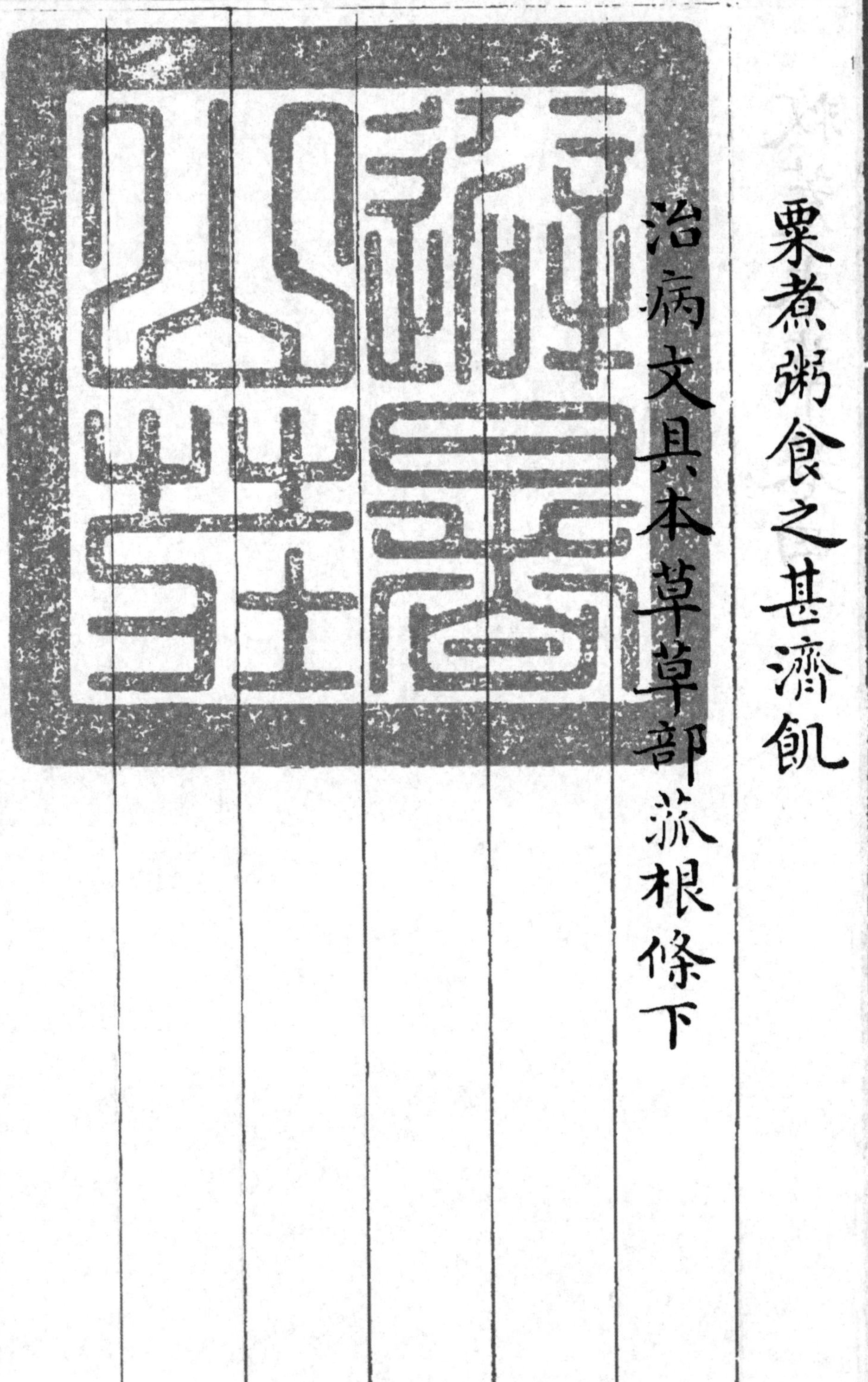

救荒本草卷四

欽定四庫全書

救荒本草卷五

明 朱橚 撰

木部

葉可食

茶樹

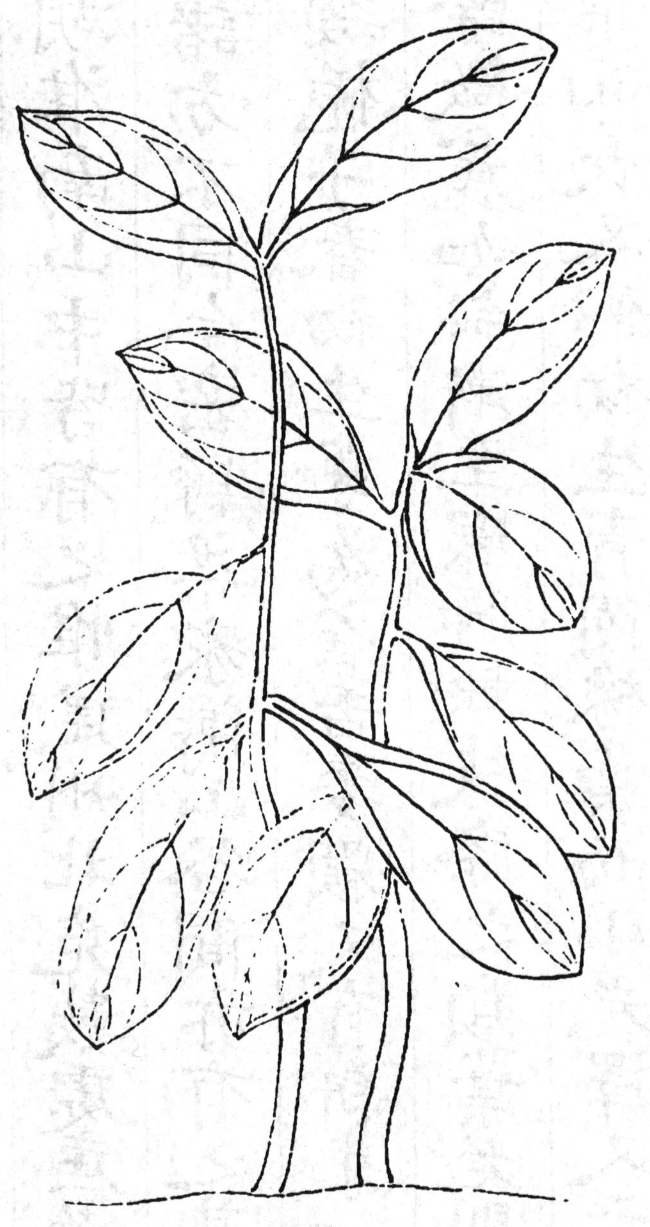

茶樹本草有茗苦㮏（與荼字同）圖經云生山南漢中山谷閩浙蜀荊江湖淮南山中皆有之惟建州北苑數處產者惟味獨與諸方不同今密縣梁家衝山谷間亦有之其樹大小皆類梔子春初生芽為雀舌麥顆又有新芽一發便長寸餘微麄如針漸至環脚軟枝條之類葉老則似水茶曰葉而長又似初生青岡橡葉而小光澤又云冬生葉可作羹飲世呼早採者為㮏晚取者為茗一名荈（音喘）蜀今謂之苦㮏今通謂之茶茶荼聲近故呼之又

有研治作餅名為臘茶者皆味甘苦性微寒無毒加茱萸葱薑等良又别有一種蒙山中頂上清峯茶云春分前後多聚人力俟雷初發聲併手齊採若得四兩服之即為地仙

救飢 採嫩葉或冬生葉可煮作羹食或蒸焙作茶皆可

治病 文具本草木部茗苦㮨條下

夜合樹

夜合樹本草名合歡一名合昏生益州及維洛山谷今鈞州鄭州山野中亦有之木似梧桐其枝甚柔弱葉似皂莢葉又似槐葉極細而密互相交結每一風來輒似相解了不相牽綴其葉至暮而合故名合昏花發紅白色瓣上若絲茸然散垂結實作莢子極薄細味甘性平無毒

救飢 採嫩葉煠熟水浸淘淨油鹽調食晒乾煠食尤好

治病文具本草木部合歡條下

木槿樹

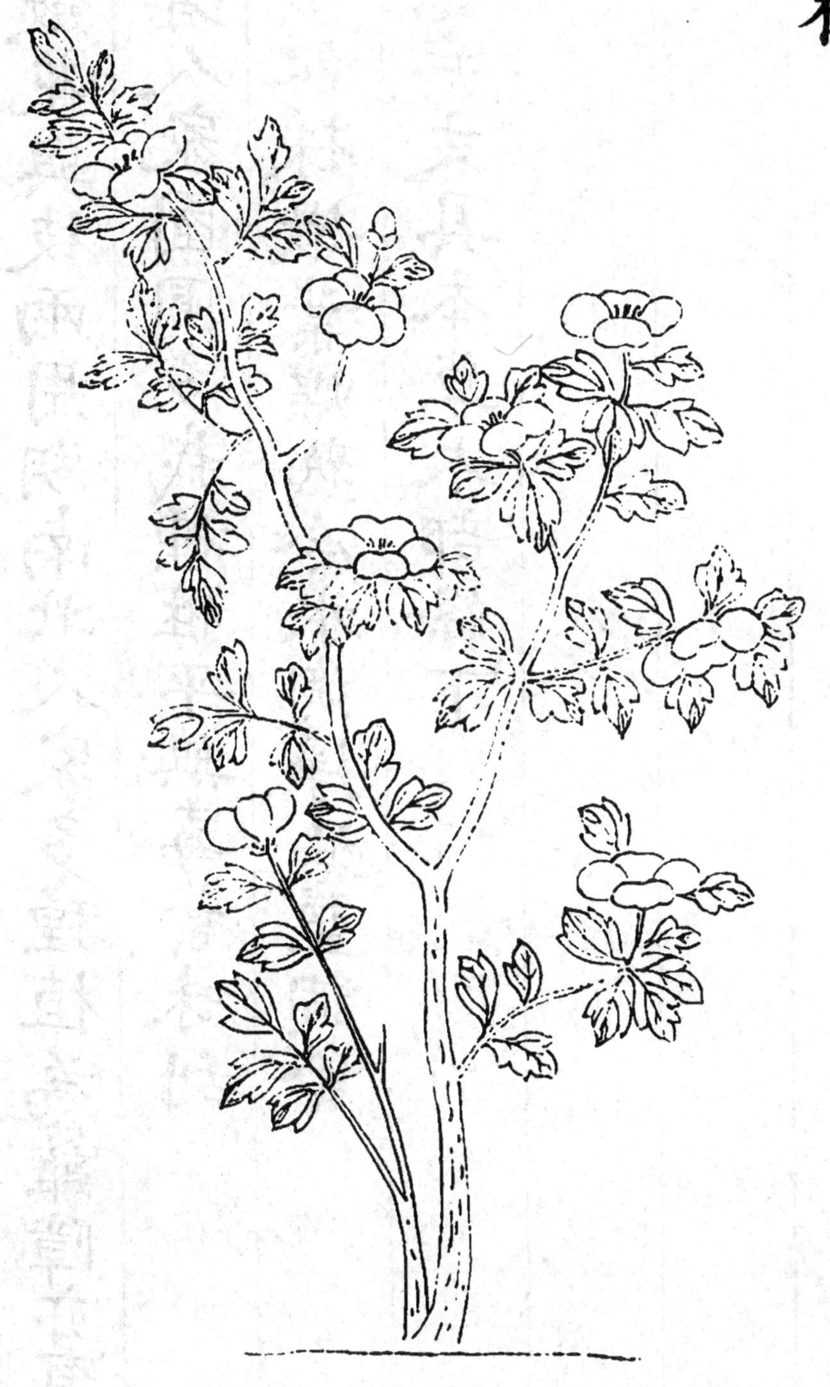

木槿樹　本草云木槿如小葵花淡紅色五葉成一花朝開暮斂花與枝兩用湖南北人家多種植為籬障亦有千葉者人家園圃多栽種性平無毒葉味甜

救飢　採嫩葉煠熟冷水淘淨油鹽調食

治病　文具本草木部條下

白楊樹

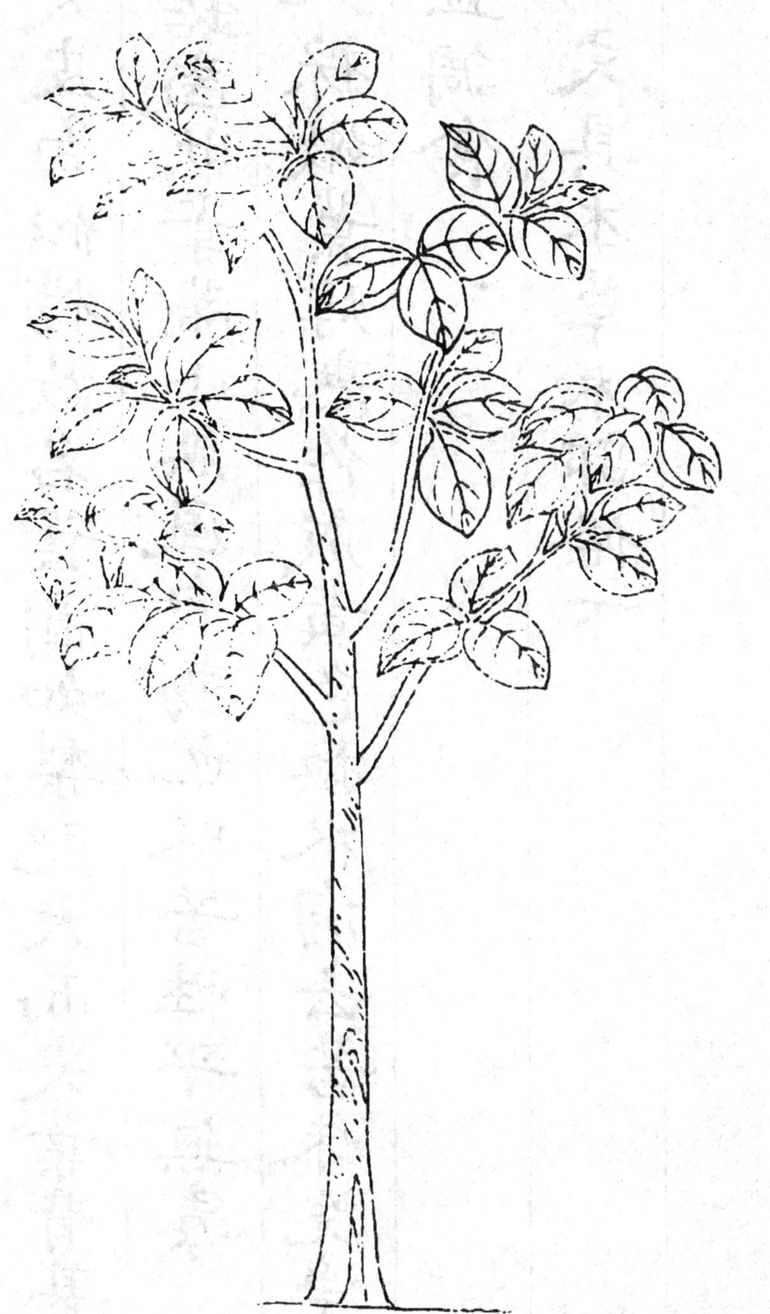

白楊樹本草白楊樹皮舊不載所出州土今處處有之

此木高大皮白似楊故名葉圓如梨肥大而尖葉背甚

白葉邊鋸齒狀葉蔕小無風自動也味苦性平無毒

救飢採嫩葉煠熟作成黄色换水淘去苦味洗淨

油鹽調食

治病文具本草木部條下

黄櫨

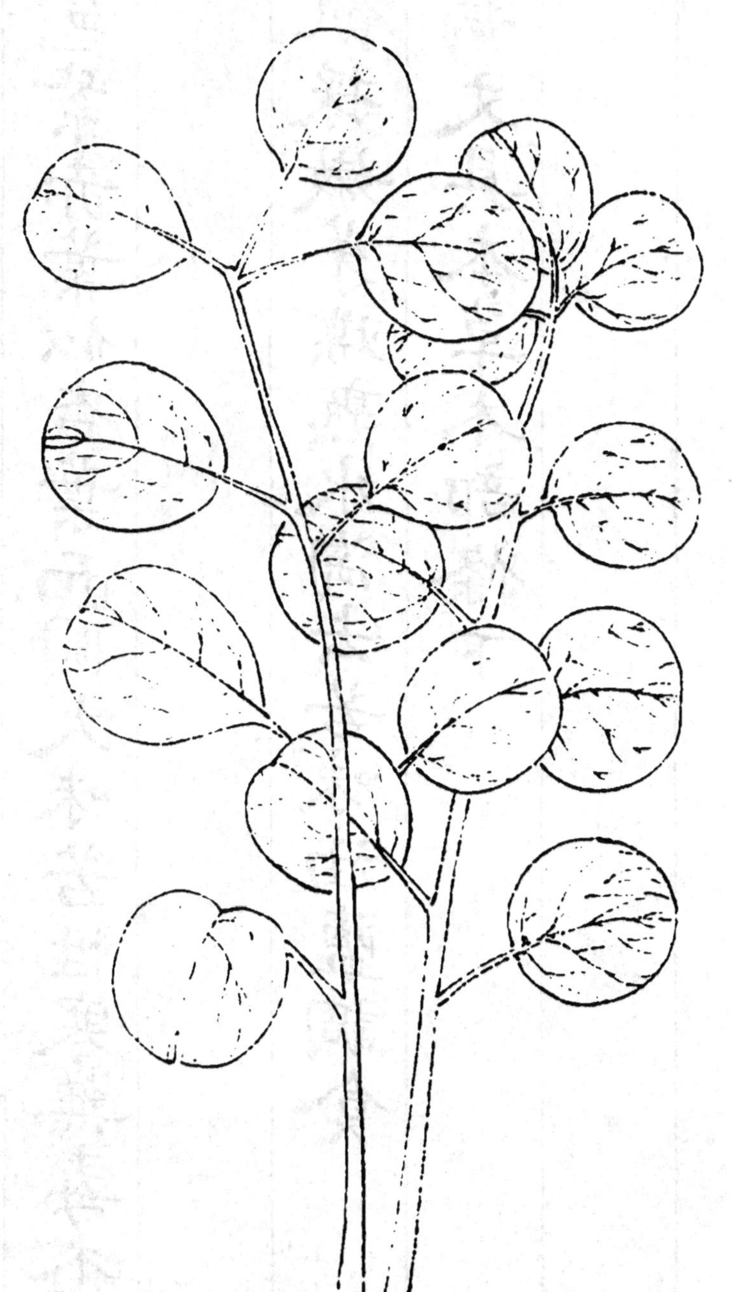

黃櫨生商洛山谷今鈞州新鄭山野中亦有之葉圓木黃枝莖色紫赤葉似杏葉而圓大味苦性寒無毒木可染黃

救飢採嫩芽煠熟水淘去苦味油鹽調食

治病文具本草木部條下

椿樹芽

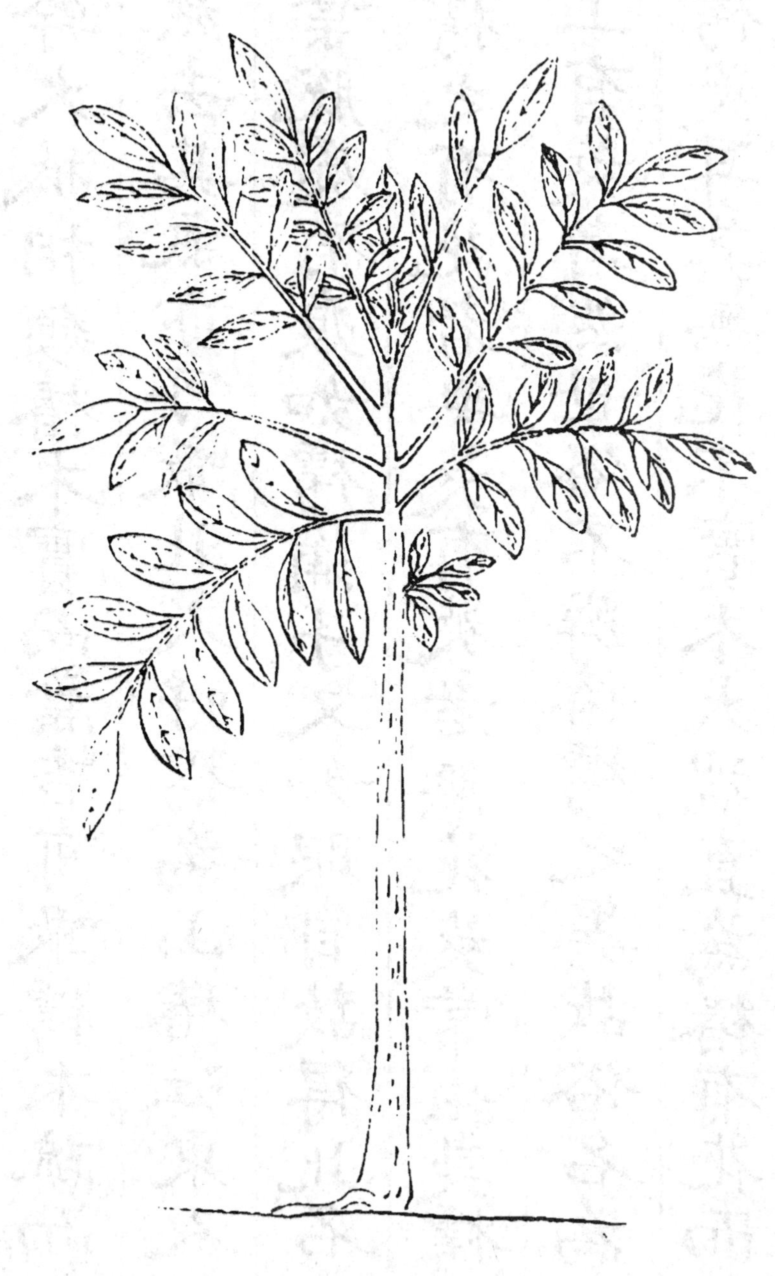

椿樹芽本草有椿木樗木舊不載所出州土今處處有之二木形幹大抵相類椿木實而葉香可噉樗木疏而氣臭膳夫熬去其氣亦可噉北人呼樗為山椿江東人呼為虎目葉脫處有痕如樗蒲子又如眼目故得此名夏中生莢樗之有花者無莢有莢者無花莢常生臭樗上有見椿上有莢者然世俗不辨椿樗之異故俗名為椿莢其實樗莢耳其無花不實木大端直為椿有花而莢木小幹多迂矮者為樗椿味苦有毒樗味苦有小毒

性温一云性熱無毒

救飢 採嫩芽煠熟水浸淘淨油鹽調食

治病 文具本草木部椿木樗木及椿莢條下

椒樹

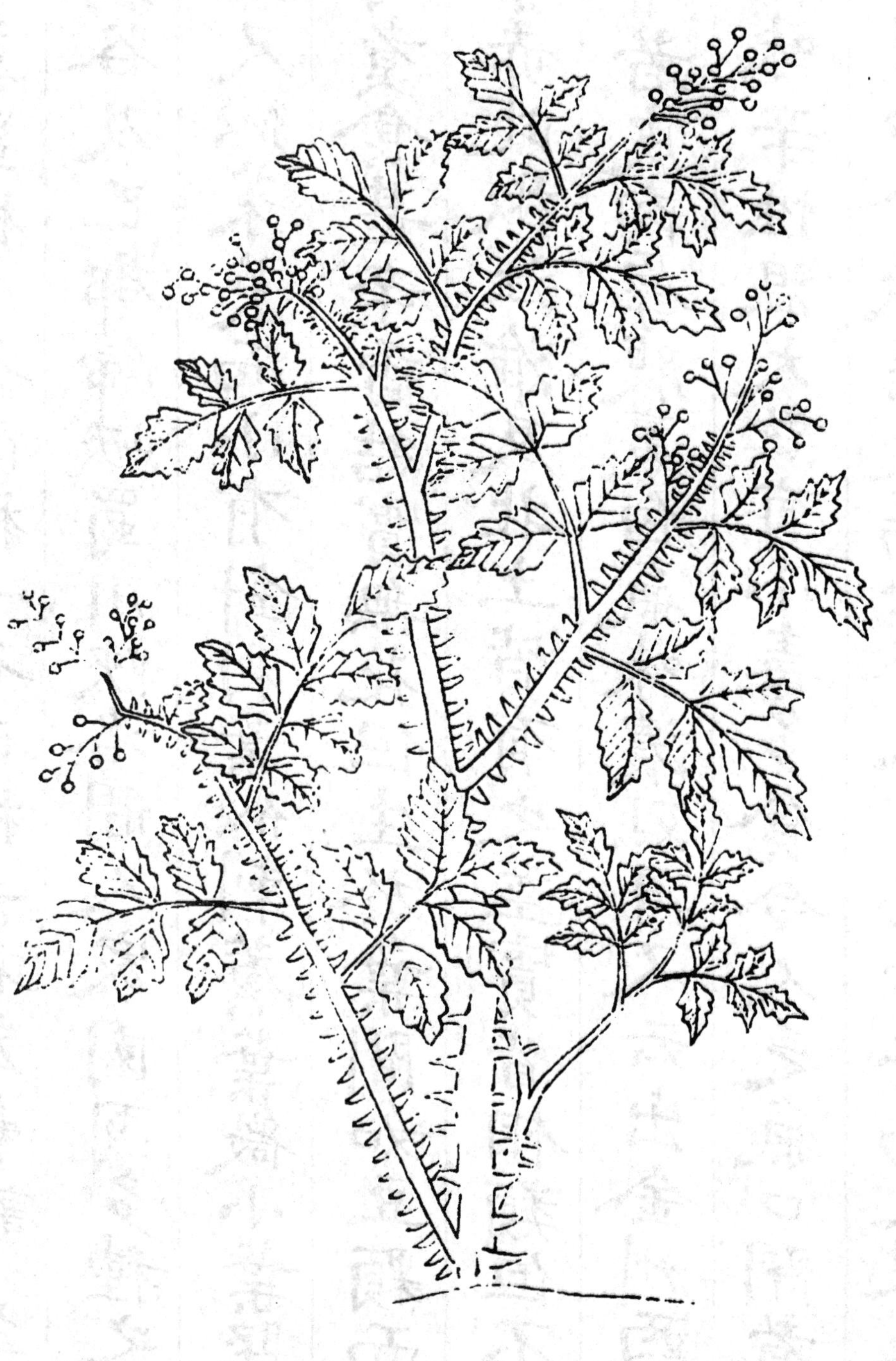

椒樹本草蜀椒一名南椒一名巴椒一名蓎藙音唐生武都川谷及巴郡歸峽蜀川陝洛間人家園圃多種之高四五尺似茱萸而小有針刺葉似刺蘗葉微小葉堅而滑可煑食甚辛香結實無花但生於葉間如豆顆而圓皮紫赤此椒江淮及北土皆有之莖實皆相類但不及蜀中者皮肉厚腹裏白氣味濃烈耳又云出金州西城者佳味辛性温大熱有小毒多食令人乏氣口閉者殺人十月勿食椒損氣傷心令人多忘杏仁為之使畏

款冬花

救飢採嫩葉煠熟換水浸淘淨油鹽調食椒顆調和百味香美

治病文具本草木部蜀椒條下

椋子樹

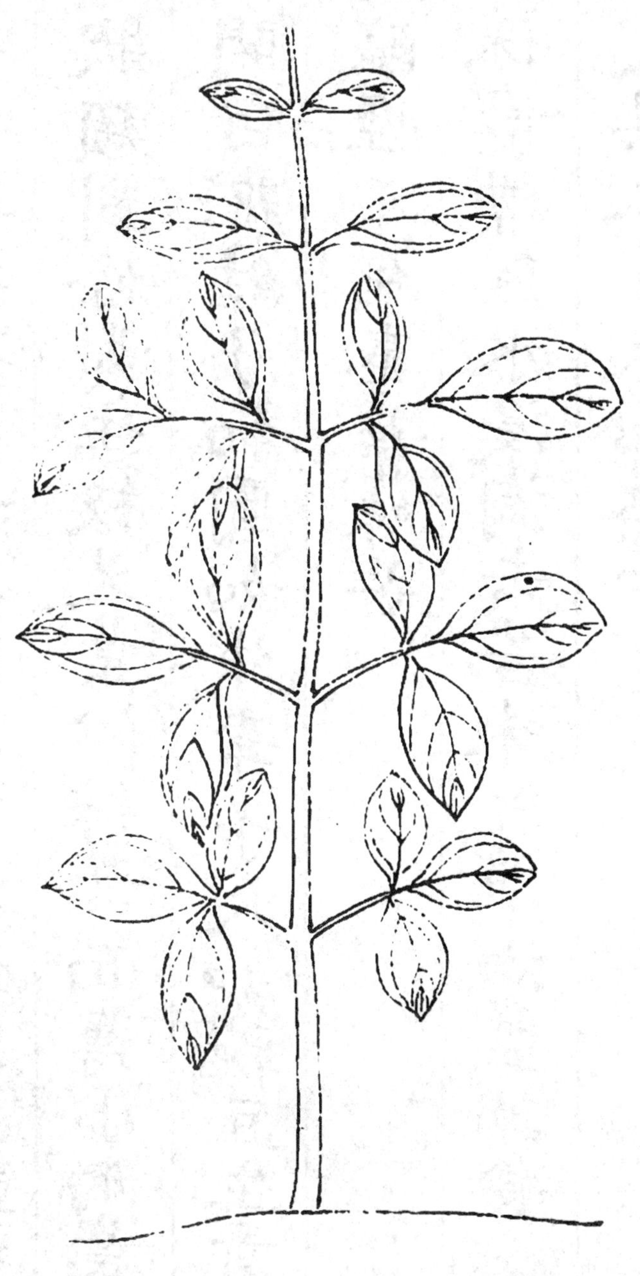

椋子樹 上音良 本草有椋子木舊不載所出州土今密縣山野中亦有之其樹有大者木則堅重材堪為車輞初生作科條狀類荊條對生枝乂葉似柿葉而薄小兩葉相當對生開白花結子細圓如牛李子大如豌豆生青熟黑味其鹹性平無毒葉味苦

救飢 採葉煠熟水浸淘去苦味洗淨油鹽調食

治病 文具本草木部條下

雲桑

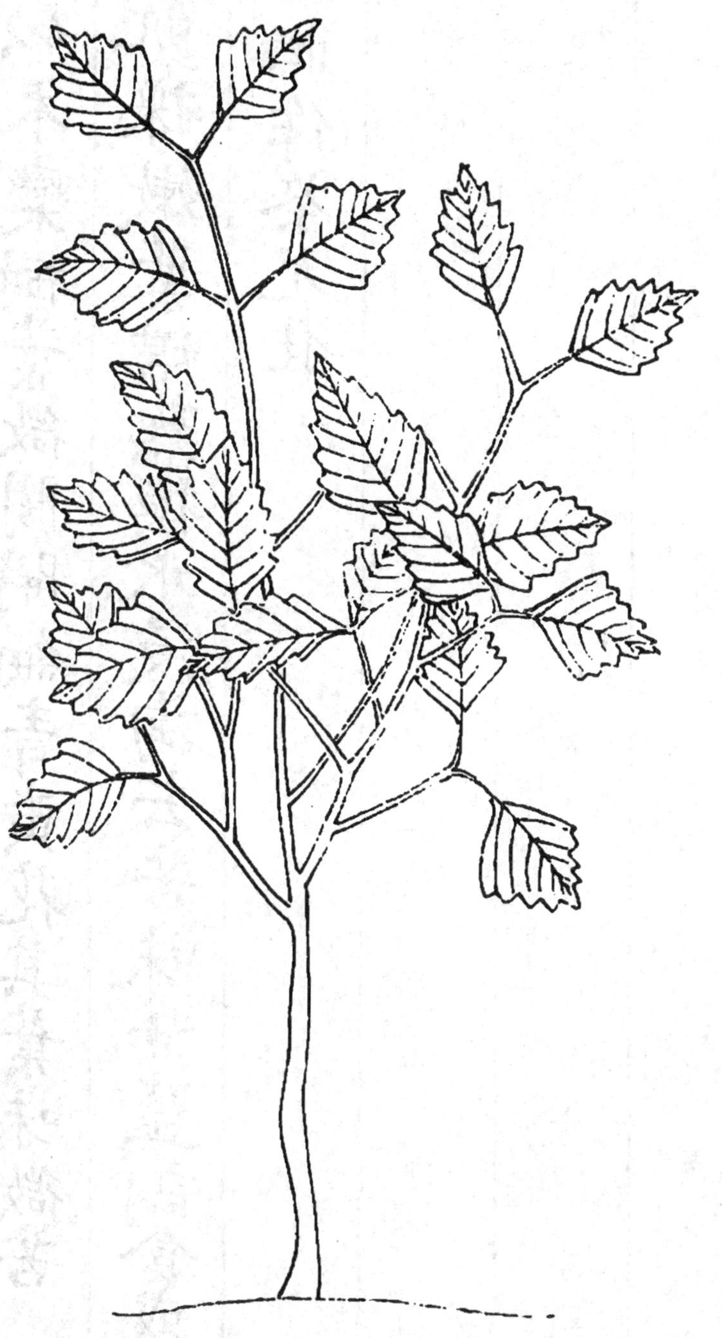

雲桑生密縣山野中其樹枝葉皆類桑但其葉如雲頭花叉又似木欒樹葉微闊開細青黃花其葉味微苦

救飢採嫩葉煠熟換水浸淘去苦味油鹽調食或蒸晒作茶尤佳

黄楝樹

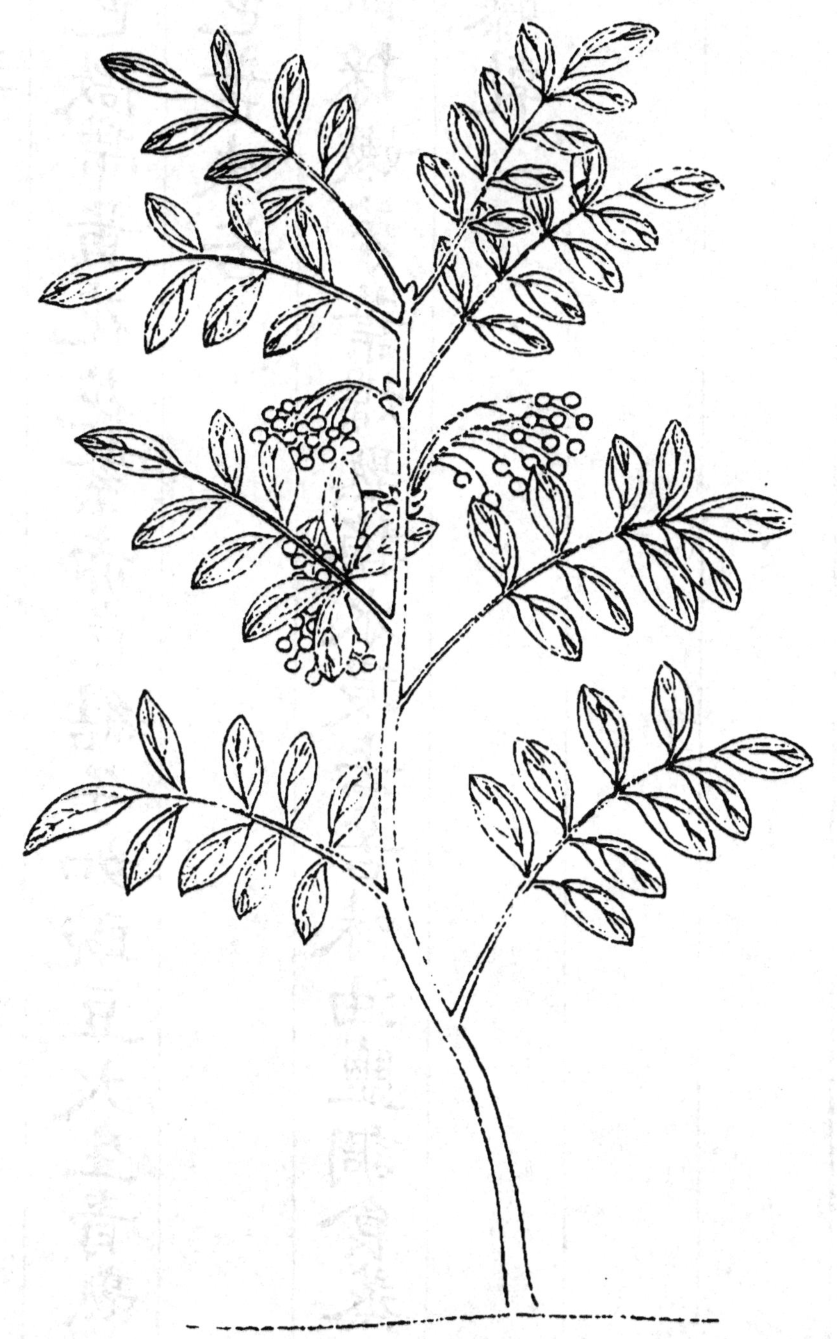

黃楝樹生鄭州南山野中葉似初生椿樹葉而極小又似楝葉色微帶黃花花紫赤色結子如豌豆大生青熟亦紫赤色葉味苦

救飢　採嫩芽葉煠熟換水浸去苦味油鹽調食蒸芽曝乾

凍青樹

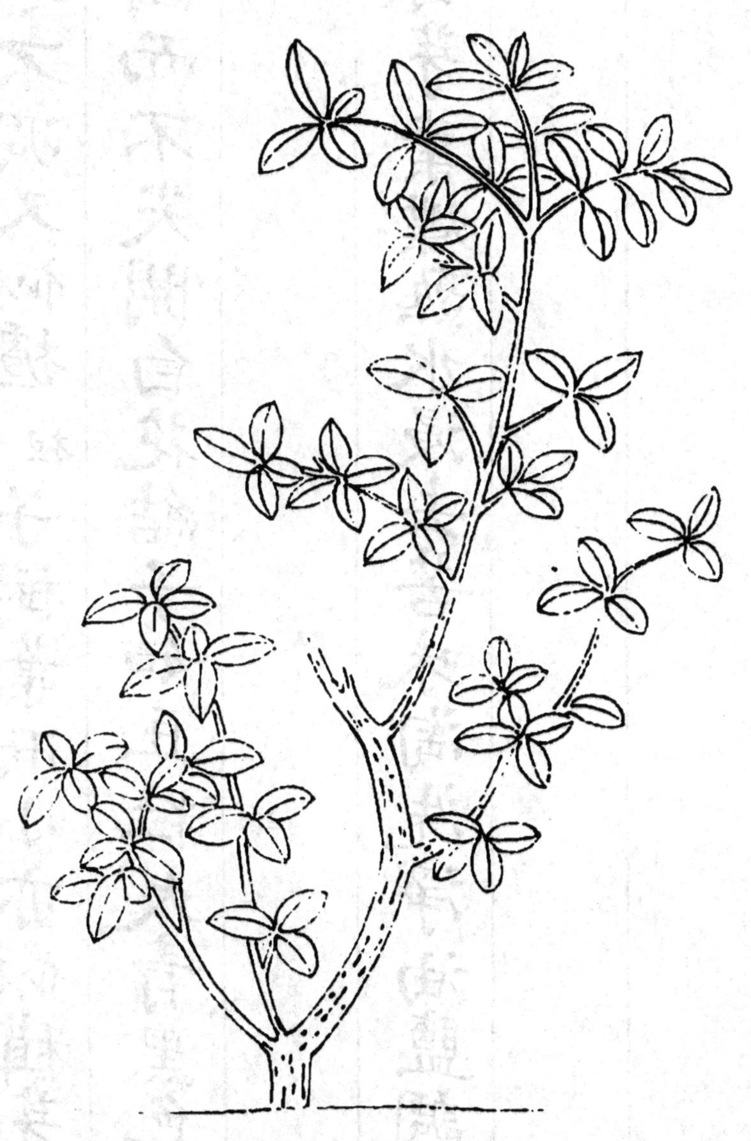

凍青樹生密縣山谷間樹高丈許枝葉似枸骨子樹而極茂盛淩冬不凋又似樝（音柤）子樹葉而小亦似穁芽葉微窄頭頗團而不尖開白花結子如豆粒大青黑色葉味苦

救飢　採芽葉煠熟水浸去苦味淘洗淨油鹽調食

檟芽樹

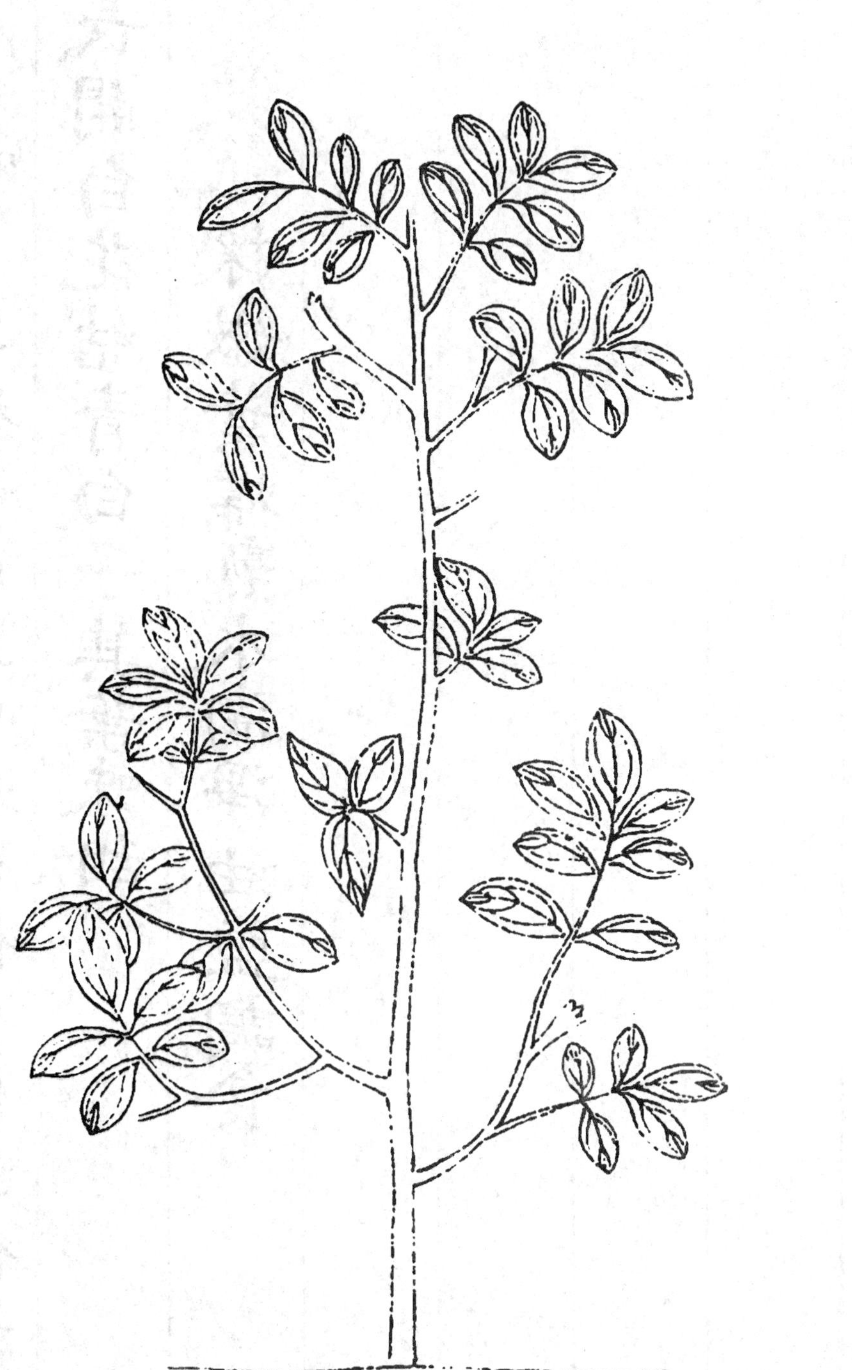

穁芽樹（上音冗）生輝縣山野中科條似槐條葉似冬青葉微長開白花結青白子其葉味甜

救飢　採嫩葉煠熟水淘淨油鹽調食

月芽樹

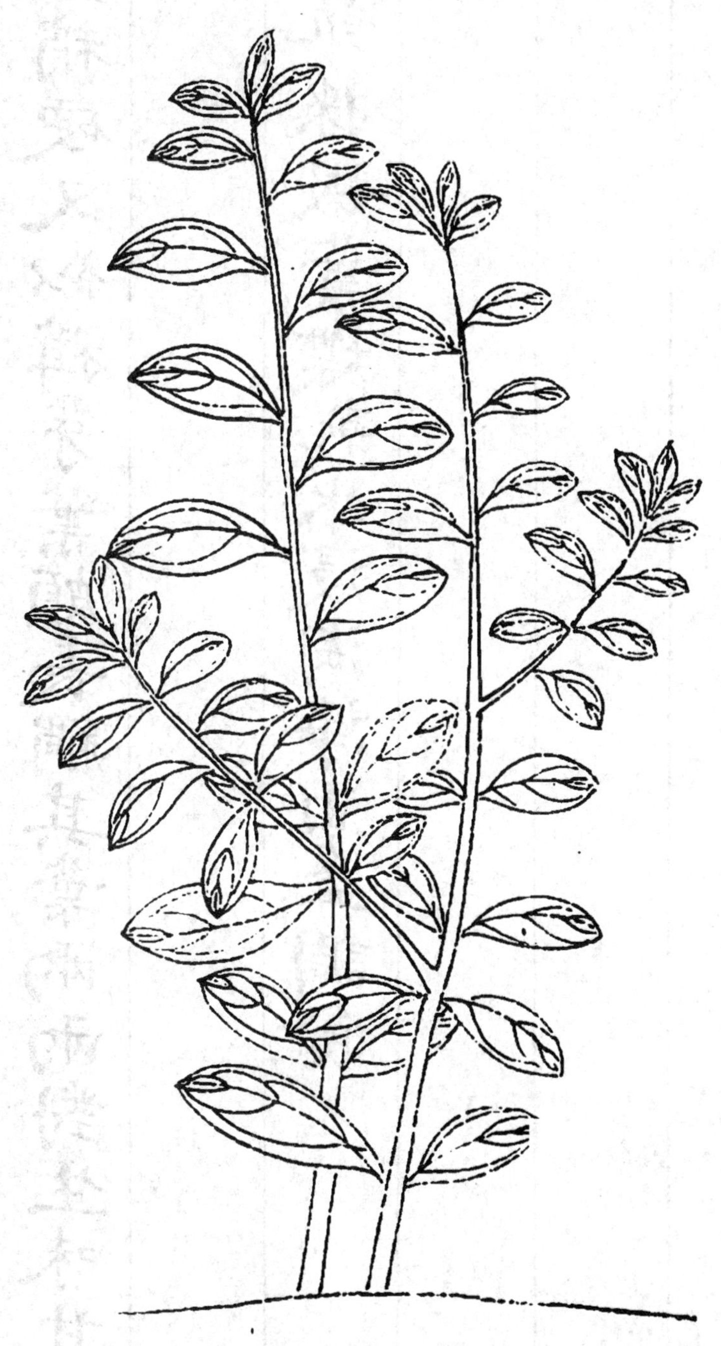

月芽樹又名芿音仍芽生田野中莖似槐條葉似歪頭菜葉微短稍硬又似穁芽葉頗長艄其葉兩兩對生味甘微苦

救飢 採嫩葉煠熟水浸淘淨油鹽調食

女兒茶

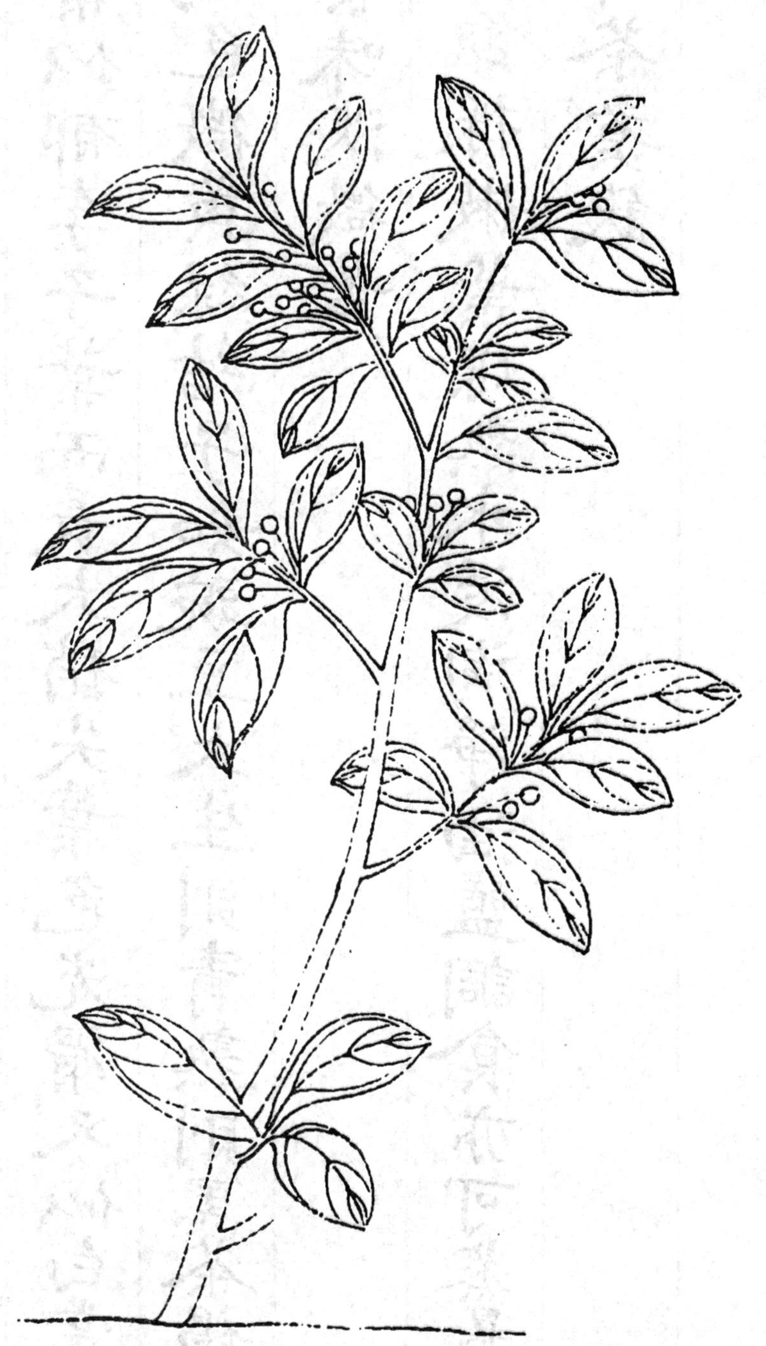

女兒茶一名牛李子一名牛筋子生田野中科條高五六尺葉似郁李子葉而長大稍尖葉色光滑又似白棠子葉而色微黄緑結子如豌豆大生則青熟則黑茶褐色其葉味淡微苦

救飢採嫩葉煠熟水浸淘淨油鹽調食亦可蒸暴作茶煮飲

省沽油

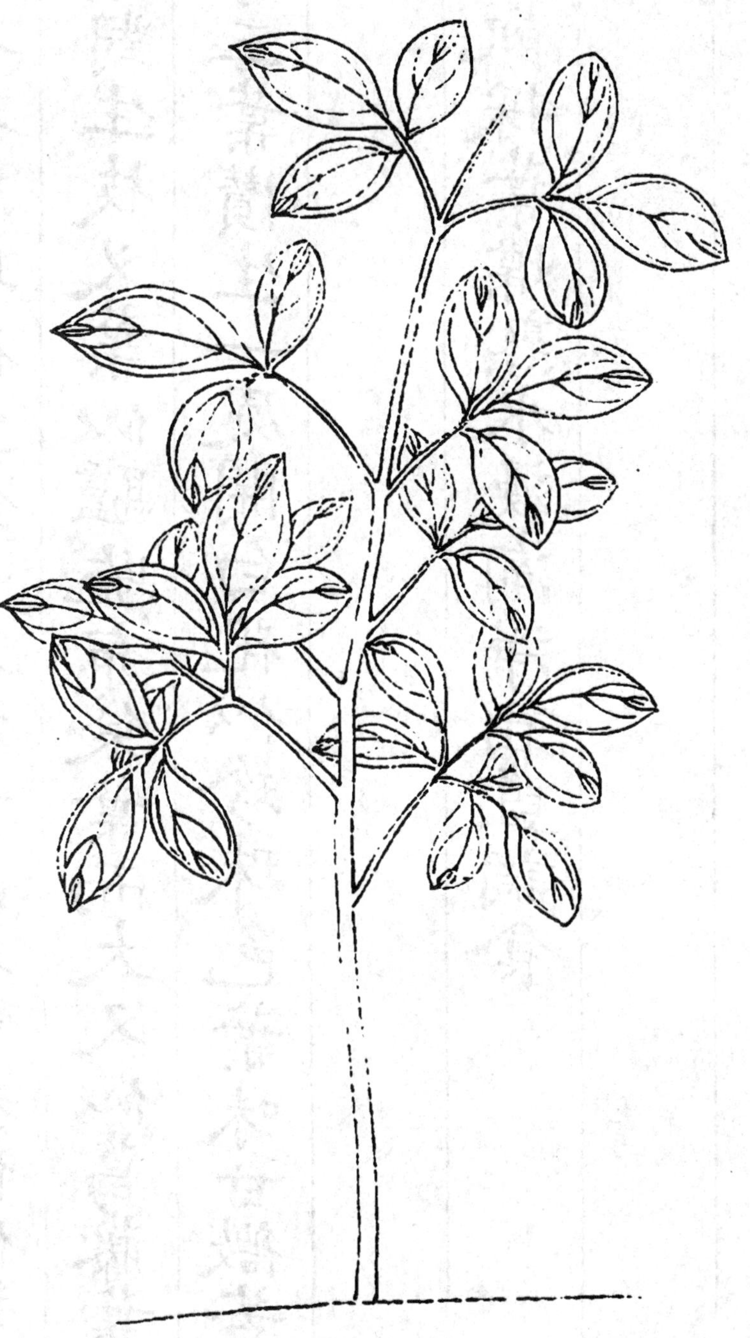

省沽油又名珍珠花生鈞州風谷頂山谷中科條似荆條而圓對生枝叉葉似驢駞布袋葉而大又似葛藤葉却小每三葉攅生一處開白花似珍珠色葉味甘微苦性平

救飢採葉煠熟水浸淘淨油鹽調食

白槿樹

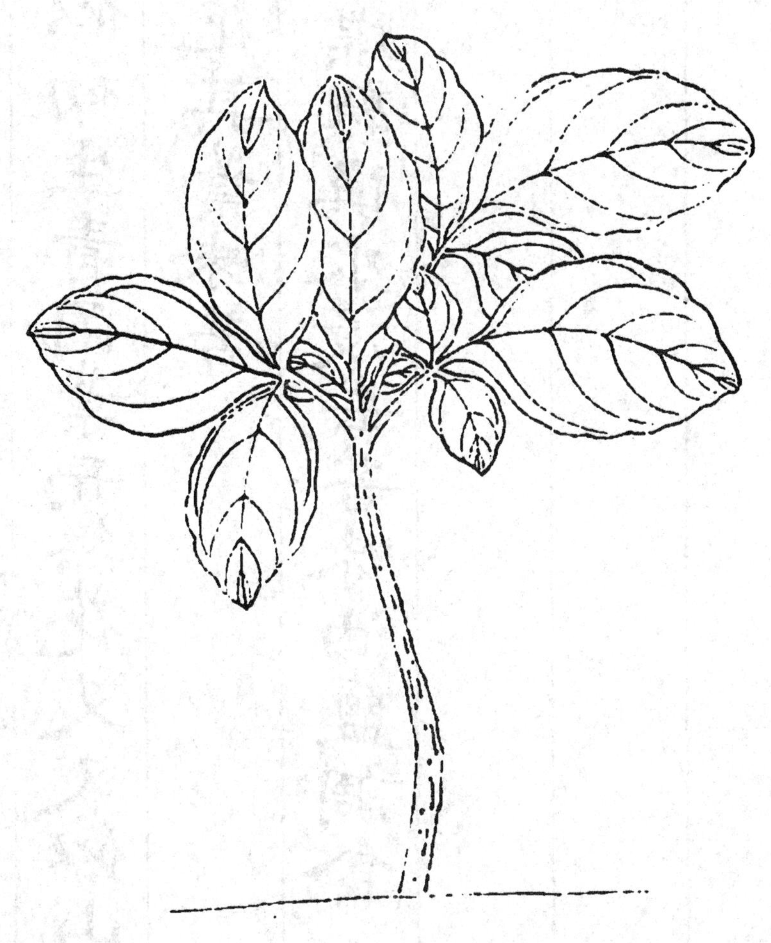

白槿樹生密縣梁家衝山谷中樹高五七尺葉似茶葉而甚闊大尤潤又似初生青岡葉而無花叉又似山格刺樹葉亦大開白花其葉味苦

救飢採嫩葉煠熟換水浸去苦味油鹽調食

回回醋

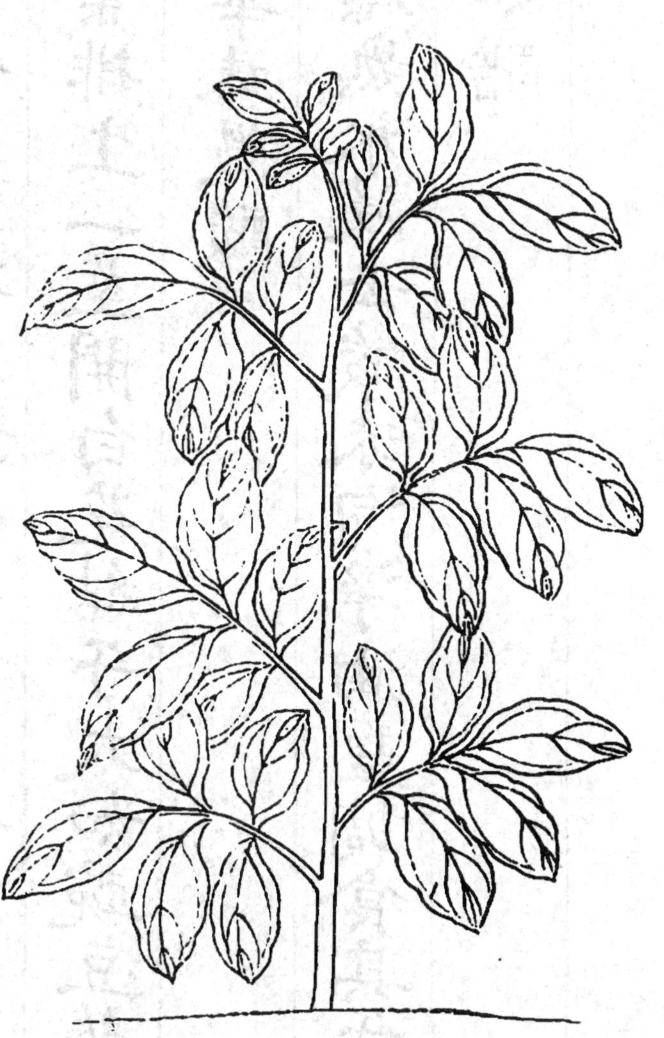

回回醋一名淋樸樕生密縣韶華山山野中樹高丈餘葉似兜櫨樹葉而厚大邊有大鋸齒又似厚椿葉而亦大或三葉或五葉排生一莖開白花結子大如豌豆熟則紅紫色味酸華味微酸

救飢採葉煠熟水浸去酸味淘淨油鹽調食其子調和湯味如醋

槭樹芽

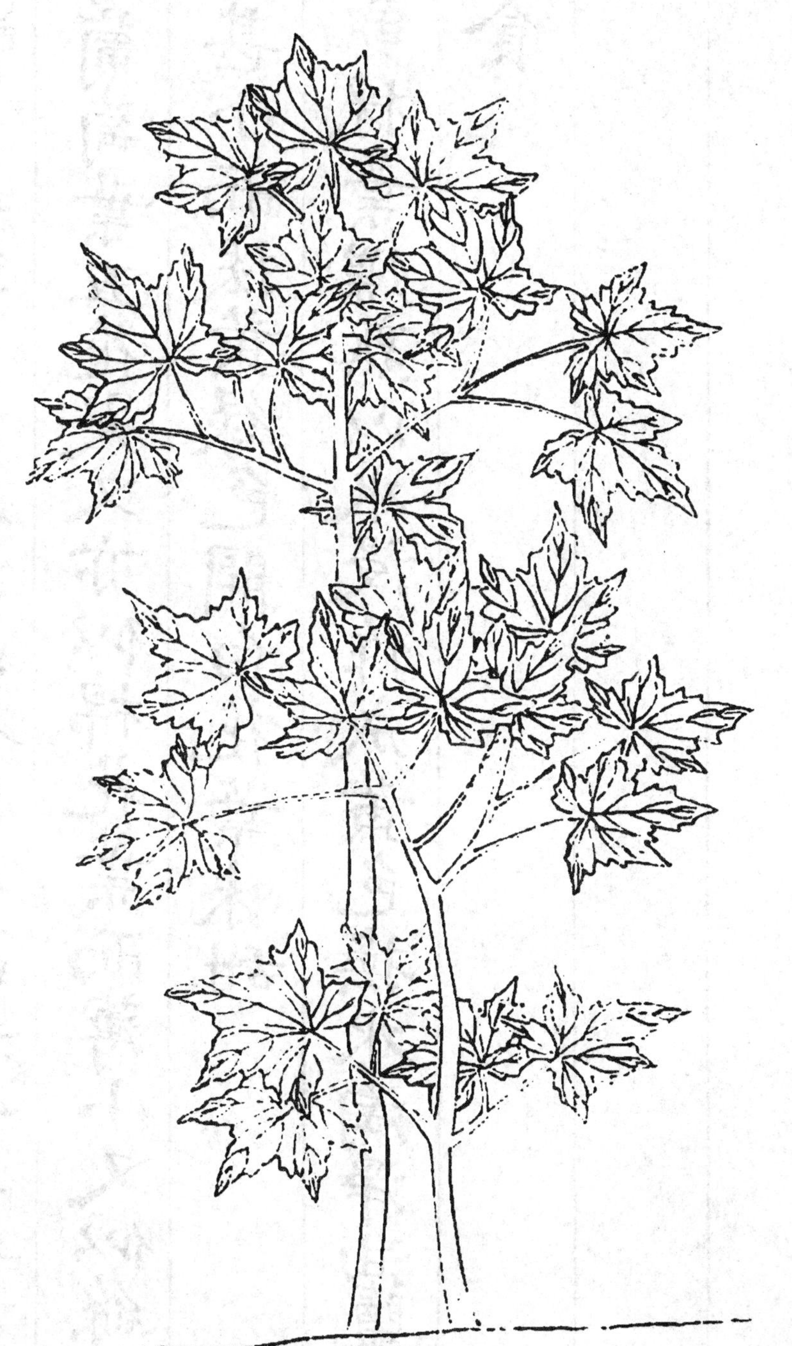

檝樹芽〈檝音邑〉生鈞州風谷頂山谷間木高一二丈其葉狀類野葡萄葉五花尖叉亦似棉花葉而薄小又似絲瓜葉却甚小而淡黄緑色開白花葉味甜

救飢採葉煠熟以水浸作成黄色換水淘淨油鹽調食

老葉兒樹

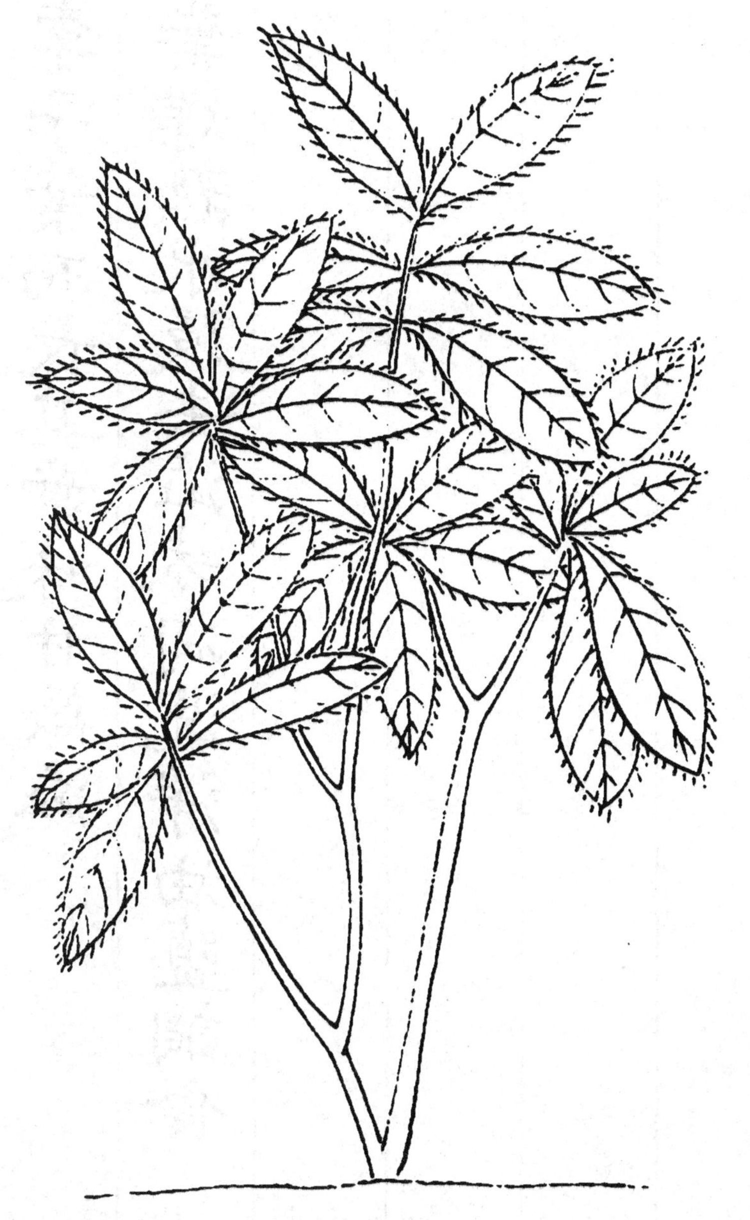

老葉兒樹生密縣山野中樹高六七尺葉似茶葉而窄瘦尖艄又似李子葉而長其葉味甘微澁

救飢採葉煠熟水浸去澁味淘洗淨油鹽調食

青楊樹

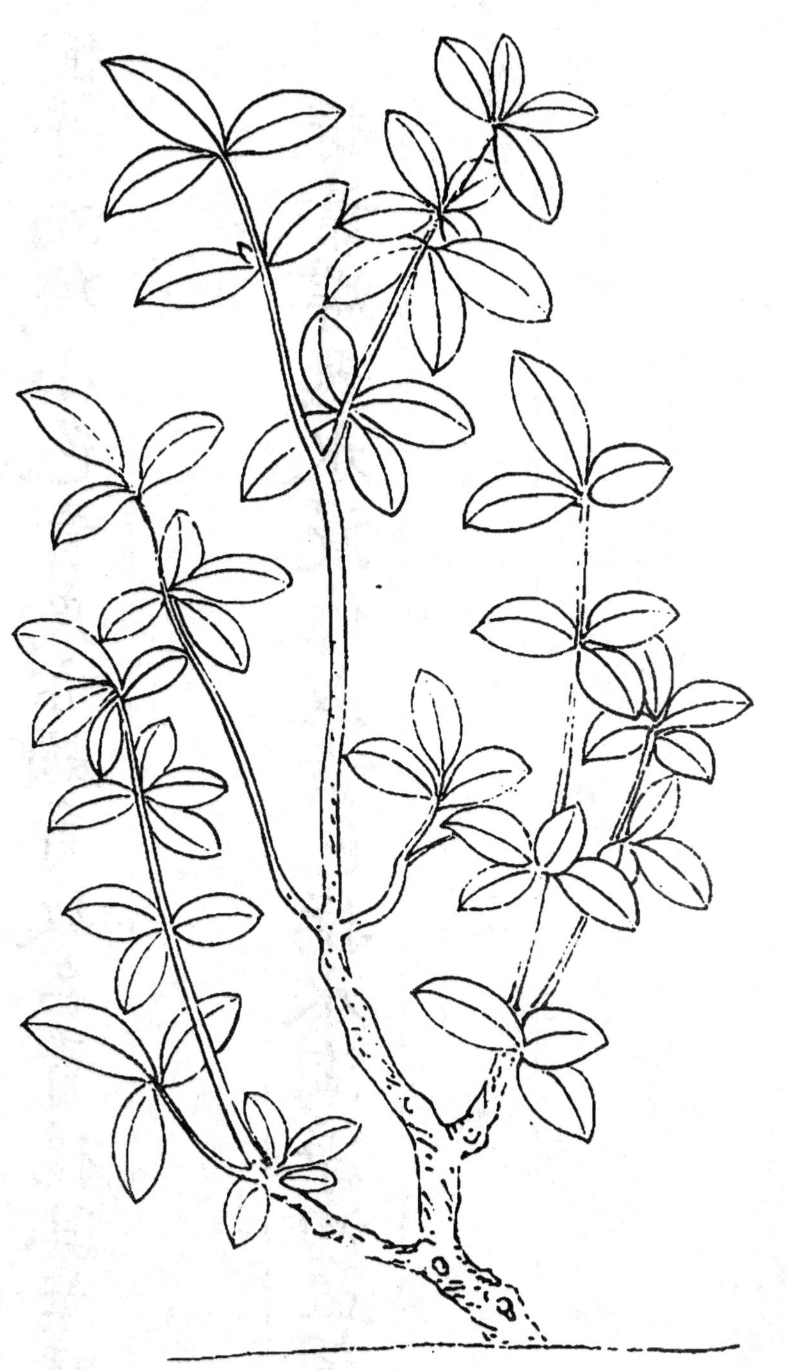

青楊樹在處有之今密縣山野間亦多有其樹高大葉似白楊樹葉而狹小色青皮亦頗青故名青楊其葉味微苦

救飢採葉煠熟水浸作成黃色換水淘淨油鹽調食

龍栢芽

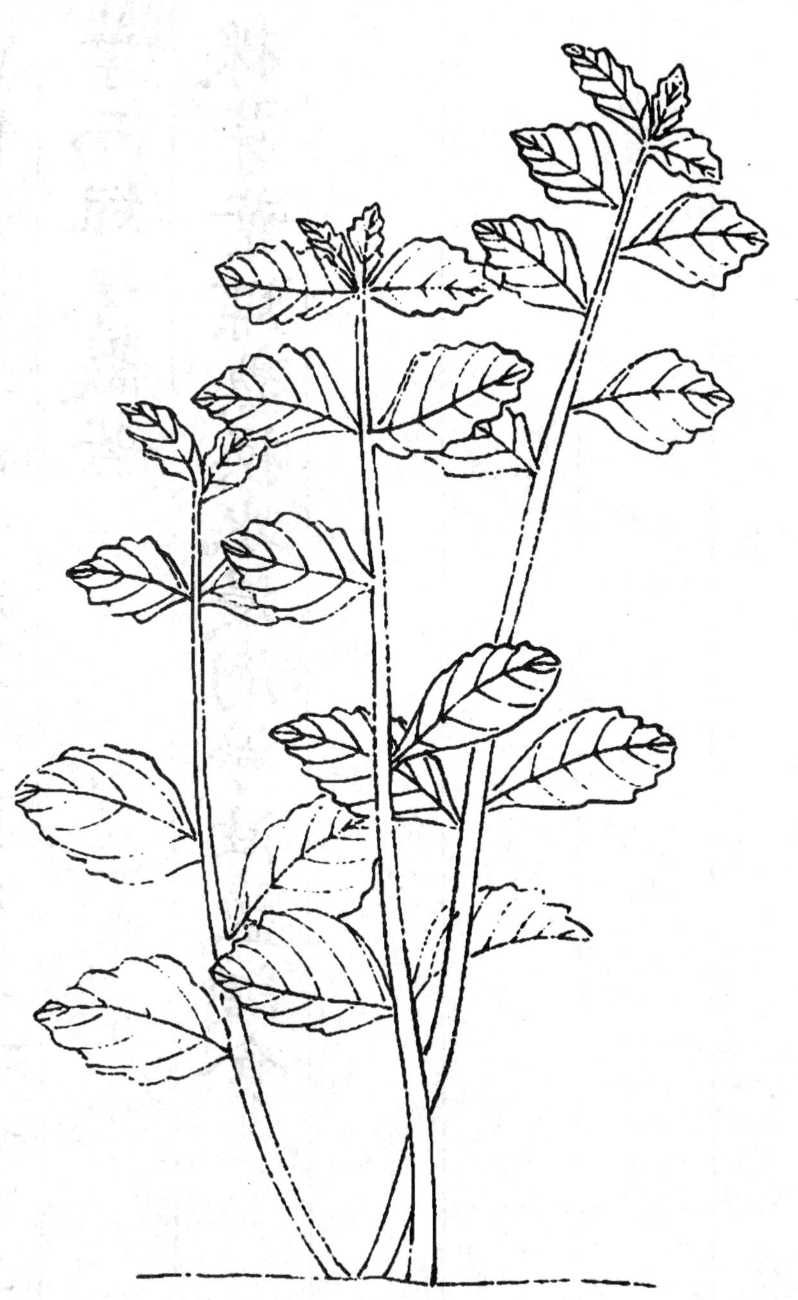

龍栢芽出南陽府馬鞍山中此木久則亦大葉似初生

橡櫟音歷小葉而短味微苦

救飢採芽葉煠熟換水浸淘淨油鹽調食

兜櫨樹

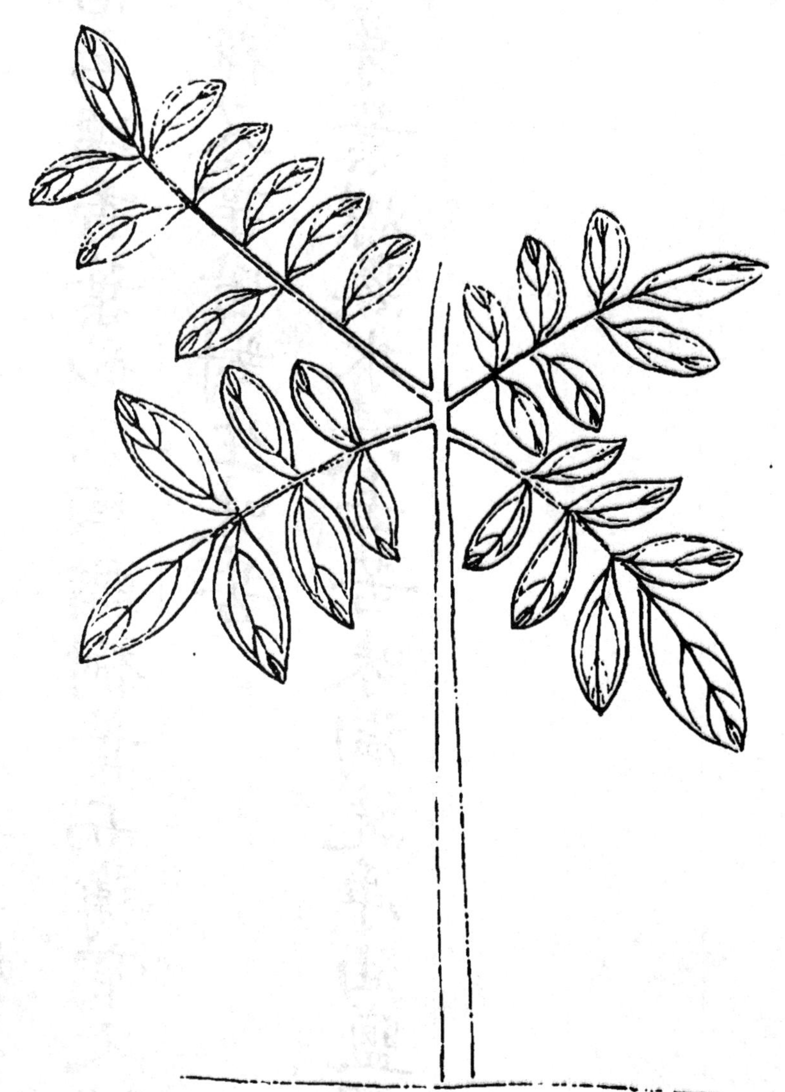

兜櫨樹生密縣梁家衝山谷中樹甚高大其木枯朽極透可作香焚俗名壞香葉似回回醋樹葉而薄窄又似花楸樹葉却少花叉葉皆對生味苦

救飢採嫩芽葉煠熟水浸去苦味淘洗淨油鹽調食

青岡樹

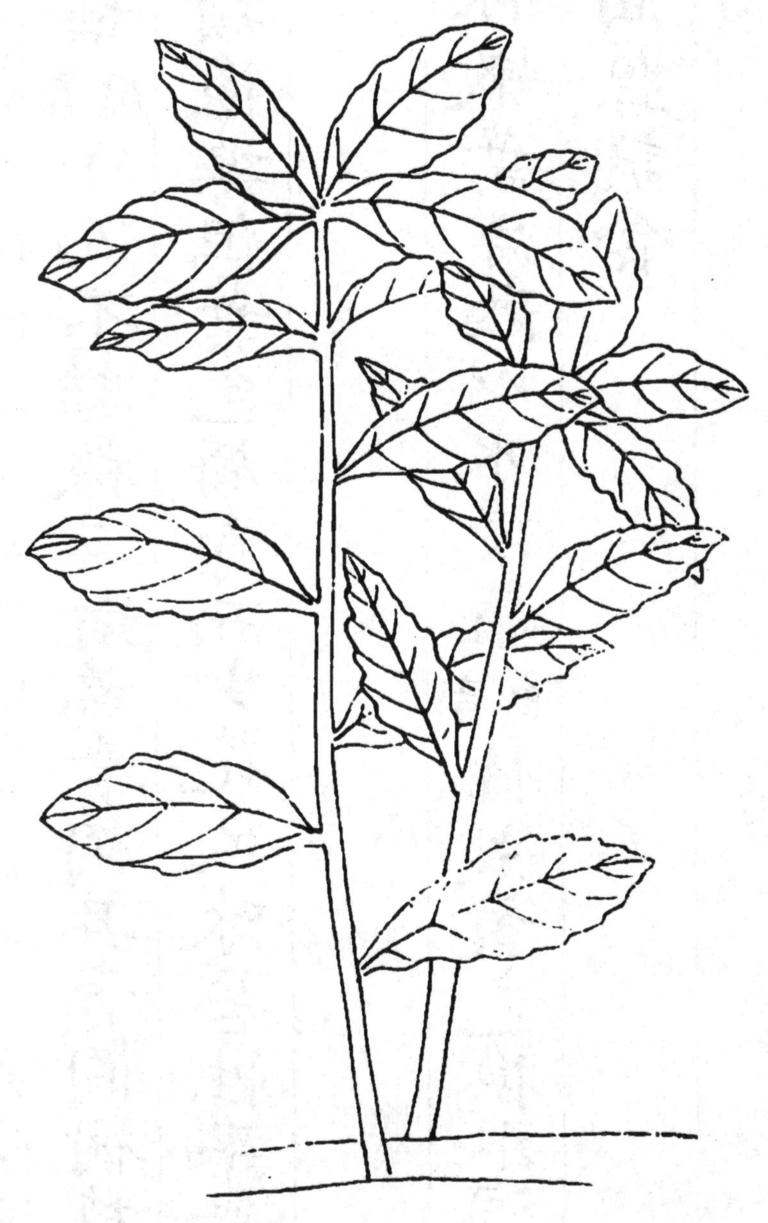

青岡樹舊不載所出州土今處處有之其木大而結橡斗者為橡櫟音歷小而不結橡斗者為青岡其青岡樹枝葉條幹皆類橡櫟但葉色頗青而少花叉味苦性平無毒

救飢採嫩葉煠熟以水浸淘淨油鹽調食

橝樹芽

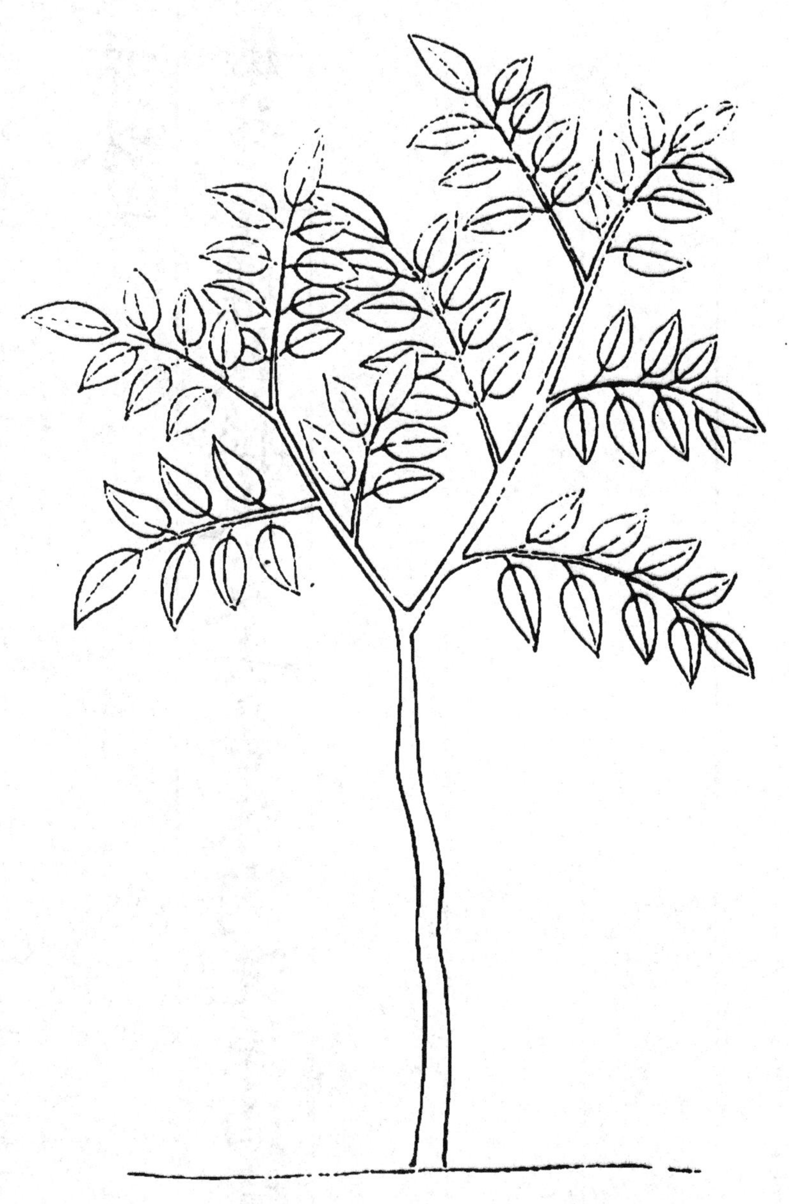

檀樹芽生密縣山野中樹高一二丈葉似槐葉而長大開淡粉紫花葉味苦

救飢 採嫩芽葉煠熟換水浸去苦味淘洗淨油鹽調食

山茶科

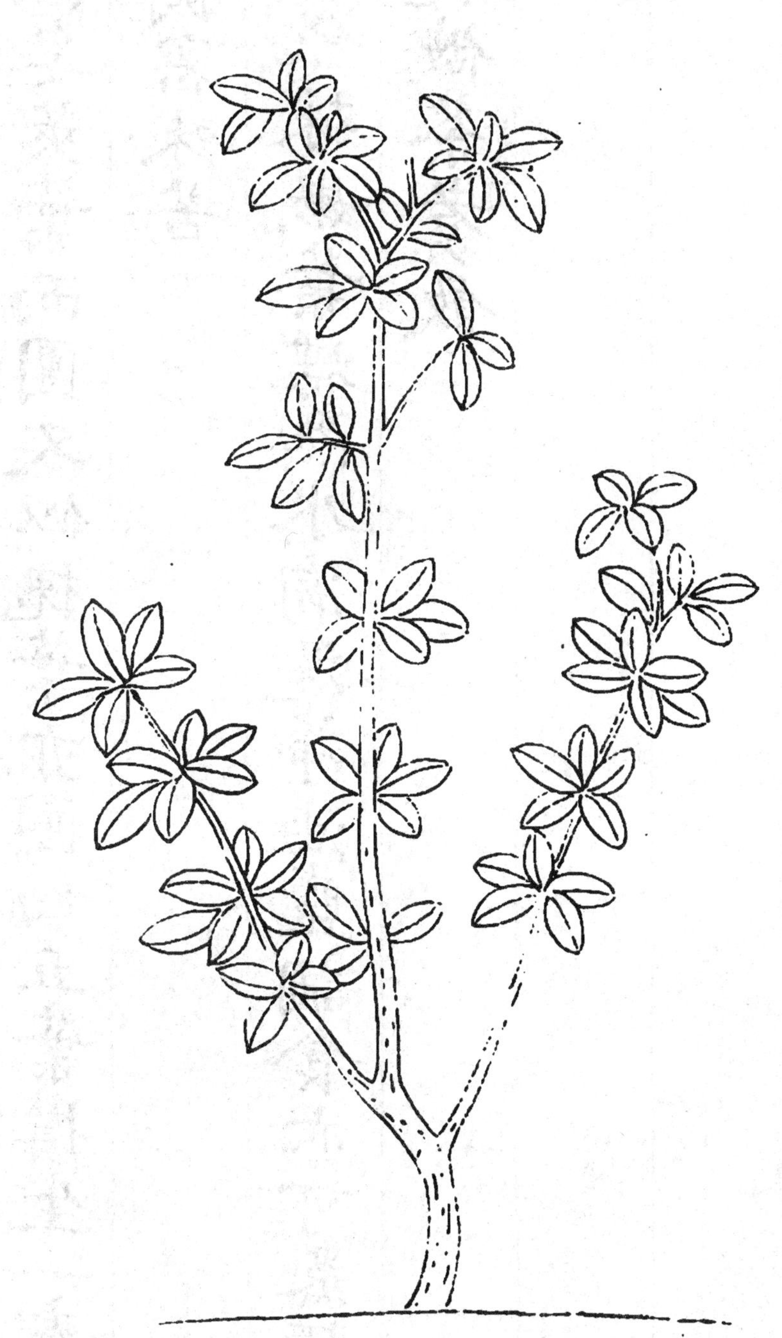

山茶科 生中牟土山田野中科條高四五尺枝梗灰白色葉似皂莢葉而團又似槐葉亦團四五葉攢生一處葉甚稠密味苦

救飢採嫩葉煠熟水淘洗淨油鹽調食亦可蒸晒乾做茶煮飲

木蔦

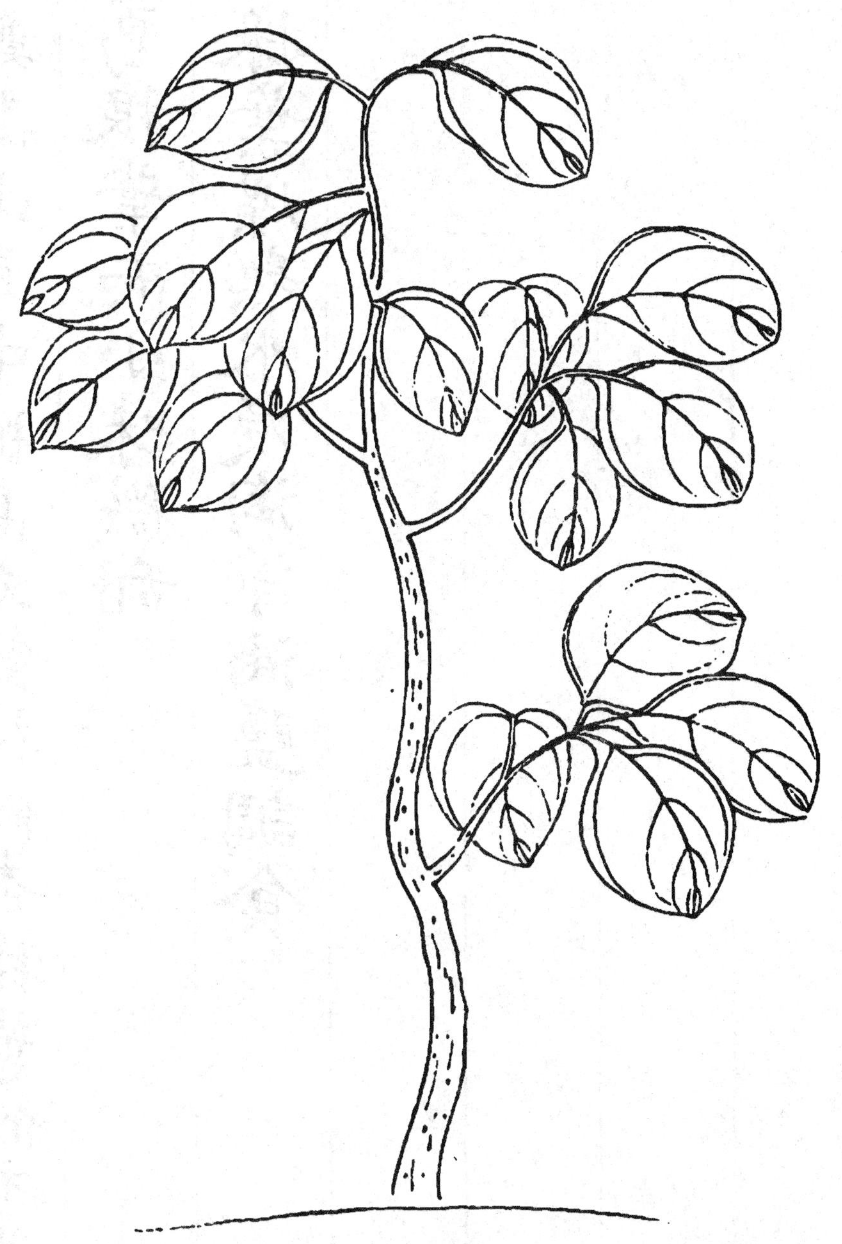

木葛生新鄭縣山野中樹高丈餘枝似杏枝葉似杏葉而團又似葛根葉而小味微甜

救飢採葉煠熟水浸淘淨油鹽調食

花楸樹

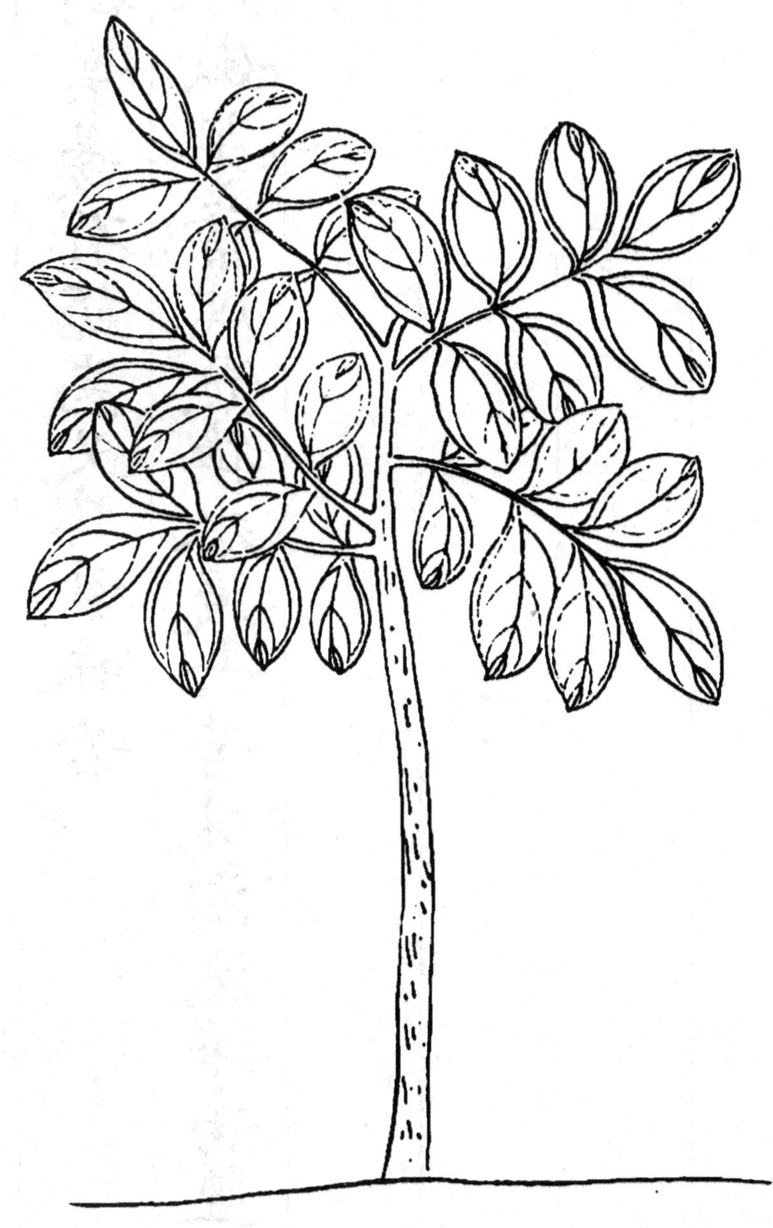

花楸樹生密縣山野中其樹高大葉似回回醋葉微薄
又似兜櫨樹葉邊有鋸齒义其葉味苦
救飢採嫩芽葉煠熟換水浸去苦味淘洗淨油鹽
調食

白辛樹

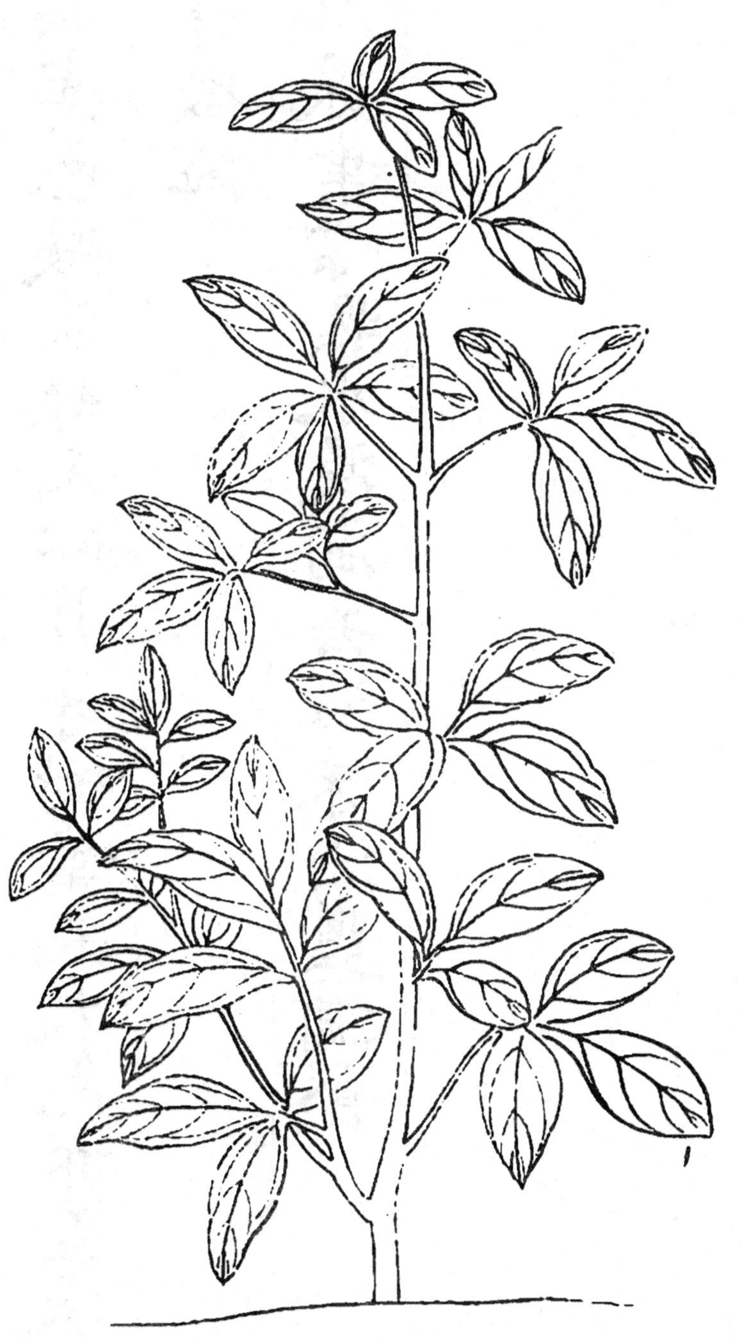

白辛樹生滎陽塔兒山岡野間樹高丈許葉似青檀樹葉頗長而薄色微淡緑又似月芽樹葉而大色亦差淡其葉味甘微澁

救飢採葉煠熟水浸淘去澁味油鹽調食

木欒樹

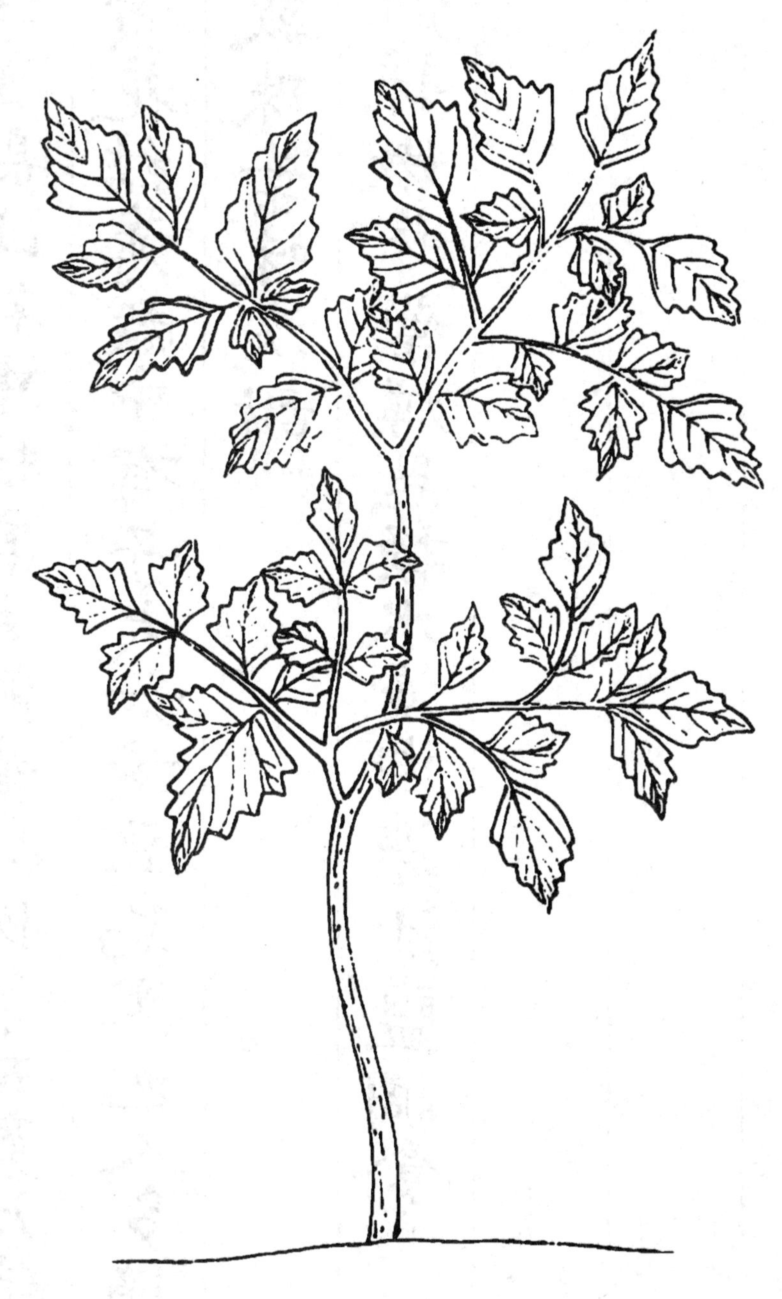

木欒樹生密縣山谷中樹高丈餘葉似楝葉而寛大稍薄開淡黃花結薄殼中有子大如豌豆烏黑色人多摘取串作數珠葉味淡甜

救飢採嫩芽葉煠熟換水浸淘淨油鹽調食

烏棱樹

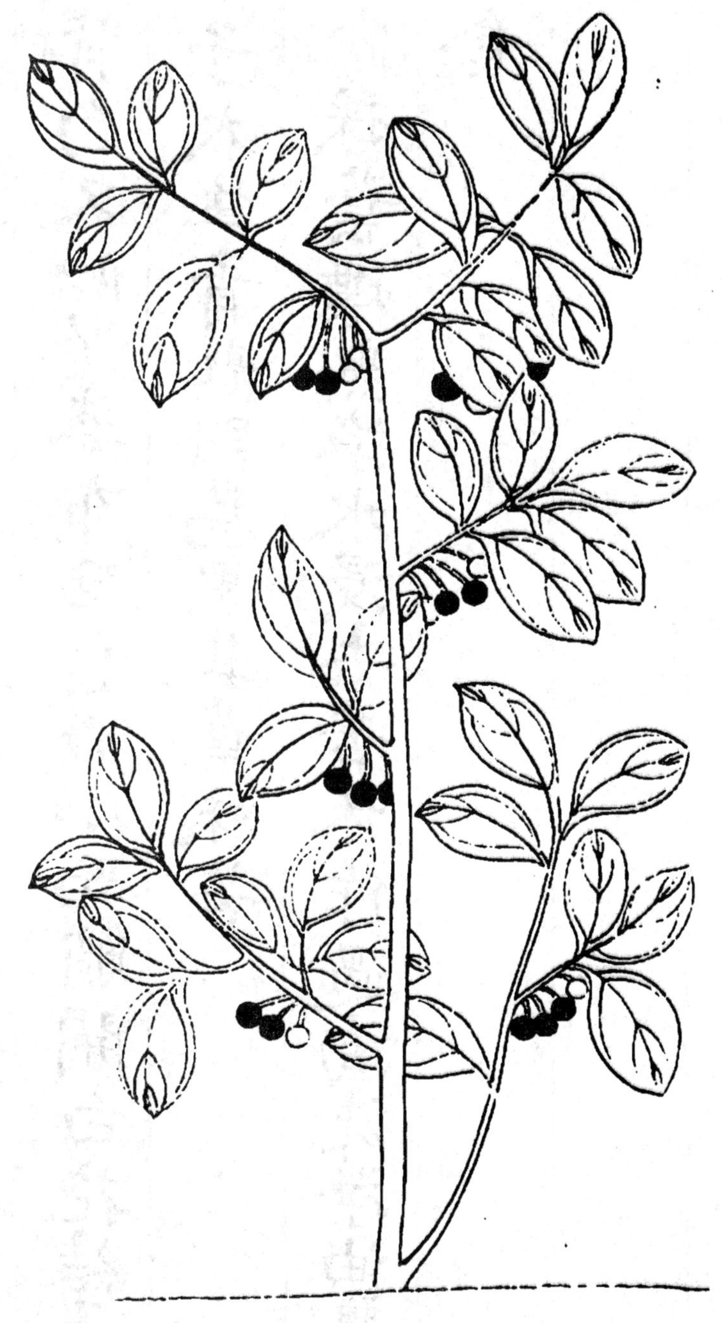

烏棱樹生密縣梁家衝山谷中樹高丈餘葉似省沽油樹葉而背白又似老婆布鞊葉微小而艄開白花結子如梧桐子大生青熟則烏黑其葉味苦

救飢採葉煠熟換水浸去苦味作過淘洗淨油鹽調食

刺楸樹

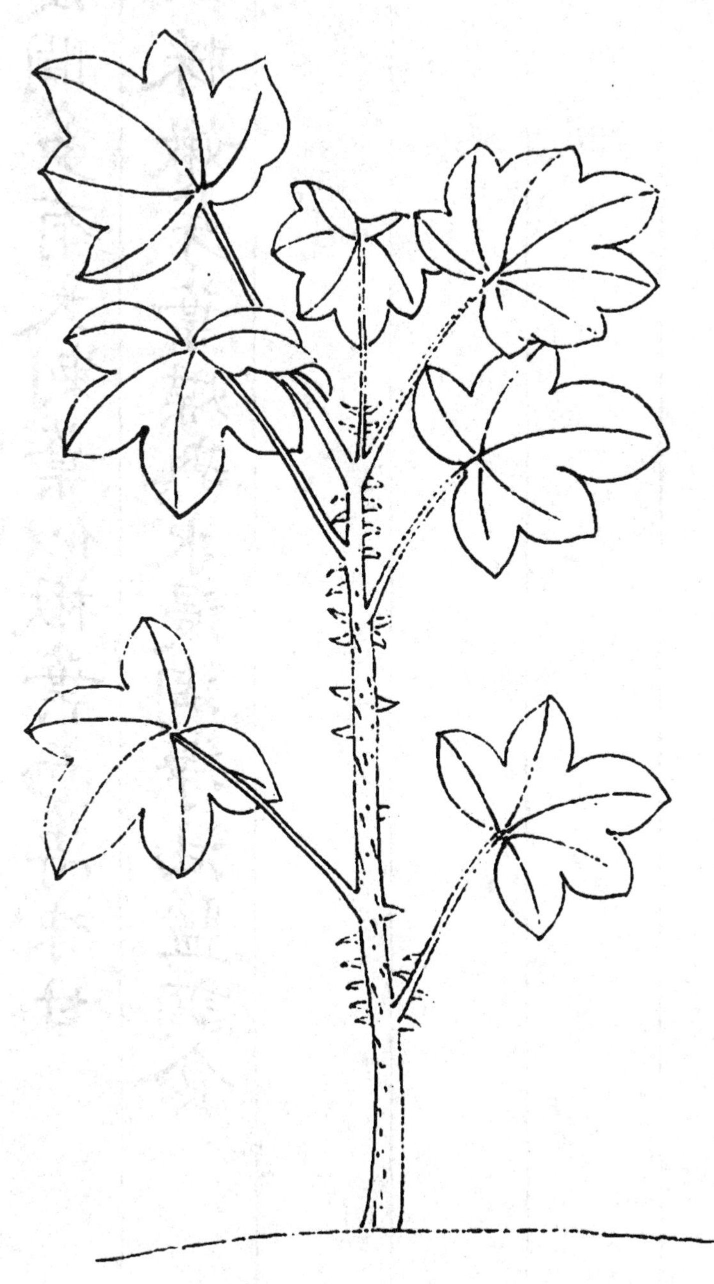

刺楸樹生密縣山谷中其樹高大皮色蒼白上有黄白斑斑枝梗間多有大刺葉似楸葉而薄味甘

救飢採嫩芽葉煠熟水浸淘淨油鹽調食

黄絲藤

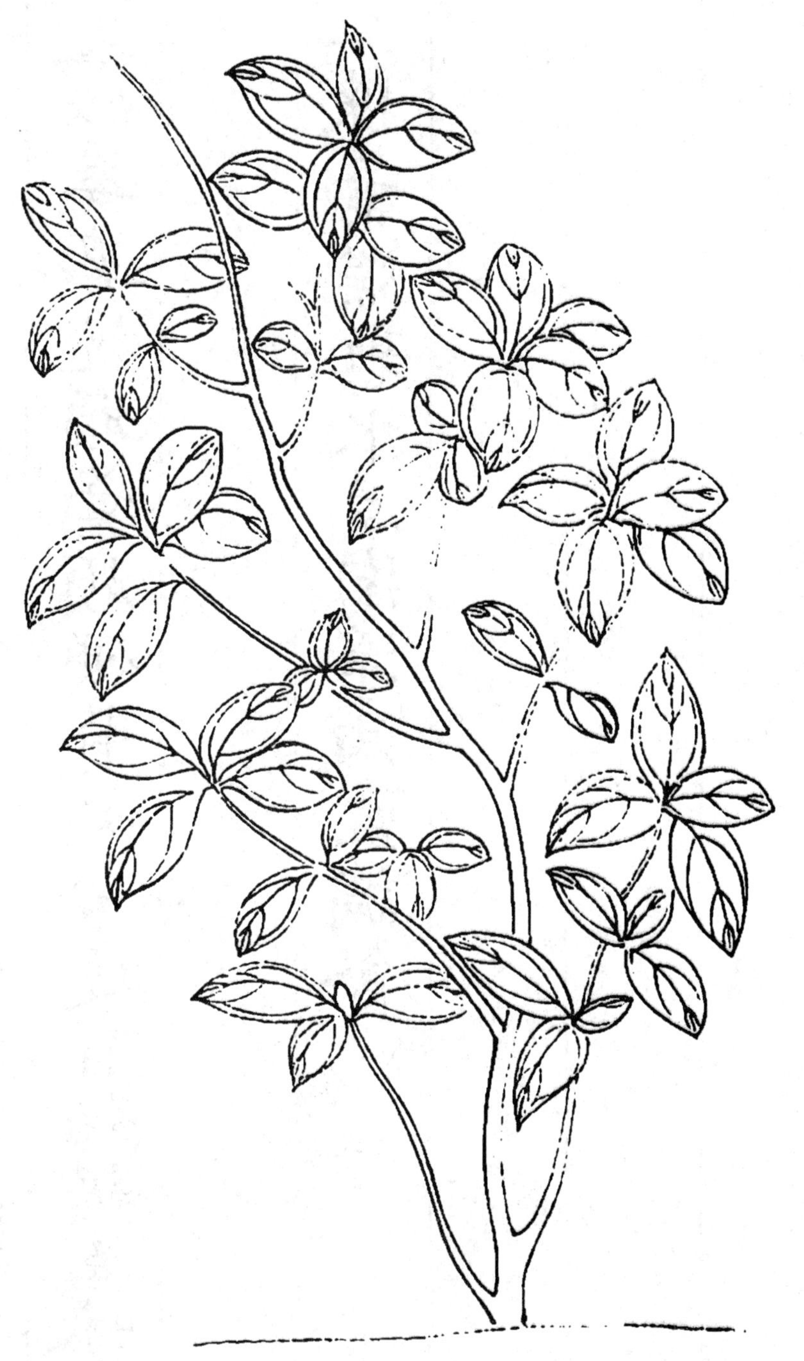

黄絲藤生輝縣太行山山谷中條類葛條葉似山格剌葉而小又似婆婆枕頭葉頗硬背微白邊有細鋸齒味甜

救飢採葉煠熟水浸淘淨油鹽調食

山格刺樹

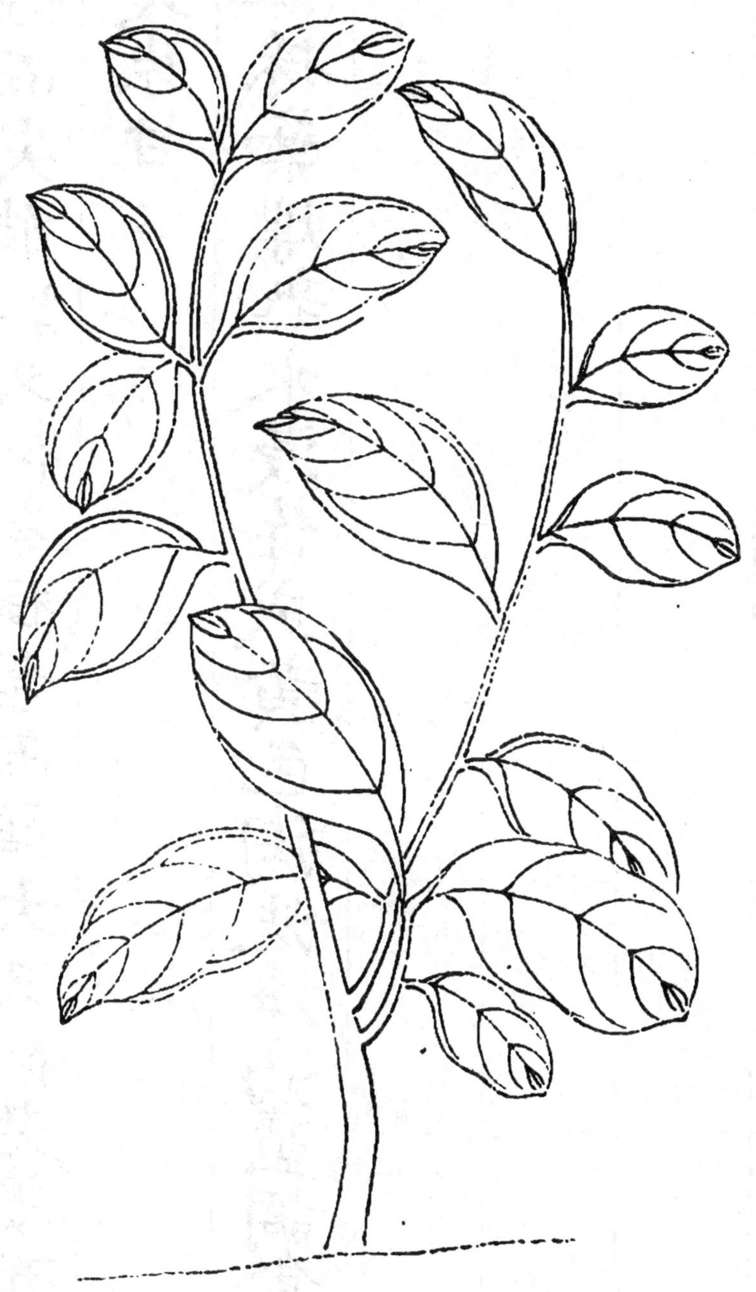

山格剌樹生密縣韶華山山野中作科條生葉似白槿樹葉頗短而尖艄音肖又似茶樹葉而闊大又似老婆布鞊葉亦大味甘

救飢採葉煠熟水浸作成黃色淘洗淨油鹽調食

𦬒樹

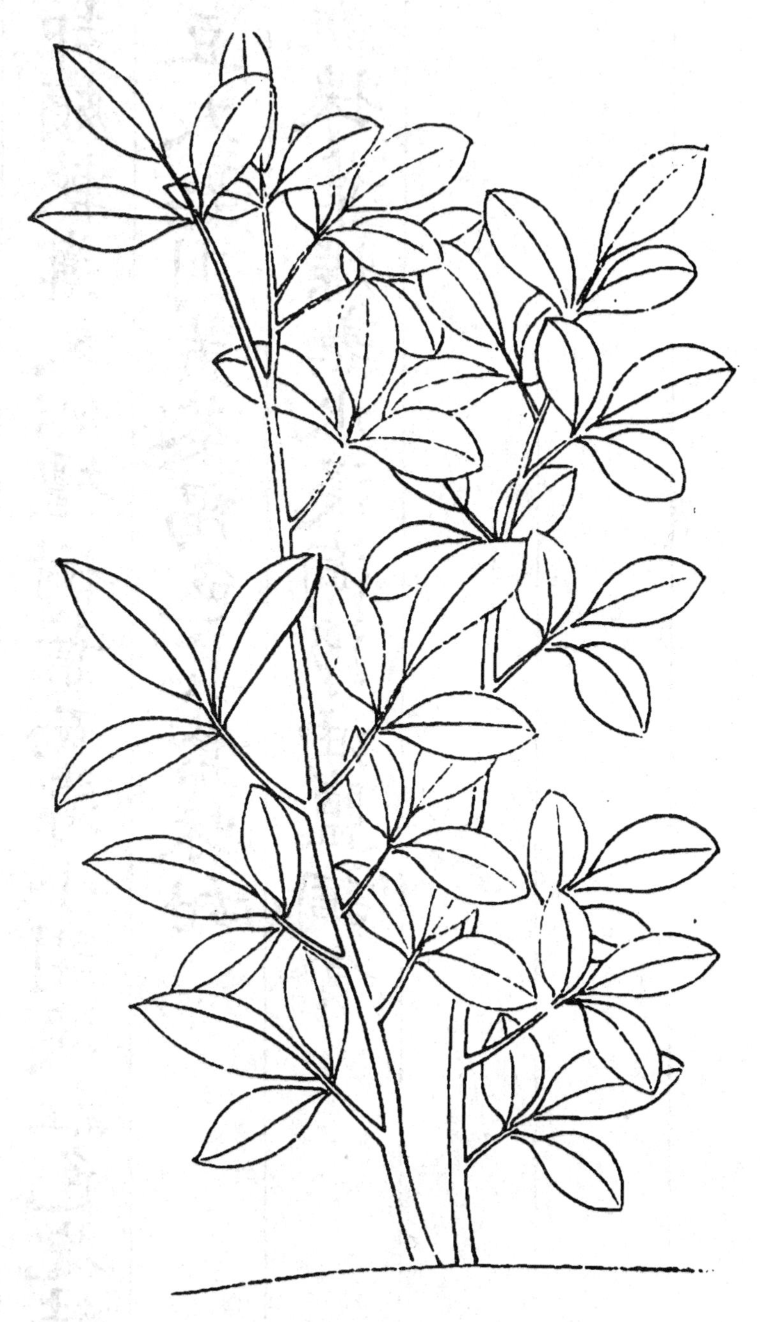

穢樹杭去聲　生輝縣太行山山谷中其樹高丈餘葉似槐葉而大却頗軟薄又似檀樹葉而薄小開淡紅色花結子如菉豆大熟則黄茶褐色其葉味甜

救飢採葉煠熟水浸淘淨油鹽調食

報馬樹

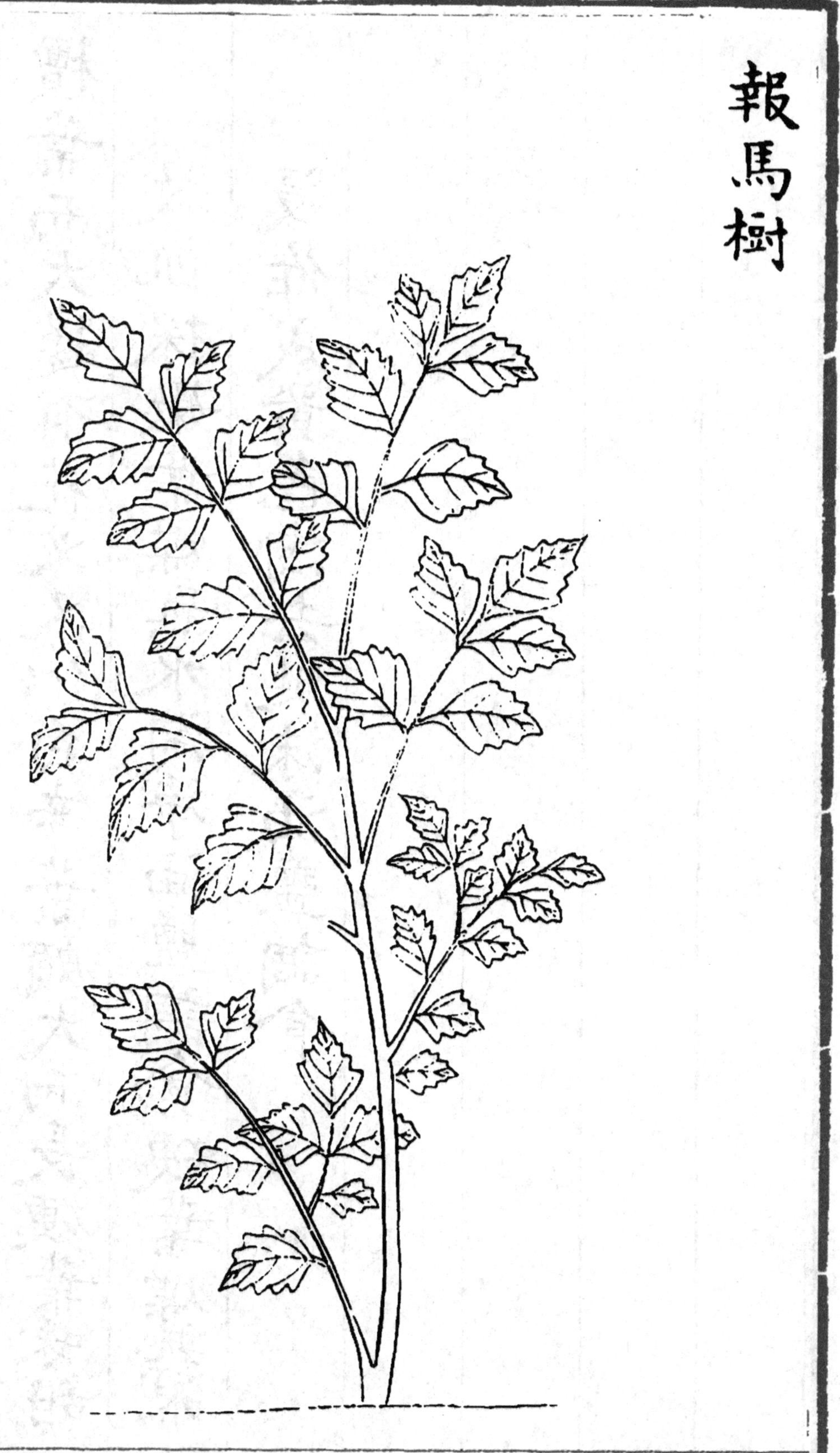

報馬樹生輝縣太行山山谷閒枝條似桑條色葉似青檀葉而大邊有花叉又似白辛葉頗大而長硬葉味甜

救飢採嫩葉煠熟水淘淨油鹽調食硬葉煠熟水浸作成黃色淘去涎沫油鹽調食

椵樹

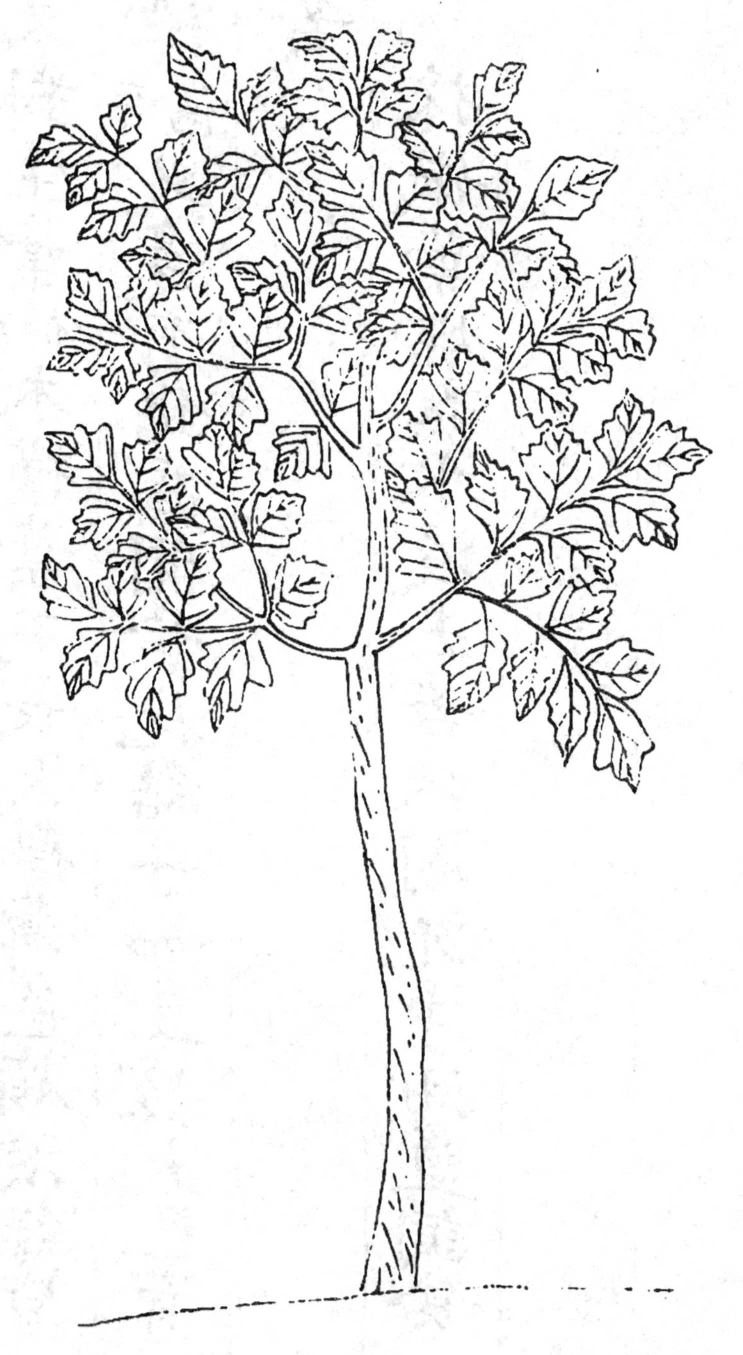

椵樹生輝縣太行山山谷間樹甚高大其木細膩可為卓器枝叉對生葉似木槿葉而長大微薄色頗淡緑皆作五花椏音鴉叉邊有鋸齒開黄花結子如豆粒大色青白葉味苦

救飢採嫩葉煠熟水浸去苦味淘洗淨油鹽調食

臭蕻

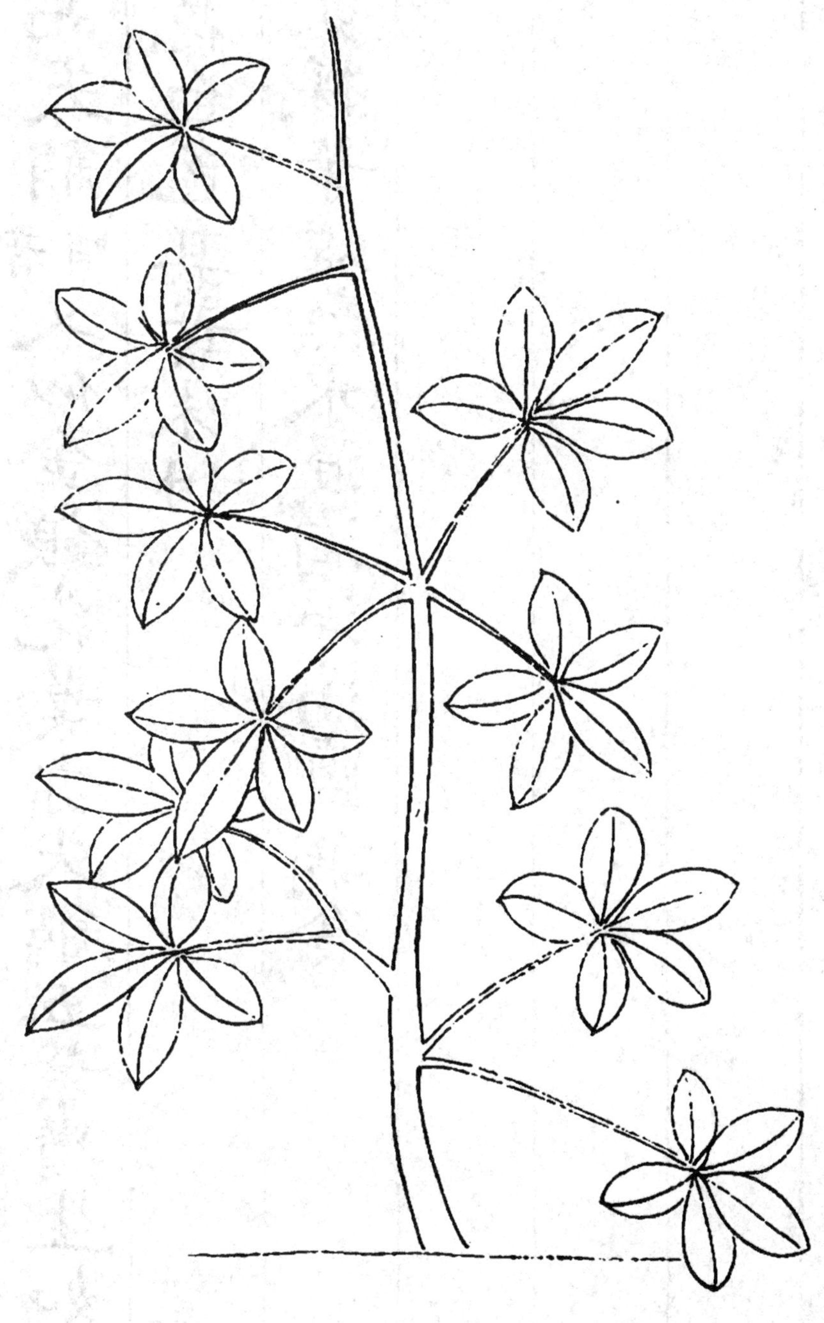

臭蕻蕻去聲 生密縣楊家衝山谷中科條高四五尺葉似杵瓜葉而尖艄音哨又似金銀花葉亦尖艄五葉攢生如一葉開花白色其葉味甜

救飢採葉煠熟水浸淘淨油鹽調食

堅莢樹

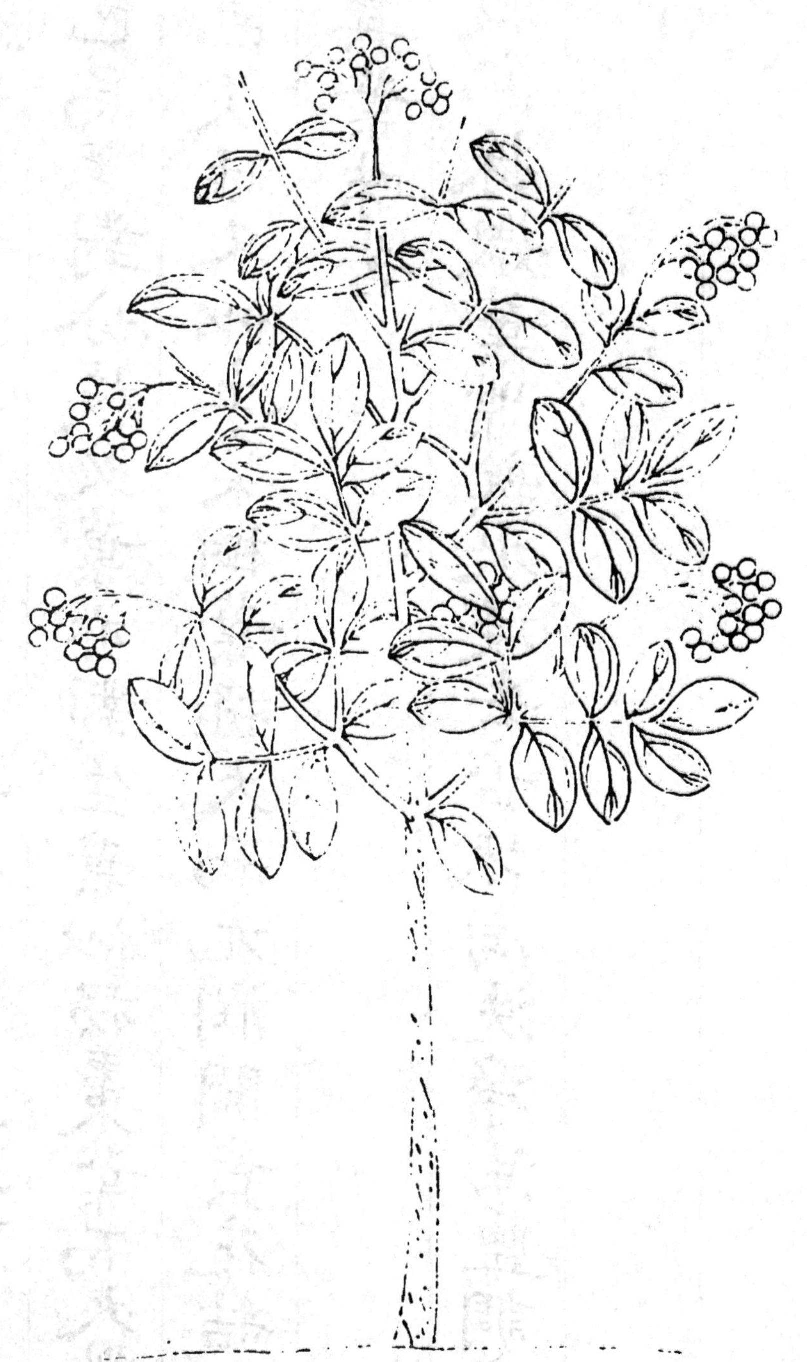

堅莢樹生輝縣太行山山谷中其樹枝幹堅勁可以作棒皮色烏黑對分枝叉葉亦對生葉似拐棗葉而大微薄其色淡緑又似土欒樹葉極大而光潤開黄花結小紅子其葉味苦

救飢採嫩葉煠熟水浸去苦味淘洗淨油鹽調食

臭竹樹

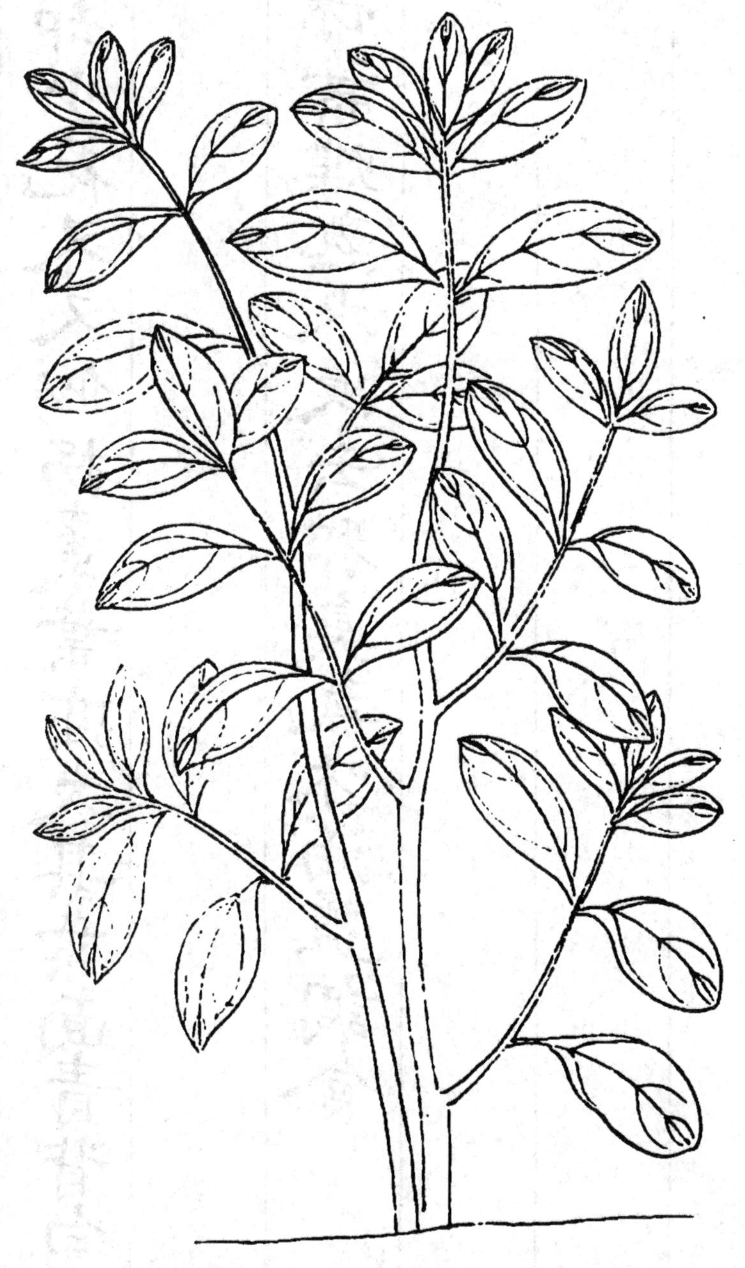

臭竹樹生輝縣太行山山野中樹甚高大葉似楸葉而厚頗艄音哨却少花叉又似楊㯃葉亦大其葉面青背白味甜

救飢 採葉煠熟水浸去邪臭氣味油鹽調食

馬魚兒條

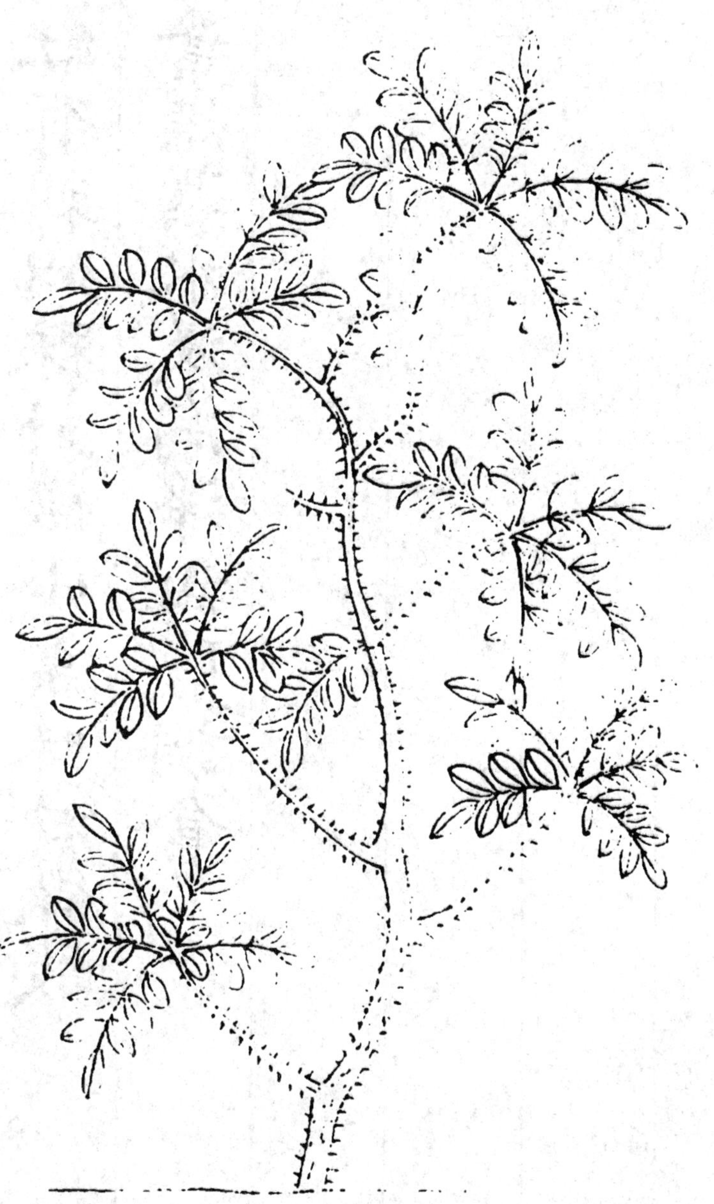

馬魚兒條　俗名山皂角生荒野中葉似初生刺蘼花葉而小枝梗色紅有刺似棘針微小葉味甘微酸

救飢　採葉爍熟水浸淘淨油鹽調食

老婆布黏

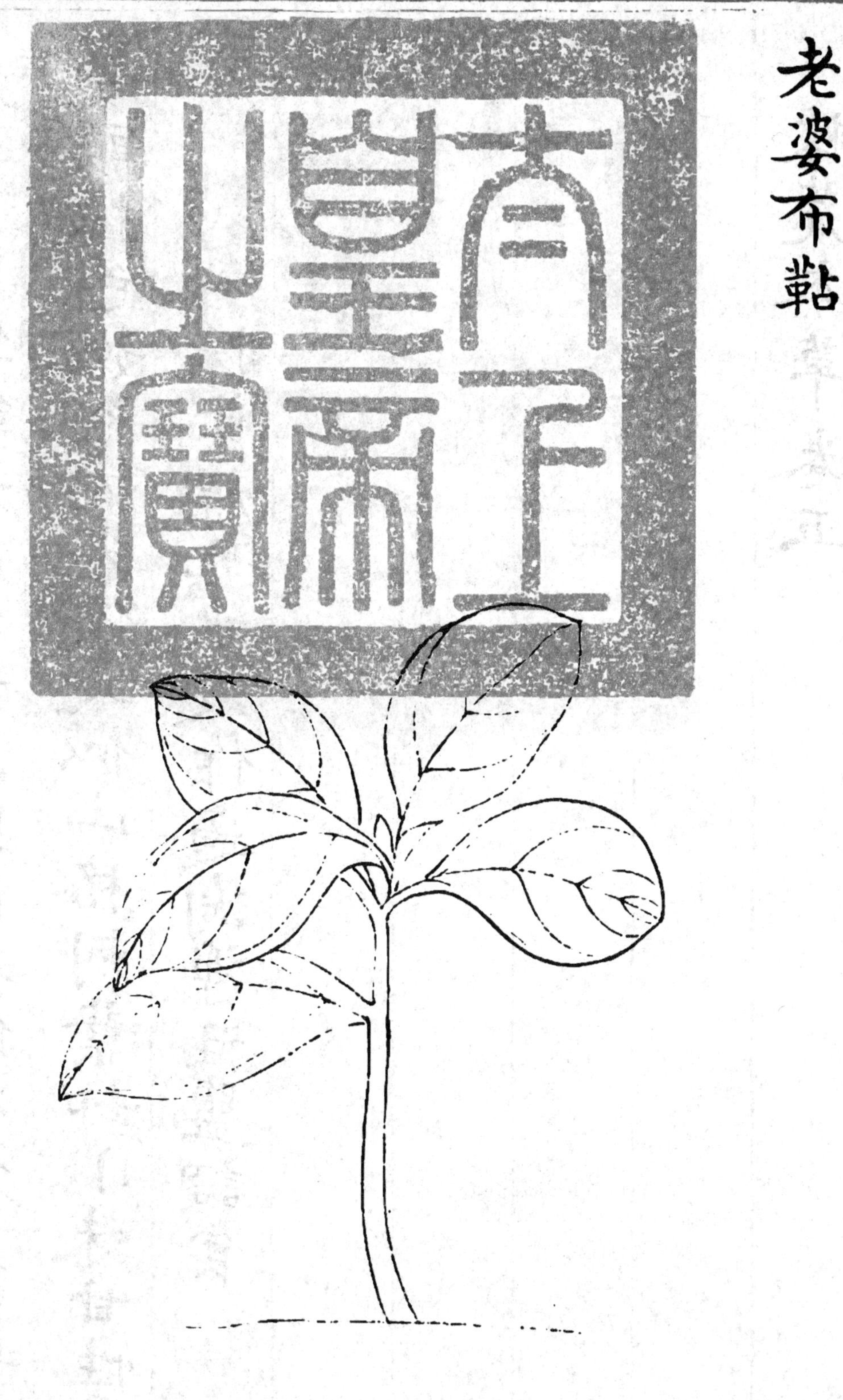

老婆布鞊生鈞州風谷頂山野間科條淡蒼黄色葉似匙頭樣色嫩緑而光俊又似山格刺葉却小味甘性平

救飢採葉煠熟水浸作過淘淨油鹽調食

救荒本草卷五

總校官編修臣朱鈐
校對官中書臣程炎
謄録監生臣李秉德

明·朱橚撰

救荒本草（三）

中国书店

詳校官原任侍講臣王燕緒

救荒本草卷六

明　朱　橚　撰

木部

實可食

葉及實皆可食

花可食

花葉皆可食

花葉實皆可食

葉皮及實皆可食

笋可食

米穀部

實可食

麩核樹

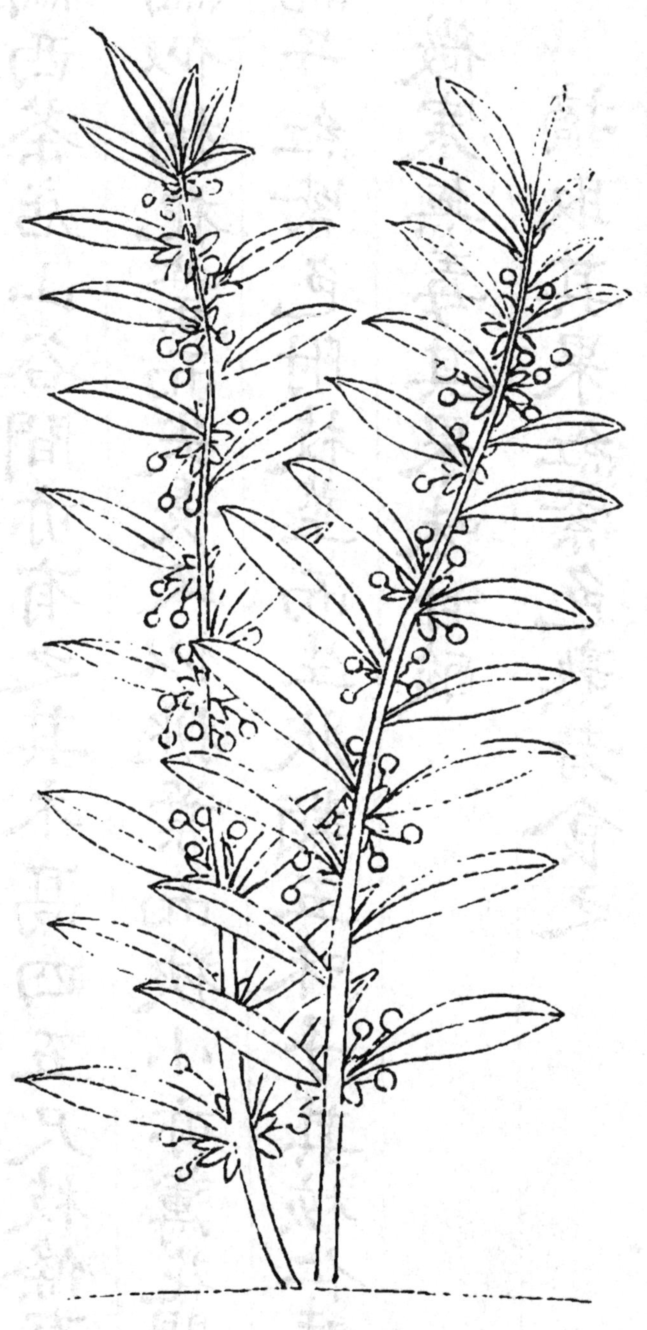

𣗥梂樹俗名𣗥李子生函谷川谷及巴西河東皆有今古堉關西茶店山谷間亦有之其木高四五尺枝條有刺葉細似枸杞葉而尖長又似桃葉而狹小亦薄花開白色結子紅紫色附枝莖而生狀類五味子其梂仁味甘性温微寒無毒其果味甘酸

救飢 摘取其果紅紫色熟者食之

治病 文具本草木部條下

酸棗樹

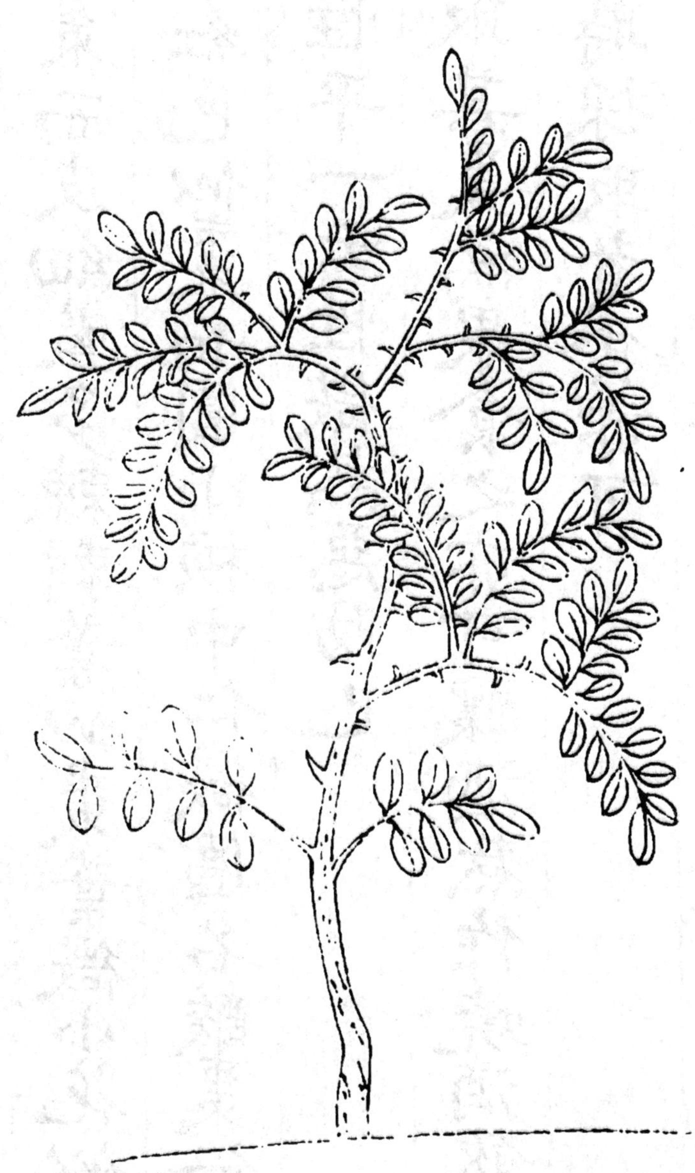

酸棗樹　爾雅謂之樲棗出河東川澤今城壘坡野間多有之其木似棗而皮細莖多棘刺葉似棗葉微小花似棗花結實紫紅色似棗而圓小核中仁微匾名酸棗仁入藥用味酸性平一云性微熱惡防已

救飢　採取其棗為果食之亦可釀酒熬作燒酒飲未紅熟時採取煑食亦可

治病　文具本草木部條下

橡子樹

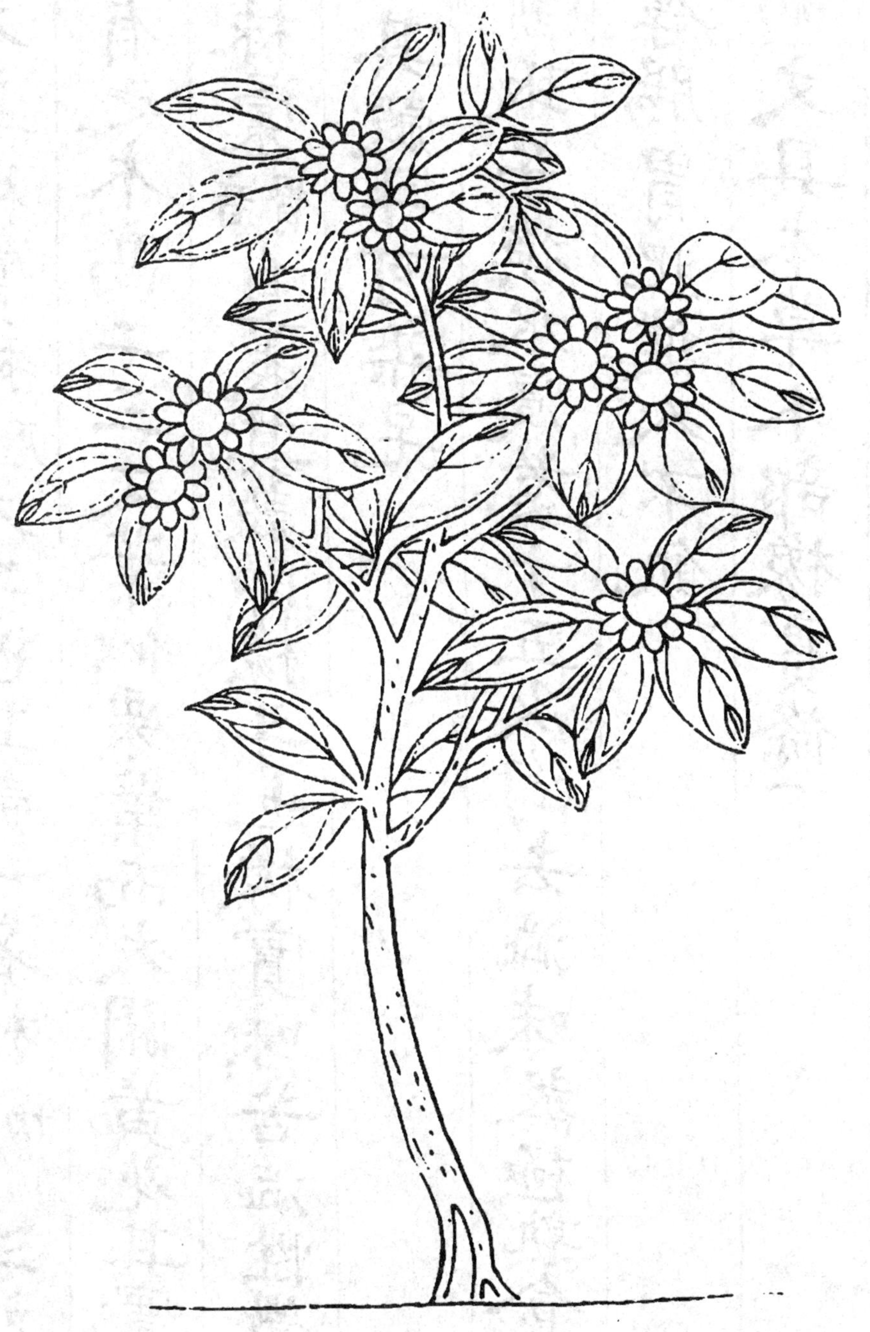

橡子樹 本草橡實櫟音歷木子也其殼一名杼土與切斗所在山谷有之木高二三丈葉似栗葉而大開黃花其實橡也有梂彙音胃自裹其殼即橡斗也橡實味苦澁性微溫無毒其殼斗可染皂

救饑 取子換水浸煑十五次淘去澁味蒸極熟食之厚腸胃肥健人不饑

治病 文具本草木部橡實條下

荆子

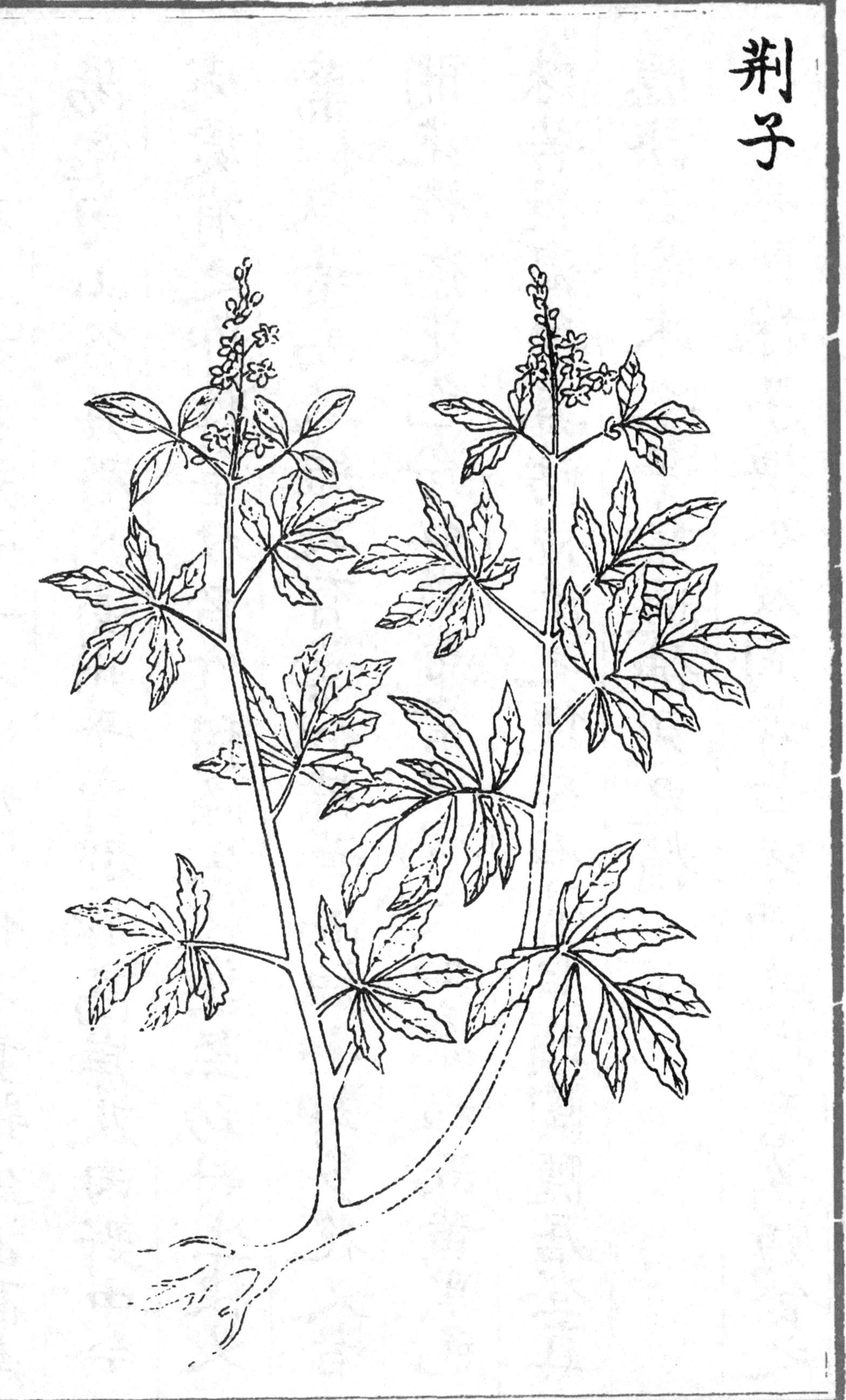

荊子本草有牡荊實一名小荊實俗名黄荊生河間南陽宛句山谷并眉州蜀州平壽都鄉髙岸及田野中今處處有之即作箠杖者作科條生枝莖堅勁對生枝乂葉似麻葉而踈短又有葉似檁葉而短小却多花乂者開花作穗花色粉紅微帶紫結實大如黍粒而黄黑色味苦性温無毒防風為之使惡石膏烏頭陶隱居登真隱訣云荊木之華葉通神見鬼精

救飢　採子换水浸淘去苦味晒乾擣磨為麪食之

治病文具本草木部壯荆實條下

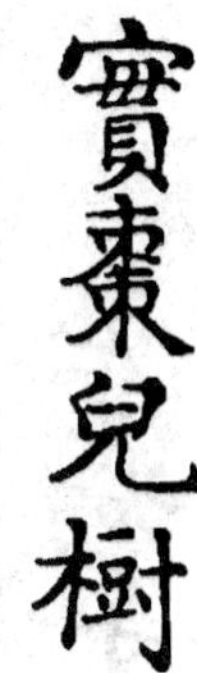

實棗兒樹

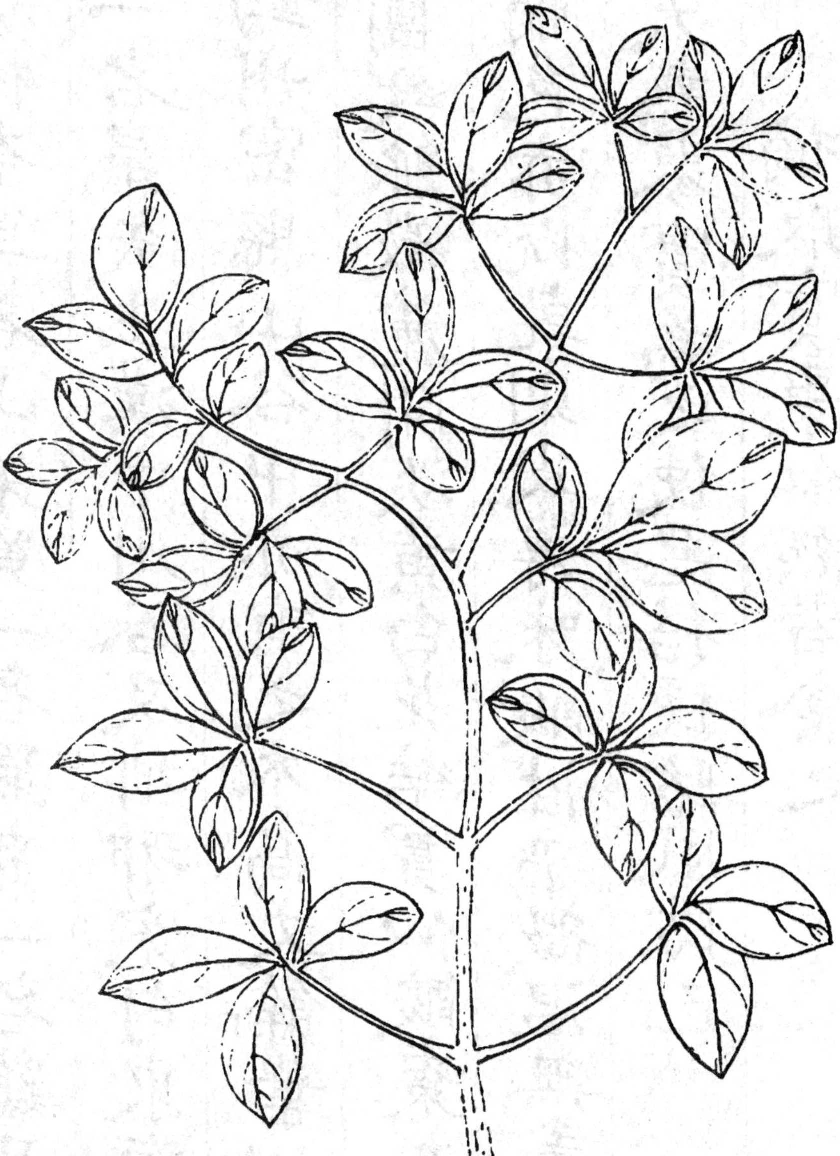

實棗兒樹本草名山茱萸一名蜀棗一名鷄足一名鬾音妓實一名鼠矢生漢中川谷及瑯琊宛句東海承縣海州今鈞州密縣山谷中亦有之木高丈餘葉似榆葉而寛稍團紋脈微麄開淡黃白花結實似酸棗大微長兩頭尖艄色赤既乾則皮薄味酸性平微溫無毒一云味鹹辛大熱蓼實為之使惡桔梗防風防己

救飢　摘取實棗紅熱者食之

治病　文具本草木部山茱萸條下

孩兒拳頭

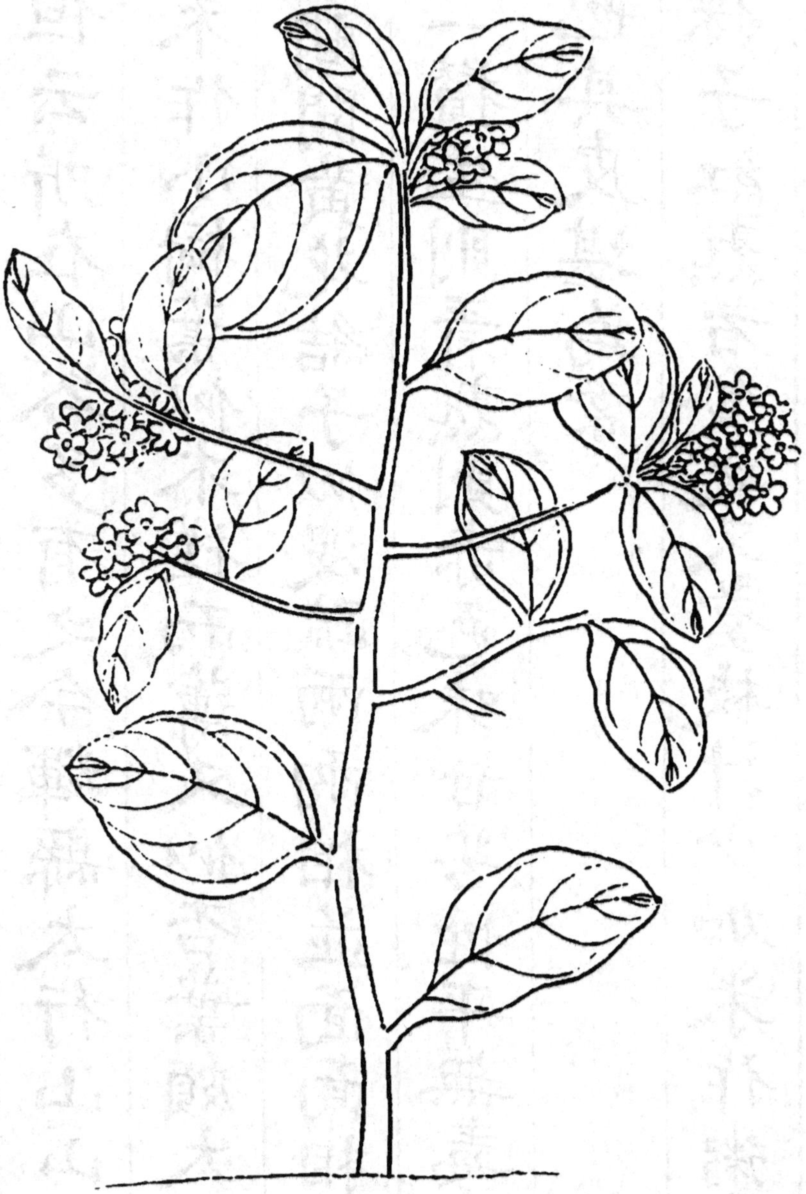

孩兒拳頭　本草名莢蒾音迷一名擊蒾一名弄先舊不著所出州土但云所在山谷多有之今輝縣太行山山野中亦有其木作小樹葉似木槿而薄又似杏葉頗大亦薄澁枝葉間開黄花結子似溲疏兩兩相並面面相對數對共為一攢生則青熟則赤色味甘苦性平無毒蓋櫃榆之類也其皮堪為索

救飢　採子紅熟者食之又煑枝汁少加米作粥甚美

青舍子條

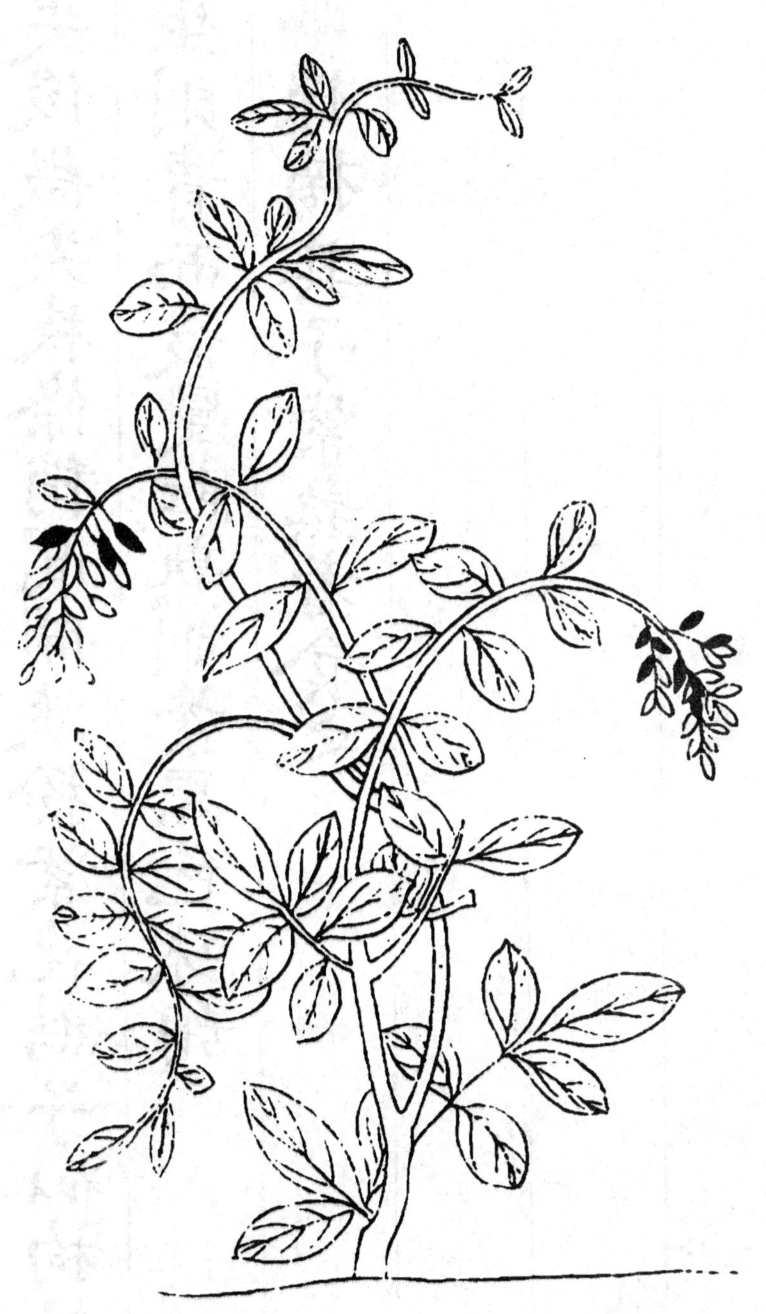

青舍子條 生密縣山谷間科條微帶柿黄色葉似胡枝子葉而尖後微尖枝條稍間開淡粉紫花結子似枸杞子微小生則青而後變紅熟則紫黑色味甜

救飢 採摘其子紫熟者食之

山梨樹

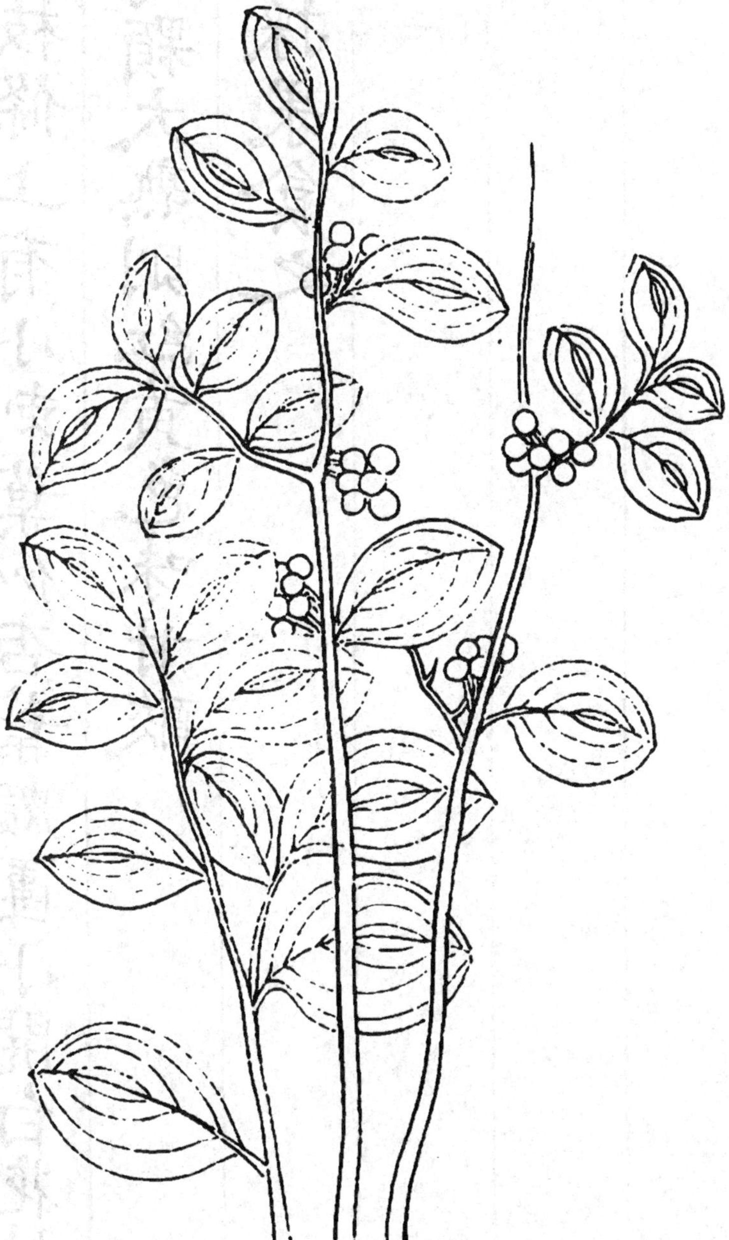

山梨樹一名金剛樹又名鐵刷子生鈞州山野中科條高三四尺枝條上有小刺葉似杏葉頗團小開白花結實如葡萄顆大熟則紅黃色味甘酸

救飢　採果食之

山裏果兒

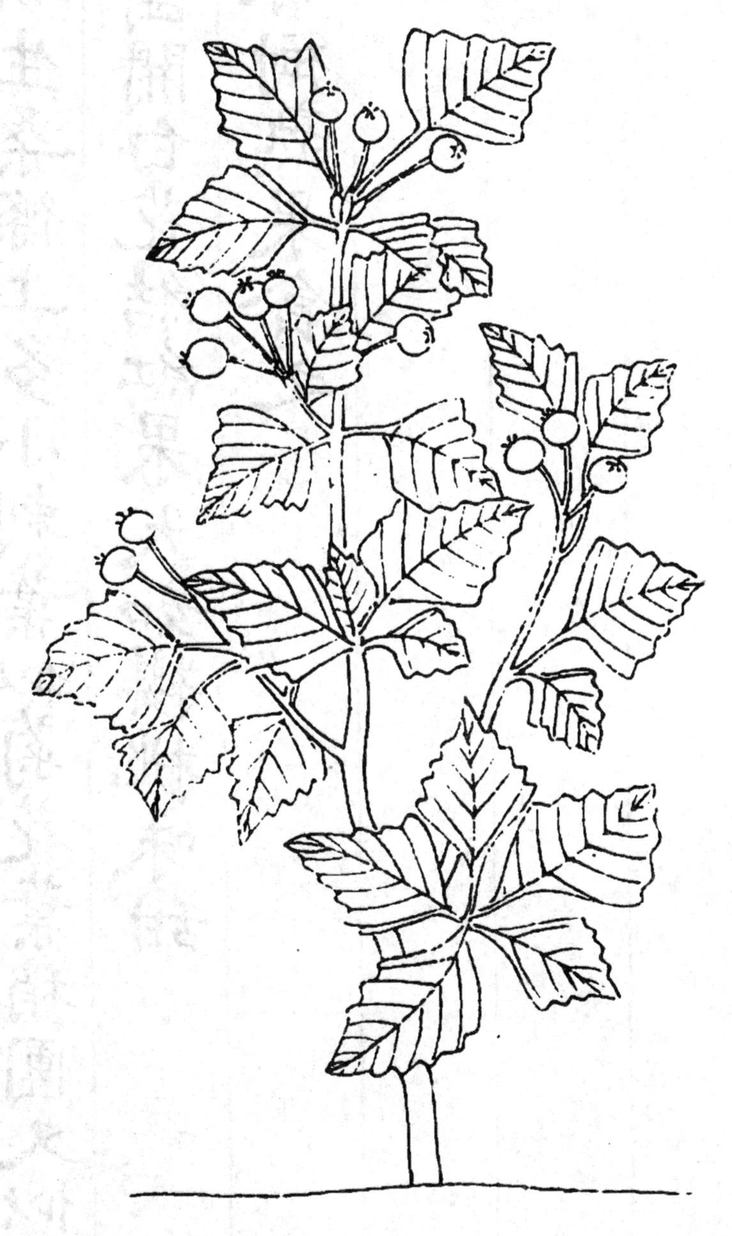

山裏果兒一名山裏紅又名映山紅果生新鄭縣山野中枝莖似初生桑條上多小刺葉似菊花葉稍團又似花桑葉亦團開白花結紅果大如櫻桃味甜

救飢　採樹熟果食之

無花果

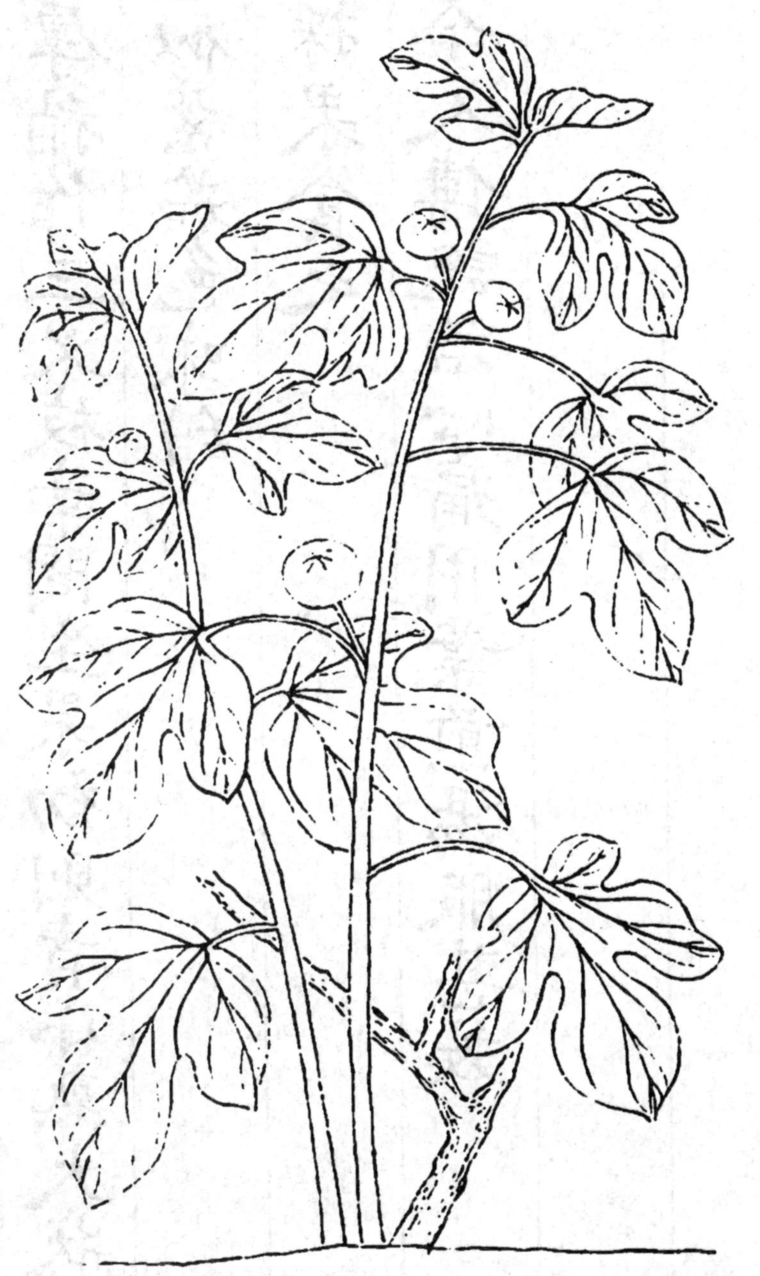

無花果生山野中今人家園圃中亦栽葉形如葡萄葉頗長硬而厚稍作三叉枝葉間生果初則青小熟大狀如李子色似紫茄色味甜

救飢 採果食之

治病 今人傳說治心痛用葉煎湯服甚效

白棠子樹

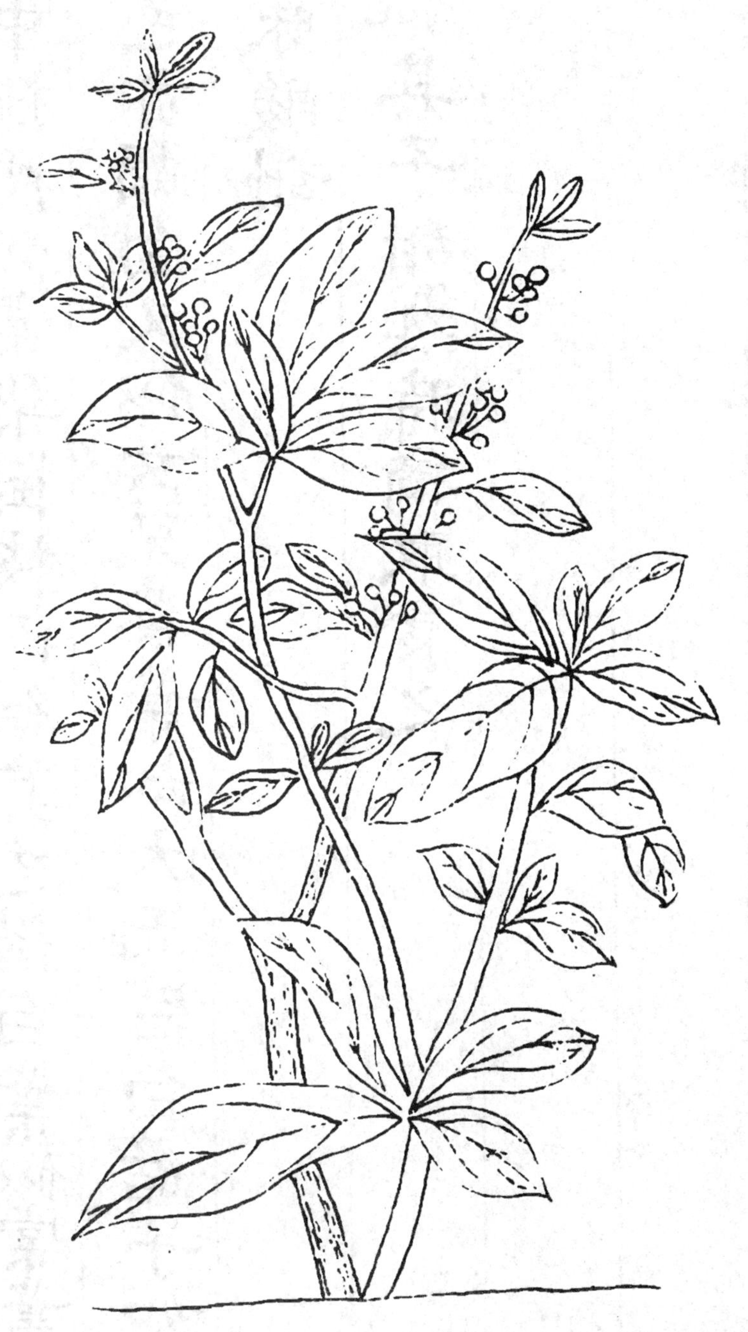

白棠子樹一名沙棠棃兒一名羊㛅㛅子樹又名剪子果生荒野中枝梗似棠棃樹枝而細其色微白葉似棠葉而窄小色亦頗白又似女兒茶葉却大而皆白結子如豌豆大味酸甜

救飢　其子甜熟時摘取食之

拐棗

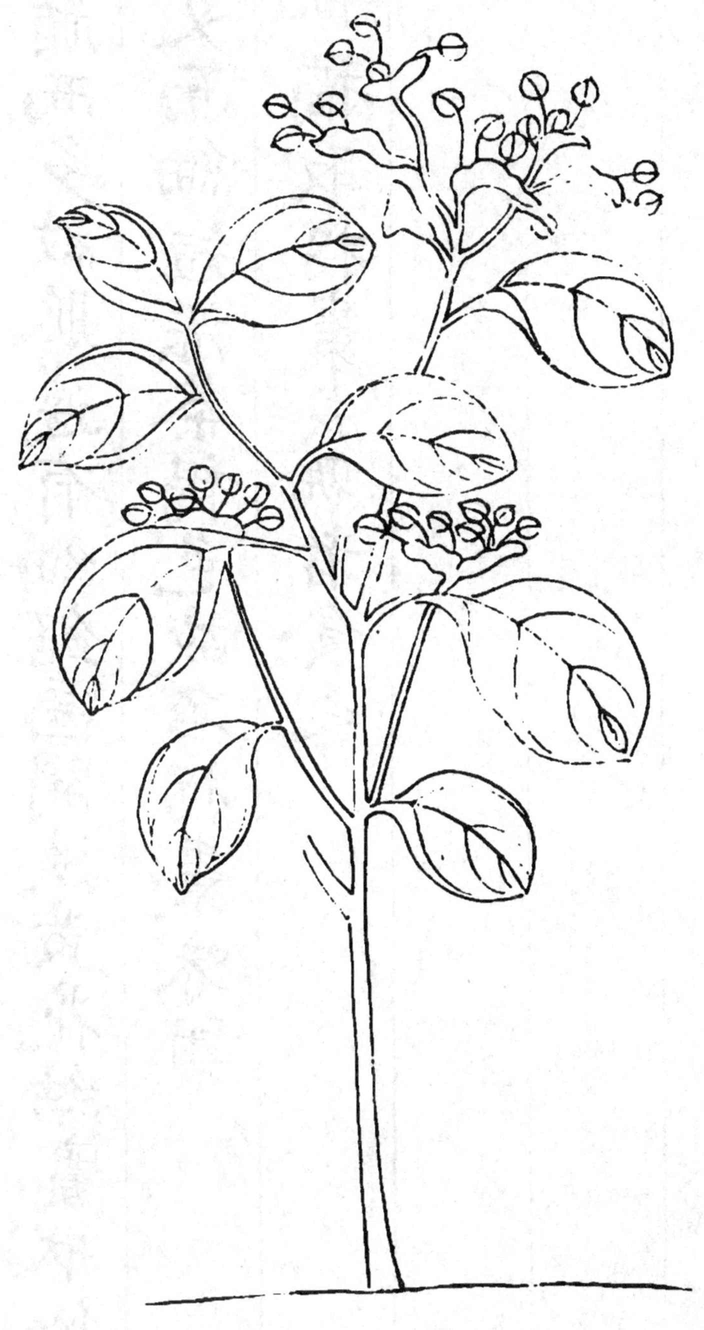

拐棗上古買切　生密縣梁家衝山谷中葉似楮葉而無花又却更尖艄而多紋脈邊有細鋸齒開淡黄花結實狀似生菱拐义而細短深茶褐色故名拐棗味甜

救飢　摘取拐棗成熟者食之

木桃兒樹

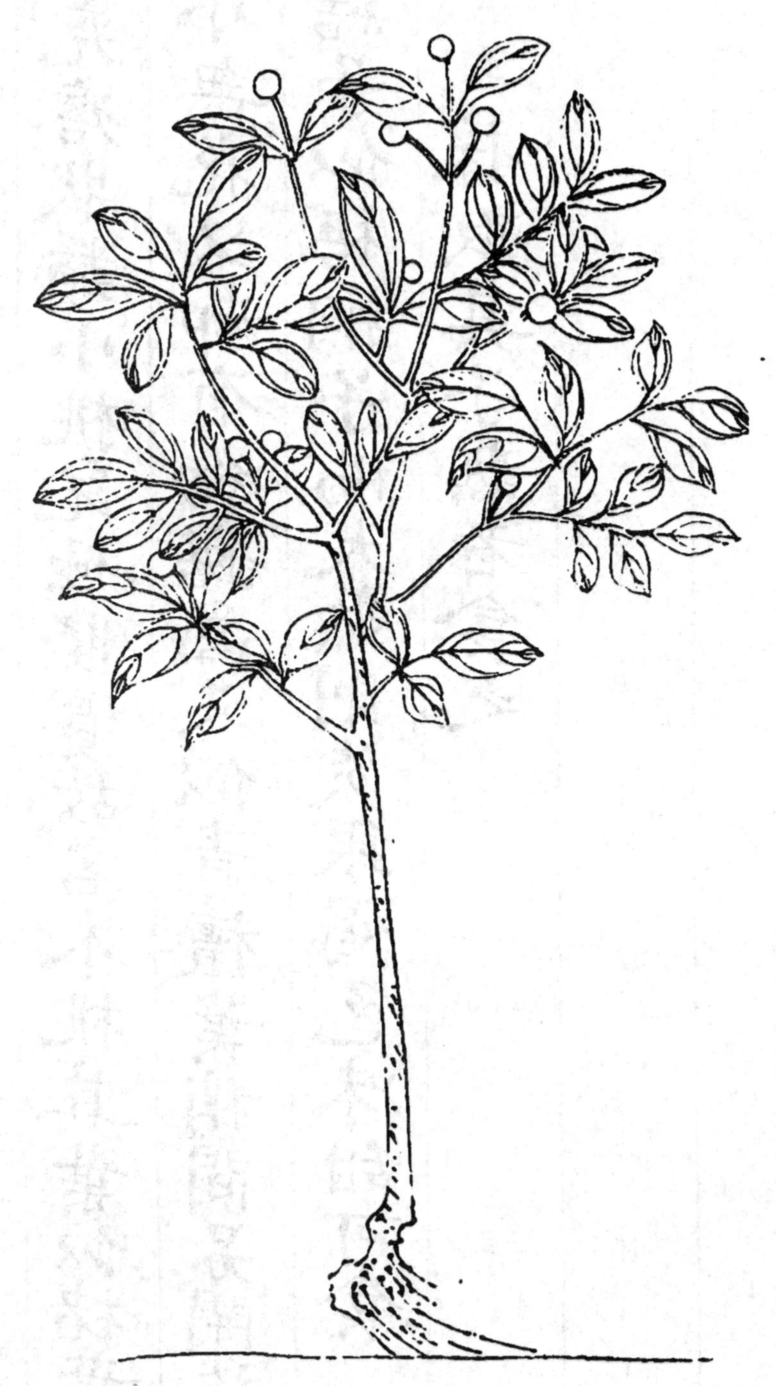

木桃兒樹生中牟土山間樹高五尺餘枝條上氣脈積聚為疙瘩狀類小桃兒極堅實故名木桃其葉似楮葉而狹小無花叉却有細鋸齒又似青檀葉稍間另開淡紫花結子似梧桐子而大熟則淡銀褐色味甜可食

救飢採取其子熟者食之

石岡橡

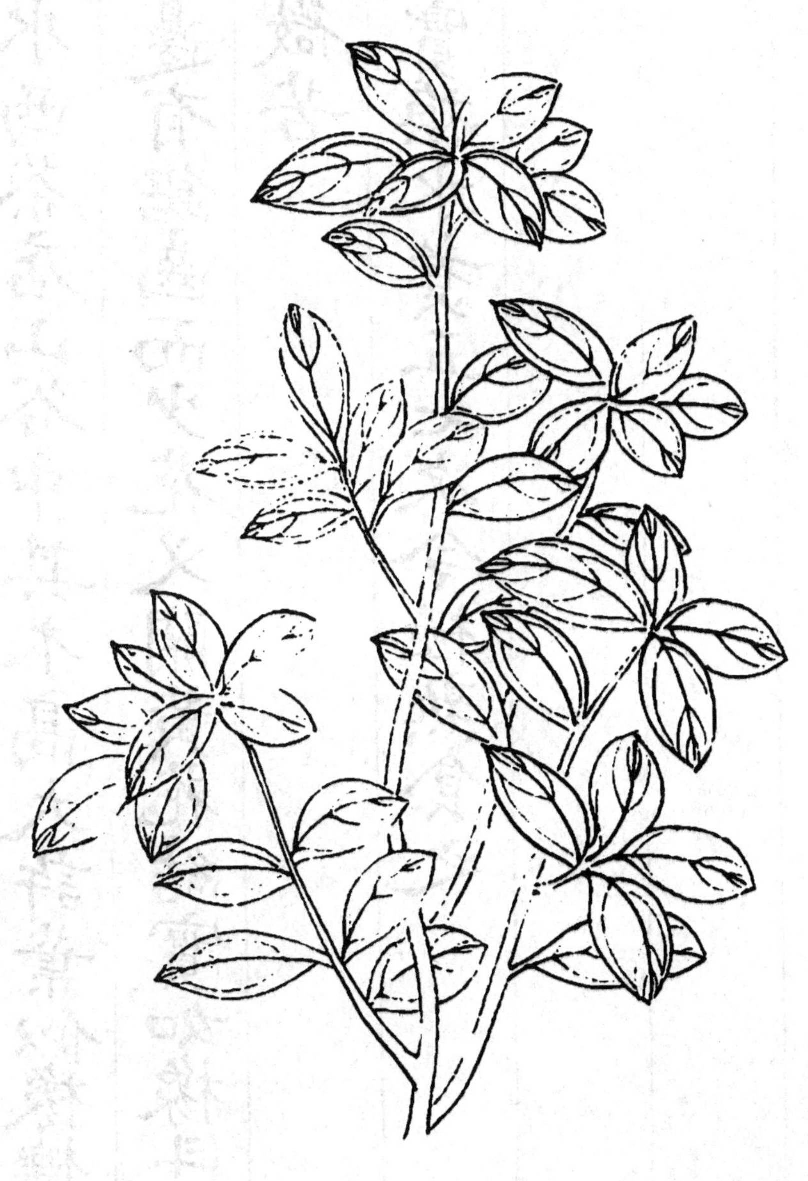

石岡橡　生汜水西茶店山谷中其木高大許葉似橡櫟葉極小而薄邊有鋸齒而少花叉開黄花結實如橡斗而極小味澁微苦

救饑　採實換水煑五七次令極熟食之

水茶臼

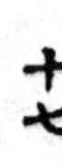

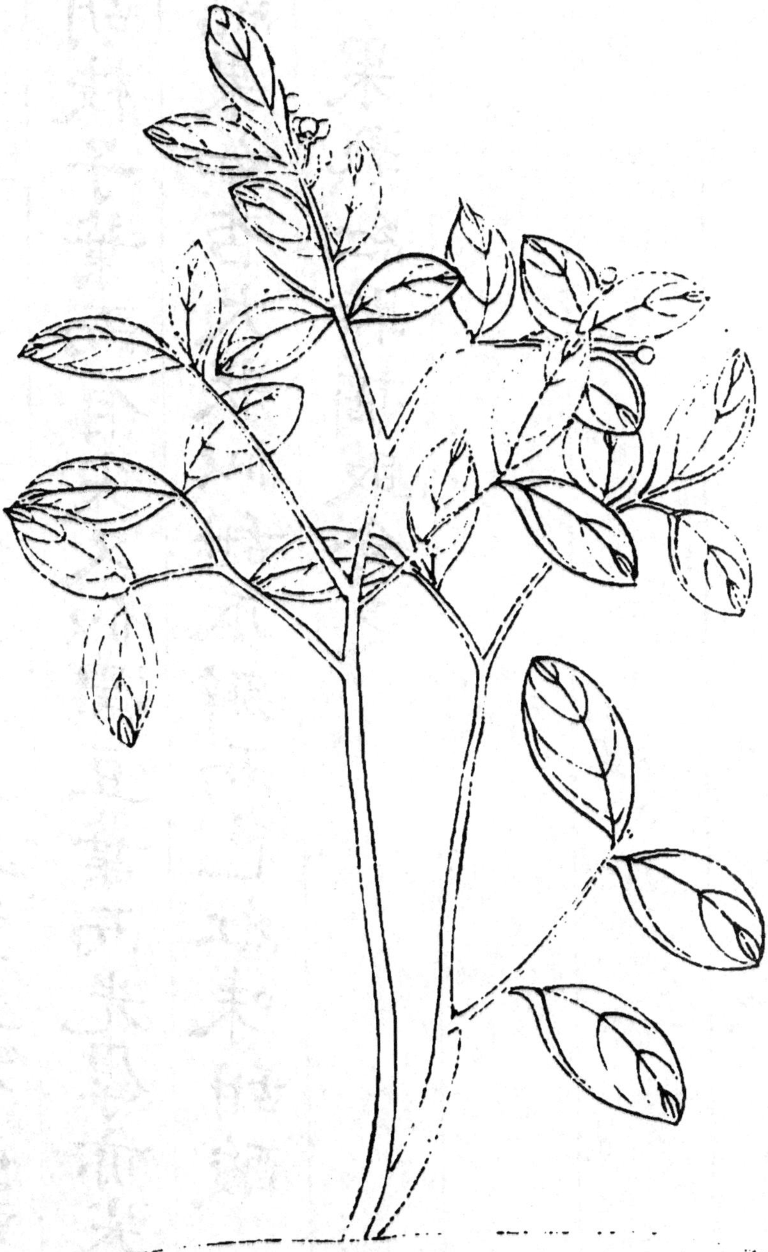

水茶臼生密縣山谷中科條高四五尺莖上有小刺葉似大葉胡枝子葉而有尖又似黑豆葉而光厚亦尖開黃白花結果如杏大狀似甜瓜瓣而色紅味甜酸

救饑果熟紅時摘取食之

野木瓜

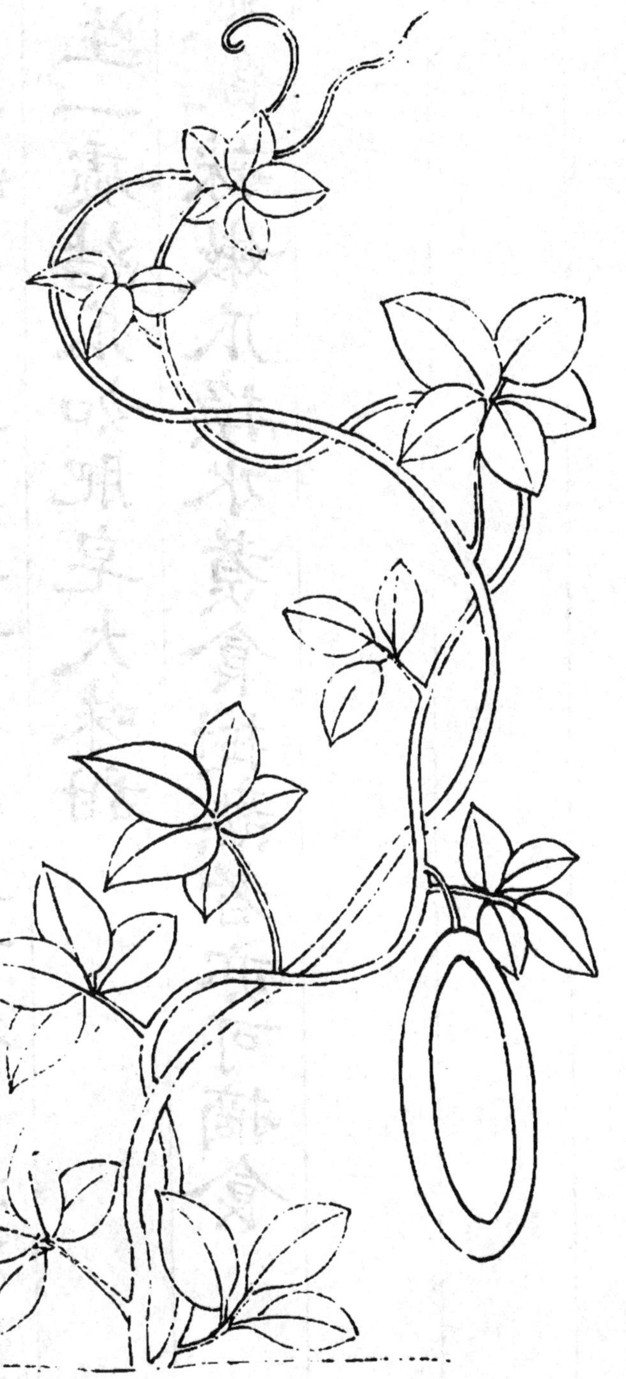

野木瓜一名八月櫨音租又名杵瓜出新鄭縣山野中蔓延而生妥他果切附草木上葉似黑豆葉微小光澤四五葉攢生一處結瓜如肥皂大味甜

救飢採嫩瓜换水煑食樹熟者亦可摘食

土欒樹

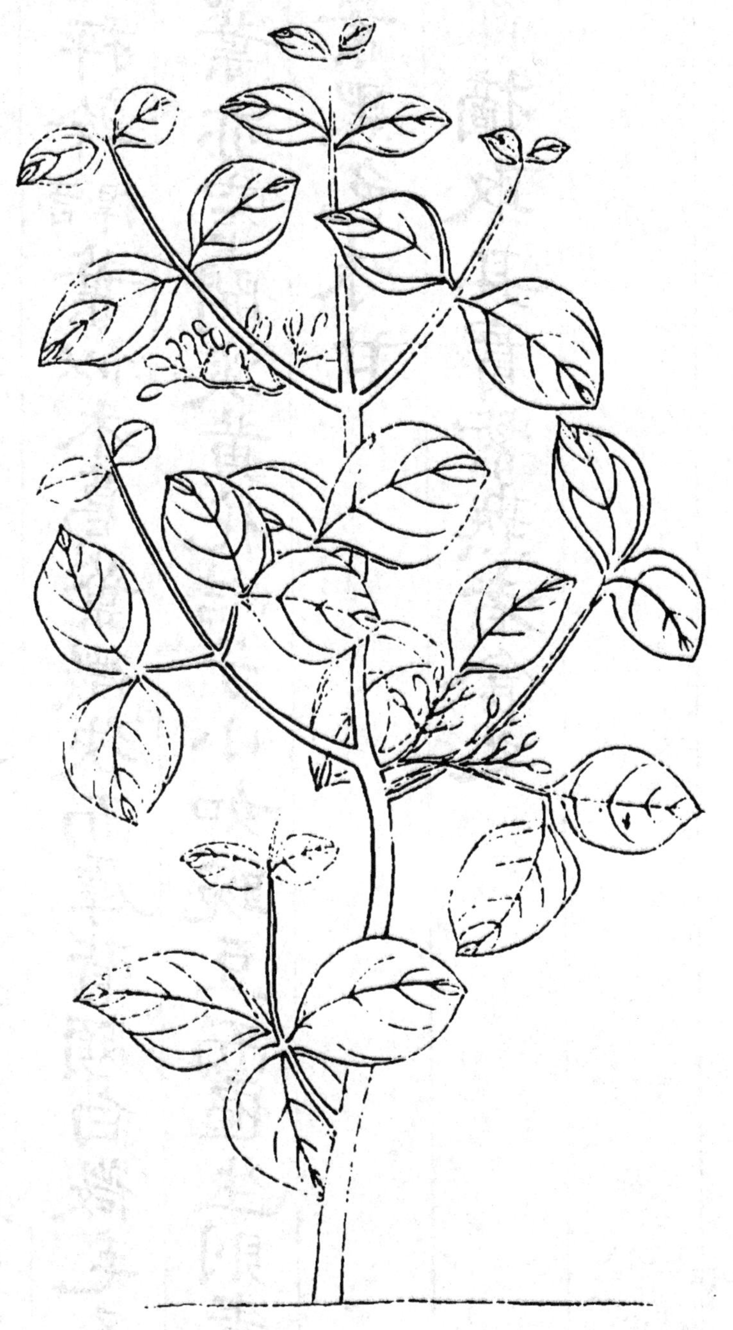

土欒樹生汜水西茶店山谷中其木高大堅勁人常採斫以為秤幹（音稈）葉似木葛葉微狹而厚背頗白微毛又似青楊葉亦窄開淡黃花結子小如豌豆而匾生則青色熟則紫黑色味甘

救飢摘取其實紫熟者食之

驢駝布袋

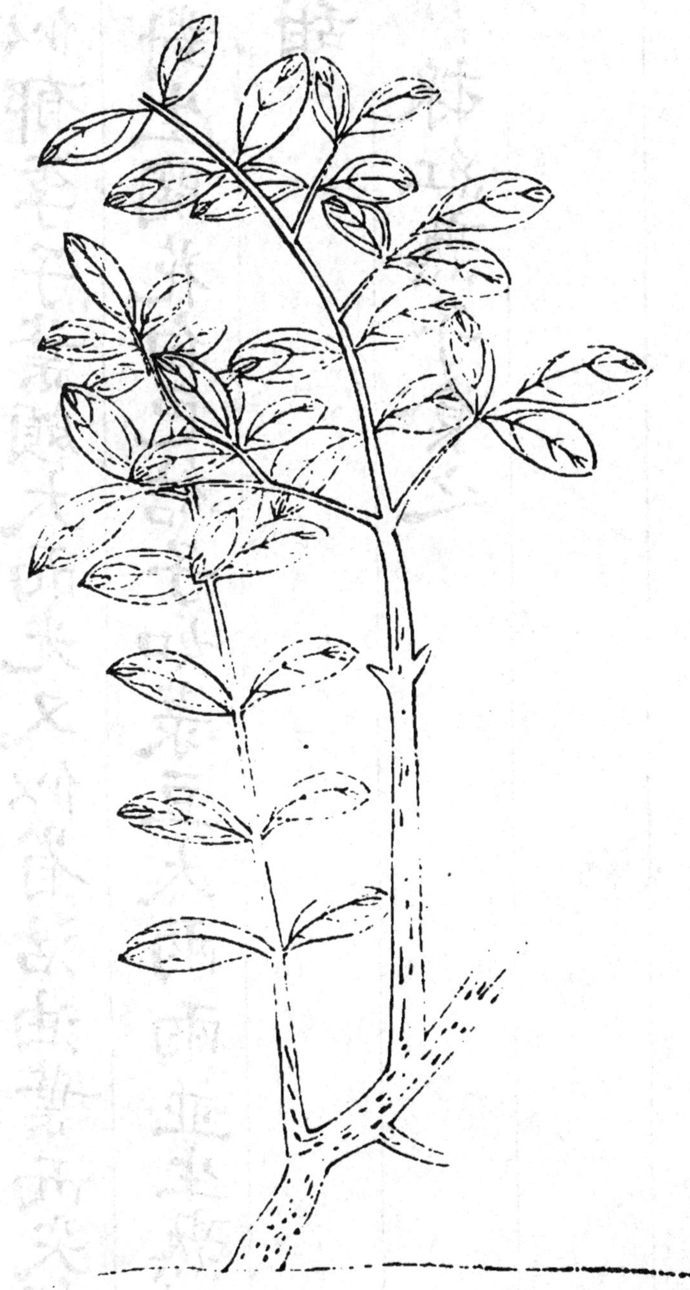

驢駝布袋 生鄭州沙岡間科條高四五尺枝梗微帶赤黄色葉似郁李子葉頗大而光又似省沽油葉而尖頗齊其葉對生開花白色結子如菉豆大兩兩並生熟則色紅味甜

救飢 採紅熟子食之

婆婆枕頭

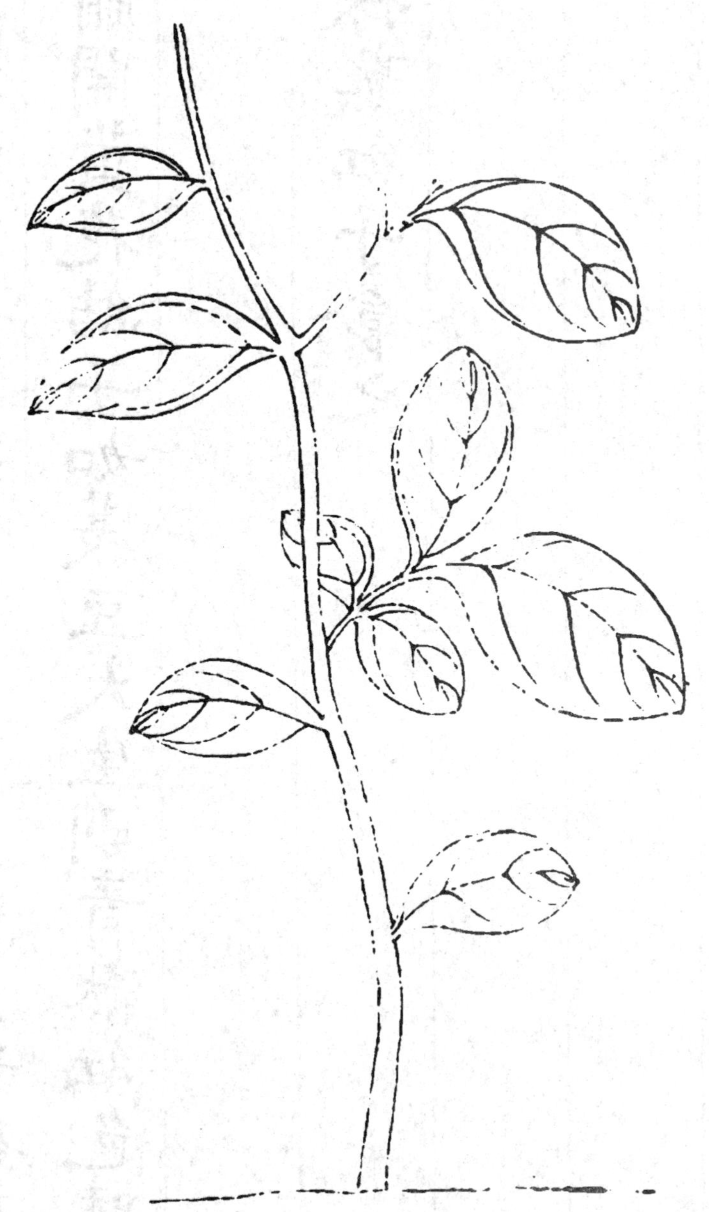

婆婆枕頭生鈞州密縣山坡中科條高三四尺葉似櫻桃葉而長艄開黄花結子如菉豆大生則青熟紅色味甜

救飢採熟紅子食之

吉利子樹

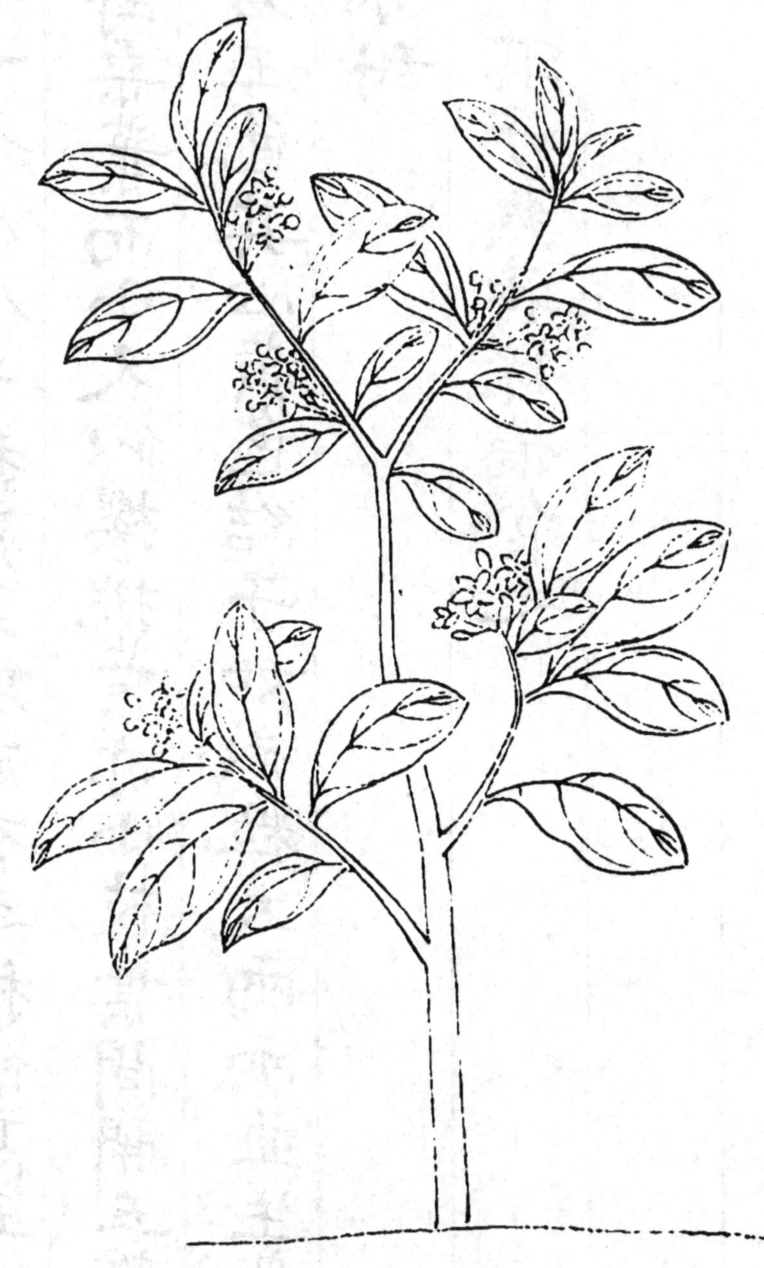

吉利子樹　一名急䌫子科荒野處處有之科條高五六尺葉似野桑葉而小又似櫻桃葉亦小枝葉間開五瓣小尖花碧玉色其心黄色結子如椒粒大兩兩並生熟則紅色味甜

救飢　其子熟時採摘食之

枸杞

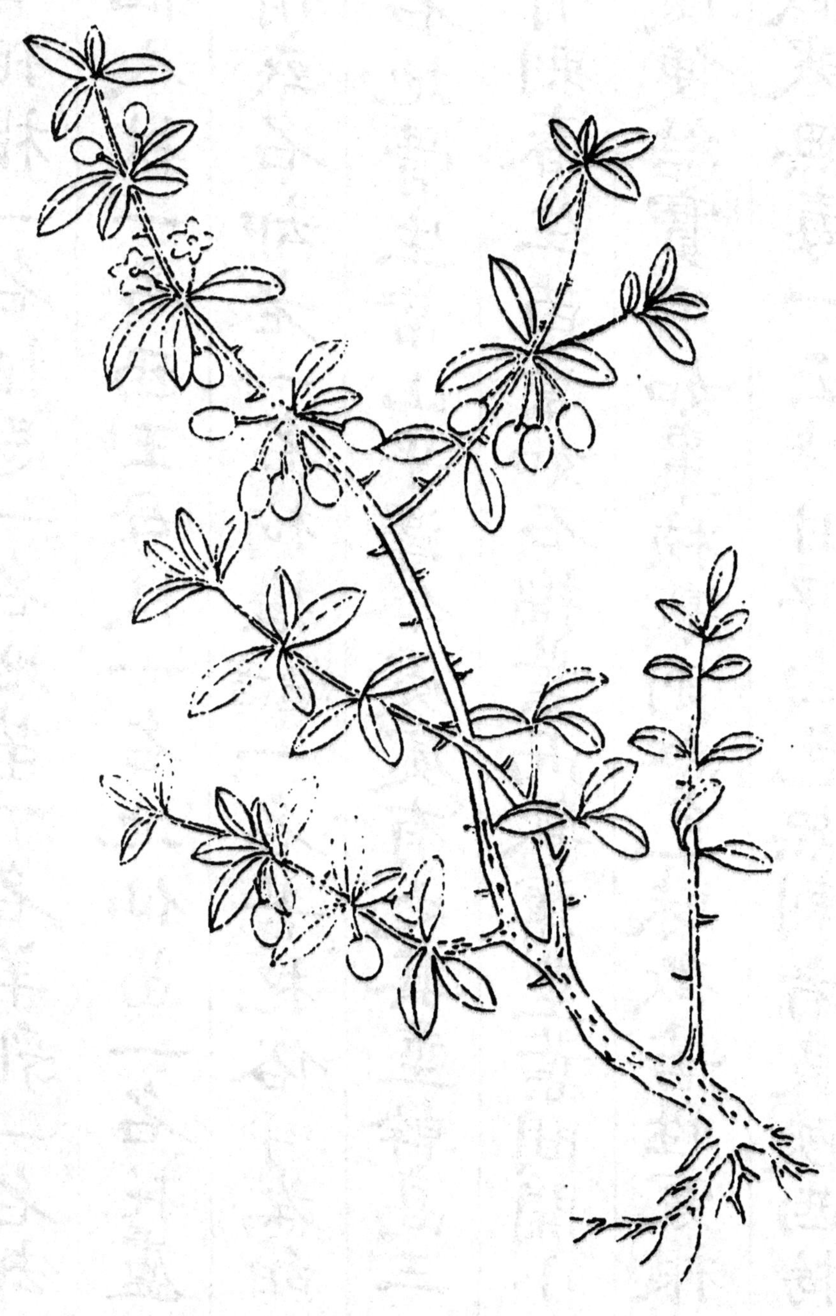

枸杞一名杞根一名杞忌一名地苗一名羊乳一名却暑一名仙人杖一名西王母杖一名地仙苗一名托盧或名天精或名却老一名枸檵音繼一名苦杞俗呼為甜菜子根名地骨生常山平澤今處處有之其莖幹高三五尺上有刺春生苗葉如石榴葉而軟薄莖葉間開小紅紫花隨便結實形如棗核熟則紅色味微苦性寒根大寒子微寒無毒一云味甘平白色無刺者良陝西枸杞長一二丈圍數寸無刺根皮如厚朴甘美異於諸處

結子如櫻桃大少核暴乾如餅極爛食之有益

救飢採葉煠熟水淘淨油鹽調食作羮食皆可子紅熟時亦可食若渴煑葉作飲以代茶飲之

治病文具本草木部條下

柏樹

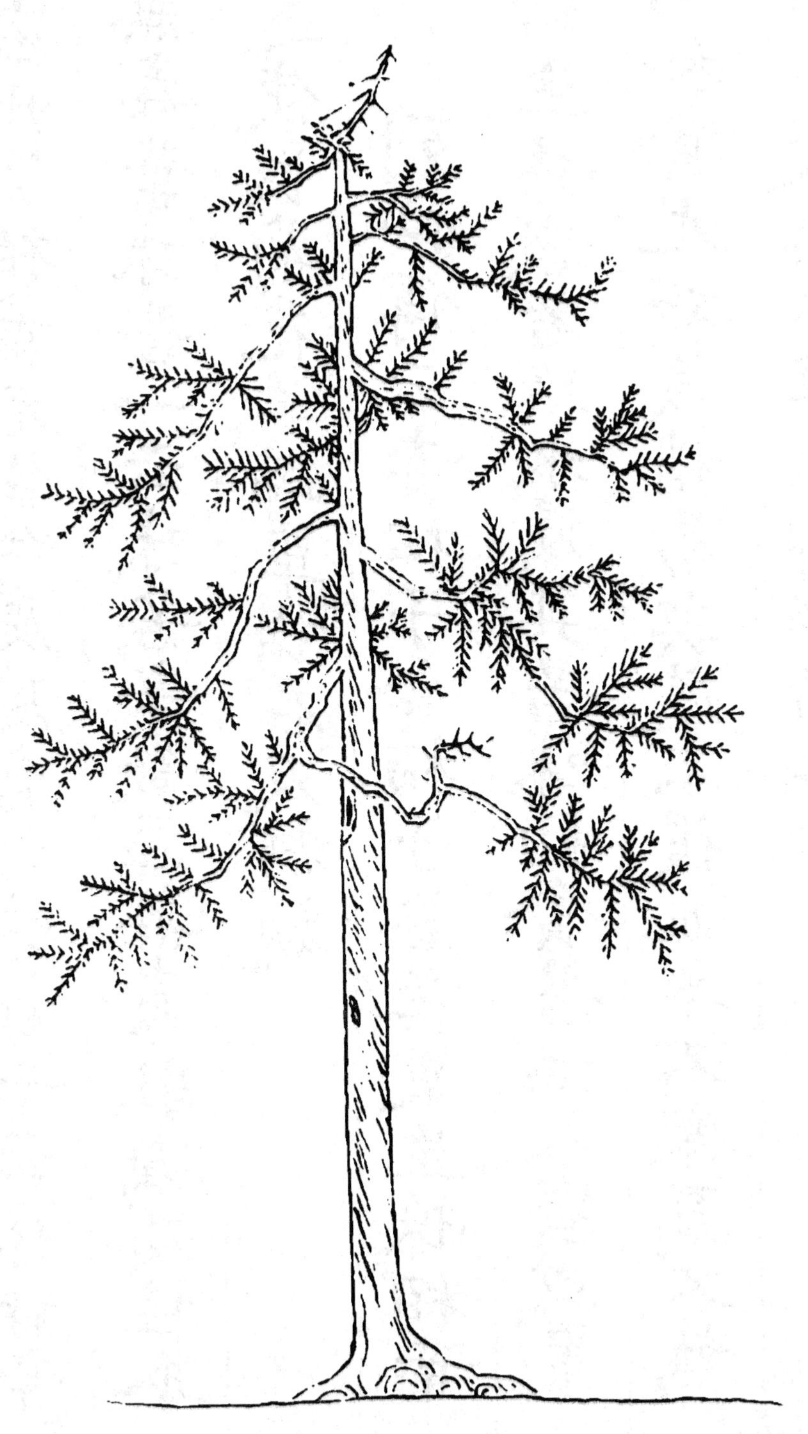

栢樹本草有栢實生太山山谷及陜州冝州其乾州者最佳密州側栢葉尤佳今處處有之味甘一云味甘辛性平無毒葉味苦一云味苦辛微温無毒牡礪及桂瓜子為之使畏菊花羊蹄草諸石及麪麴

救飢列仙傳云赤松子食栢子齒落更生採栢葉新生并嫩者換水浸其苦味初食苦澁入蜜或棗肉和食尤好後稍易喫遂不復飢冬不寒夏不熱

治病文具本草木部栢實條下

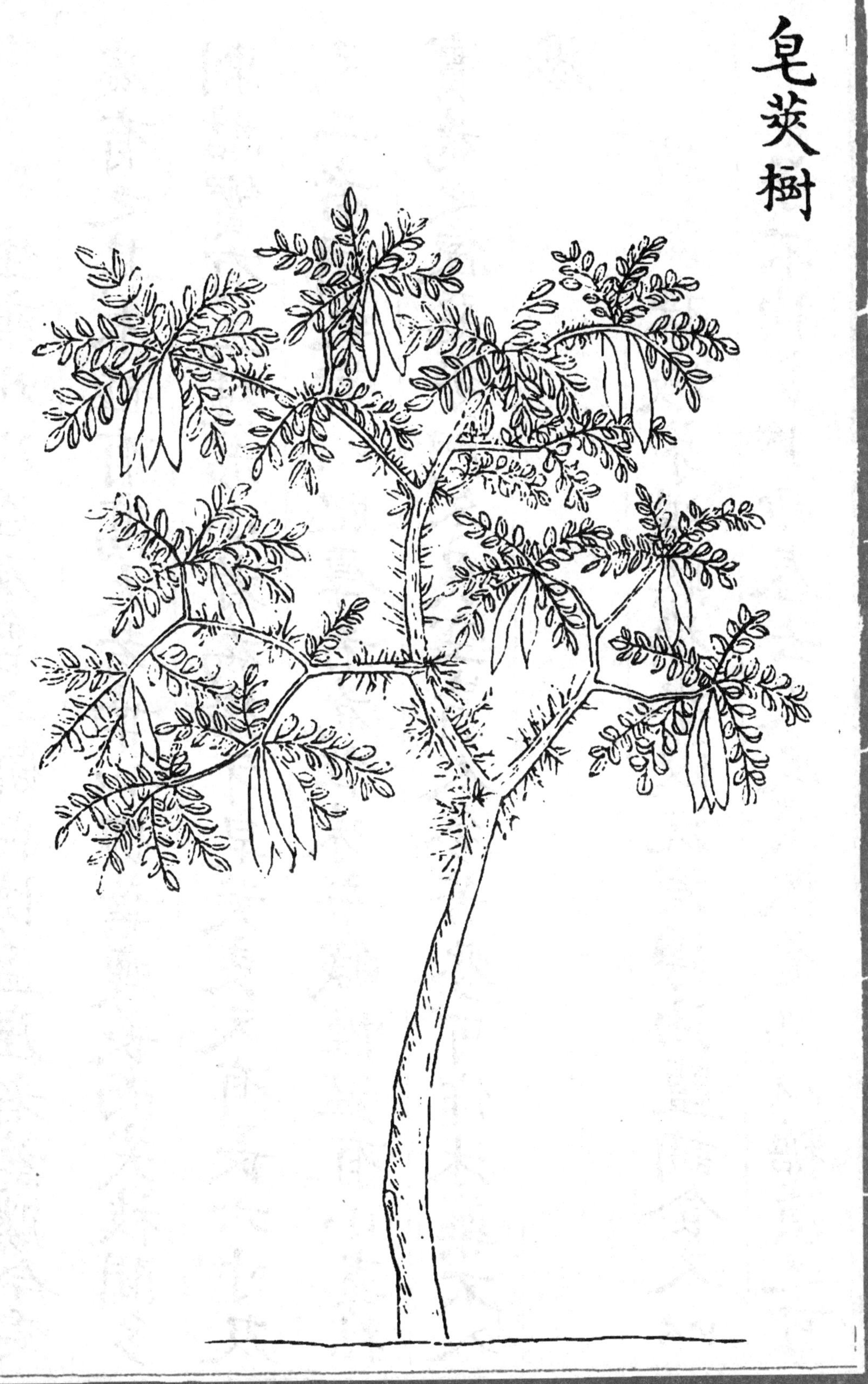
皂莢樹

皂莢樹生雍州川谷及魯之鄒縣懷孟產者為勝今處處有之其木極有高大者葉似槐葉瘦長而尖枝間多刺結實有三種形小者為猪牙皂莢良又有長六寸及尺二者用之當以肥厚者為佳味辛鹹性温有小毒枯實為之使惡麥門冬畏空青人參苦參可作沐藥不入湯

救飢 採嫩芽煠熟換水浸洗淘淨油鹽調食又以子不拘多少炒春去皮皮浸軟煑熟以糖漬之可

食

治病文具本草木部條下

楮桃樹

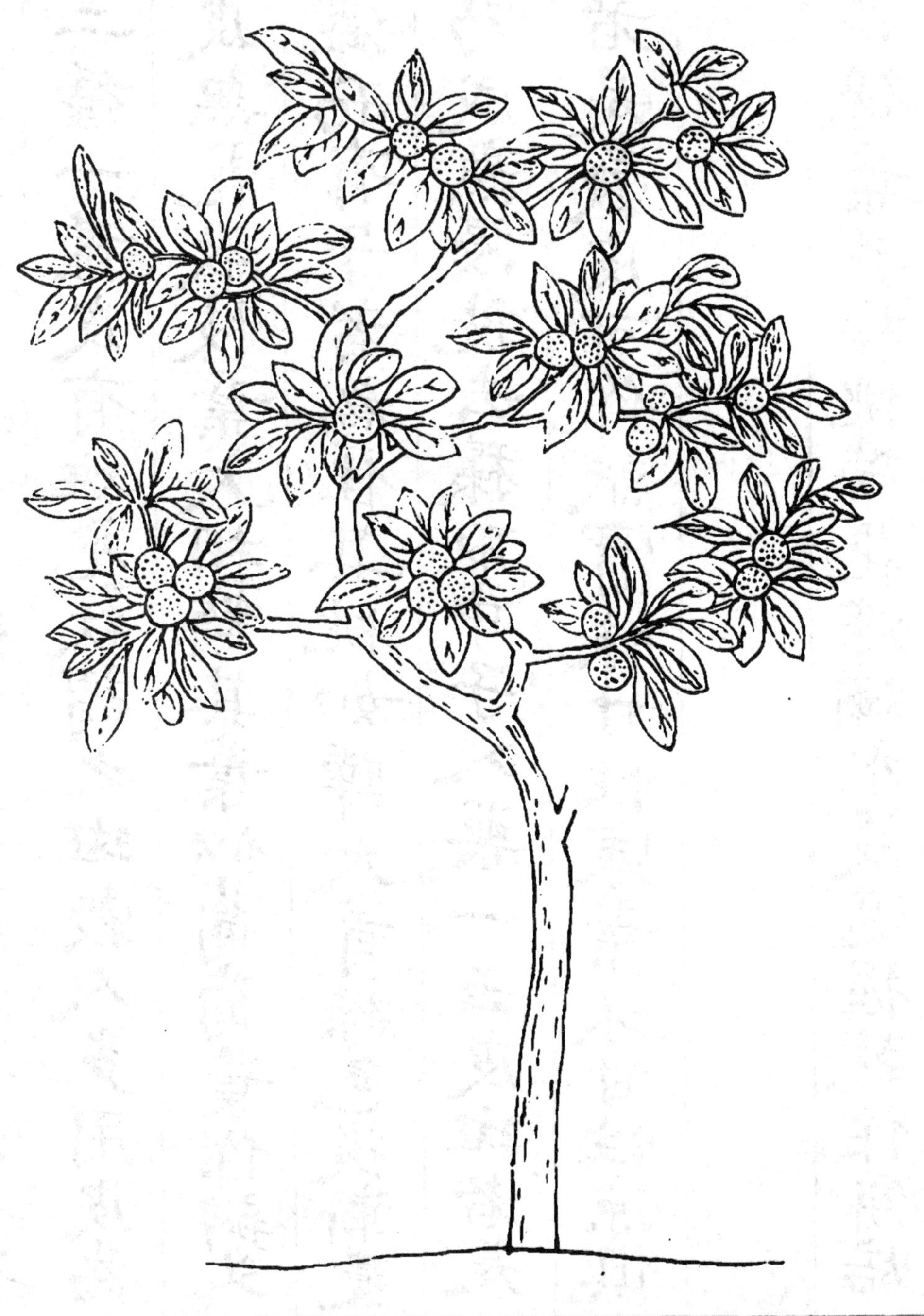

楮桃樹 本草名楮實一名穀音構實生少室山今所在有之樹有二種一種皮有班花紋謂之斑穀人多用皮為冠一種皮無花紋枝葉大相類其葉似葡萄葉作瓣叉上多毛澁而有子者為佳其桃如彈大青緑色後漸變深紅色乃成熟浸洗去穰取中子入藥一云皮斑者是楮皮白者是穀皮可作紙實味甘性寒葉味甘性涼俱無毒

救飢 採葉并楮桃帶花煠爛水浸過握乾作餅焙

熟食之或取樹熟楮桃紅蘂食之甘美不可久食

令人骨軟

治病文具本草木部楮實條下

柘樹

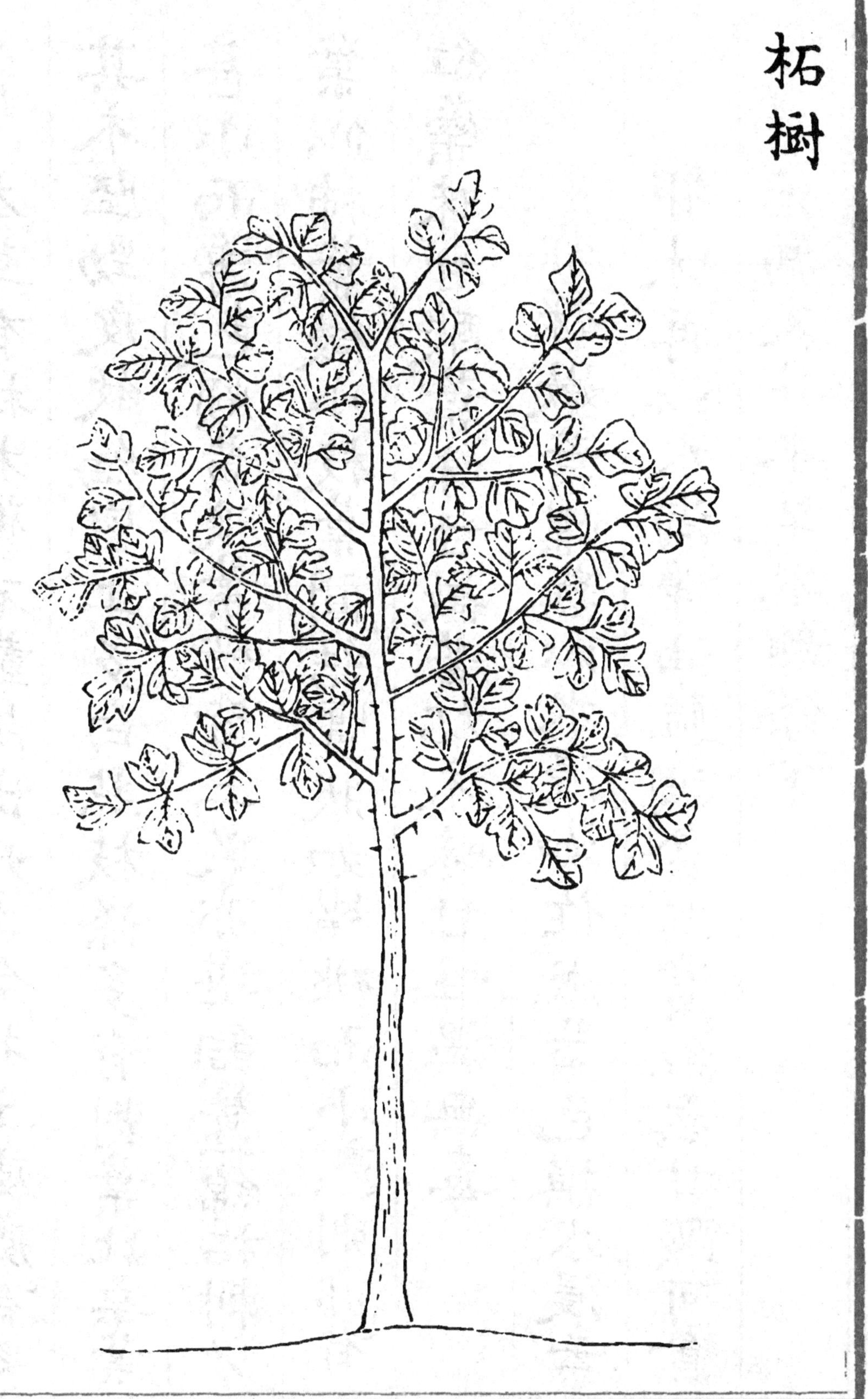

柘樹　本草有柘木舊不載所出州土今北土處處有之其木堅勁皮紋細密上多白點枝條多有刺葉比桑葉甚小而薄色頗黄淡葉稍皆三叉亦堪飼蠶綿柘刺少葉似柿葉微小枝葉間結實狀如楮桃而小熟則亦有紅蕊味甘酸葉味甘微苦柘木味甘性温無毒

救飢　採嫩葉煠熟以水浸洳作成黄色换水浸去邪味再以水淘淨油鹽調食其實紅熟甘酸可食

治病　文具本草木部條下

木羊角科

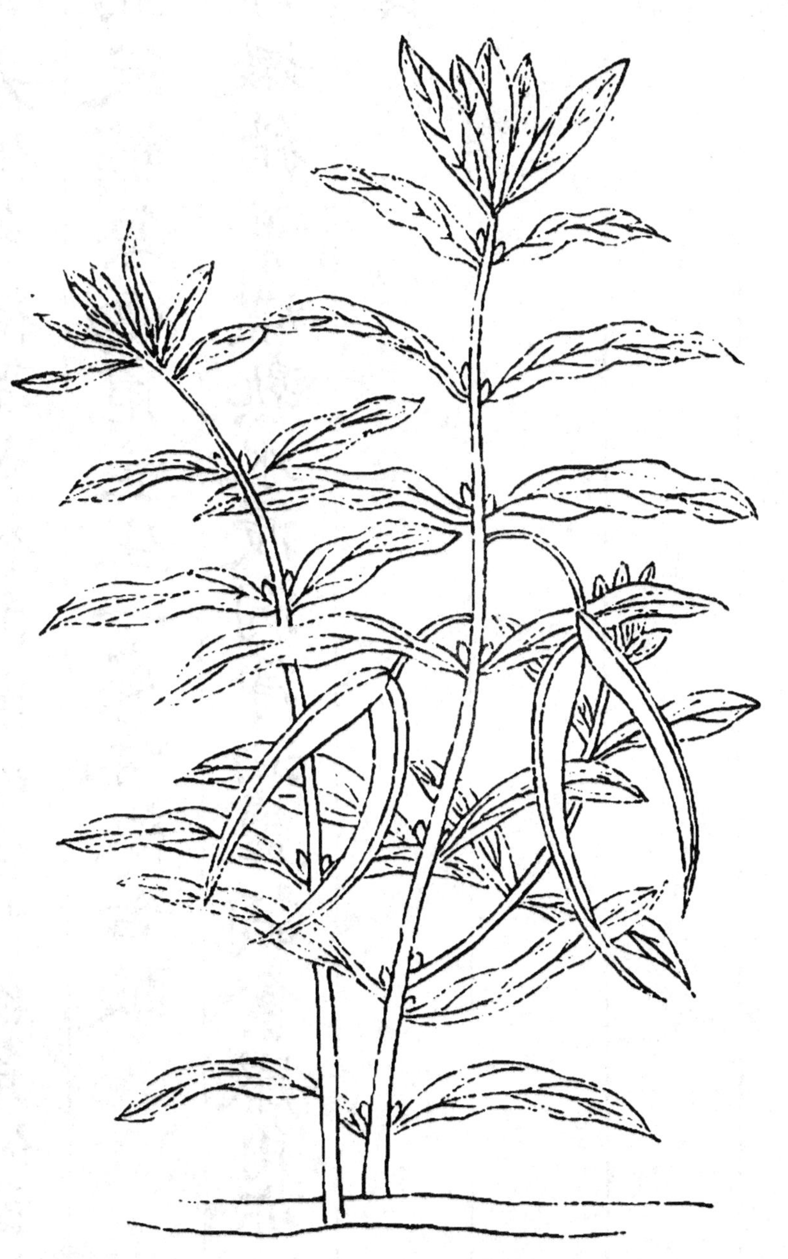

木羊角科又名羊桃科一名小桃花生荒野中紫莖葉似初生桃葉光俊色微帶黄枝間開紅白花結角似豇豆角甚細而尖艄每兩角並生一處味微苦酸

救飢採嫩稍葉煠熟水浸淘淨油鹽調食嫩角亦可煠食

青檀樹

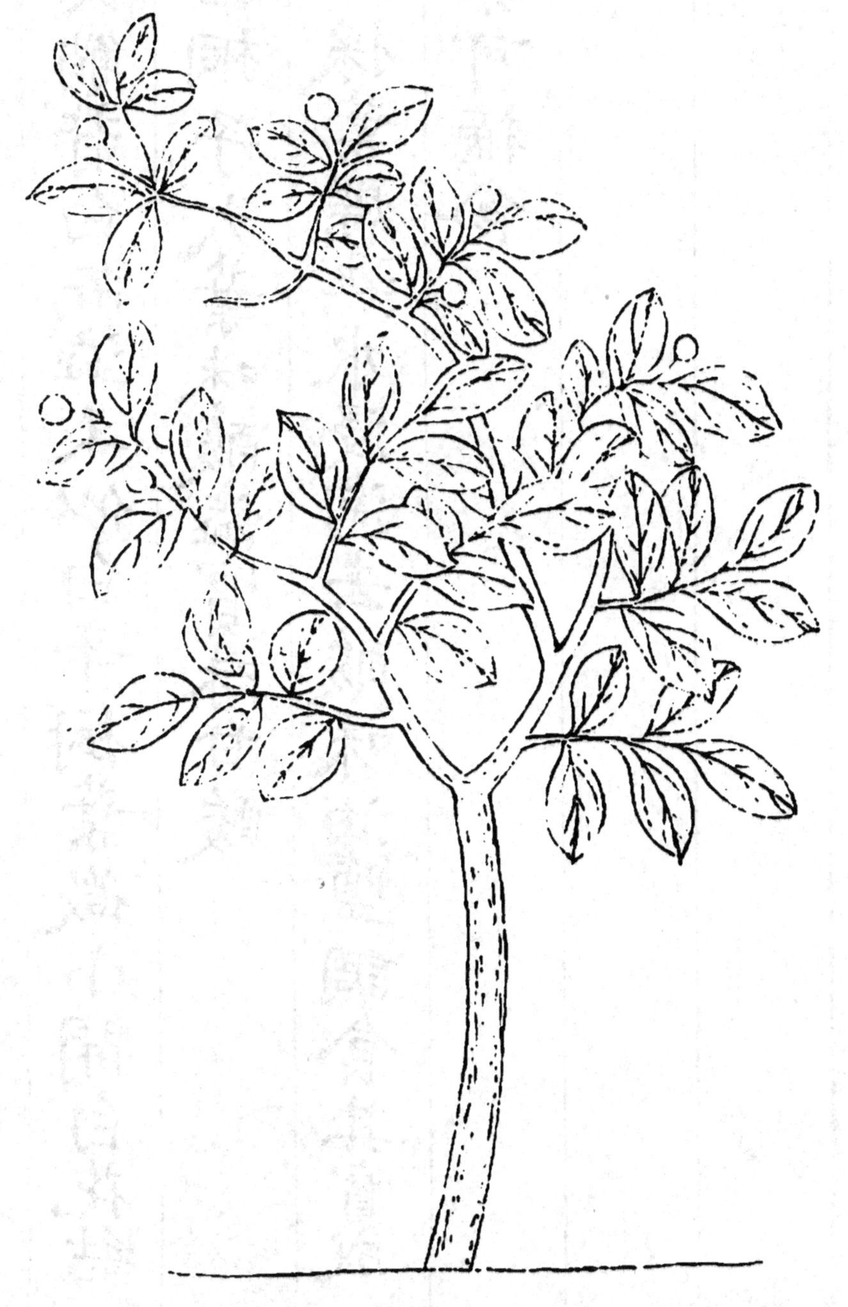

青檀樹生中牟南沙岡間其樹枝條有紋細薄葉形類棗葉微尖艄背白而澁又似白辛樹葉微小開白花結青子如梧桐子大葉味酸澁實味甘酸

救飢採葉煠熟水浸淘去酸味油鹽調食其實成熟亦可摘食

青檀樹

山檾樹

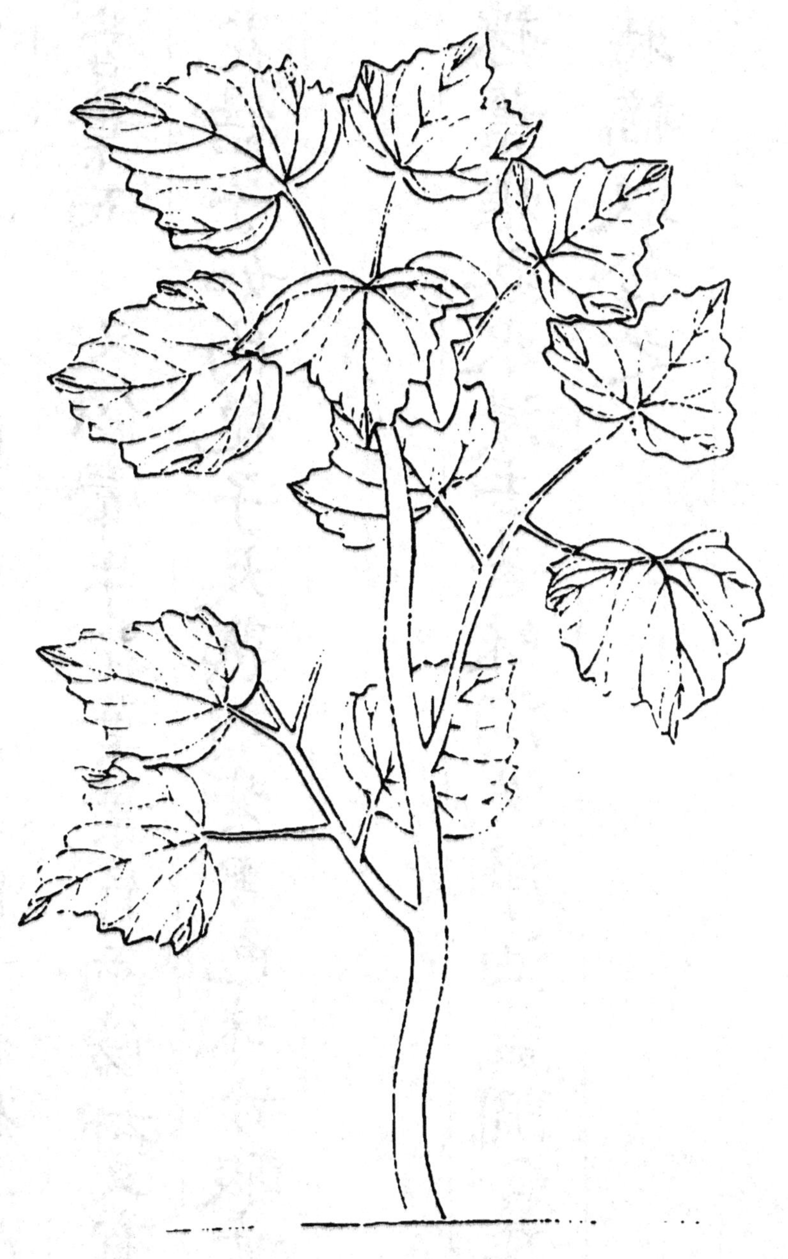

山檾樹　生密縣梁家衝山谷中樹高丈餘葉似初生檾葉又似芙蓉葉而小又似牽牛花葉葉肩兩傍却又有角叉開白花結子如枸杞子大熟則紫黑色味甘酸葉味苦

救飢　採葉煠熟水浸去苦味淘洗淨油鹽調食其子熟時摘取食之

藤花菜

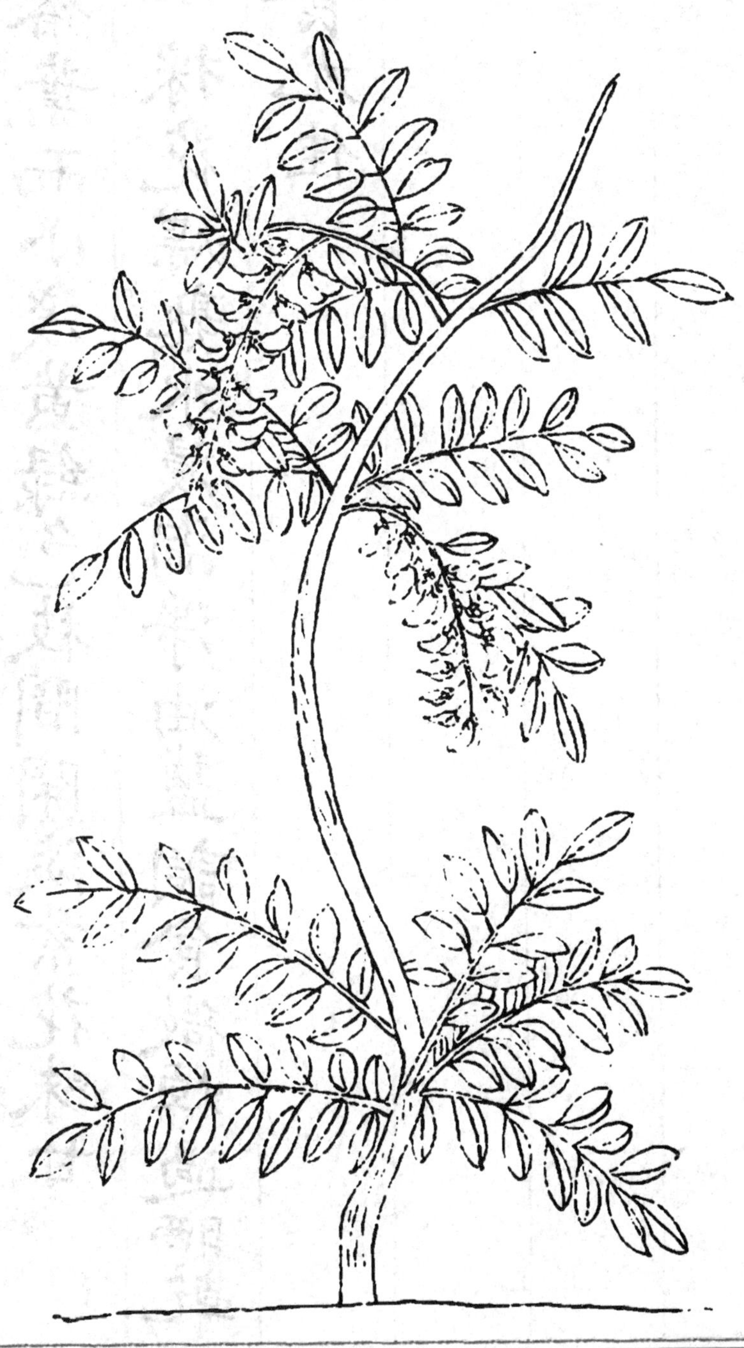

藤花菜　生荒野中沙岡間科條叢生葉似皂角葉而大又似嫩椿葉而小淺黄緑色枝間開淡紫花味甘

救飢　採花煠熟水浸淘淨油鹽調食微焯過晒乾煠食尤佳

欛齒花

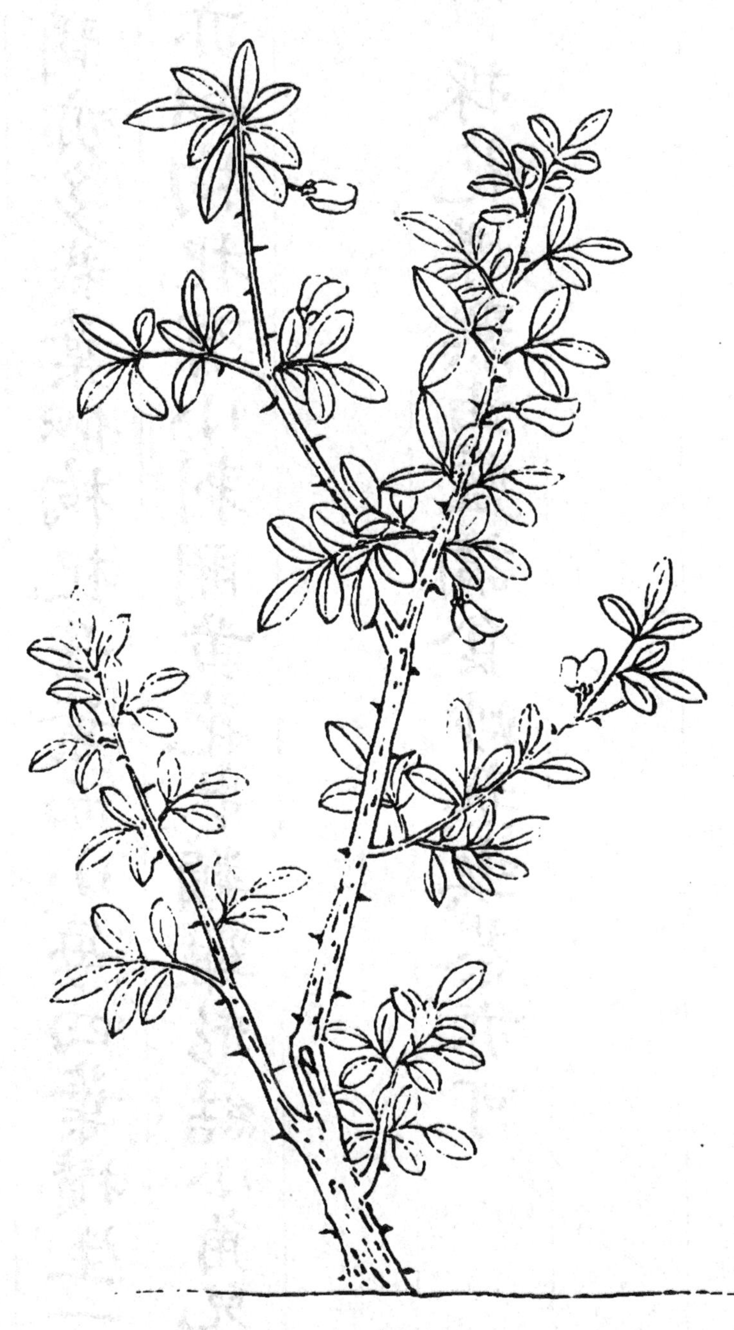

欛齒花上音罷　本名錦雞兒花又名醬瓣子生山野間人家園宅間亦多栽葉似枸杞子葉而小每四葉攅生一處枝梗亦似枸杞有小刺開黃花狀類雞形結小角兒味甜

救飢　採花煠熟油鹽調食炒熟喫茶亦可

楸樹

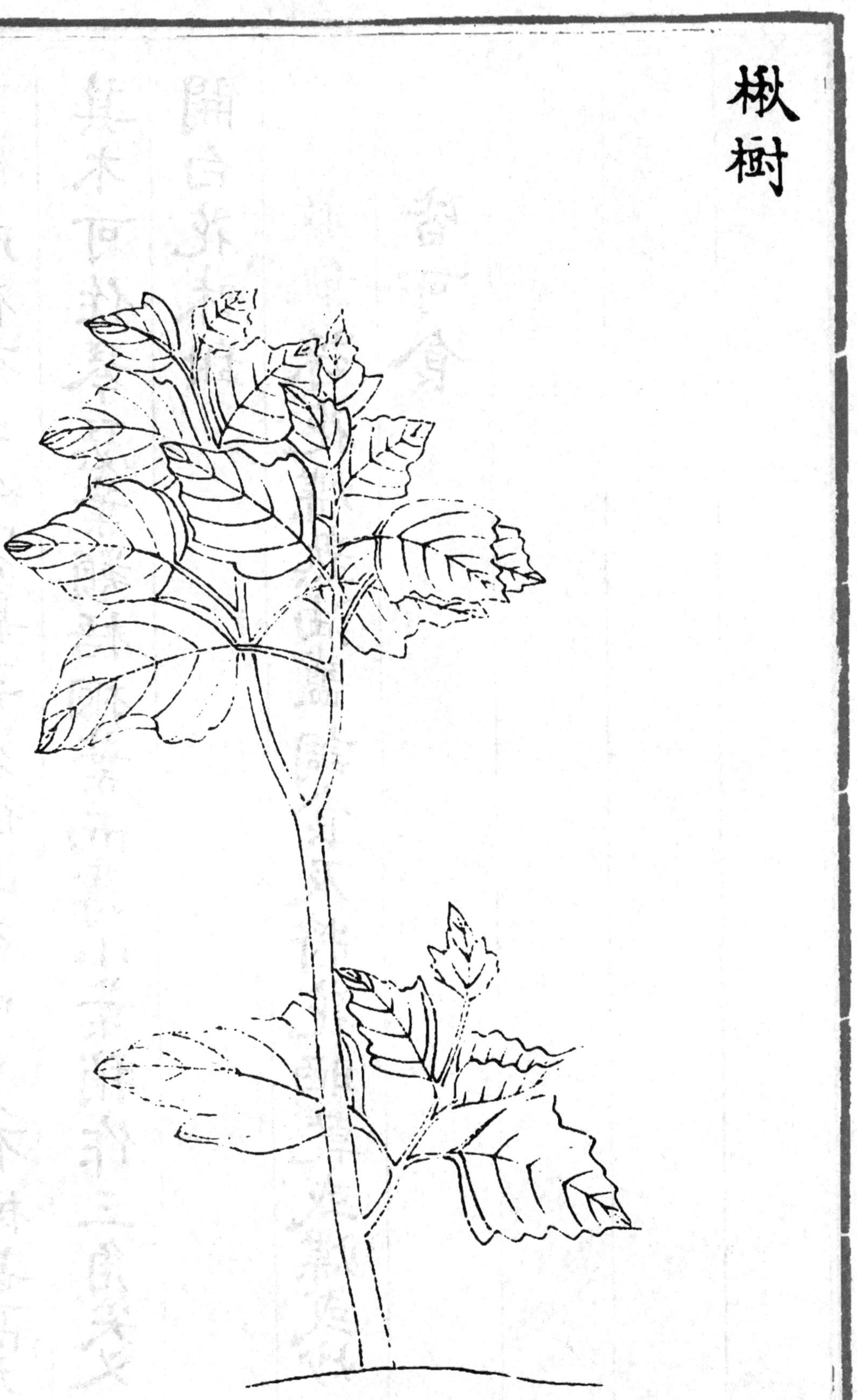

楸樹所在有之今密縣梁家衝山谷中多有樹甚高大其木可作琴瑟葉類梧桐葉而薄小葉梢作三角尖叉開白花味甜

救飢採花煠熟油鹽調食及將花晒乾或煠或炒皆可食

臘梅花

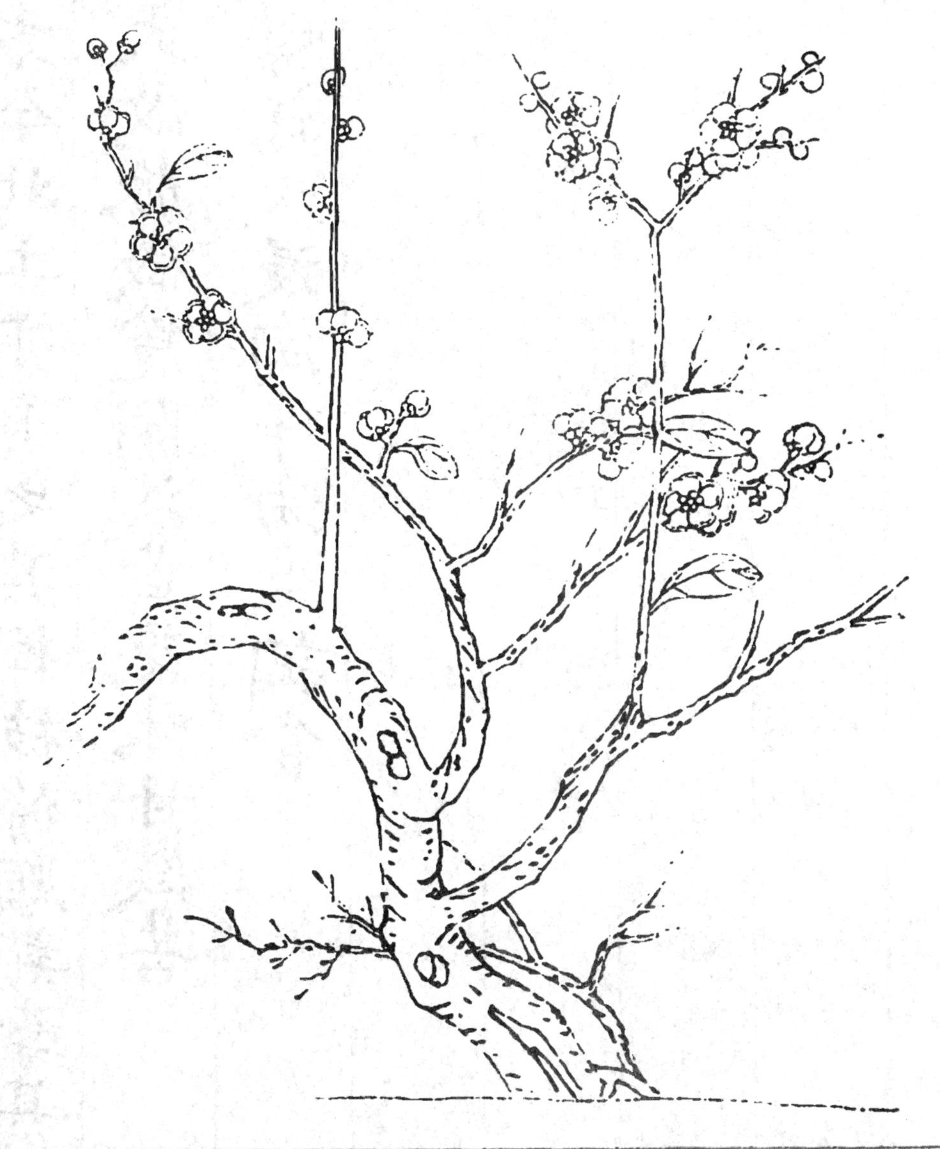

臘梅花 多生南方今北土亦有之其樹枝條頗類李其葉似桃葉而寛大紋脈微麄開淡黄花味甘微苦

救飢 採花煠熟水浸淘淨油鹽調食

馬棘

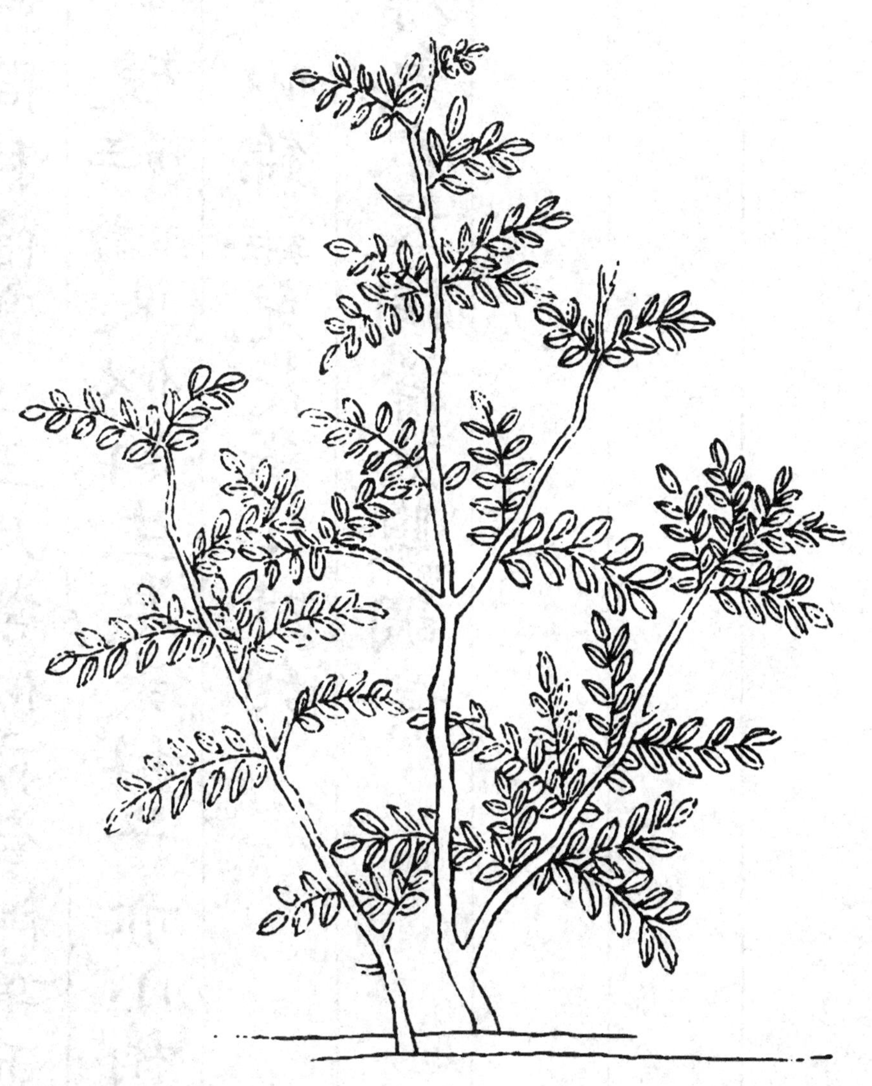

馬棘生滎陽岡野間科條高四五尺葉似夜合樹葉而小又似蒺藜葉而硬五諍切又似新生皂莢科葉亦小稍間開粉紫花形狀似錦雞兒花微小味甜

救飢採花煠熟水浸淘淨油鹽調食

槐樹芽

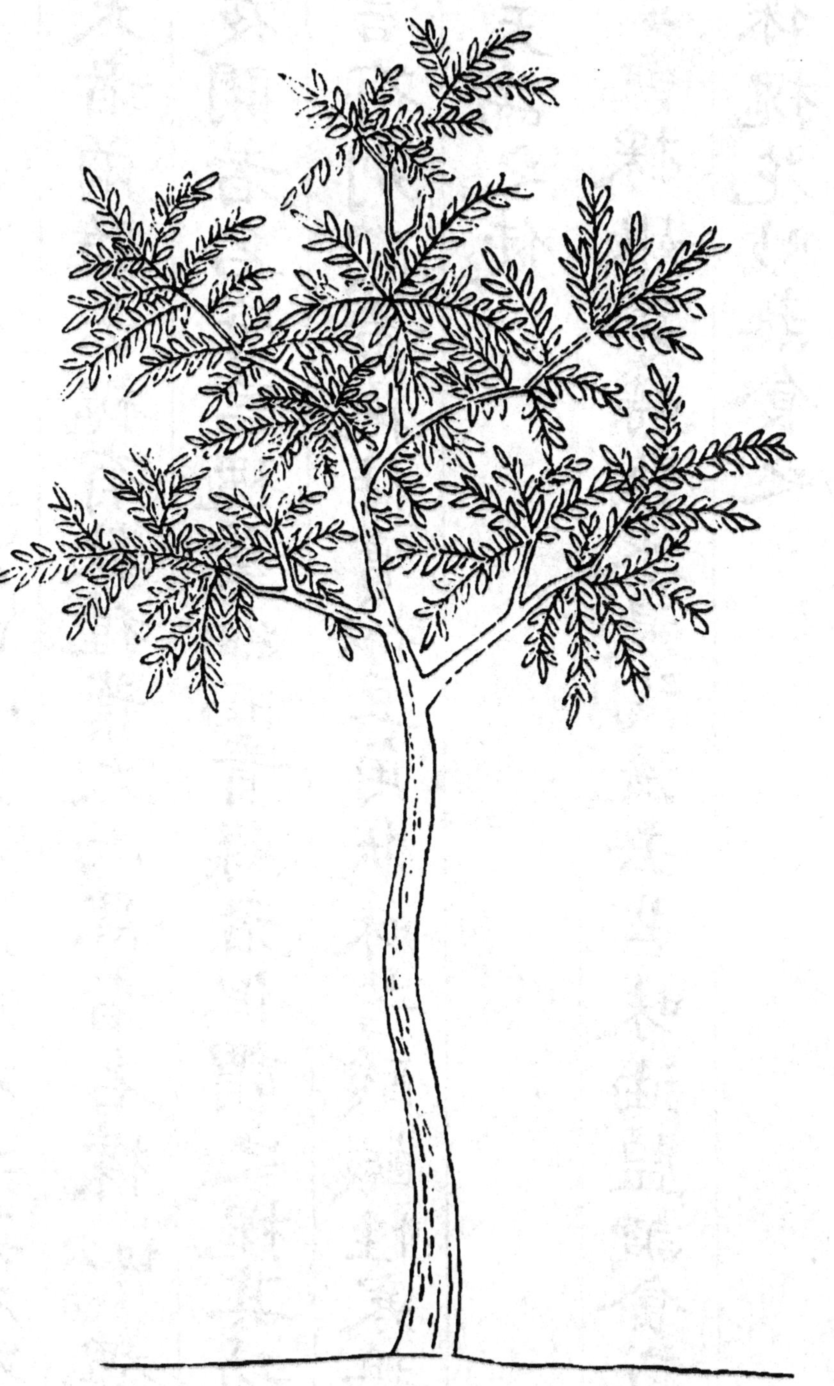

槐樹芽本草有槐實生河南平澤今處處有之其木有極高大者爾雅云槐有數種葉大而黑者名櫰槐（公回切）晝合夜開者名守宫槐葉細而青緑者但謂之槐其功用不言有别開黄花結實似豆角狀味苦酸鹹性寒無毒景天為之使

救飢　採嫩芽煠熟水浸淘洗去苦味油鹽調食或採槐花炒熟食之

治病　文具本草木部槐實條下

棠梨樹

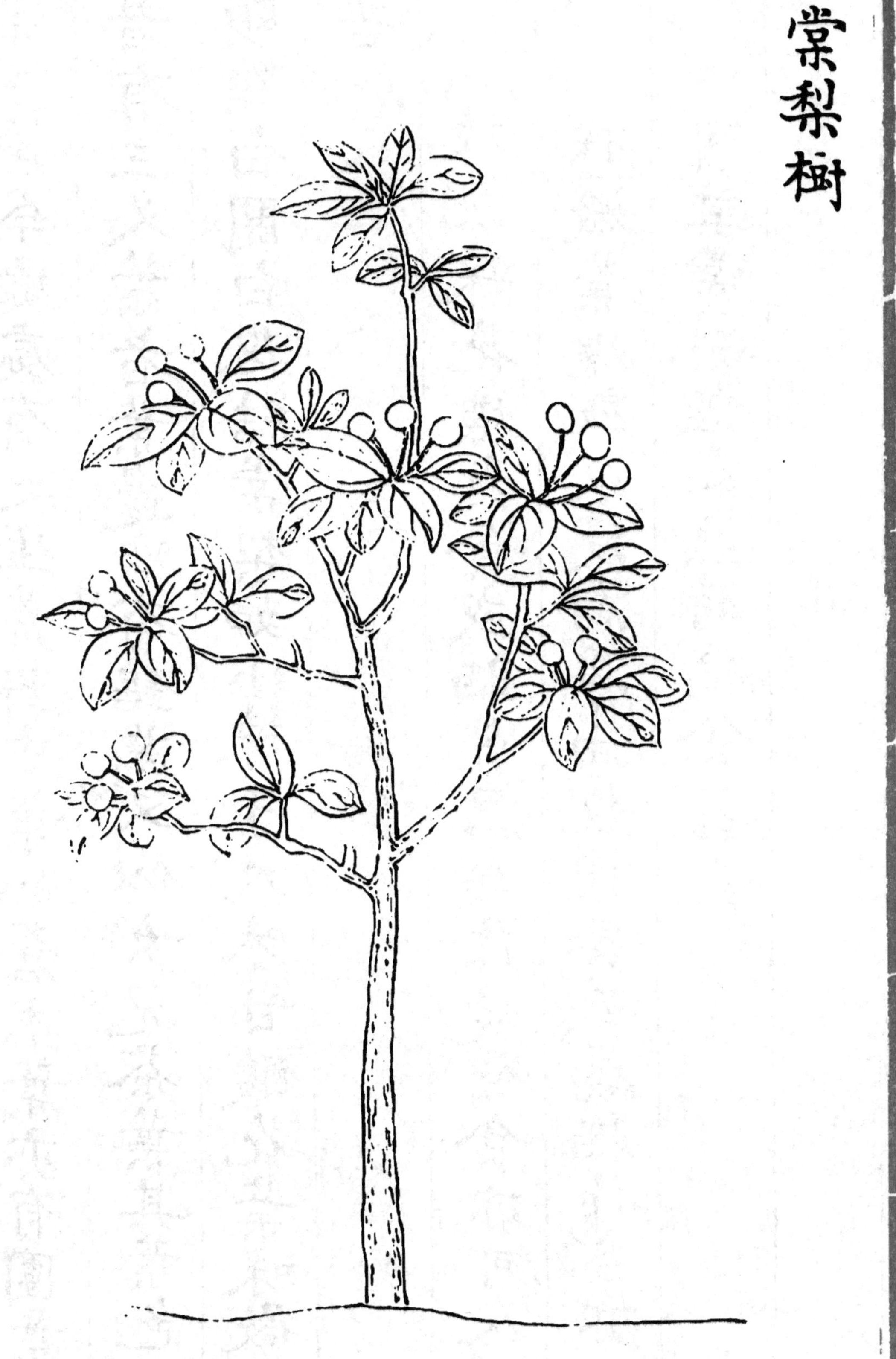

棠梨樹今處處有之生荒野中葉似蒼朮葉亦有團葉者有三叉葉者葉邊皆有鋸齒又似女兒茶葉其葉色頗黲白開白花結棠梨如小楝子大味甘酸花葉味微苦

救飢採花煠熟食或晒乾磨麪作燒餅食亦可及採嫩葉煠熟水浸淘淨油鹽調食或蒸晒作茶亦可其棠梨經霜熟時摘食甚美

文冠花

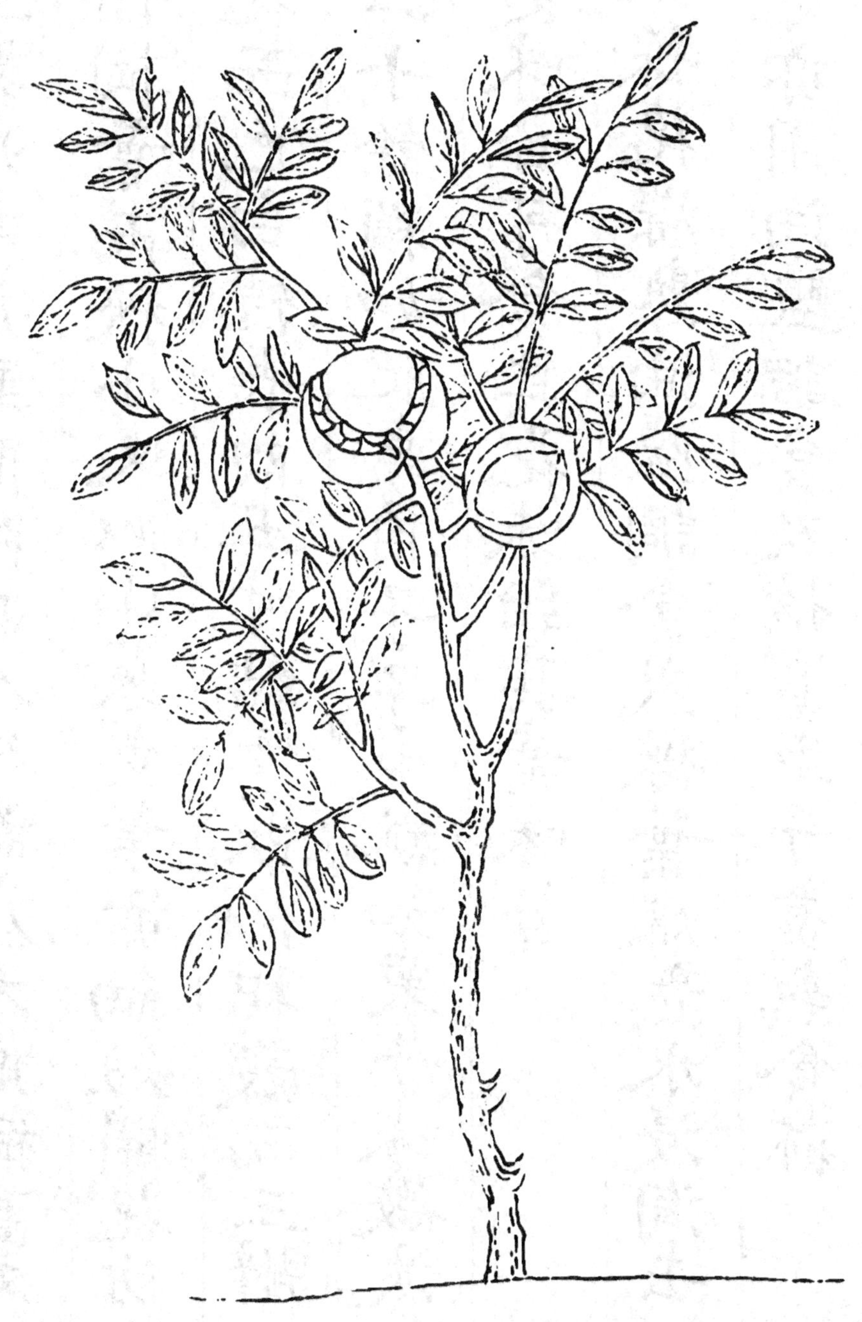

文冠花生鄭州南荒野間陜西人呼為崖木瓜樹高丈許葉似榆樹葉而狹小又似山茱萸葉亦細短開花彷彿似藤花而色白穗長四五寸結實狀似枳殼而三瓣中有子二十餘顆如肥皂角子子中瓤如栗子味微淡又似米麪味甘可食其花味甜其葉味苦

救飢採花煠熟油鹽調食或採葉煠熟水浸淘去苦味亦用油鹽調食及摘實取子煮熟食瓤

桑椹樹

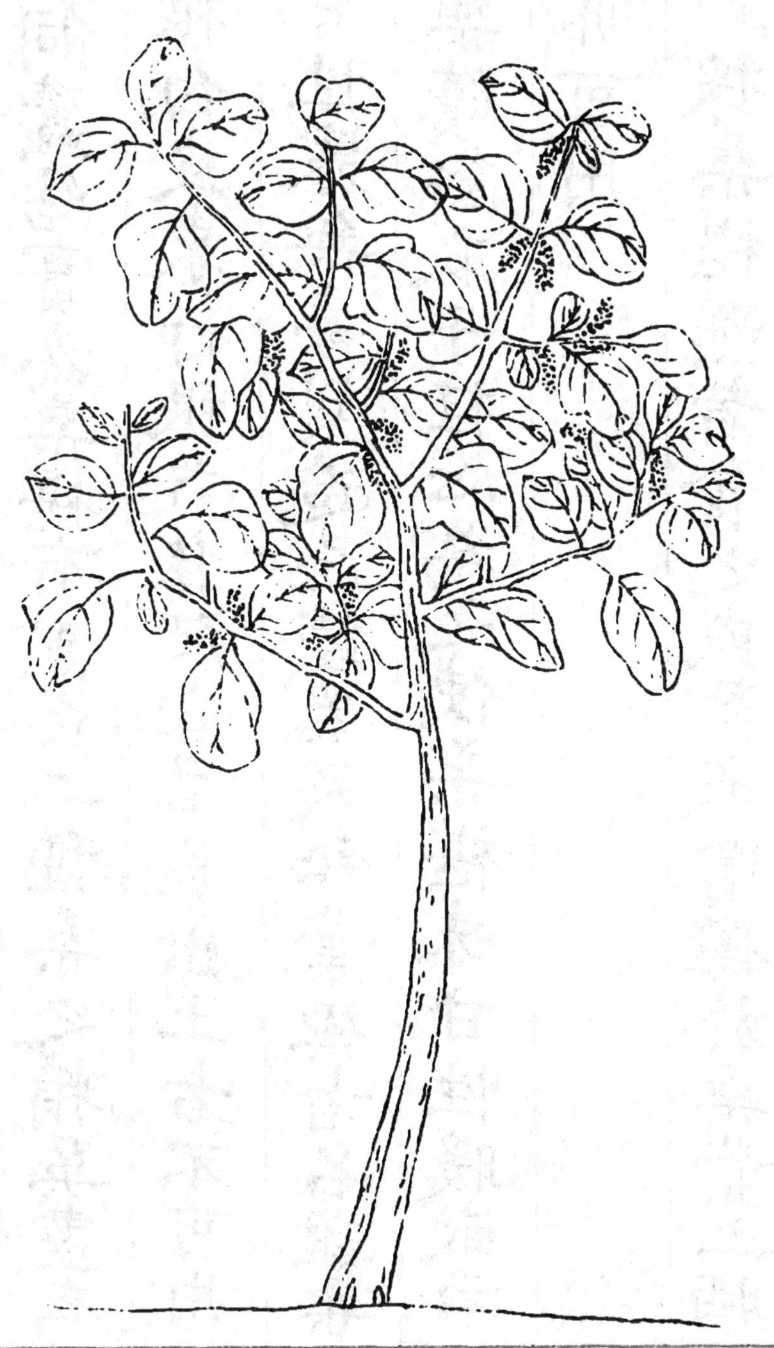

桑椹樹本草有桑根白皮舊不載所出州土今處處有之其葉飼蠶結實為桑椹有黑白二種桑之精英盡在於椹桑根白皮東行根益佳肥白者良出土者不可用殺人味甘性寒無毒製造忌鐵器及鉛葉椏者名雞桑最堪入藥續斷麻子桂心為之使桑椹味甘性暖或云木白皮亦可用

救飢採桑椹熟者食之或熬成膏攤於桑葉上晒乾搗作餅收藏或直取椹子晒乾可藏經年及取

椹子清汁置瓶中封三二日即成酒其色味似葡萄酒甚佳亦可熬燒酒可藏經年味力愈佳其葉嫩老皆可煠食皮炒乾磨麪可食

治病文具本草木部桑根白皮條下

榆錢樹

榆錢樹　本草有榆皮一名零榆生潁川山谷秦州今處處有之其木高大春時未生葉其枝條間先生榆莢形狀似錢而薄小色白俗呼為榆錢後方生葉似山茱萸葉而長尖艄潤澤榆皮味甘性平無毒

救飢　採肥嫩榆葉煠熟水浸淘淨油鹽調食其榆錢煮糜羹食佳但令人多睡或焯過晒乾備用或為醬皆可食榆皮刮去其上乾燥皺澁者取中間軟嫩皮剉碎晒乾炒焙極乾擣磨為麪拌糠麧草

末蒸食取其滑澤易食又云榆皮與檀皮為末服之令人不飢根皮亦可搗磨為麪食

治病文具本草木部榆皮條下

竹笋

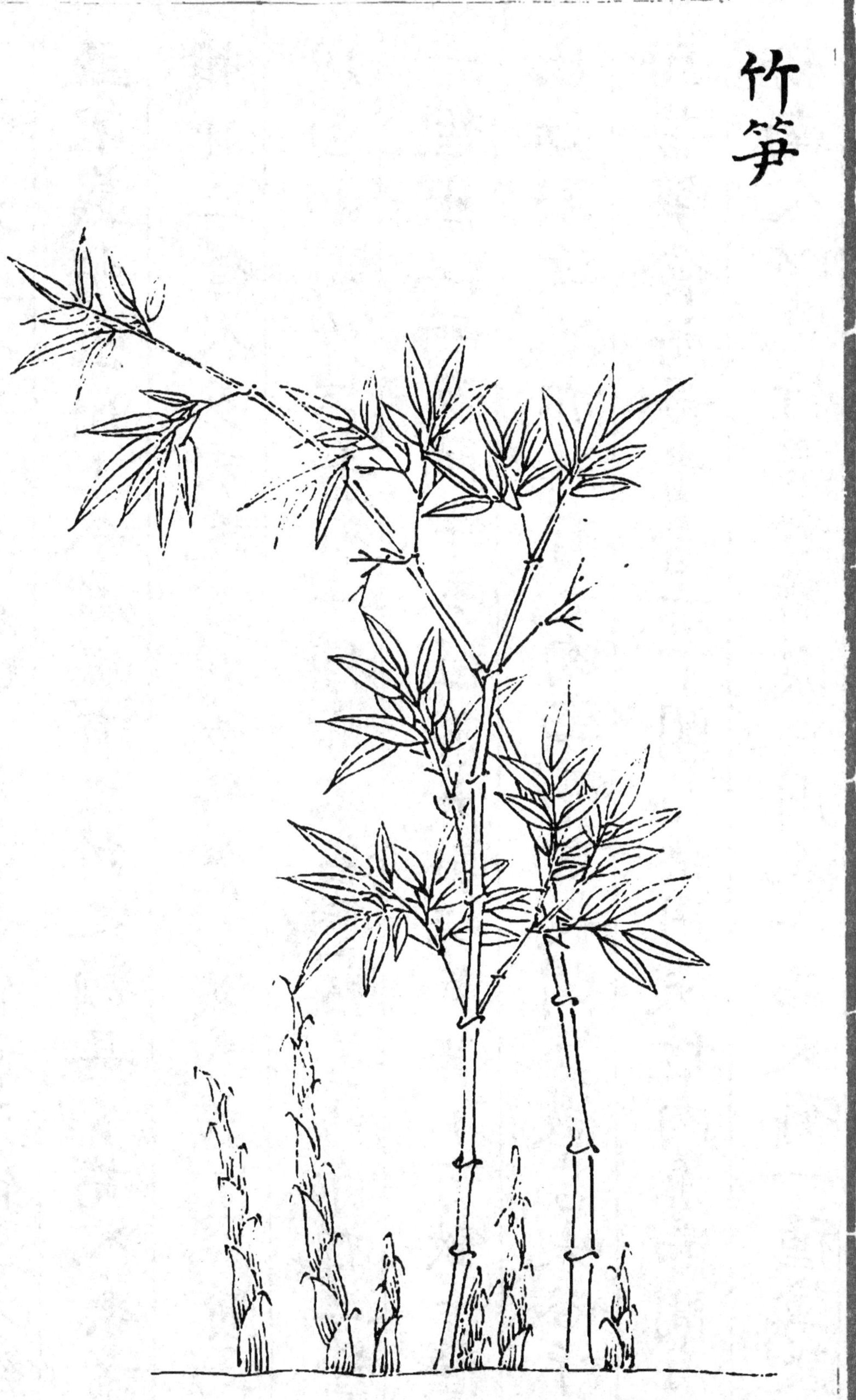

竹笋本草竹葉有篁音謹又音允竹葉苦竹葉淡竹葉本經並不載所出州土今處處有之竹之類甚多而入藥者惟此三種人多不能盡别篁竹堅而促節體圓而質勁成白如霜作笛者有一種亦不名篁竹苦竹亦有二種一種出江西及閩中本極麄大笋味甚苦不可噉一種出江浙近地亦時有之肉厚而葉長闊笋微苦味俗呼甜苦笋食所最貴者亦不聞入藥用淡竹肉薄節間有粉南人以燒竹瀝者醫家只用此一品又有一種薄殼

者名甘竹葉最勝又有實中竹篁竹並以笋為佳於藥無用凡取竹瀝惟用淡竹苦竹篁竹爾陶隱居云竹實出藍田江東乃有花而無實而頃來斑斑有實狀如小麥堪可為飯圖經云竹笋味甘無毒又云寒

救飢採竹嫩笋煠熟油鹽調食焯過晒乾煠食尤好

治病文具本草木部竹葉條下

野豌豆

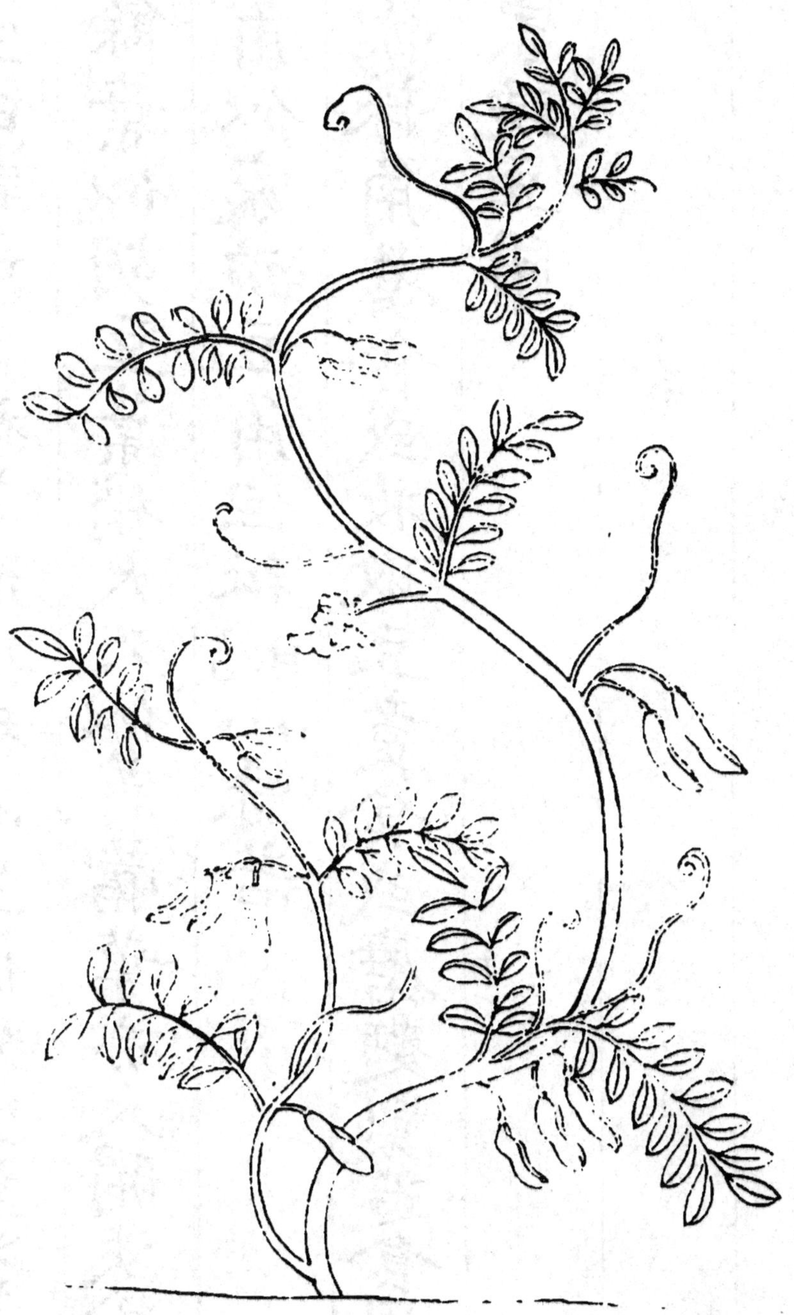

野豌豆生田野中苗初就地拖秧而生後分生莖叉苗長二尺餘葉似胡豆葉稍大又似苜蓿葉亦大開淡粉紫花結角似家豌豆角但秕音比小味苦

救飢採角煮食或收取豆煮食或磨麪製造食用與家豌豆同

𨂿豆

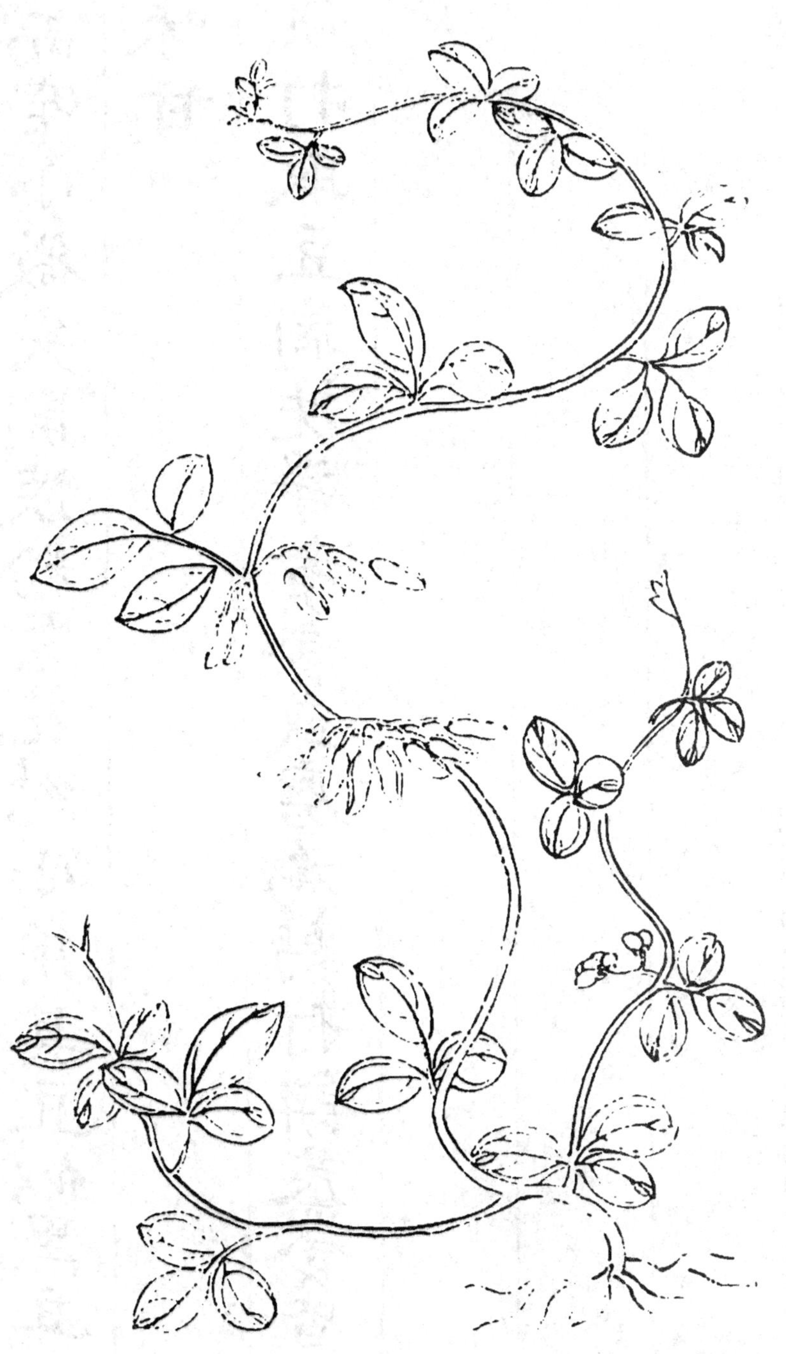

𧿹豆生平野中北土處處有之莖蔓延附草木上葉似黑豆葉而窄小微尖開淡粉紫花結小角其豆似黑豆形極小味甘

救飢打取豆淘洗淨煑食或磨爲麪打餅蒸食皆可

山扁豆

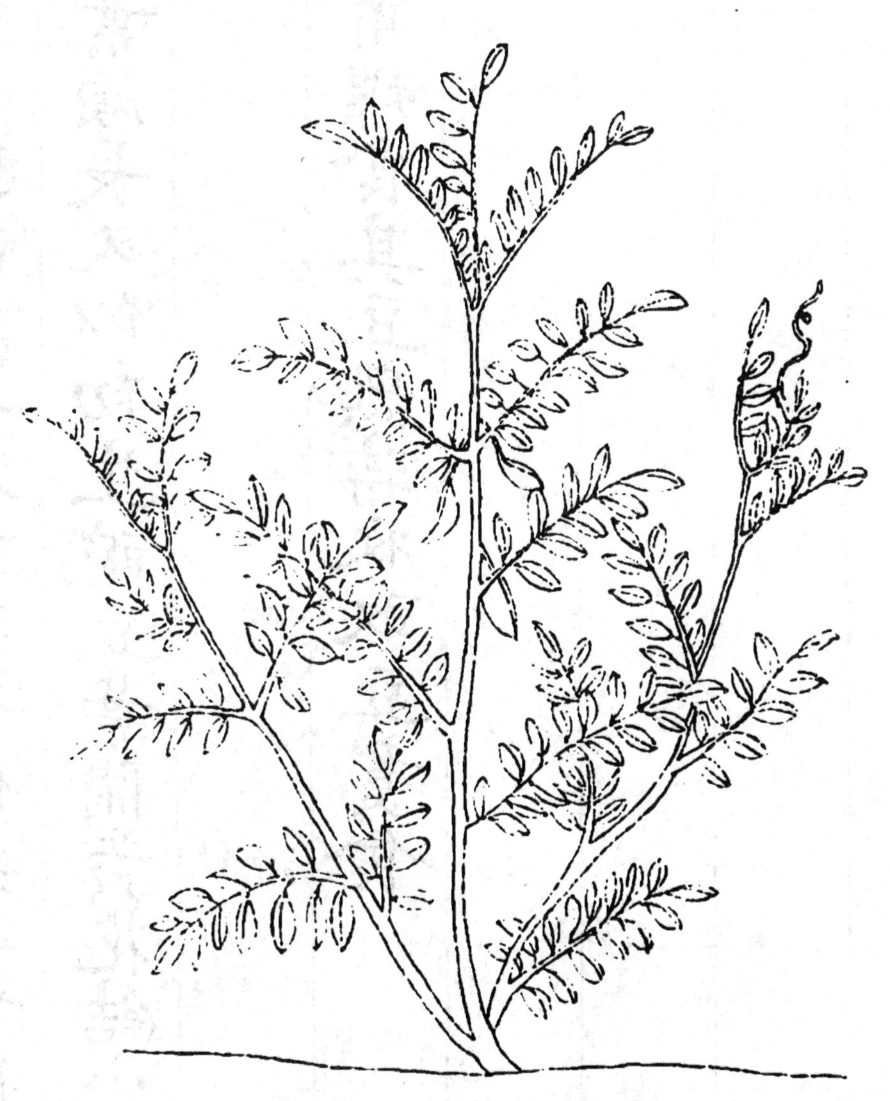

山扁豆生田野中小科苗高一尺許稍葉似蒺藜葉微大根葉比苜蓿葉頗長又似初生豌豆葉開黄花結小匾角兒味甜

救飢　採嫩角煠食其豆熟時收取豆煮食

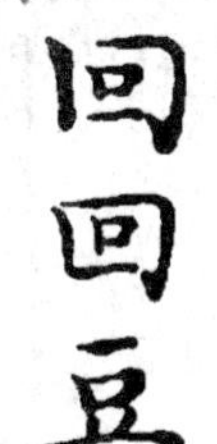

回回豆

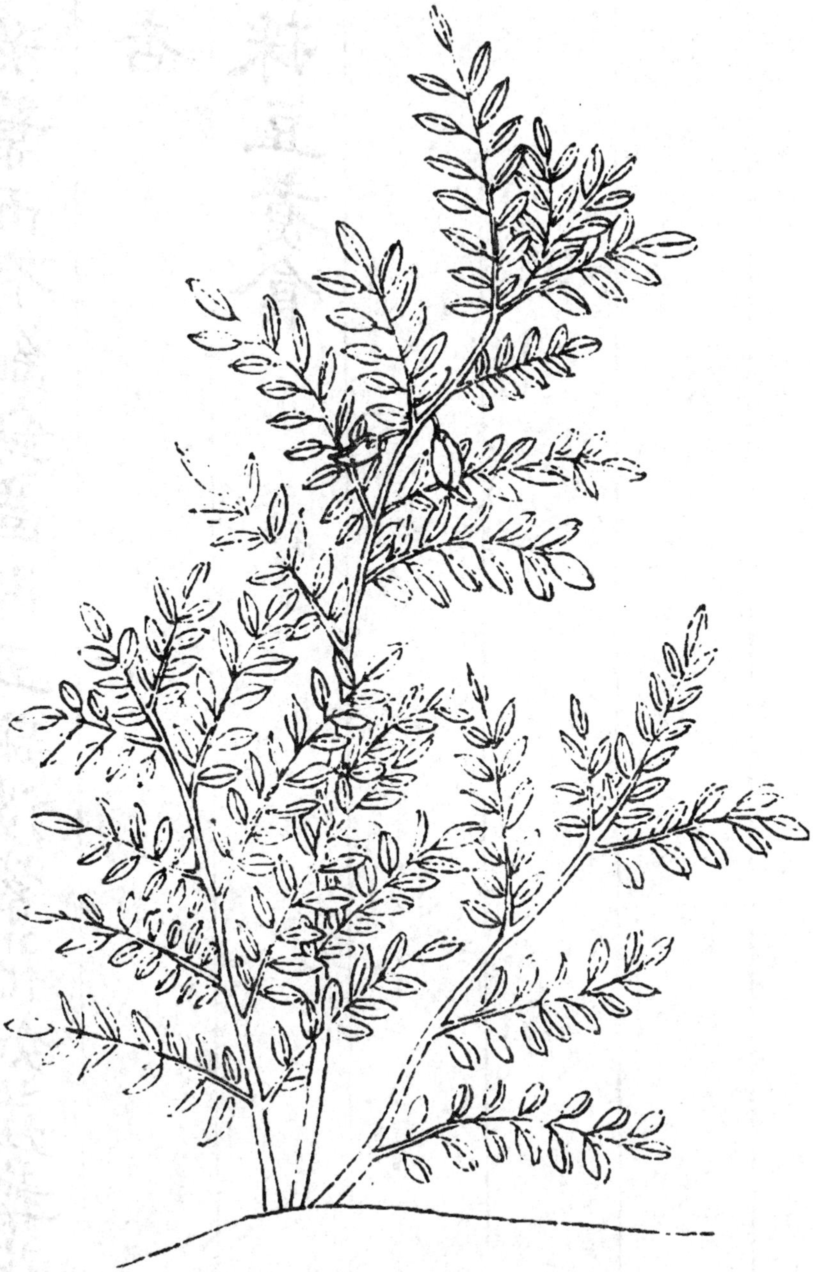

回回豆又名那合豆生田野中莖青葉似蒺藜葉又似初生嫩皂莢葉而有細鋸齒開五瓣淡紫花如蒺藜花樣結角如杏

救飢採豆煮食

胡豆

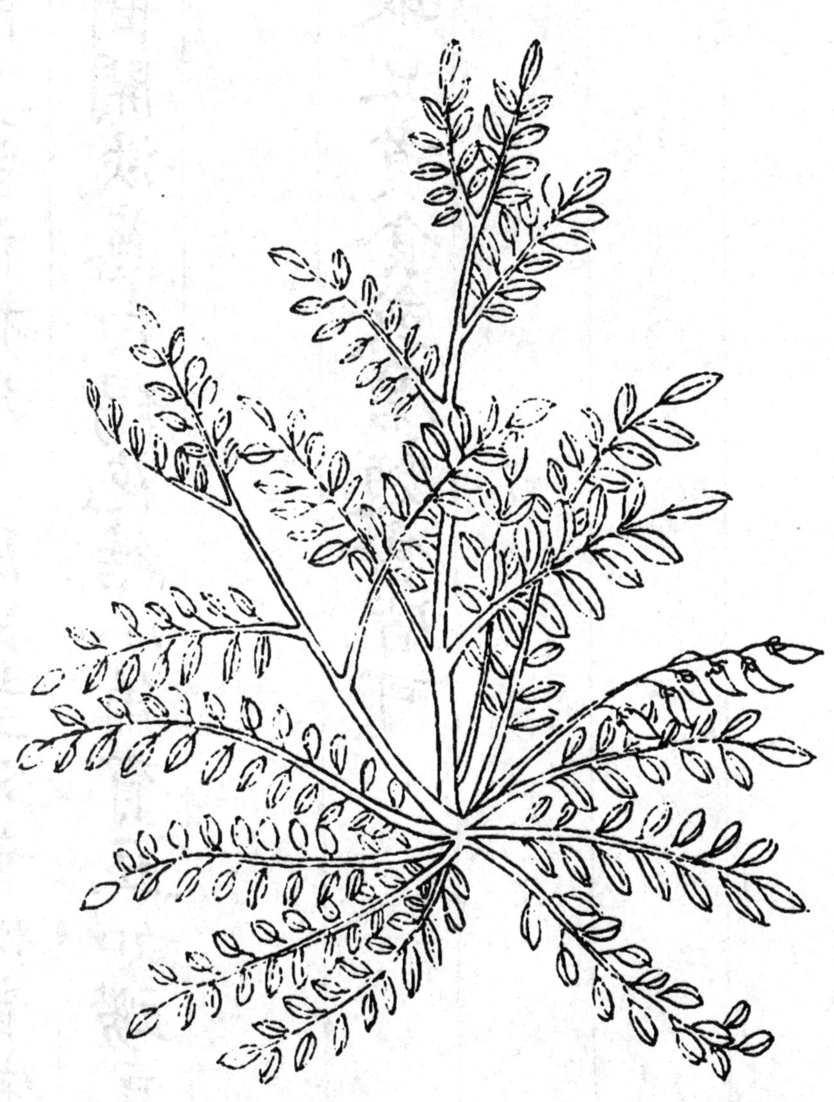

胡豆生田野間其苗初搨地生後分莖叉葉似苜蓿葉而細莖葉稍間開淡葱白褐花結小角有豆如𧿹豆狀味甜

救飢　採取豆煑食或磨麪食皆可

蠶豆

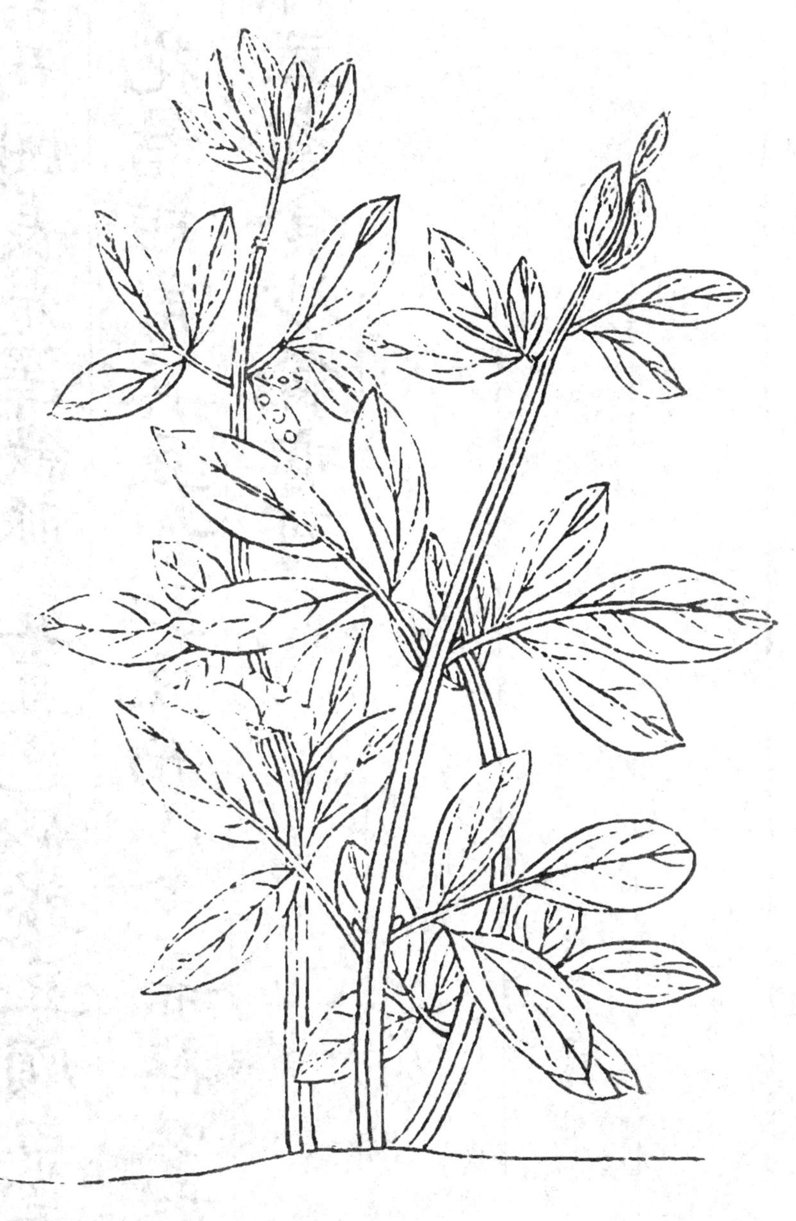

蠶豆今處處有之生田園中科苗高二尺許莖方其葉狀類黑豆葉而團長光澤紋脉竪直色似豌豆頗白莖葉稍間開白花結短角其豆如豇豆而小色赤味甜

救飢　採豆煮食炒食亦可

山菉豆

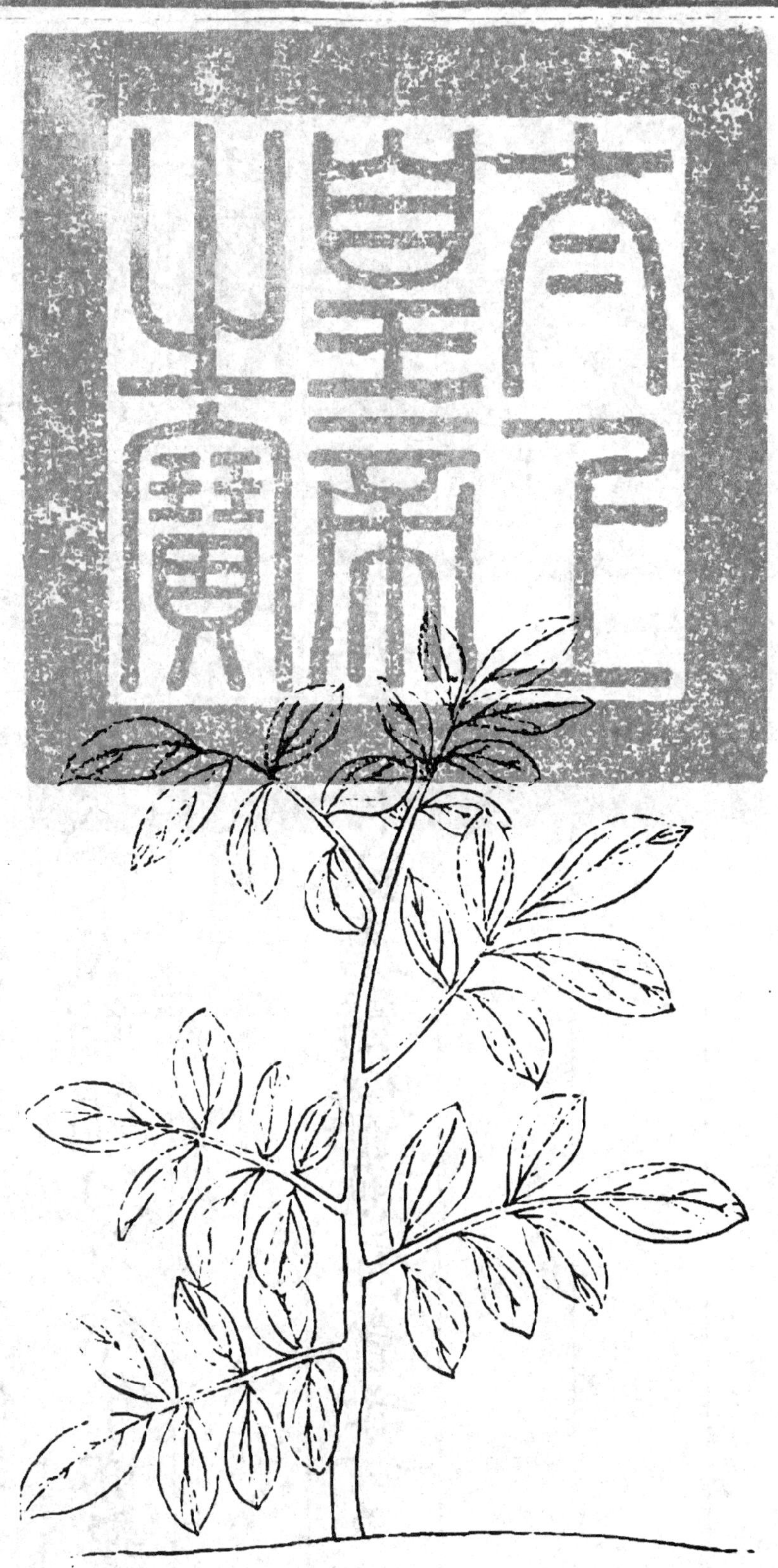

山菉豆生輝縣太行山車箱衝山野中苗莖似家菉豆莖微細葉比家菉豆葉狹窄尖艄開白花結角亦瘦小其豆黲緑色味甘

救飢採取其豆煑食或磨麪攤煎餅食亦可

救荒本草卷七

明朱橚撰

米穀部

實可食

葉可食

果部

實可食

根可食

實根葉皆可食

蕎麥苗

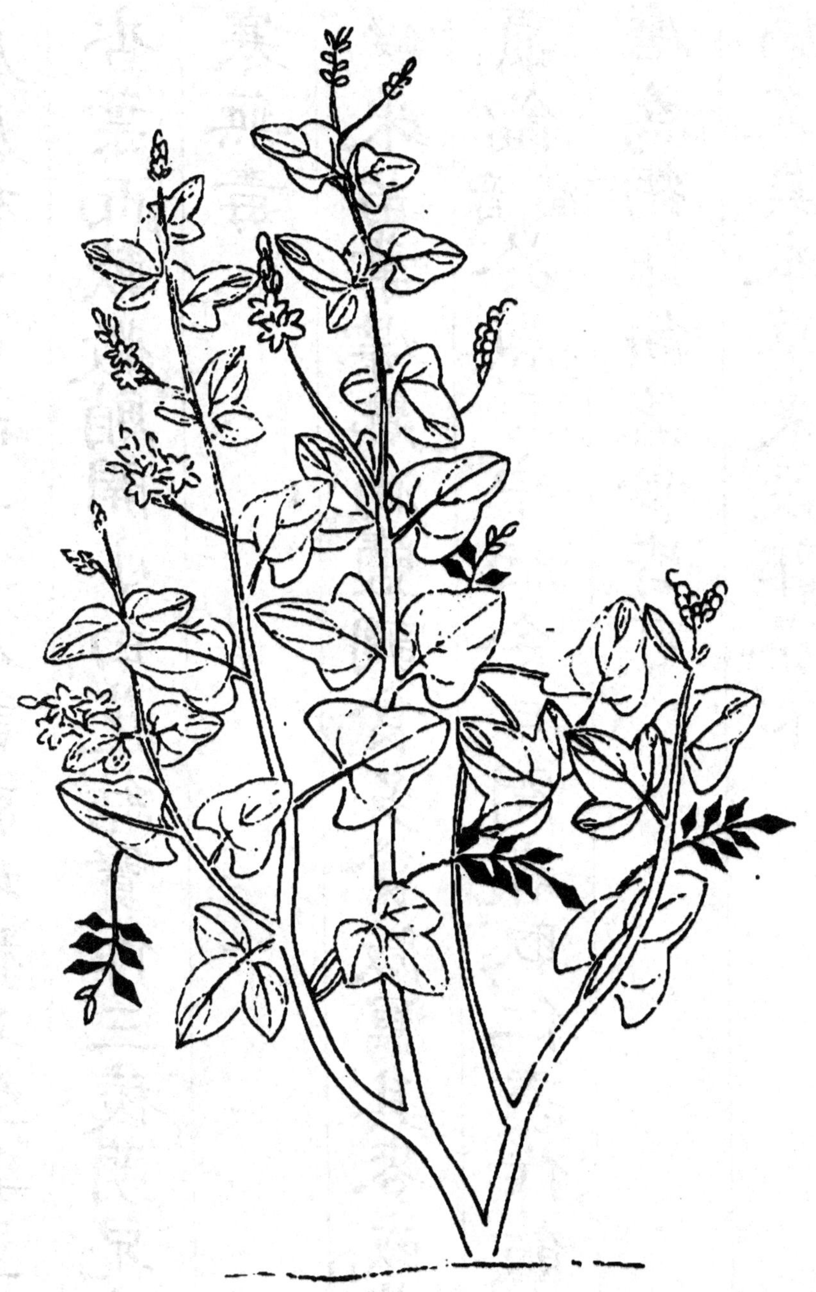

蕎麥苗處處種之苗高二三尺許就地科乂生其莖色紅葉似杏葉而軟微艄開小白花結實作三稜蒴兒味甘平性寒無毒

救饑采苗葉煠熟油鹽調食多食微瀉其麥或蒸使氣餾音溜於烈日中晒令口開舂取仁煮作飯食或磨為麪作餅蒸食皆可

治病文具本草米穀部條下

御米花

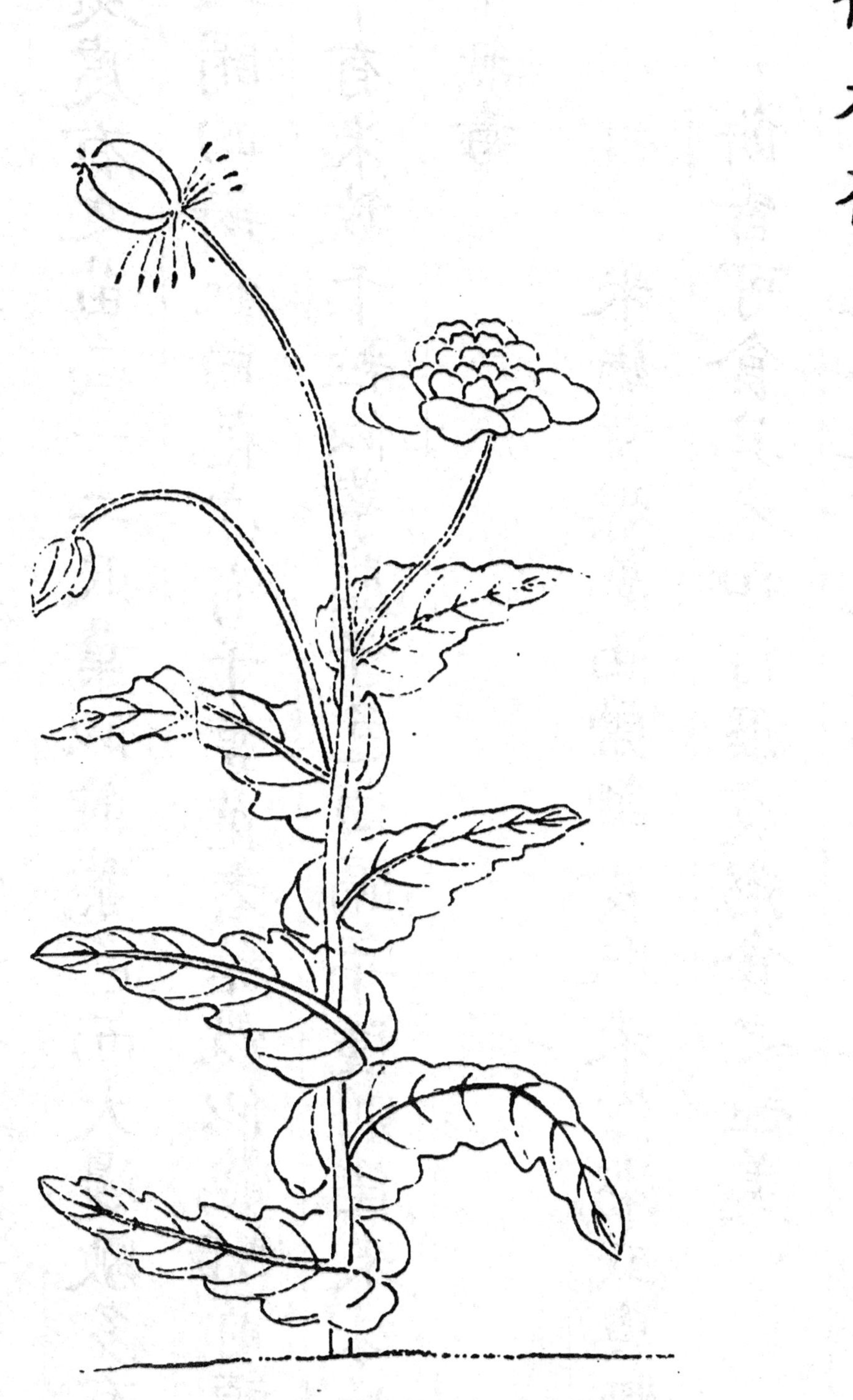

御米花　本草名罌子粟一名象穀一名米囊一名囊子處處有之苗高一二尺葉似靛葉色而大邊皺多有花叉開四瓣紅白花亦有千葉花者結殼似骲音炮箭頭殼中有米數千粒似葶藶子色白隔年種則佳米味甘性平無毒

救饑　采嫩葉煠熟油鹽調食取米作粥或與麪作餅皆可食其米和竹瀝煑粥食之極美

治病　文具本草米穀部罌子粟條下

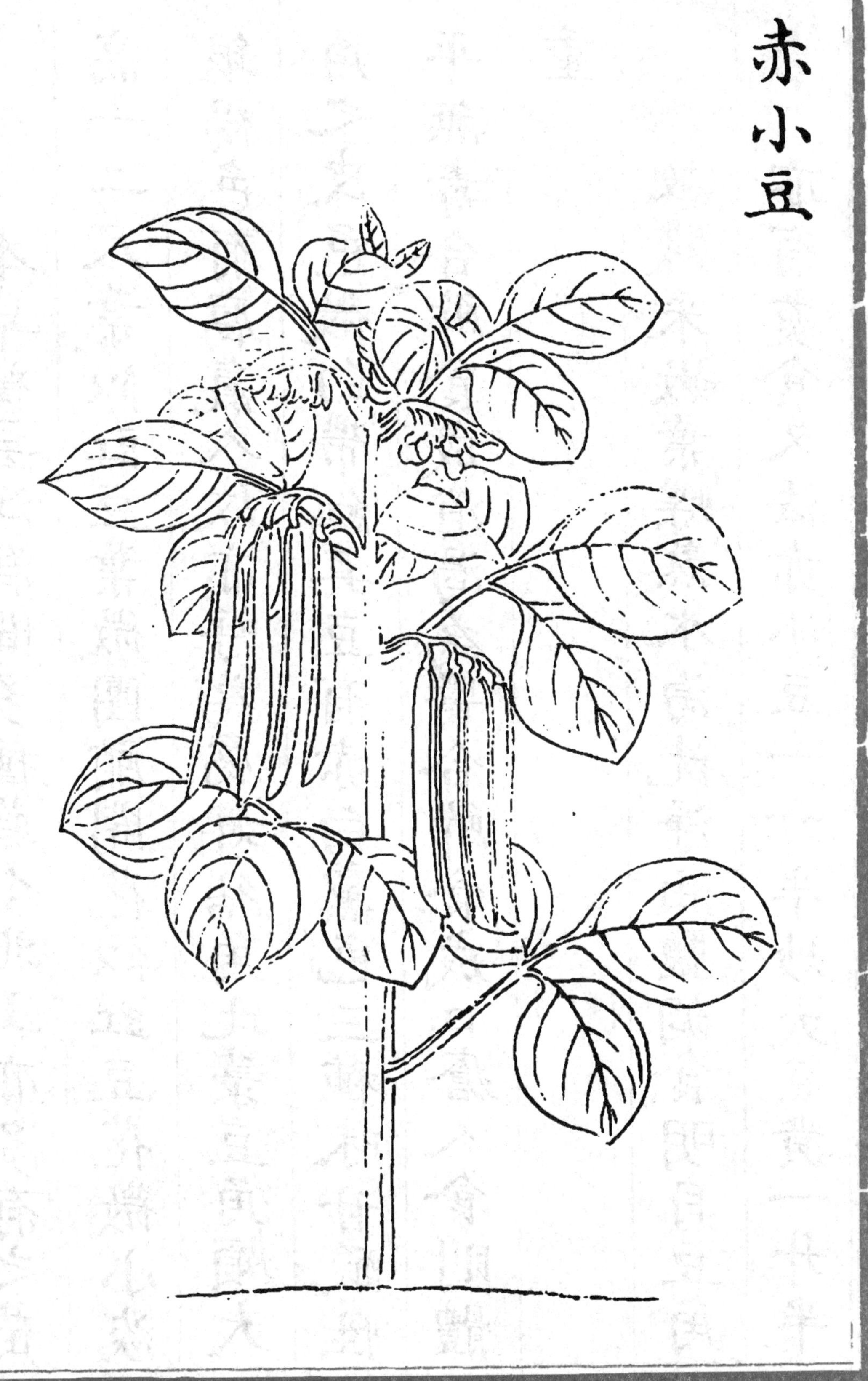
赤小豆

赤小豆本草舊云江淮間多種蒔今北土亦多有之苗高一二尺葉似豇豆葉微團艄開花似豇豆花微小淡銀褐色有腐氣人故亦呼為腐婢結角比菉豆角頗大角之皮色微白帶紅其豆有赤白黧色三種味甘酸性平無毒合鮓食成消渇為醬合鮓食成口瘡人食則體重

救饑 采嫩葉煠熟水淘洗淨油鹽調食明目豆角亦有煑食又法赤小豆一升半炒大豆黄一升半

焙二味擣末每服一合新水下日三服盡三升可度十一日不饑又說小豆食之逐津液行小便久服則虚人令人黑瘦枯燥

治病文具本草米穀部條下

山絲苗

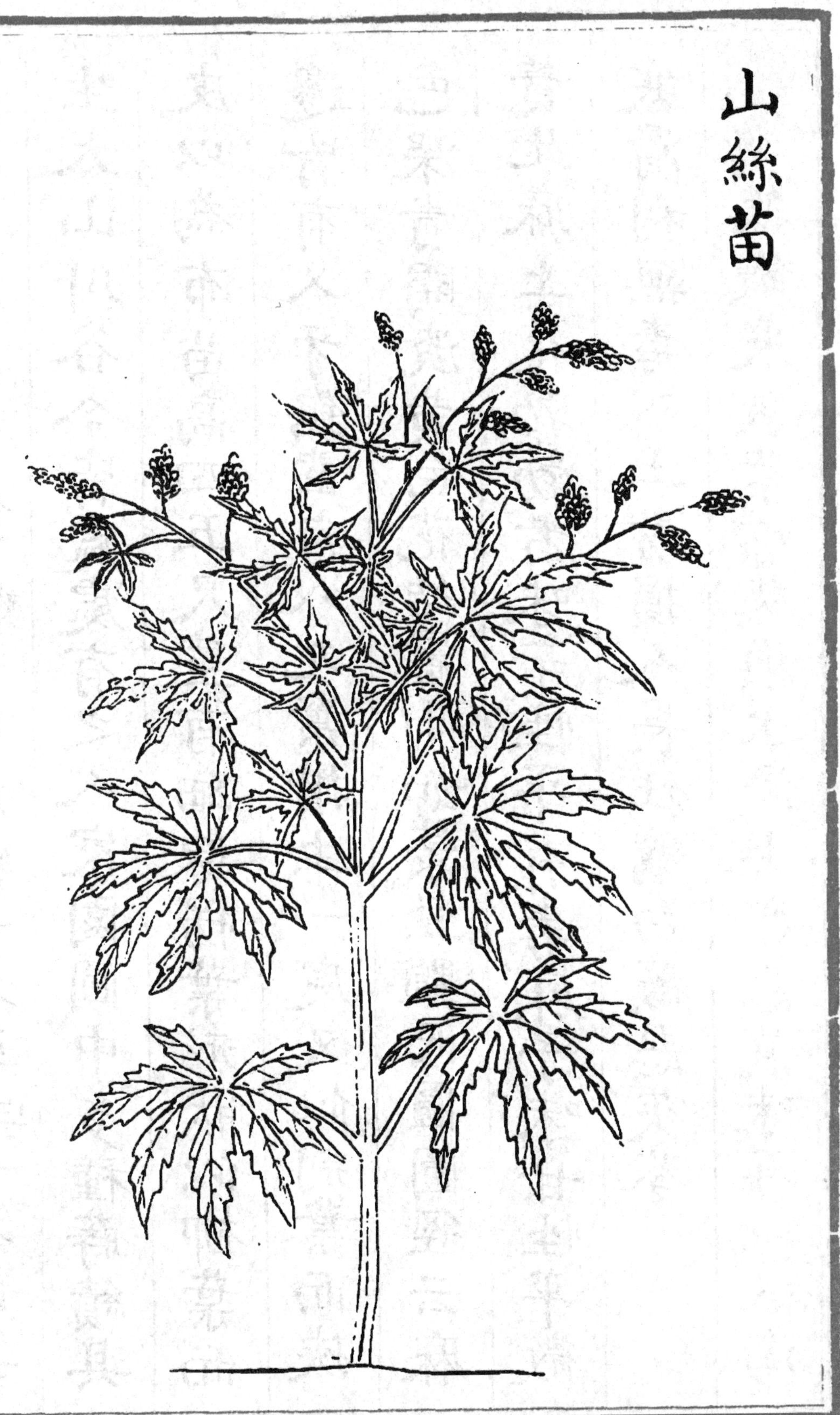

山絲苗本草有麻蕡音焚一名麻勃一名莩音字一名麻母生太山川谷今皆處處有之人家園圃中多種蒔績其皮以為布苗高四五尺莖有細線楞葉形狀似柳葉而邊皆有乂牙鋸齒每八九葉攢生一處又似荆葉而狹色深青開淡黄白花結實小如菉豆顆而匾圖經云麻蕡此麻上花勃勃者味辛性平有毒麻子味甘性平微寒滑利無毒入土者損人畏牡蠣白薇惡茯苓

救饑采嫩葉煠熟換水浸去邪惡氣味再以水淘

洗淨油鹽調食不可多食亦不可久食動風子可

炒食亦可打油用

治病文具本草米穀部麻蕡條下

油子苗

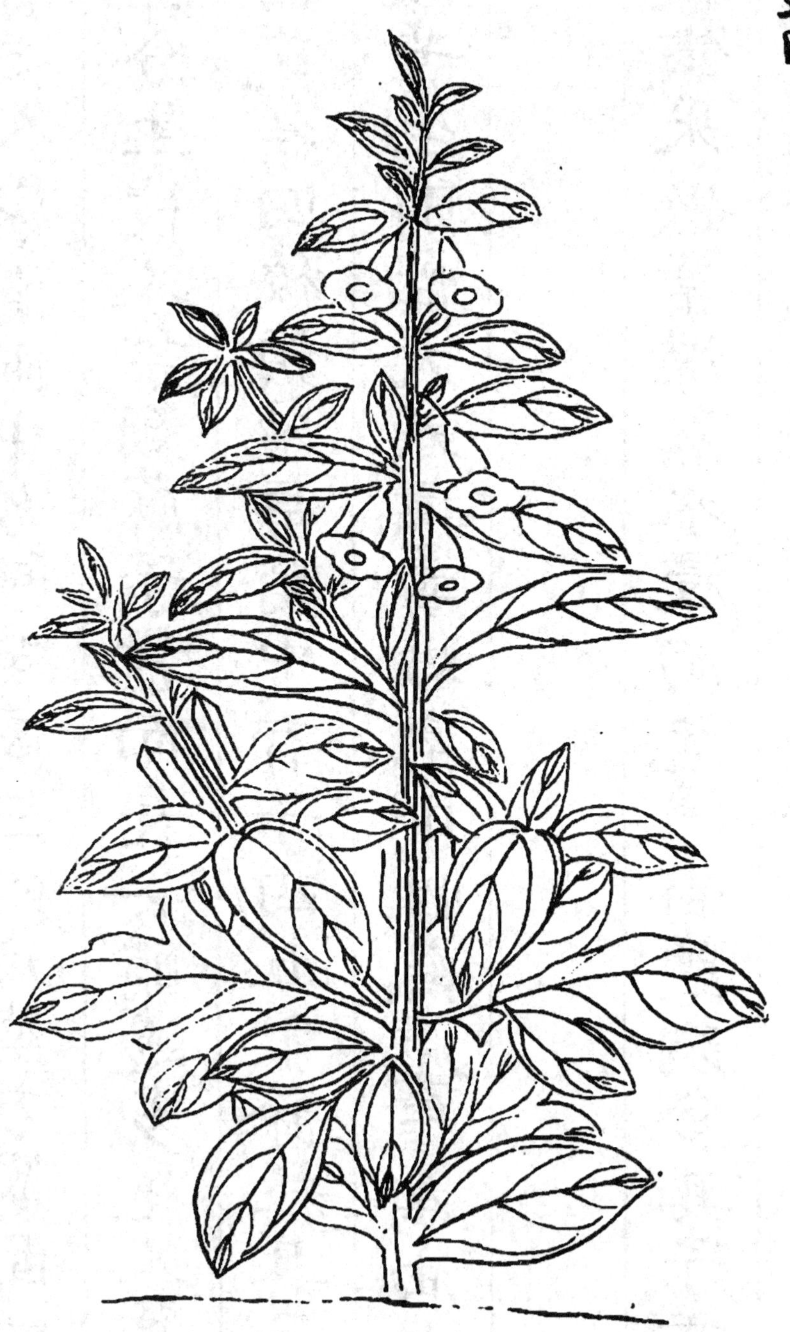

油子苗本草有白油麻俗名脂麻舊不著所出州土今處處有之人家園圃中多種苗高三四尺莖方窊面四楞對節分生枝叉葉類蘇子葉而長尖艄邊多花叉葉間開白花結四稜蒴兒每蒴中有子四五十餘粒其子味甘微苦生則性大寒無毒炒熟則性熱壓笮為油大寒

救饑采嫩葉煠熟水浸淘洗淨油鹽調食其子亦可炒熟食或煮食及笮為油食皆可

治病文具本草米穀部白油麻條下

黄豆苗

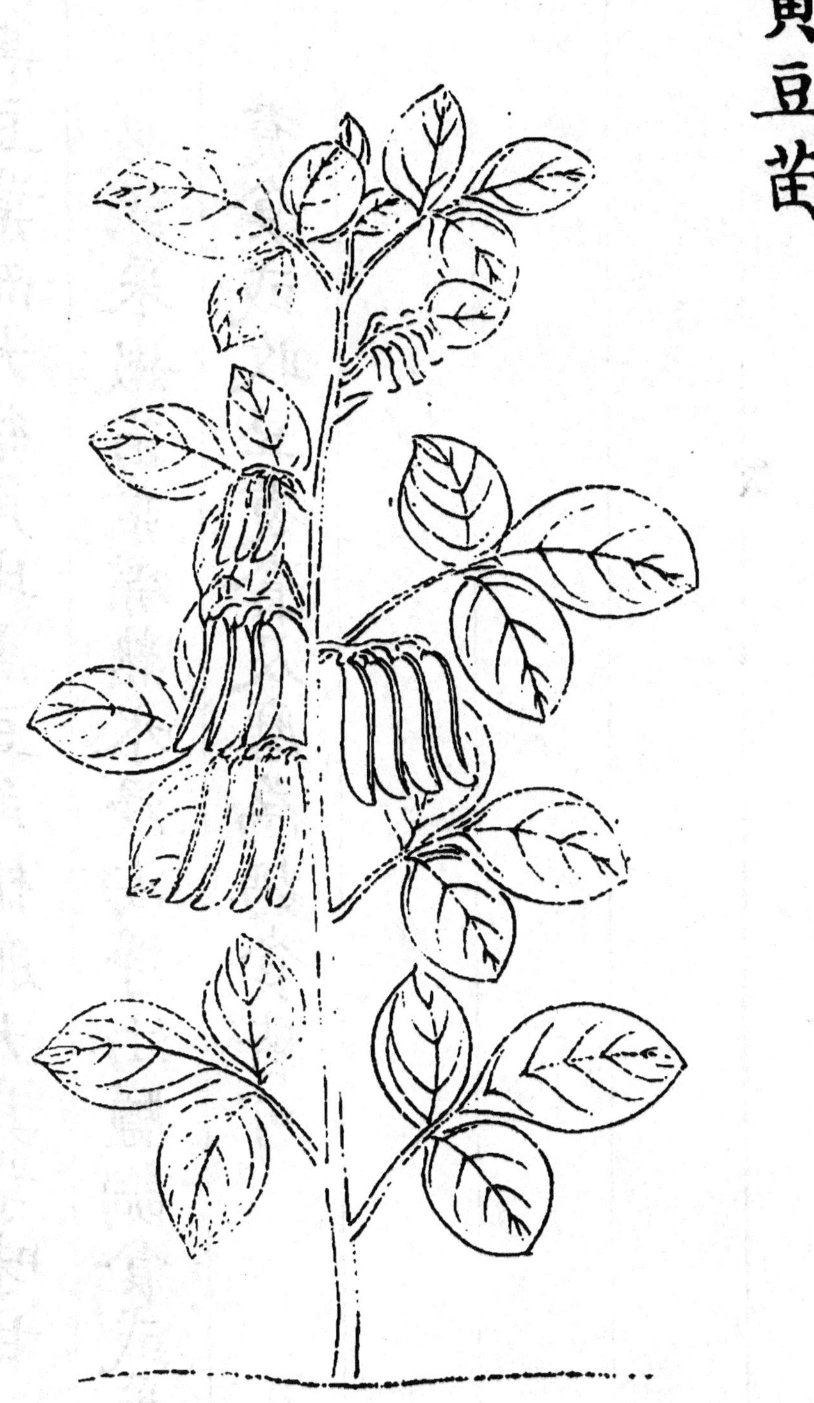

黄豆苗

黄豆苗今處處有之人家田園中多種苗高一二尺葉似黑豆葉而大結角比黑豆角梢肥大其葉味甘

救饑采嫩苗葉煠熟水浸淘淨油鹽調食或采角煮食或收豆煮食及磨為麪食皆可

刀豆苗

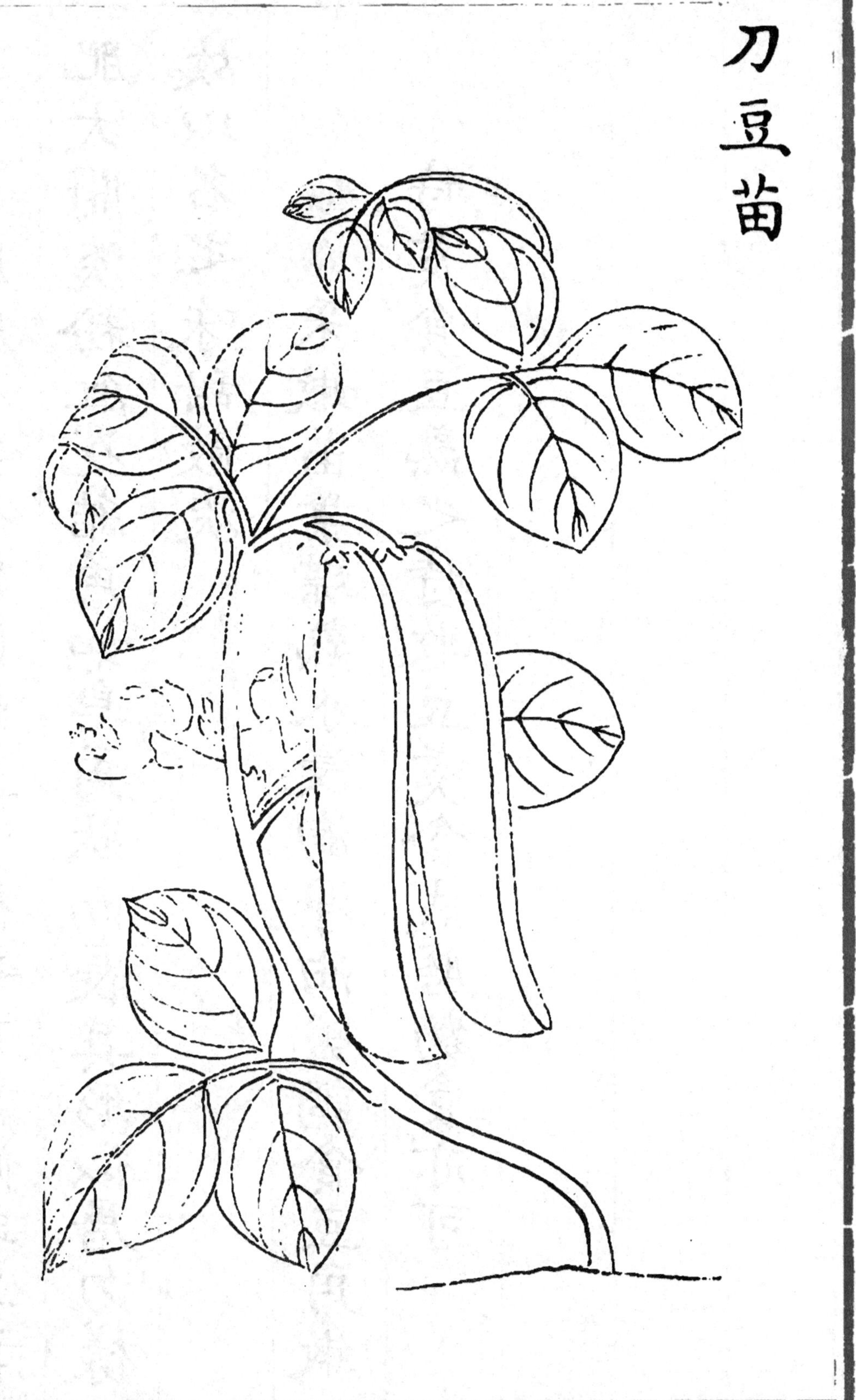

刀豆苗處處有之人家園籬邊多種之苗葉似豇豆葉肥大開淡粉紅花結角如皂角狀而長其形似屠刀樣故以名之味甜微淡

救饑采嫩苗葉煠熟水浸淘淨油鹽調食豆角嫩時煑食豆熟之時收豆煑食或磨麪食亦可

眉兒豆苗

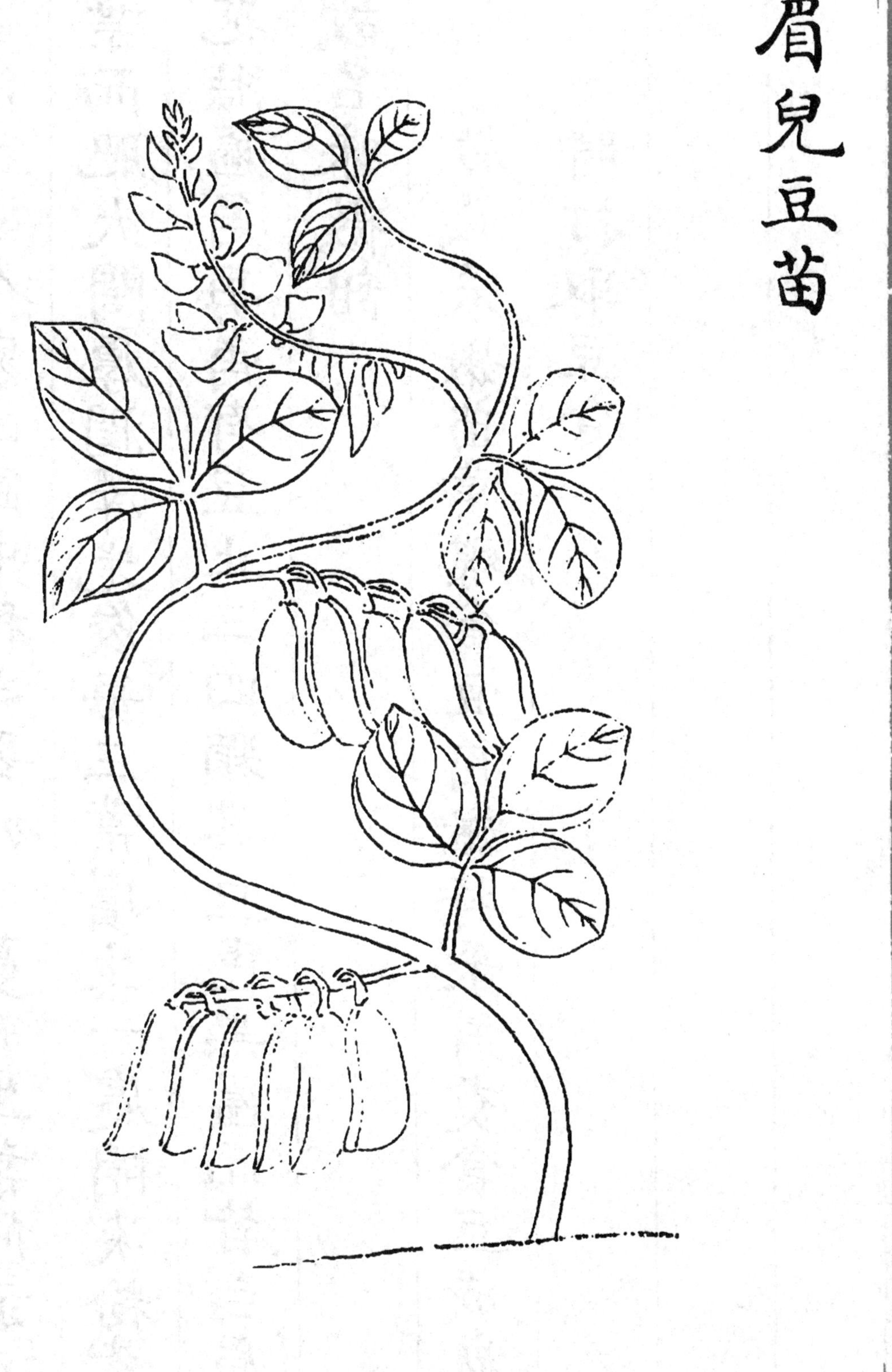

眉兒豆苗人家園圃中種之妥他果切蔓而生葉似菉豆葉而肥大闊厚潤澤光俊每三葉攢生一處開淡粉紫花結匾角每角有豆止三四顆其豆色黑匾而皆白眉故名味微甜

救饑采嫩苗葉煠食豆角嫩時采角煑食豆成熟時打取豆食

紫豇豆苗

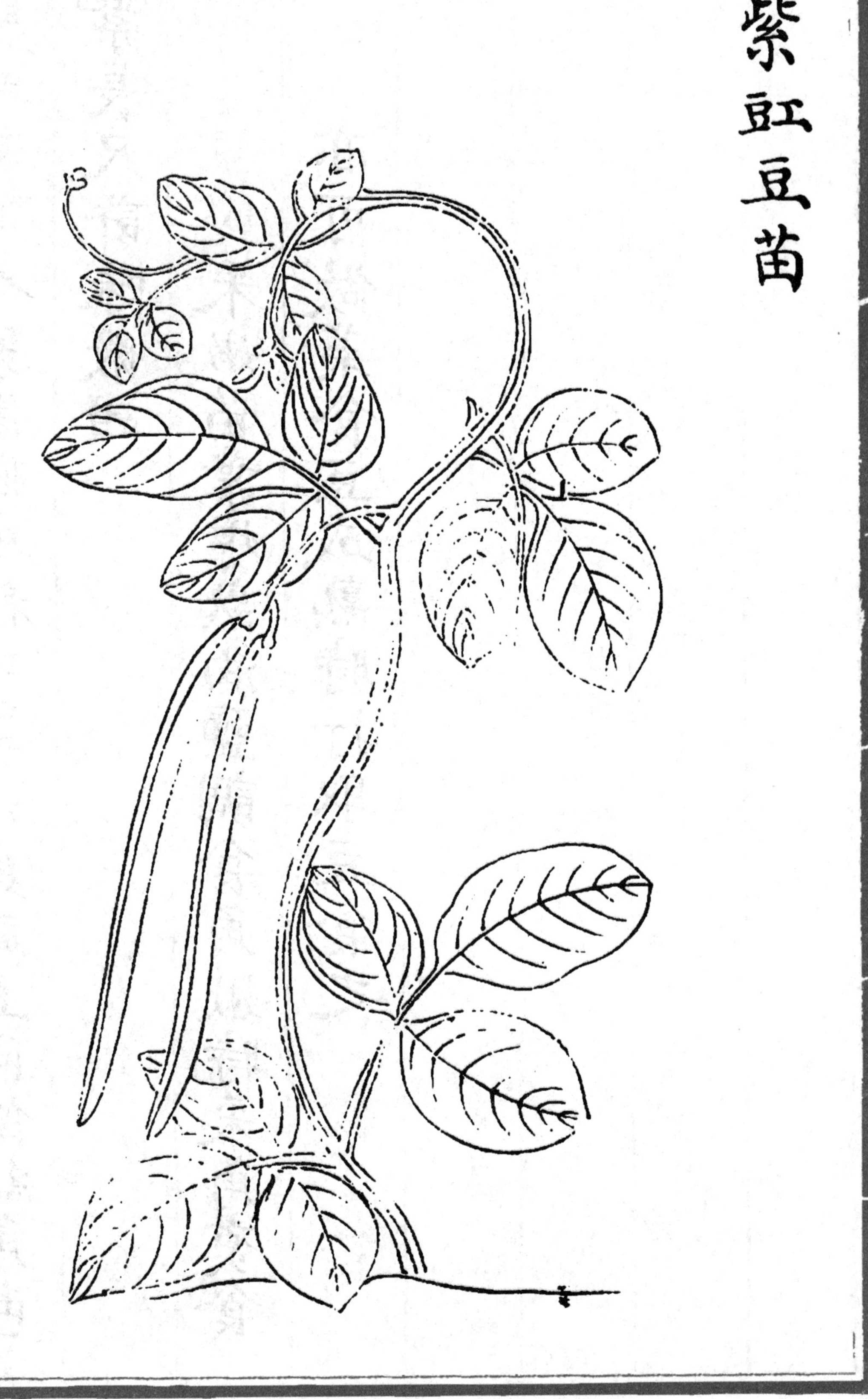

紫豇豆苗人家園圃中種之莖葉與豇豆同但結角色紫長尺許味微甜

救饑采嫩苗葉煠熟油鹽調食角嫩時采角煑食亦可做菜食豆成熟時打取豆食之

蘇子苗

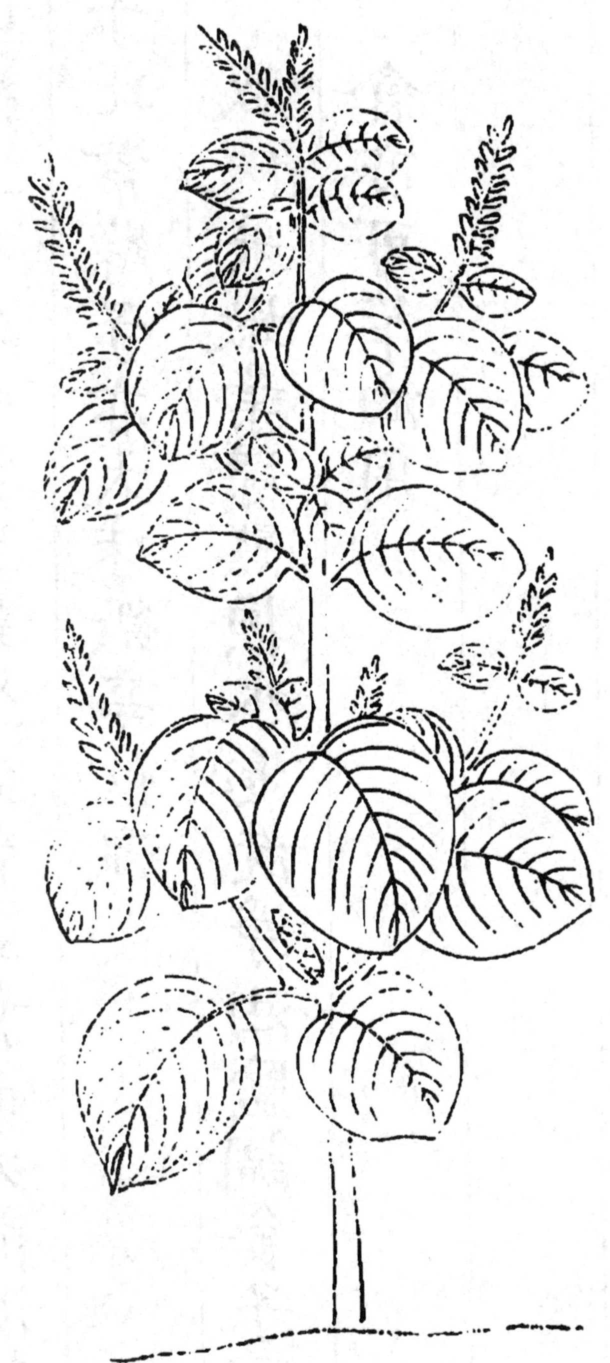

蘇子苗人家園圃中多種之苗高二三尺莖方窊五化切面四楞上有細毛葉皆對生似紫蘇葉而大開淡紫花結子比紫蘇子亦大味微辛性温

救饑采嫩葉煠熟換水淘洗淨油鹽調食子可炒食亦可笮油用

豇豆苗

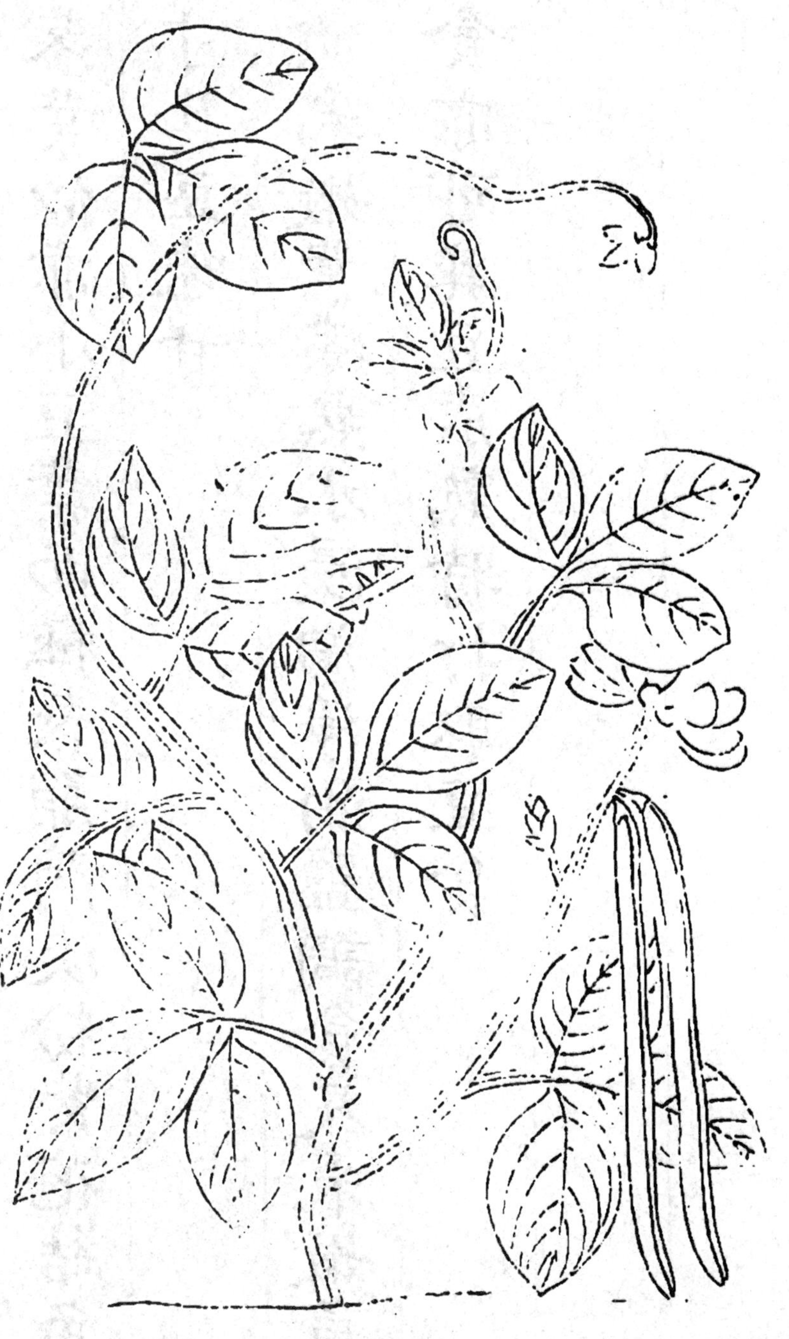

豇豆苗今處處有之人家田園中多種就地拖秧而生亦延籬落葉似赤小豆葉而極長艄開淡粉紫花結角長五七寸其豆味甘

救饑采嫩葉煠熟水浸淘淨油鹽調食及采嫩角煠食亦可其豆成熟時打取豆食

山黑豆

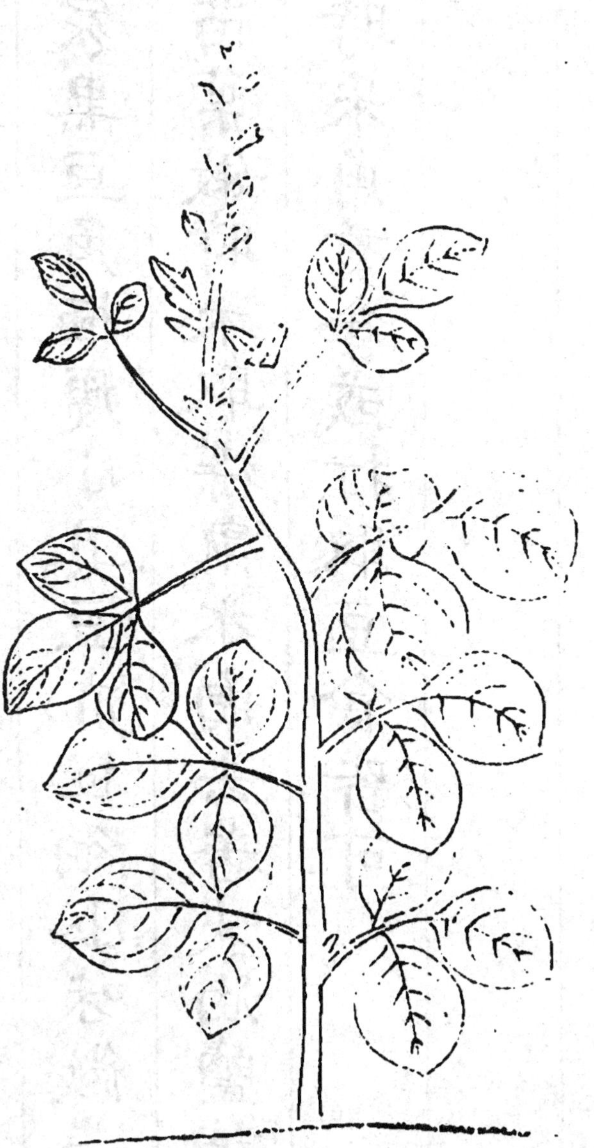

山黑豆 生密縣山野中苗似家黑豆每三葉攢生一處居中大葉如菉豆葉傍兩葉似黑豆葉微圓開小粉紅花結角比家黑豆角極瘦小其豆亦極細小味微苦

救饑 苗葉嫩時采取煠熟水淘去苦味油鹽調食結角時采角煑食或打取豆食皆可

舜芒穀

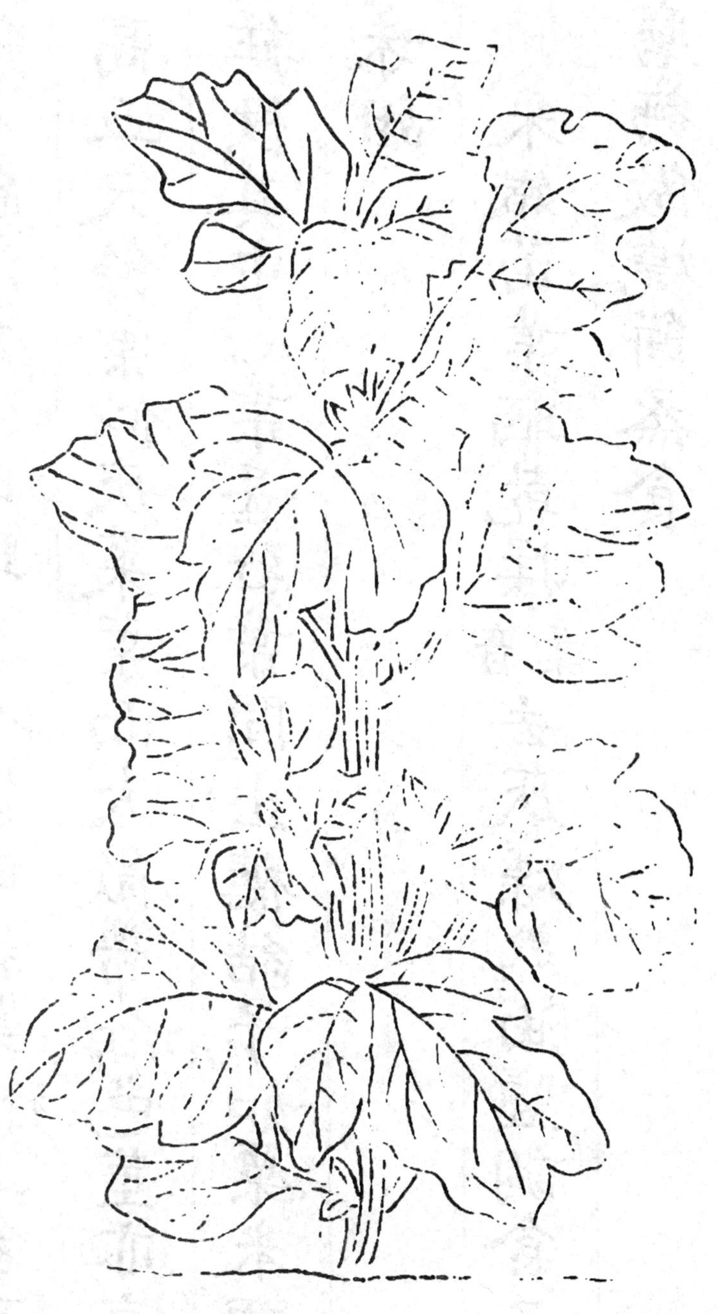

舜芒穀　俗名紅落藜生田野及人家田莊窠（音科）上多有之科苗高五尺餘葉似灰菜葉而大微帶紅色莖亦高麄可為柱杖其中心葉甚紅葉間出穗結子如粟米顆灰青色味甜

救饑　采嫩苗葉晒乾揉（音柔）去灰煠熟油鹽調食子可磨麪做燒餅蒸食

櫻桃樹

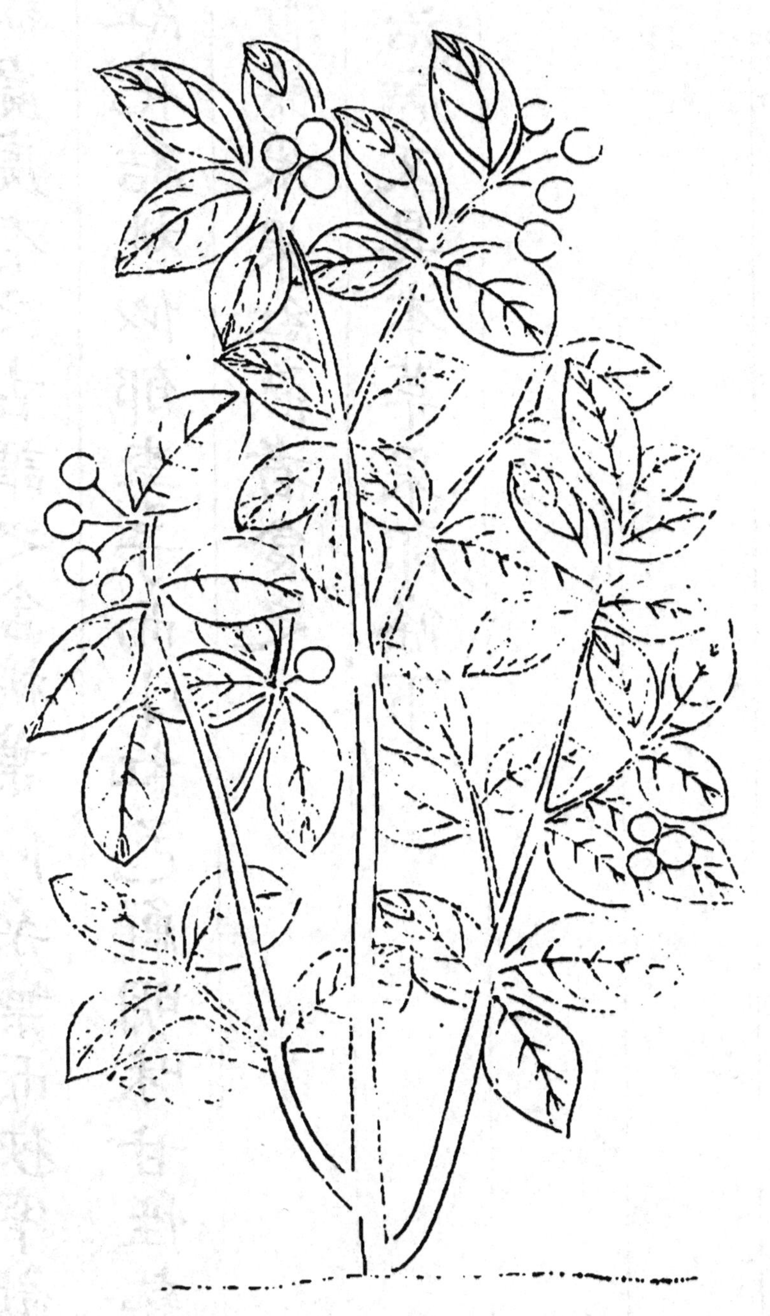

櫻桃樹處處有之古謂之含桃葉似桑葉而狹窄微軟開粉紅花結桃似郁李子而小紅色鮮明味甘性熱

救饑采果紅熟者食之

治病文具本草果部條下

胡桃樹

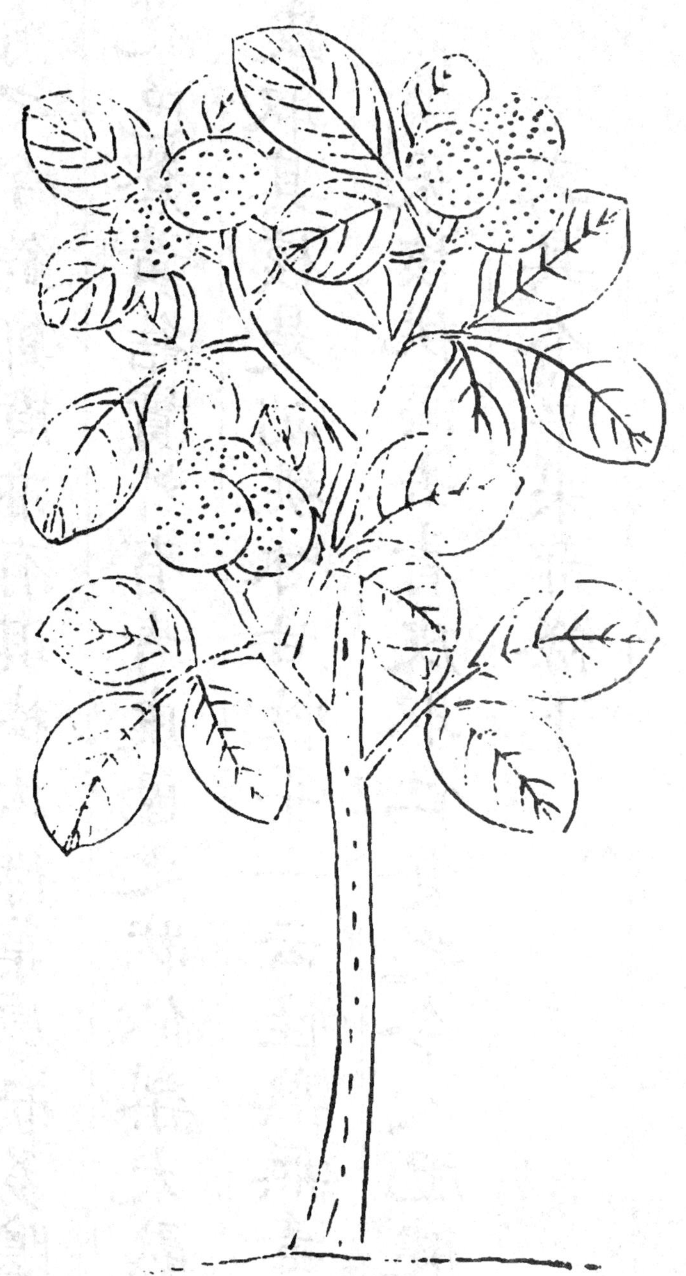

胡桃樹一名核桃生北土舊云張騫從西域將來陝洛間多有之今鈞鄭間亦有其樹大株葉厚而多陰開花成穗花色蒼黃結實外有青皮包之狀似梨大熟時漚去青皮取其核是胡桃味甘性平一云性熱無毒

救饑采核桃漚去青皮取仁食之令人肥健

治病文具本草果部條下

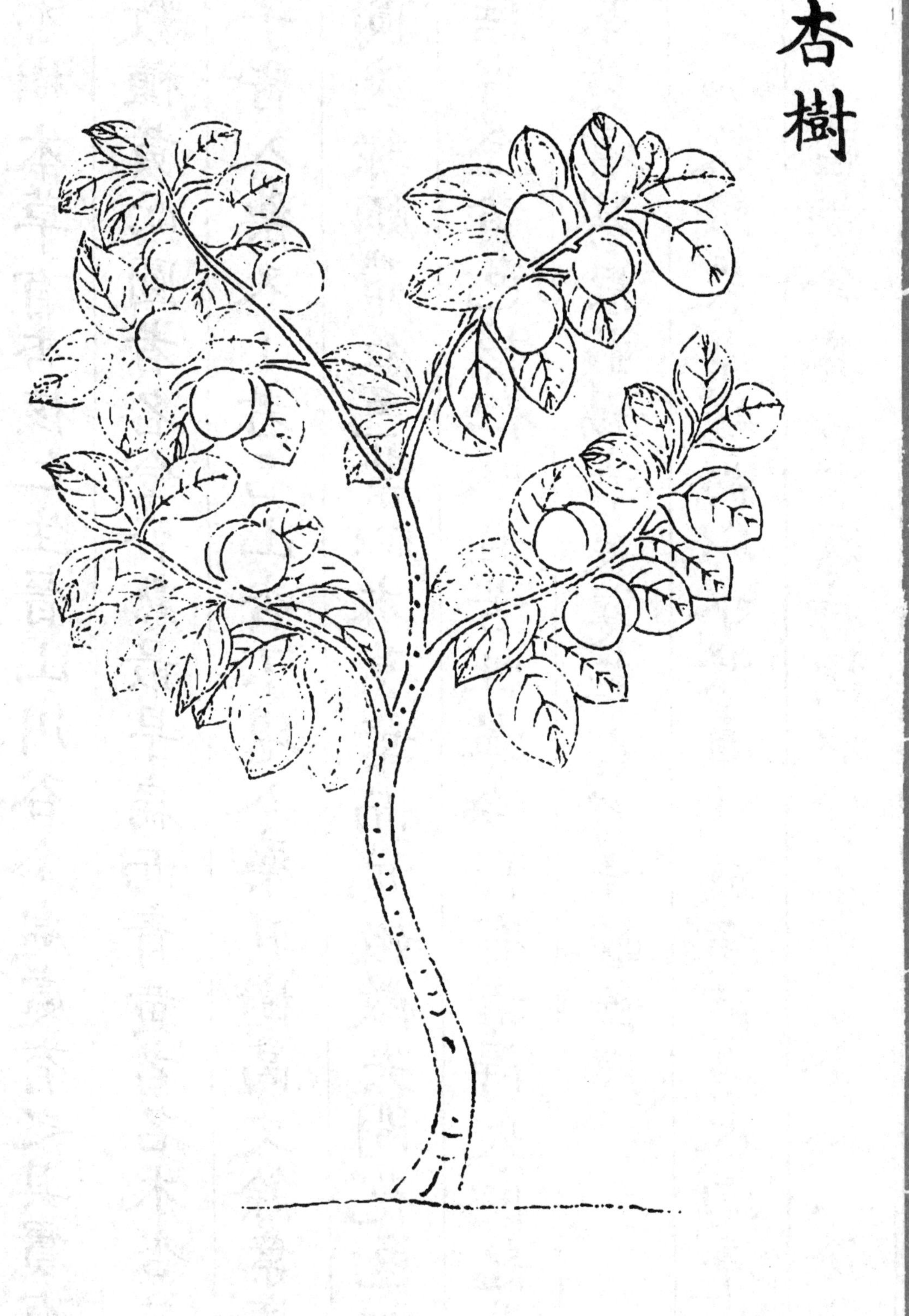
杏樹

杏樹本草有杏核仁生晉山川谷今處處有之其實有數種黄而圓者名金杏熟最早扁而青黄者名木杏其子皆入藥又小者名山杏不堪入藥其樹高丈餘葉頗圓淡緑頗帶紅色葉似木葛葉而光嫩微尖開花色紅結實金黄色核仁味甘苦性温冷利有毒得火良惡黄芩黄耆葛根解錫毒畏蘘草杏實味酸性熱

救饑采葉煠熟以水浸漬作成黄色換水淘淨油鹽調食其杏黄熟時摘取食不可多食令人發熱

及傷筋骨

治病文具本草果部杏核仁條下

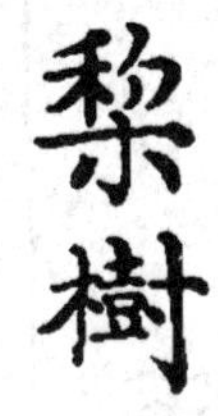

梨樹

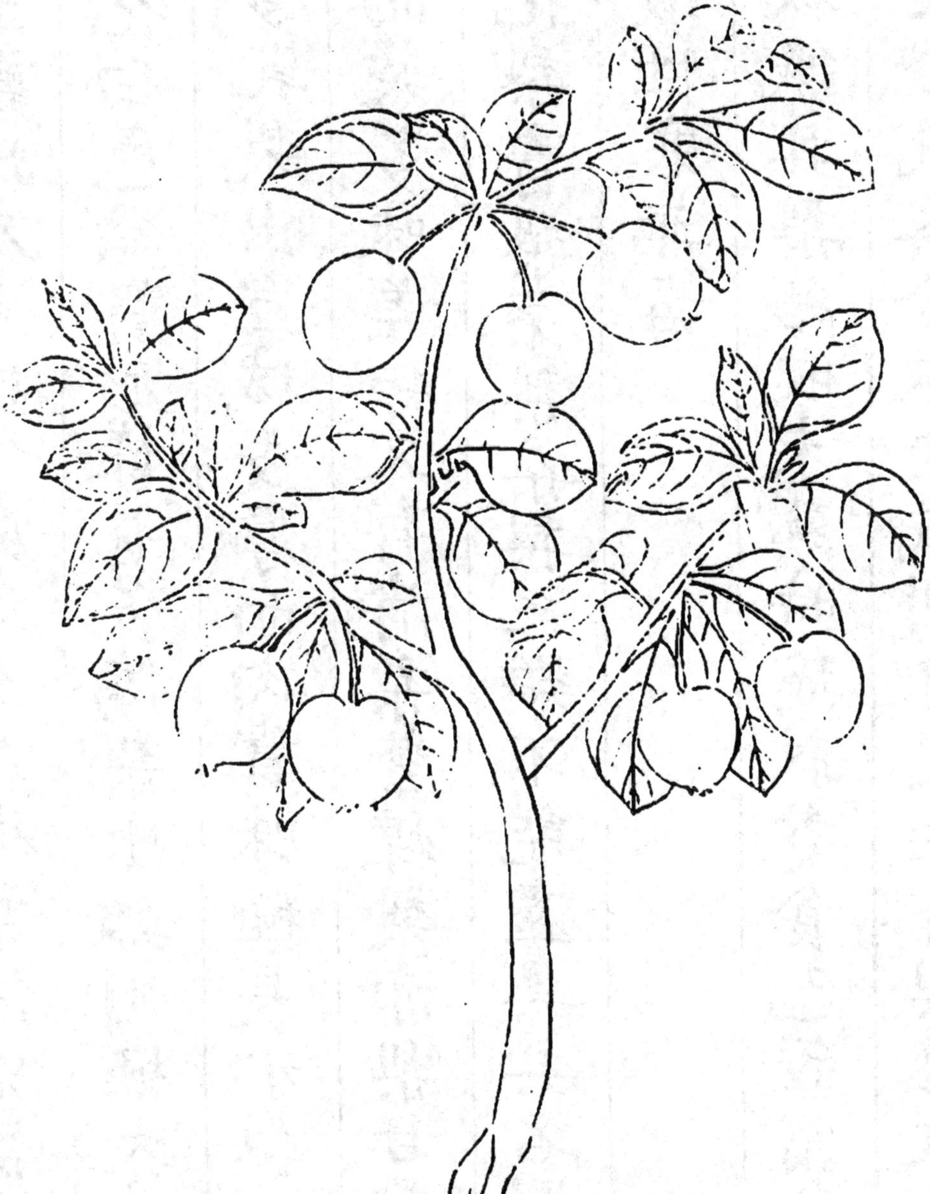

梨樹出鄭州及宣城今處處有其樹葉似棠葉而大色青開花白色結實形樣甚多鵝梨出鄭州極大味香美而漿多乳梨出宣城皮厚而肉實味極長水梨出北都皮薄而漿多味差短又有消梨紫煤梨赤梨甘棠禦兒梨紫花梨青梨茅梨桑梨之類不能盡具其名梨實味甘微酸性寒無毒

救饑 其梨結硬未熟時摘取煮食已經霜熟摘取生食或蒸食亦佳或削其皮晒作梨糁收而備用

亦可

治病文具本草果部條下

葡萄

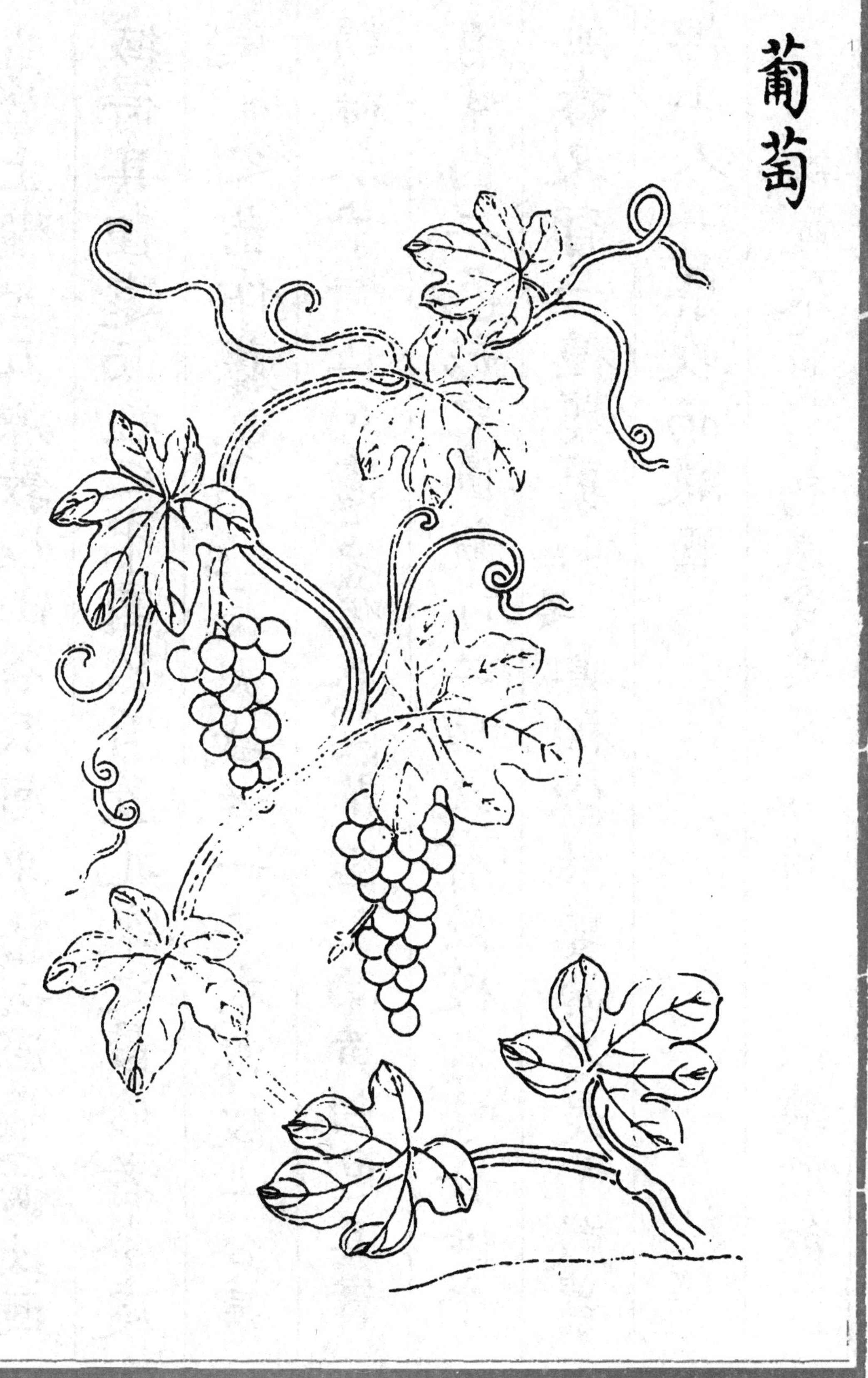

葡萄生隴西五原敦煌山谷及河東舊云漢張騫使西域得其種還而種之中國始有蓋北果之最珍者今處處有之苗作藤蔓而極長大盛者一二本綿被山谷葉類絲瓜葉頗壯而邊多花叉開花極細而黄白色其實有紫白二色形之圓鋭亦二種又有無核者味甘性平無毒又有一種蘡薁音嬰郁真相似然蘡薁乃是千歳虆但山人一槩收而釀酒

救饑 采葡萄為果食之又熟時取汁以釀酒飲

治病文具本草果部條下

李子樹

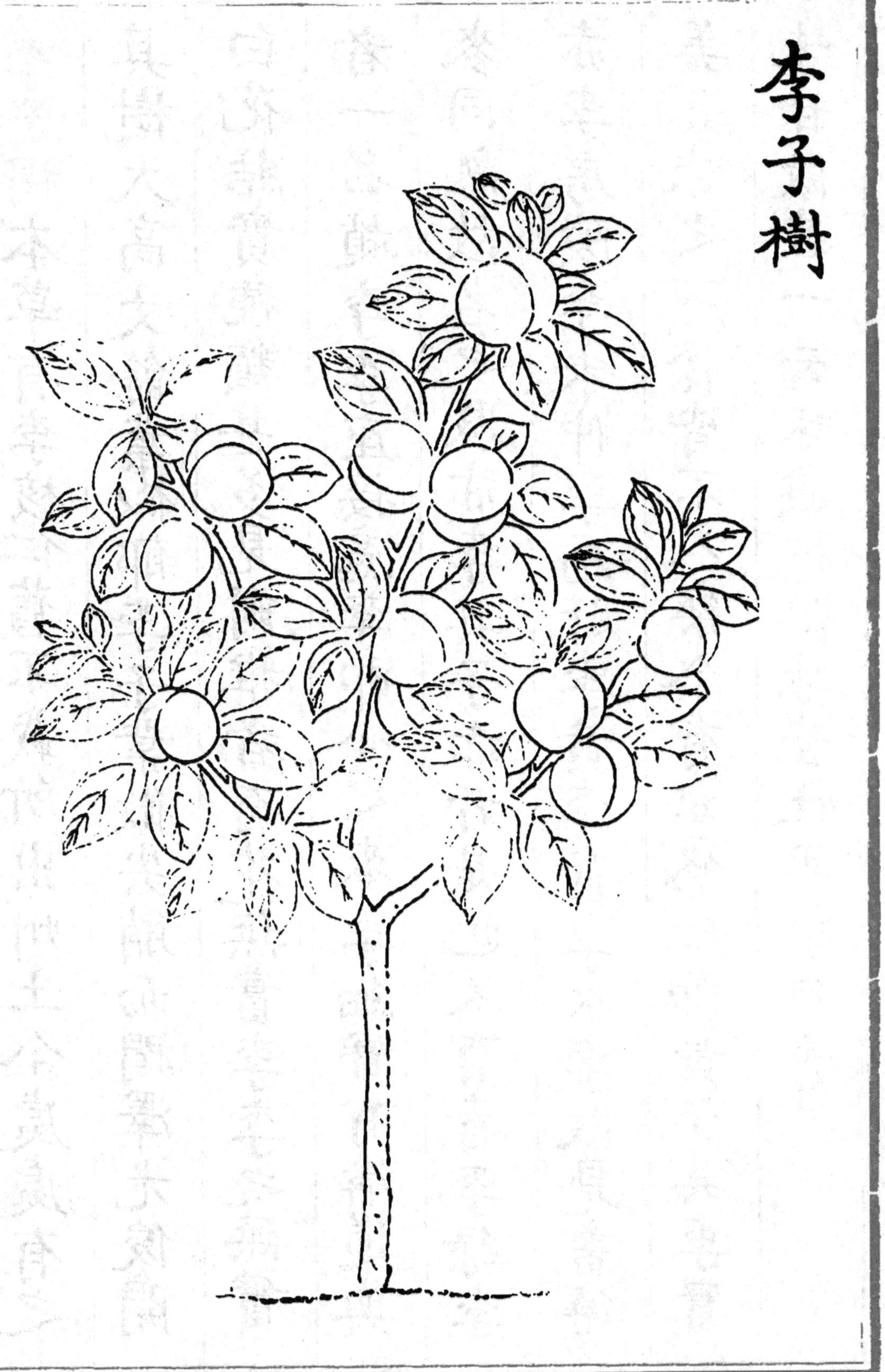

李子樹本草有李核仁舊不載所出州土今處處有之其樹大高丈餘葉似郁李子葉微尖䑕而潤澤光俊開白花結實種類甚多見爾雅者有花無實李李之無實者一名趙李李座接慮李即今之麥李細實有溝道與麥同熟故名之駁赤李其子赤者是也又有青李緑李赤李房陵李朱仲李馬肝李黄李紫李水李散見書傳美其味之可食皆不入藥今有穿條紅御黄子其李實味甘微苦一云味酸核仁味苦性平俱無毒

救饑摘取李實色熟者食之不可臨水上食亦不可和蜜食損五臟及與雀肉同食和漿水食令人霍亂濕氣多食令人虛熱

治病文具本草果部李核人條下

木瓜

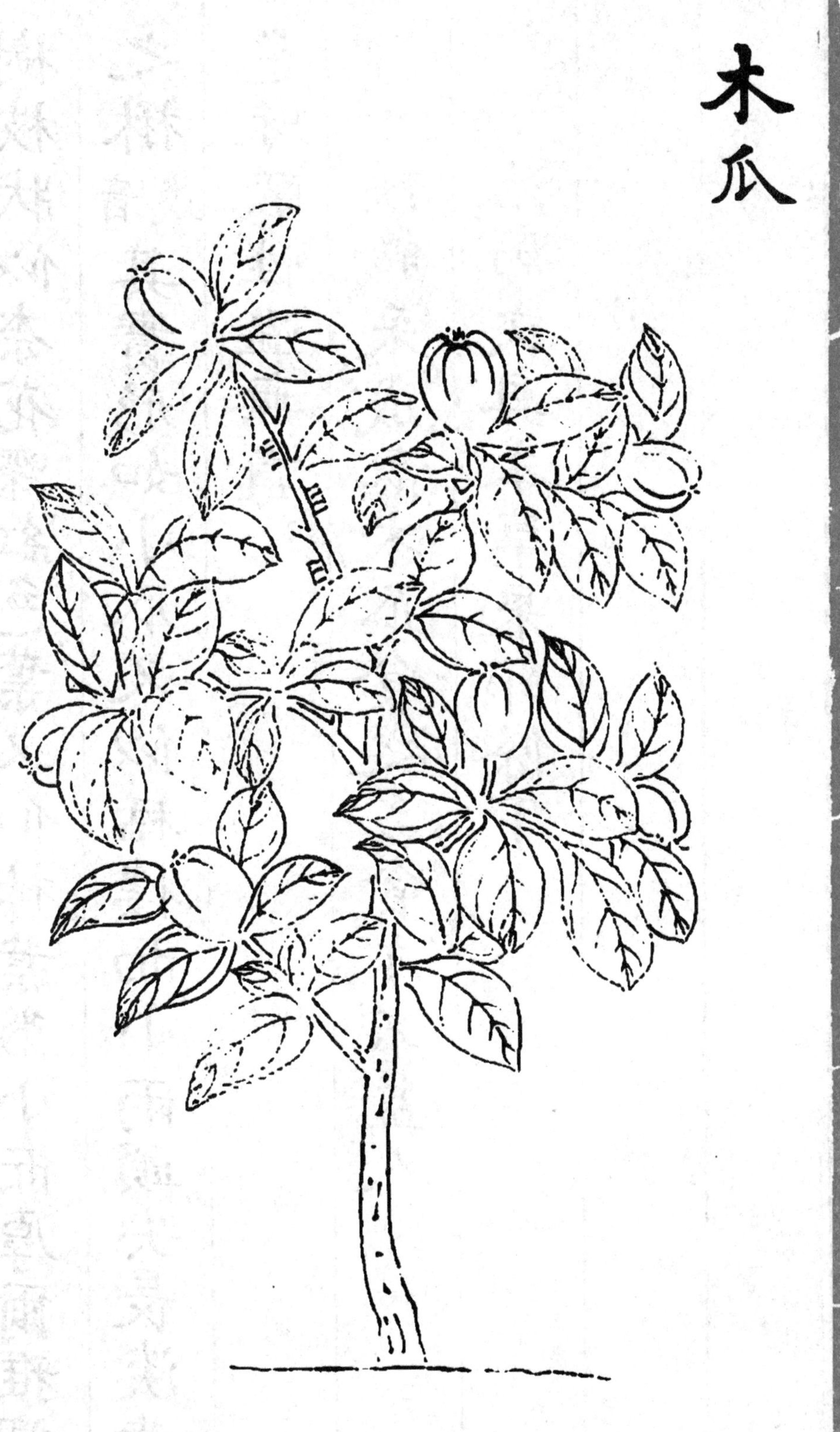

木瓜生蜀中并山陰蘭亭而宣州者佳今處處有之其樹枝狀似柰花深紅色葉又似柿葉微小而厚爾雅謂之楙音茂其實形如小瓜又似栝樓而小兩頭尖長淡黄色味酸性温無毒

救饑　采成熟木瓜食之多食亦不益人

治病　文具本草果部條下

檀子樹

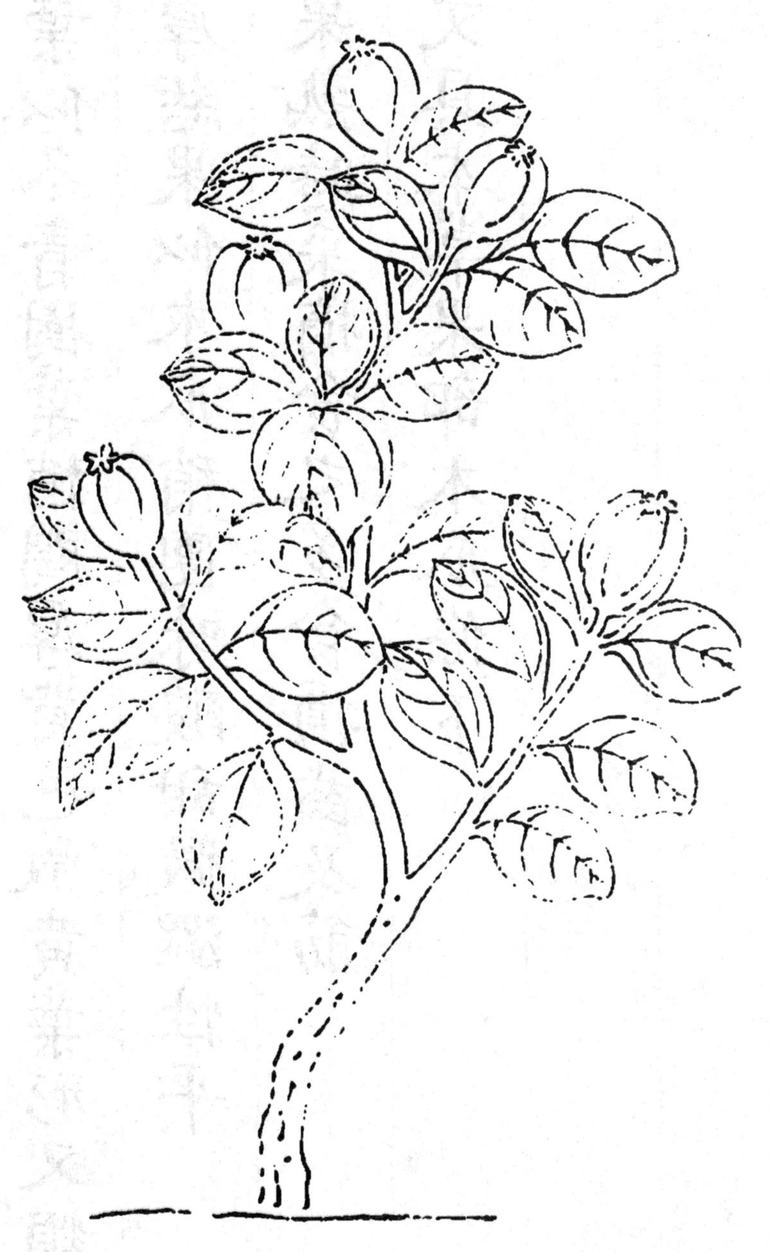

櫨子樹 舊不著所出州土今鞏縣趙峯山野中多有之樹高丈許葉似冬青樹葉稍闊厚背色微黄葉形又類棠梨葉但厚結果似木瓜稍團味酸甜微澀性平

救饑 果熟時采摘食之多食損齒及筋

治病 文具本草果部木瓜條下

郁李子

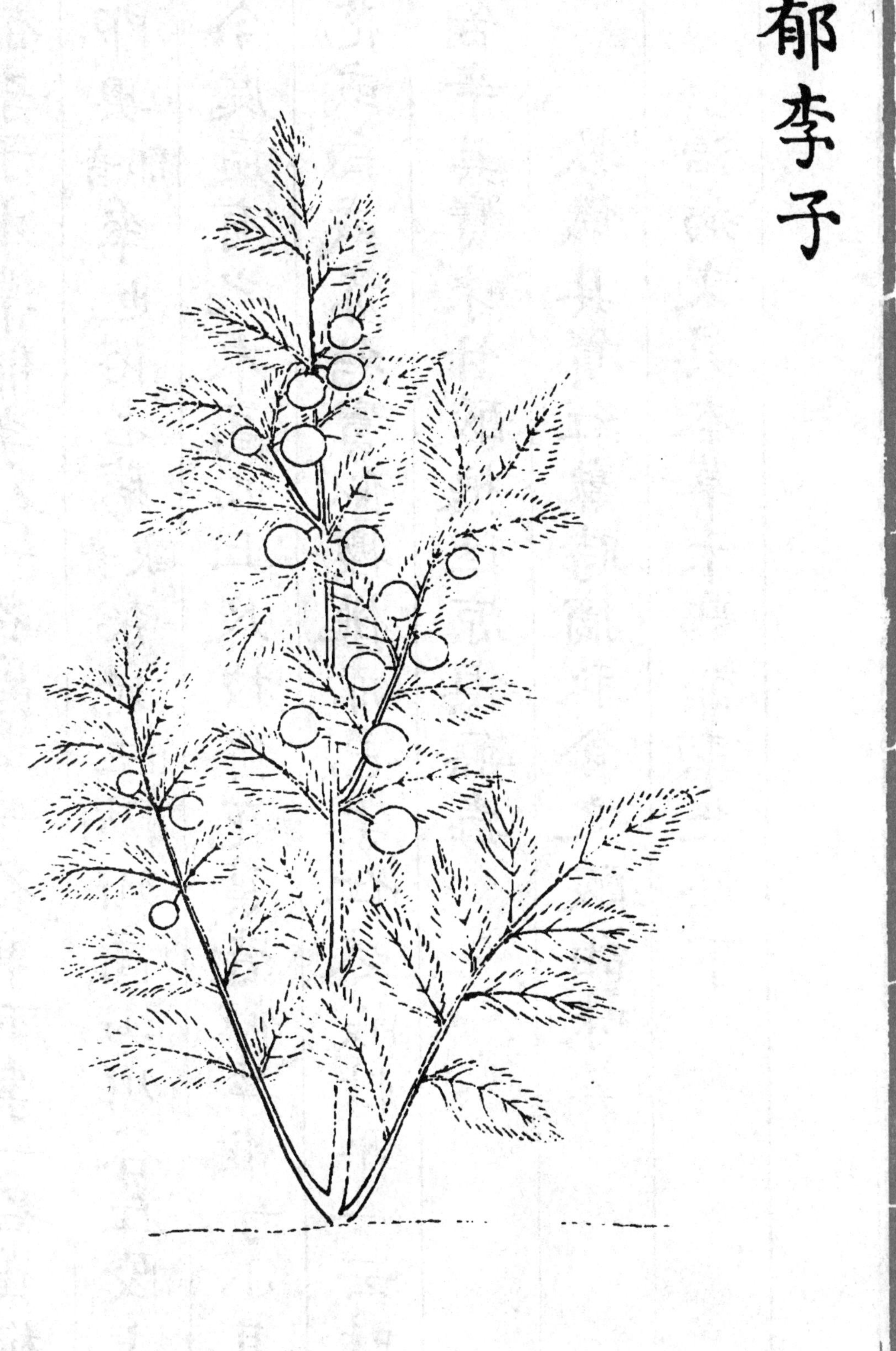

郁李子本草郁李仁一名爵李一名車下李一名雀梅即奥音郁李也俗名藲音歐梨兒生隰州高山川谷丘陵上今處處有之木高四五尺枝條花葉皆似李惟子小其花或白或赤結實似櫻桃赤色其仁味酸性平一云味苦辛其實味甘酸根性涼俱無毒

救饑　其實紅熟時摘取食之酸甜味美

治病　文具本草木部郁李仁條下

菱角

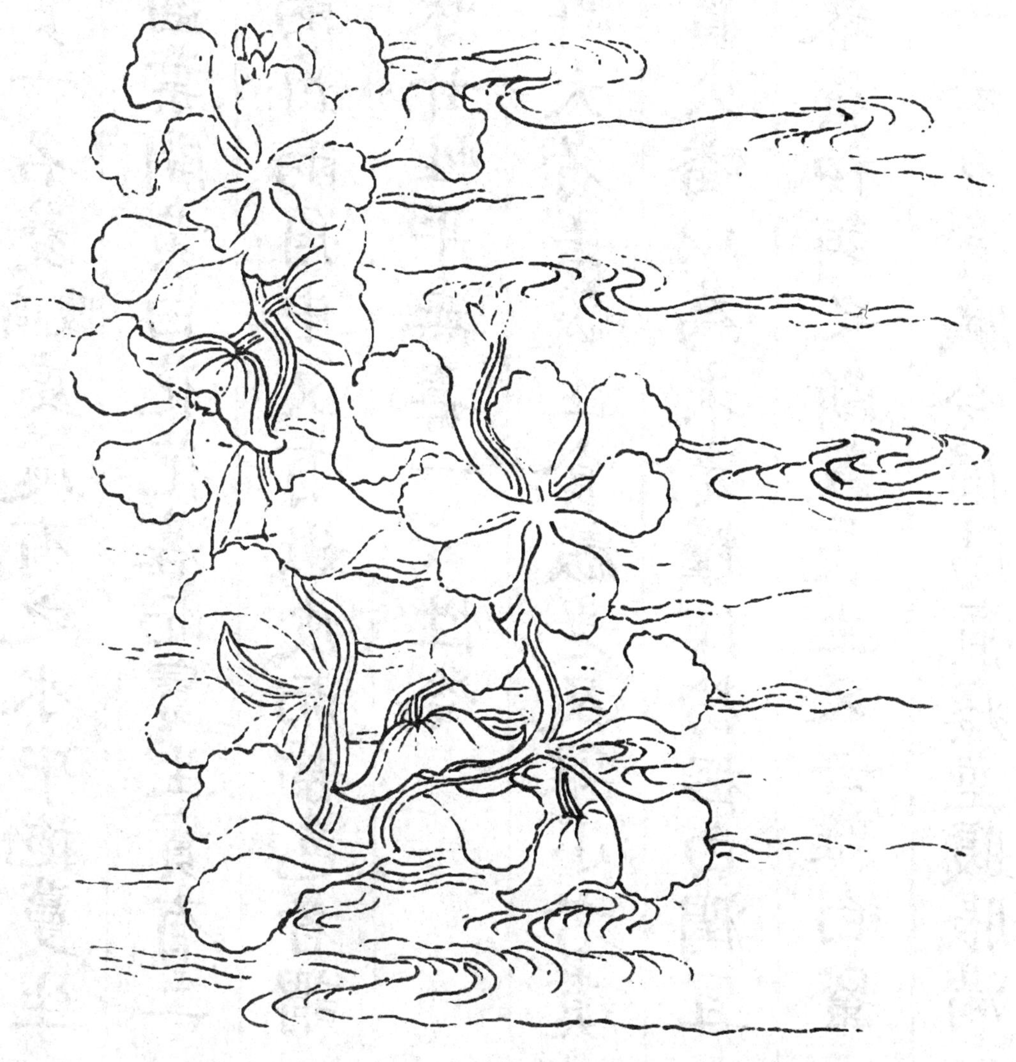

菱角本草名芰音伎實一名菱音陵處處有之水中拖蔓生葉浮水上三尖鋸齒葉開黄白花花落而實生實有二種一種四角一種兩角兩角中又有嫩皮而紫色者謂之浮菱食之尤美味甘性平無毒一云性冷

救饑　采菱角鮮大者去殼生食殼老及雜小者煮熟食或曬其實火熁以為米充糧作粉極白潤宜人服食家烝暴蜜和餌之斷穀長生又云雜白蜜食令人生蟲一云多食臓冷損陽氣痿莖腹脹滿

暖薑酒飲或含吴茱萸嚥津液即消

治病文具本草果部芰實條下

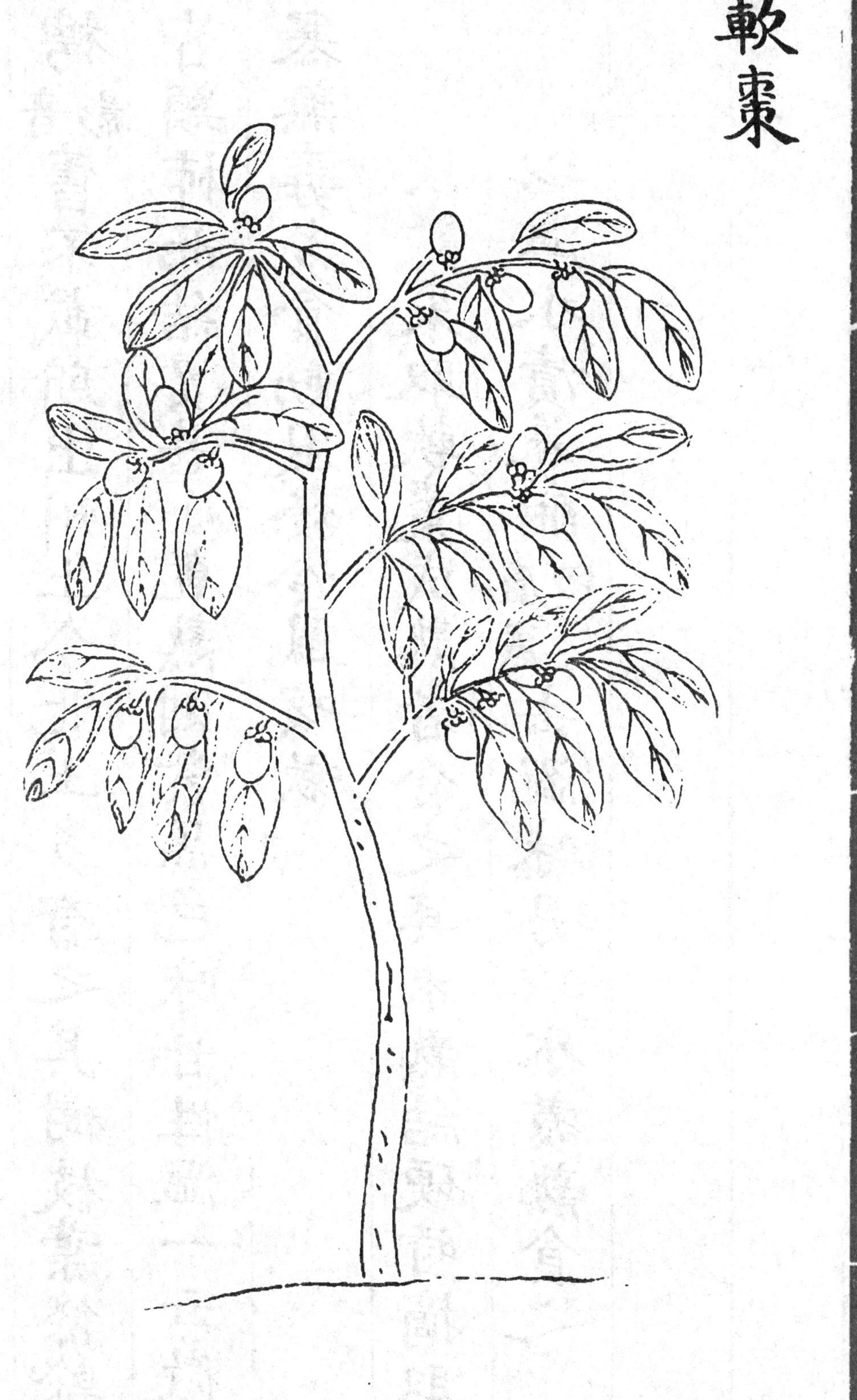
軟棗

軟棗一名丁香柿又名牛乳柿又呼羊矢棗爾雅謂之梬音影舊不載所出州土今北土多有之其樹枝葉條榦皆類柿而結實甚小乾熟則紫黑色味甘性溫一云微寒無毒多食動風發冷風咳嗽

救饑采取軟棗成熟者食之其未熟結硬時摘取以溫水漬養醂盧感切去澀味另以水煑熟食之

野葡萄

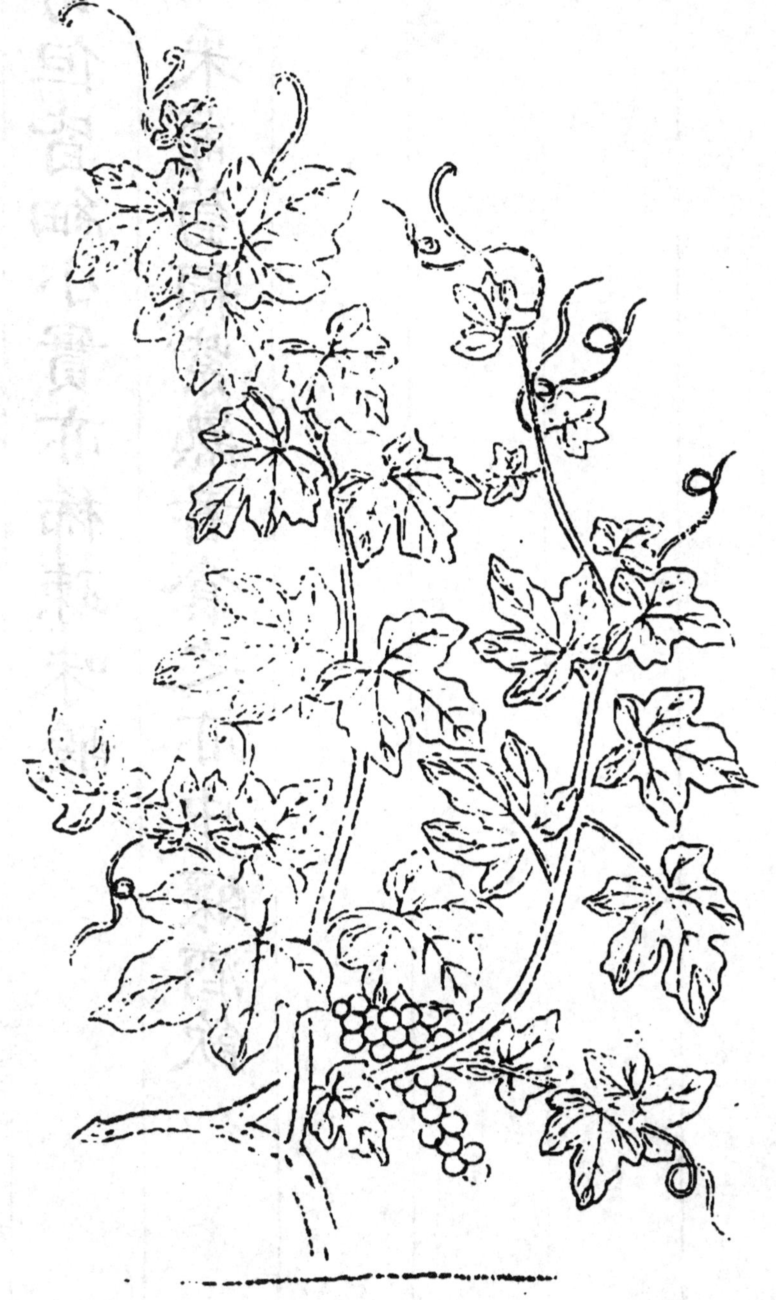

野葡萄俗名煙黑生荒野中今處處有之莖葉及實俱似家葡萄但皆細小實亦稀踈味酸

救饑 采葡萄顆紫熟者食之亦中釀酒飲

梅杏樹

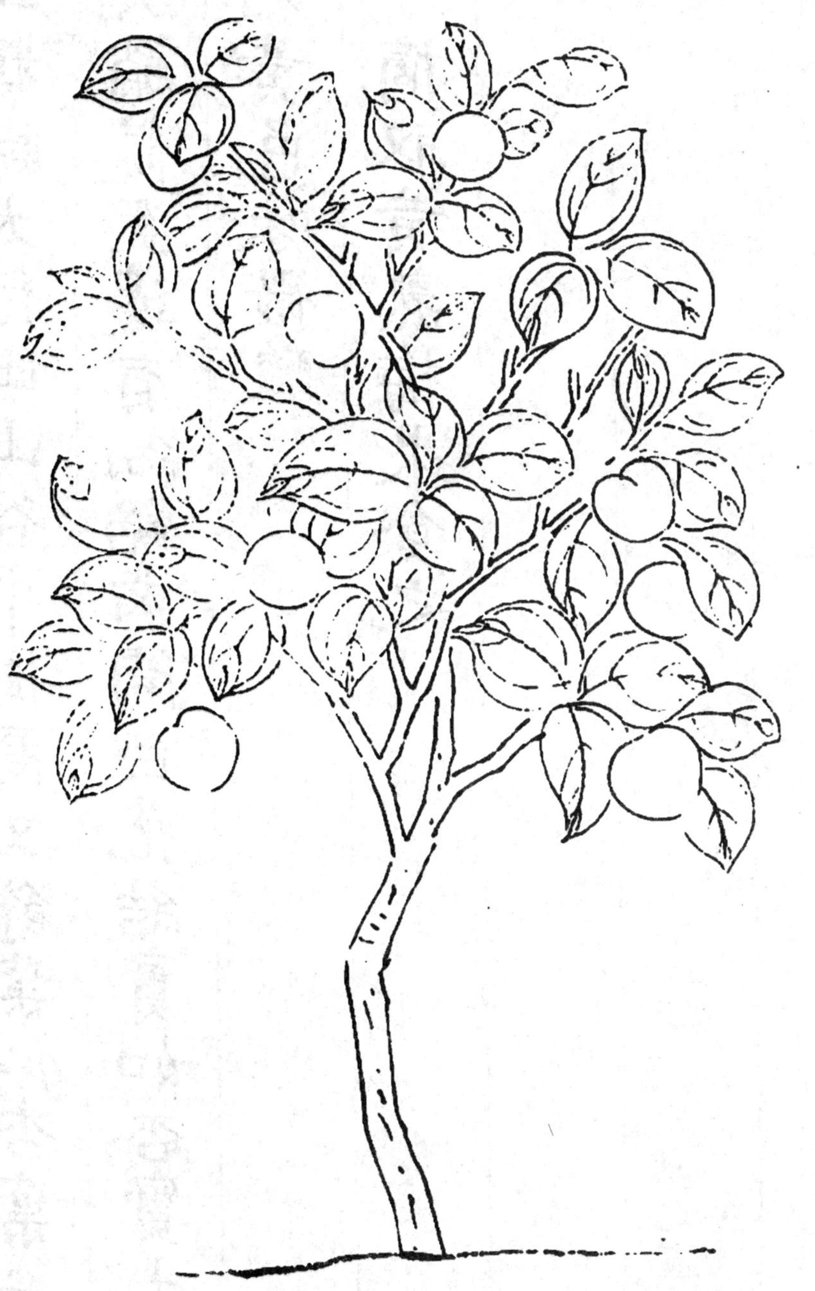

梅杏樹生輝縣太行山山谷中樹高丈餘葉似杏葉而小又頗尖艄微澀邊有細鋸齒開白花結實如杏實大生青熟則黄色味微酸

救饑 摘取黄熟梅果食之

野櫻桃

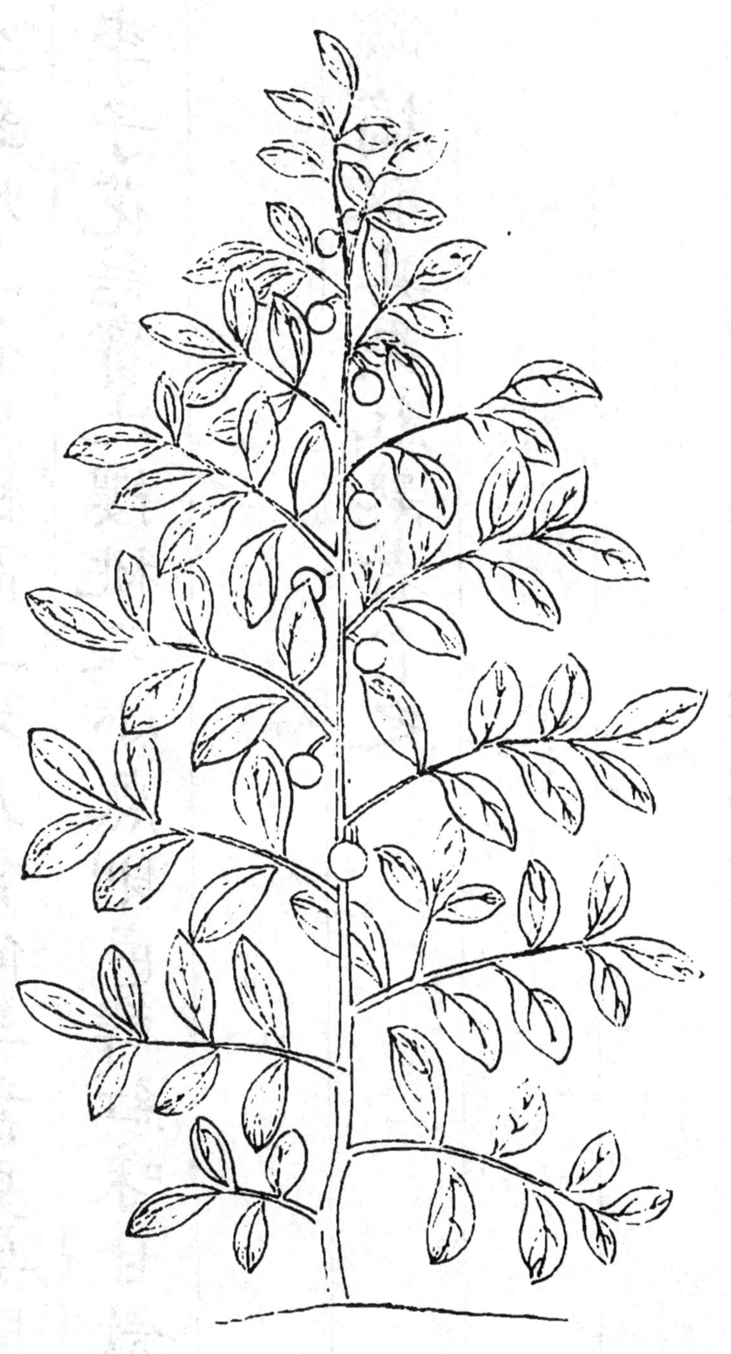

野櫻桃 生鈞州山谷中樹高五六尺葉似李葉更尖開白花似李子花結實比櫻桃又小熟則色鮮紅味甘微酸

救饑 摘取其果紅熟者食之

石榴

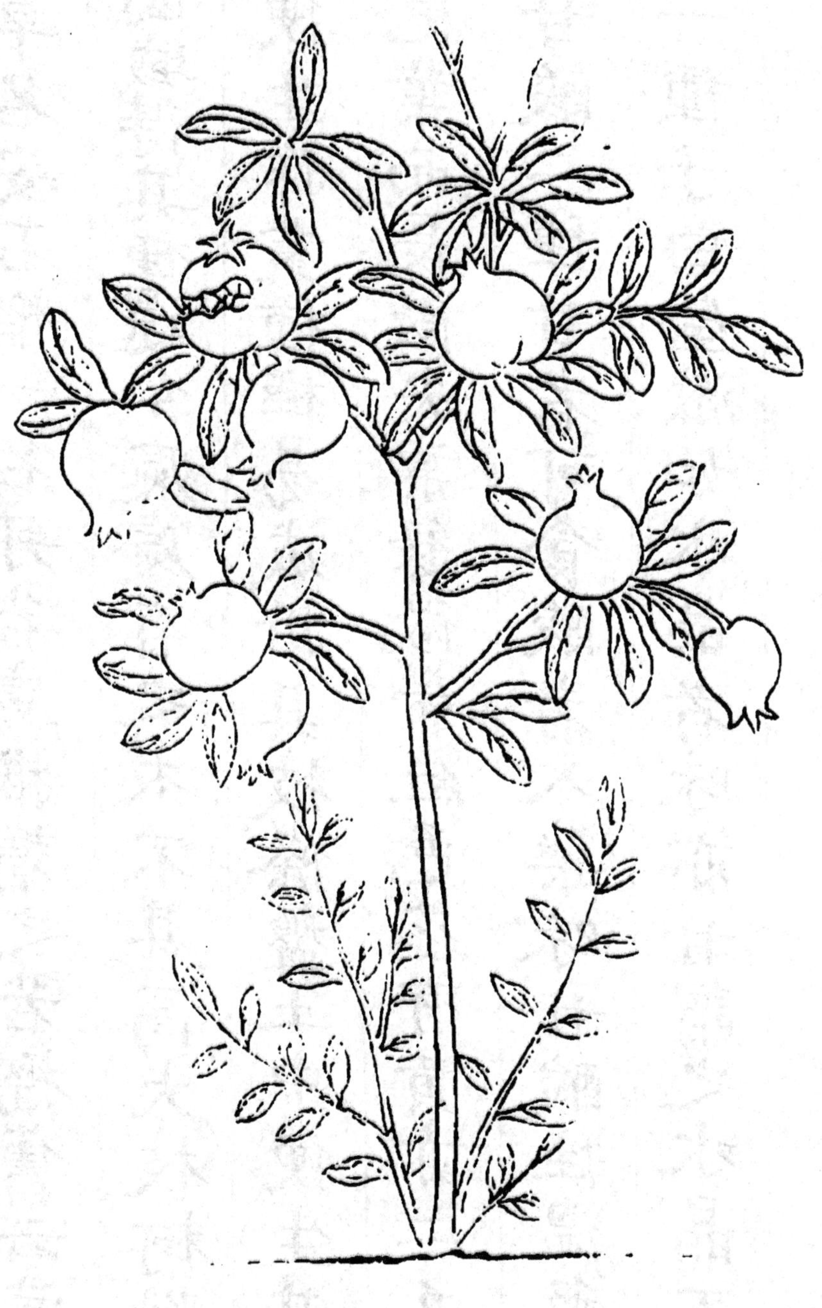

石榴本草名安石榴一名丹若廣雅謂之若榴舊云漢張騫使西域得其種還今處處有之木不甚高大枝柯附榦自地便生作叢種極易成折其枝條盤土中便生其葉似枸杞葉而長微尖葉緑微帶紅色花有黄赤二色實亦有甘酸二種甘者可食酸者入藥味甘酸性溫無毒又有一種子白瑩澈如水晶者味亦甘謂之水晶石榴

救饑　采嫩葉煠熟油鹽調食榴果熟時摘取食之

不可多食損人肺及損齒令黑

治病文具本草果部條下

柿樹

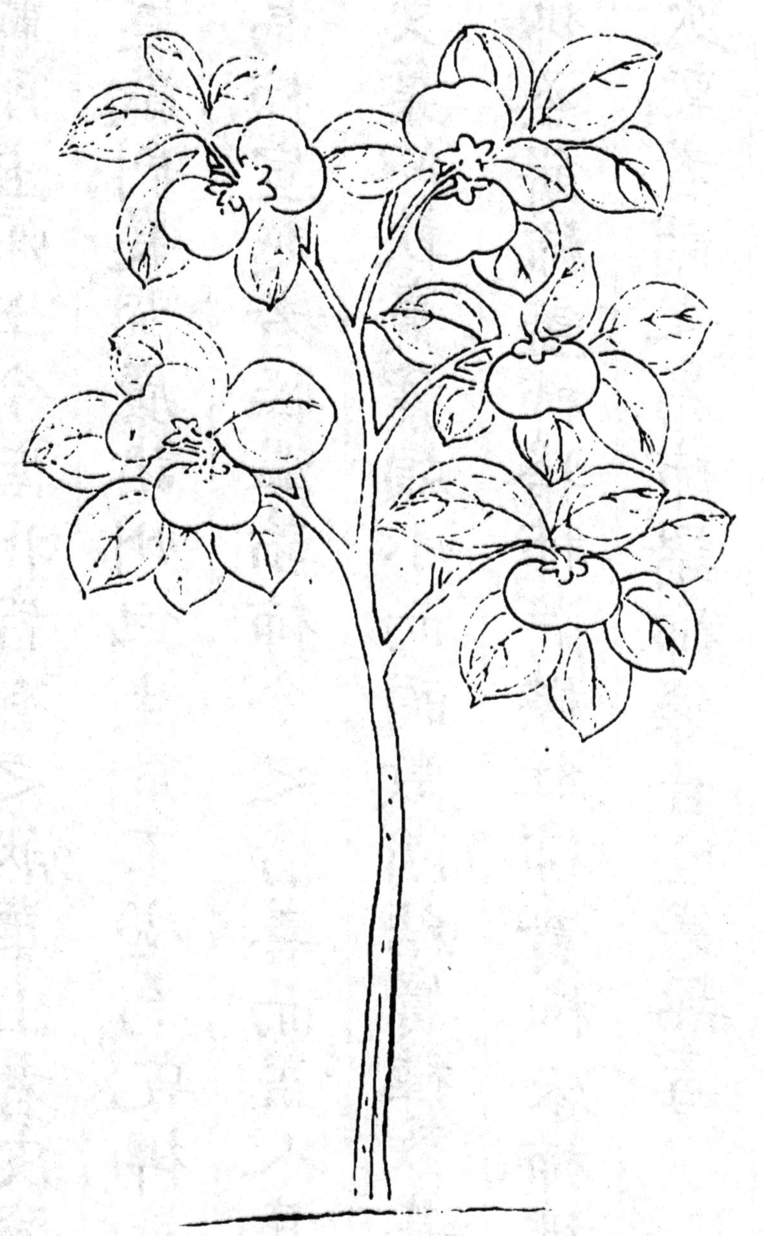

柿樹舊不載所出州土今南北皆有之然華山者皮薄而味甘珍宣歙荆襄閩廣諸州但生噉不堪為乾椑柿壓丹石毒烏柿宣越者性溫諸柿食之皆善而益人其樹高一二丈葉似軟棗葉頗小而頭微團結實種數甚多有牛心柿蒸餅柿蓋柿塔柿蒲楪紅柿黃柿朱柿椑柿其乾柿火乾者謂之烏柿諸柿味甘性寒無毒

救饑摘取軟熟柿食之其柿未軟者摘取以溫水醂音攬熟食之麗心柿不可多食令人腹痛生柿彌

冷尤不可多食

治病文具本草果部條下

棗樹

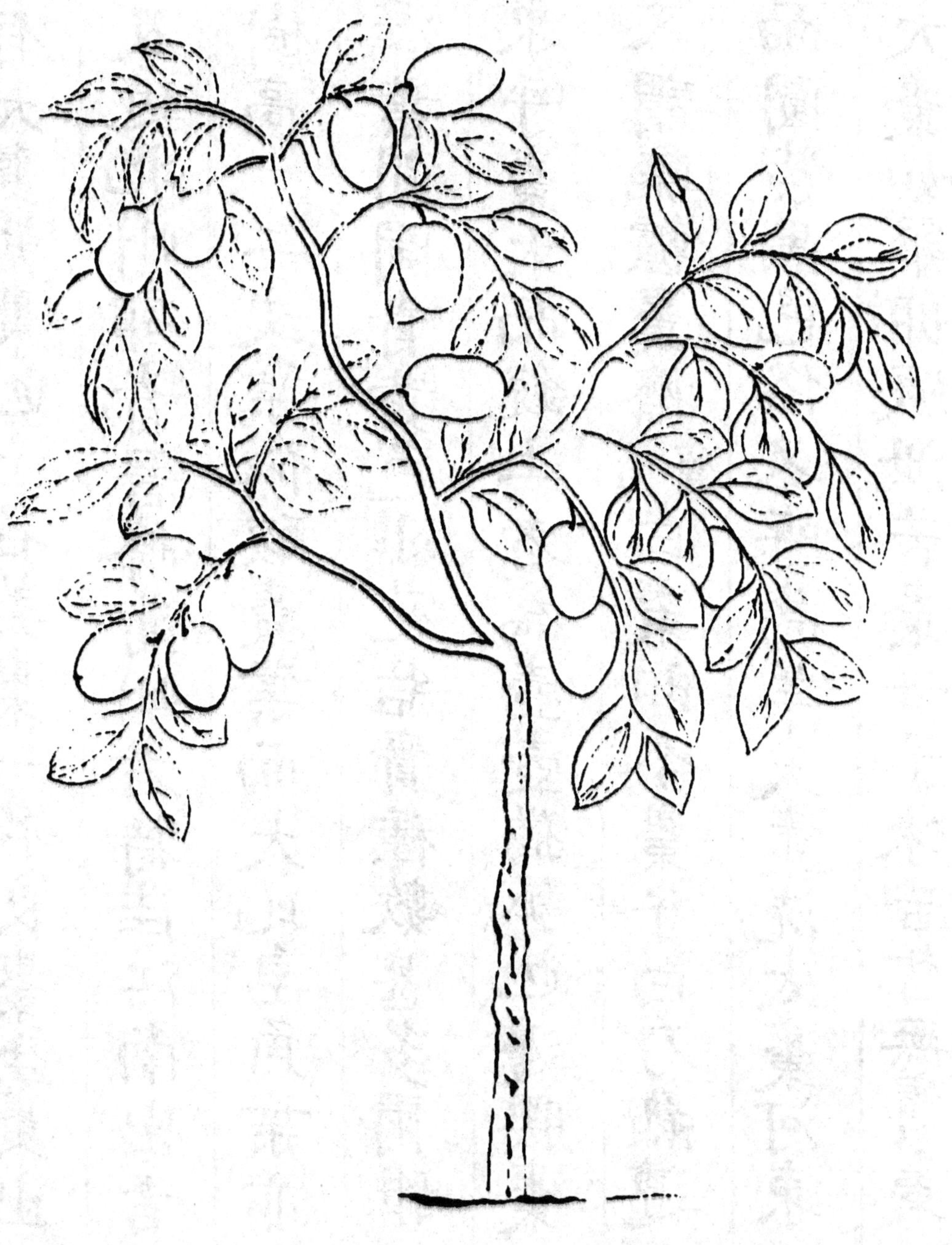

棗樹本草有大棗乾棗也一名美棗一名良棗生棗出河東平澤及近北州郡青晉絳蒲州者特佳江南出者堅燥少肉樹高一二丈葉似酸棗葉而大比皂角葉亦大尖艄光澤葉間開青黄色小花結實種數甚多爾雅云壺棗江東呼棗大而銳上者為壺壺猶瓠也邊腰棗云子細腰又謂轆轤棗擠音齎白棗即今棗子白乃熟遵羊棗實小而圓紫黑色俗又呼為羊矢棗洗太棗河東倚氏縣出大棗如雞卵蹶泄苦棗云子味苦晳無實棗

云不著子者還味稔棗云還味短味也又有水菱棗御棗即撲落蘇也又有牙棗皆味甘美其餘不能盡别其名大棗味甘性平無毒殺烏頭毒牙齒有病人切忌食生棗味甘辛多食令人寒熱腹脹羸瘦人不可食烝煑食補腸胃肥中益氣不宜合葱食

救饑采嫩葉煠熟水浸作成黄色淘淨油鹽調食其棗紅熟時摘取食之其結生硬未紅時煑食亦可

治病文具本草果部大棗條下

桃樹

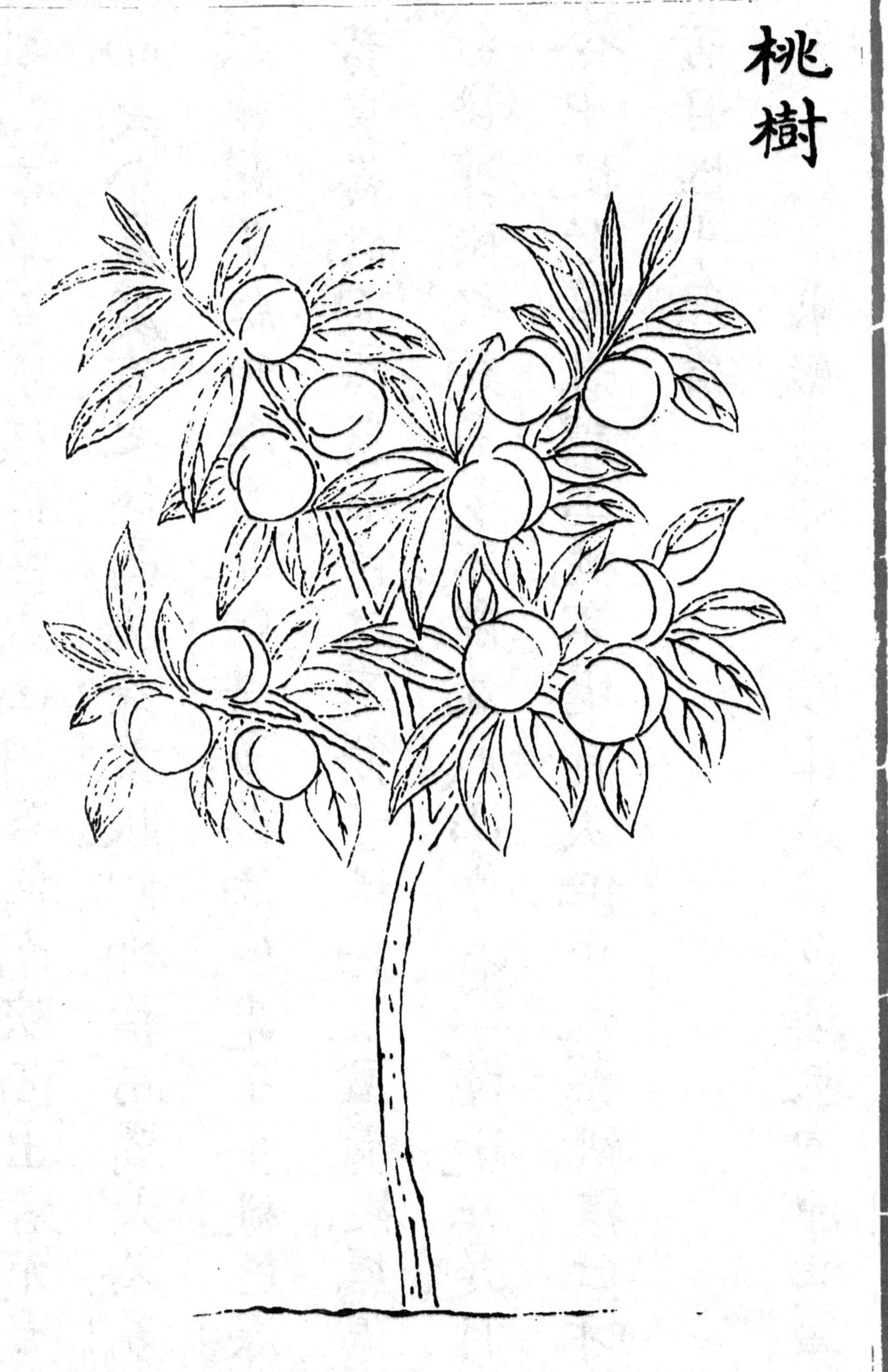

桃樹本草有桃核仁生大山川谷河南陜西出者尤大而美今處處有之樹高丈餘葉狀似柳葉而闊大又多紋脈開花紅角結實品類甚多其油桃光小金桃色深黄崑崙桃肉深紫紅色又有餅子桃麪桃鷹嘴桃鴈過紅桃凍桃之類名多不能盡載山中有一種桃正是月令中桃始華者謂山桃不堪食啖但中入藥桃核仁味苦甘性平無毒

救饑 采嫩葉煠熟水浸作成黄色換水淘淨油鹽

調食桃實熟軟時摘取食之其結硬未熟時亦可
煑食或切作片曬乾為糝收藏備用
治病文具本草果部桃核仁條下

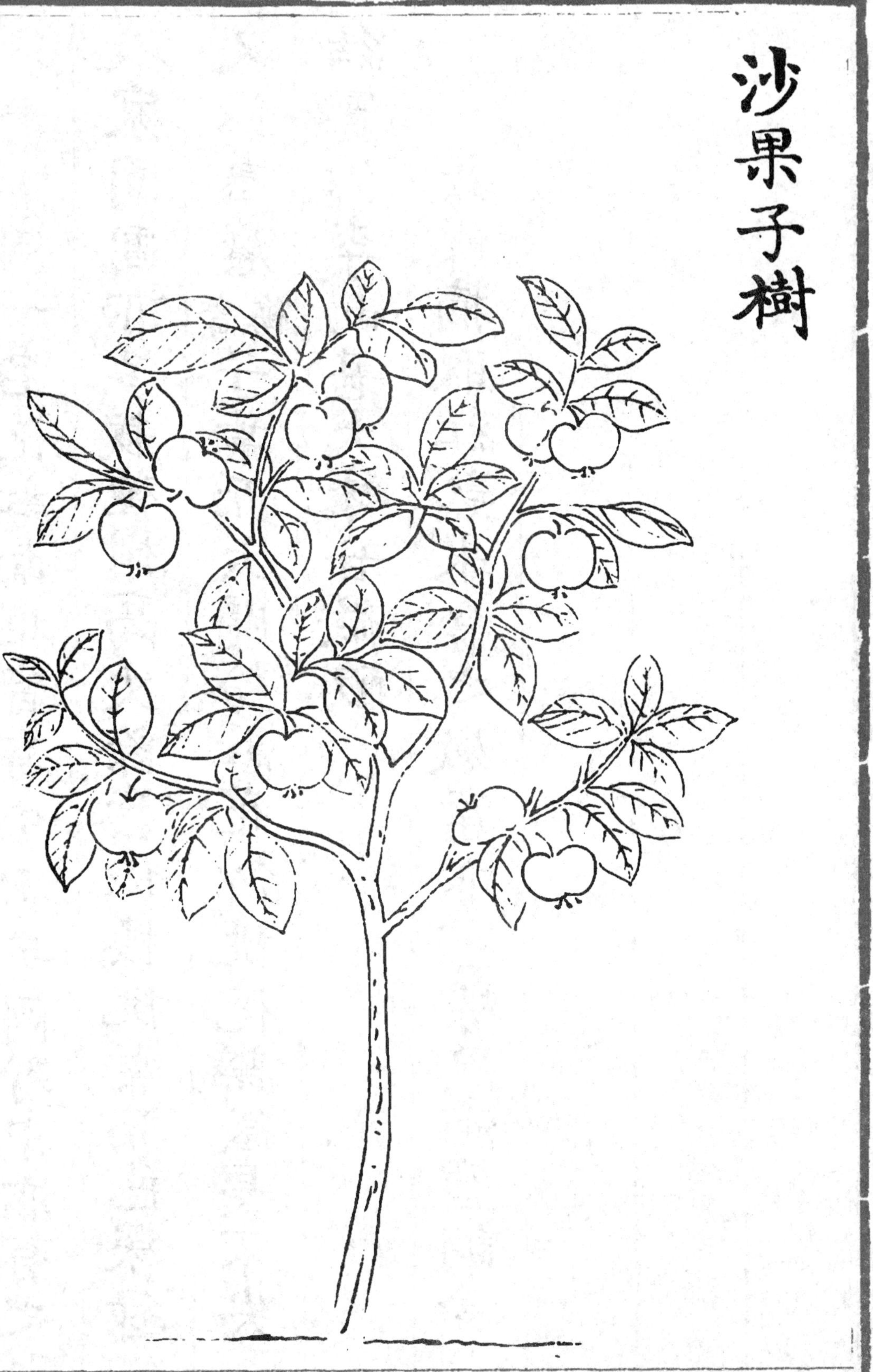
沙果子樹

沙果子樹一名花紅南北皆有今中牟岡野中亦有之人家園圃亦多栽種樹高丈餘葉似櫻桃葉而色深緑又似急藔音梅子葉而大開粉紅花似桃花瓣微長不尖結實似李而甚大味甘微酸

救饑摘取紅熟果食之嫩葉亦可煠熟油鹽調食

芋苗

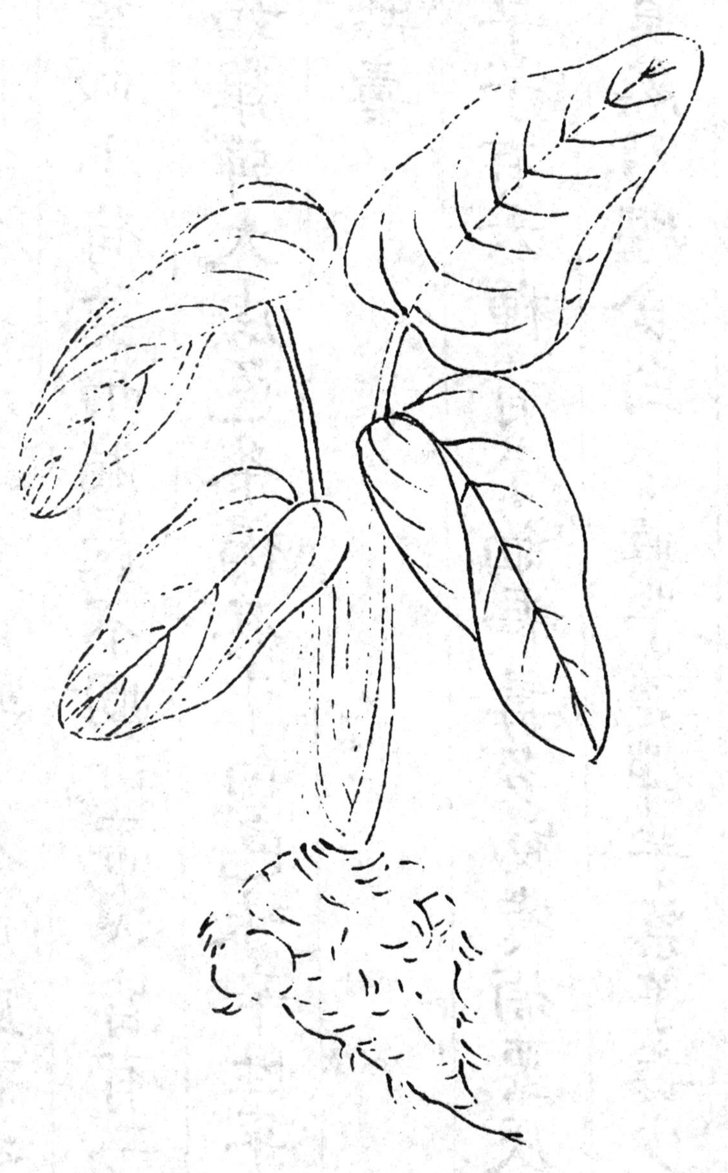

芋苗本草一名土芝俗名芋頭生田野中今處處有之人家多栽種葉似小荷葉而偏長不圓近蔕邊皆有一劐音霍兒根狀如雞彈大皮色茶褐其中白色味辛性平有小毒葉冷無毒

救饑本草芋有六種青芋細長毒多初煑須要灰汁換水煑熟乃堪食白芋真芋連禪芋紫芋毒少烝煑食之又宜冷食療熱止渴野芋大毒不堪食也

治病文具本草果部條下

鐵葧臍

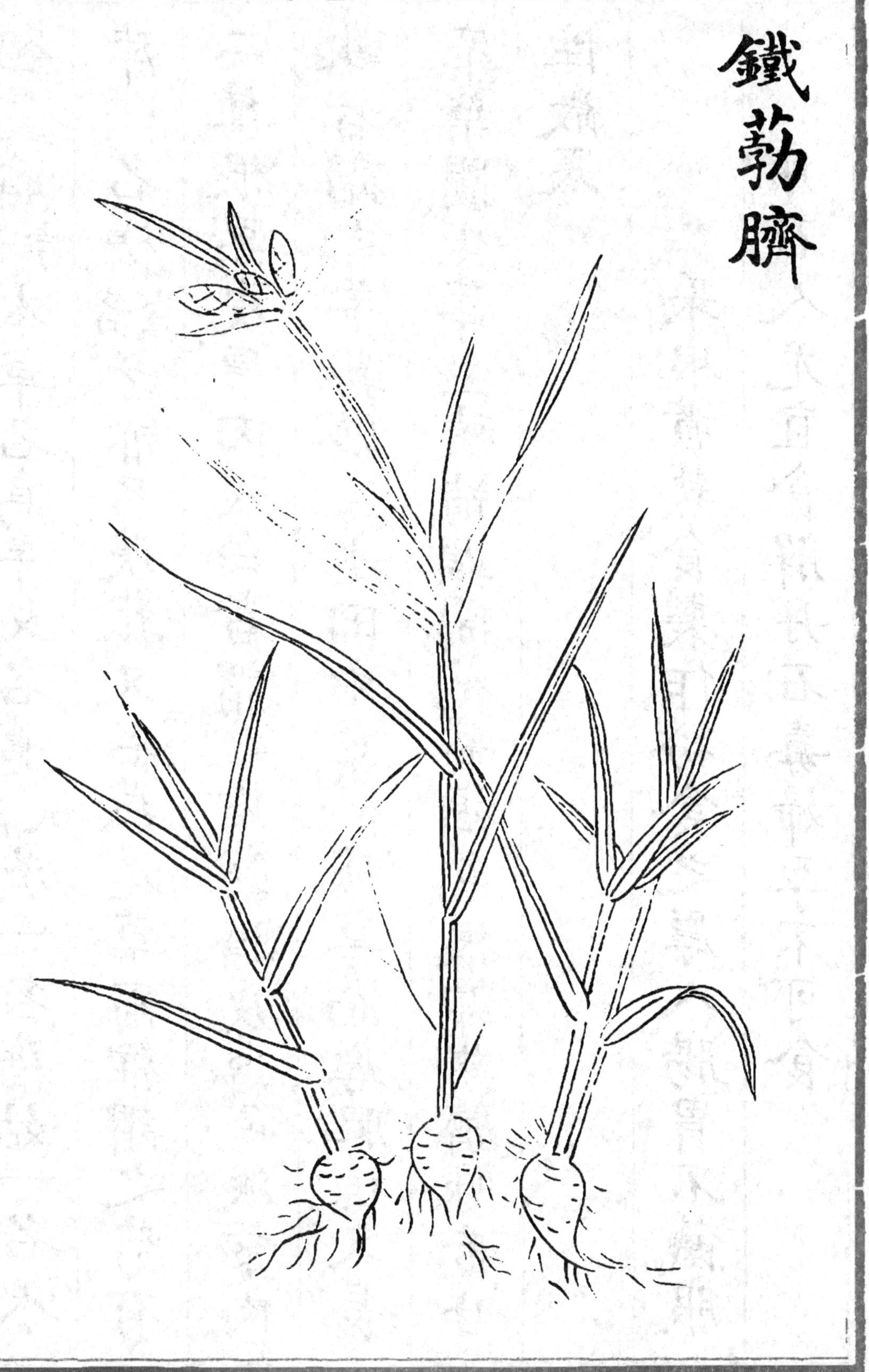

鐵葧臍音孛本草名烏芋又名莧音夫茨一名藉姑一名水萍一名槎音査牙亦名茨菰又名燕尾草爾雅謂之芍有二種根黒皮厚肉硬白者謂之猪葧臍皮薄色淡紫肉軟者謂之羊葧臍生水田中葉似莎草而厚肥梢又長窄葉間生莛三稜梢頭開花醬褐色根即葧臍味苦甘性微寒

救饑采根煑熟食製作粉食之厚人腸胃不饑服丹石人尤宜食解丹石毒婦孕不可食

治病文具本草果部烏芋條下

蓮藕

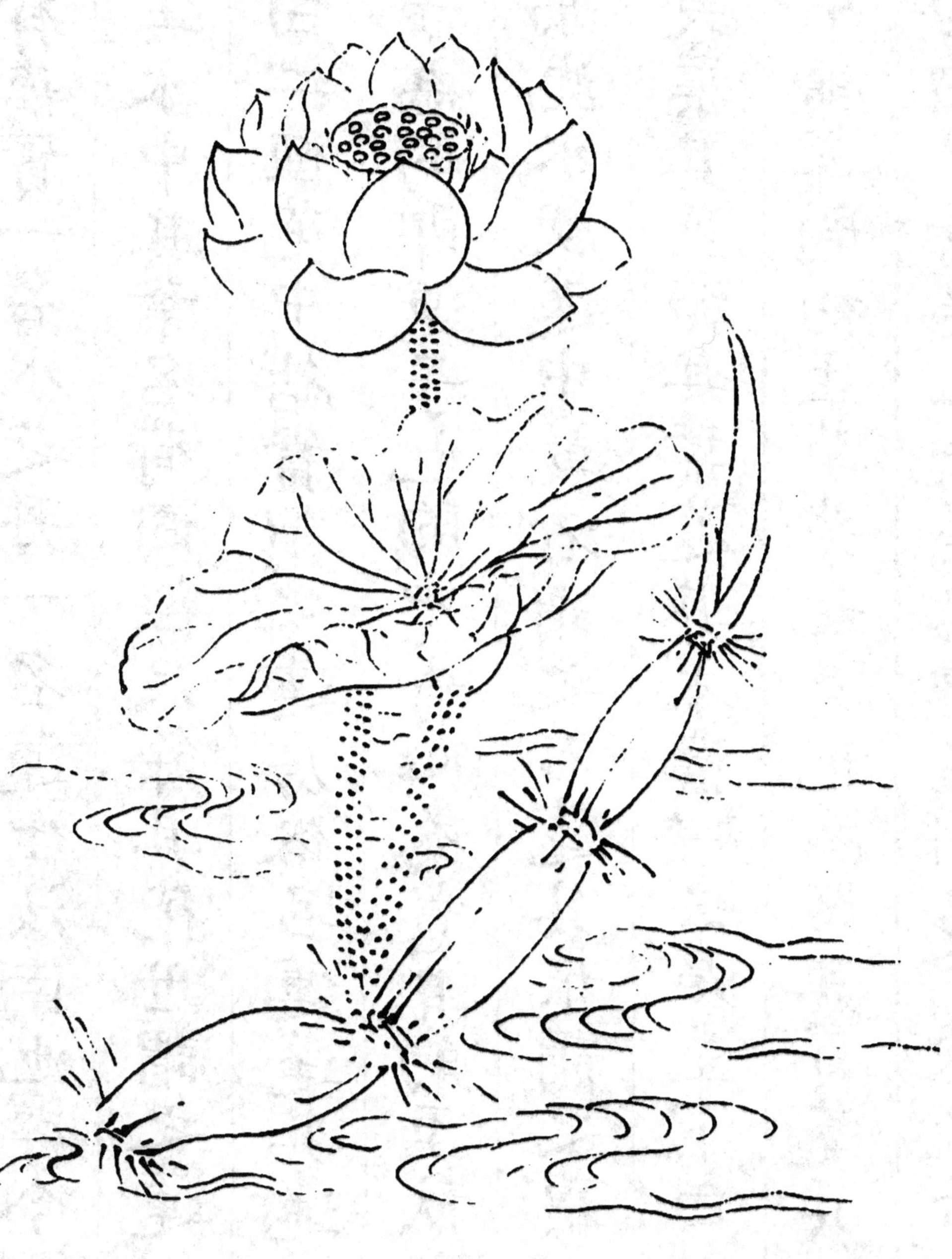

蓮藕本草有藕實一名水芝丹一名蓮生汝南池澤今處處有之生水中其葉名荷圓徑尺餘其花世謂之蓮花色有紅白二種花中結實謂之蓮房俗名蓮蓬其蓮青皮裏白子為的即蓮子也的中青心為薏其的至秋表皮色黑而沈水就蓬中乾者謂之石蓮其根謂之藕爾雅云荷芙蕖其莖茄其葉蕸其本蔤音密云是莖下白蒻音若在泥中藕節間初生萌芽也其花菡萏其實蓮其根藕其中的的中薏是也芙蕖其總名别名芙蓉又云

其花未發為菡萏已發為芙蓉蓮實莖味甘性平寒無毒

救饑　采藕煠熟食生食皆可蓮子蒸食或生食亦可又可休糧仙家貯石蓮子乾藕經千年者食之至妙又以實磨為麪食或屑為米加粟煮飯食皆可

治病　文具本草果部藕實條下

雞頭實

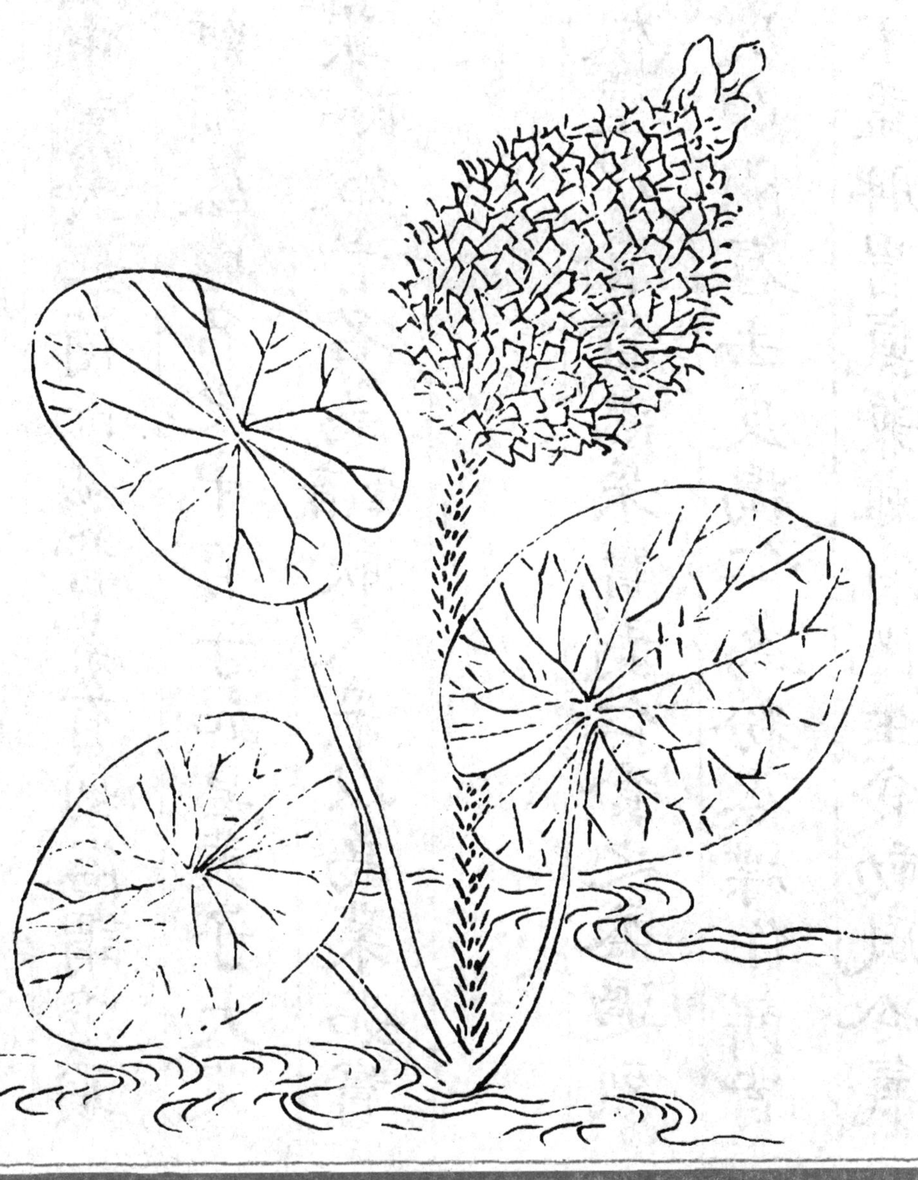

雞頭實一名芡一名鴈喙實幽人謂之鴈頭出雷澤今處處有之生澤中葉大如荷而皺背紫有刺俗謂雞頭盤花結實形類雞頭故以名之中有子如皂莢子大艾褐色其近根莖蔌音耿嫩者名蔿音葦蔌人采以為菜茹實味甘性平無毒

救饑　采嫩根莖煠食實熟采實剝仁食之烝過烈日曬之其皮即開舂去皮擣仁為粉烝煠作餅皆可食多食不益脾胃氣兼難消化生食動風冷氣

與小兒食不能長大故駐年耳

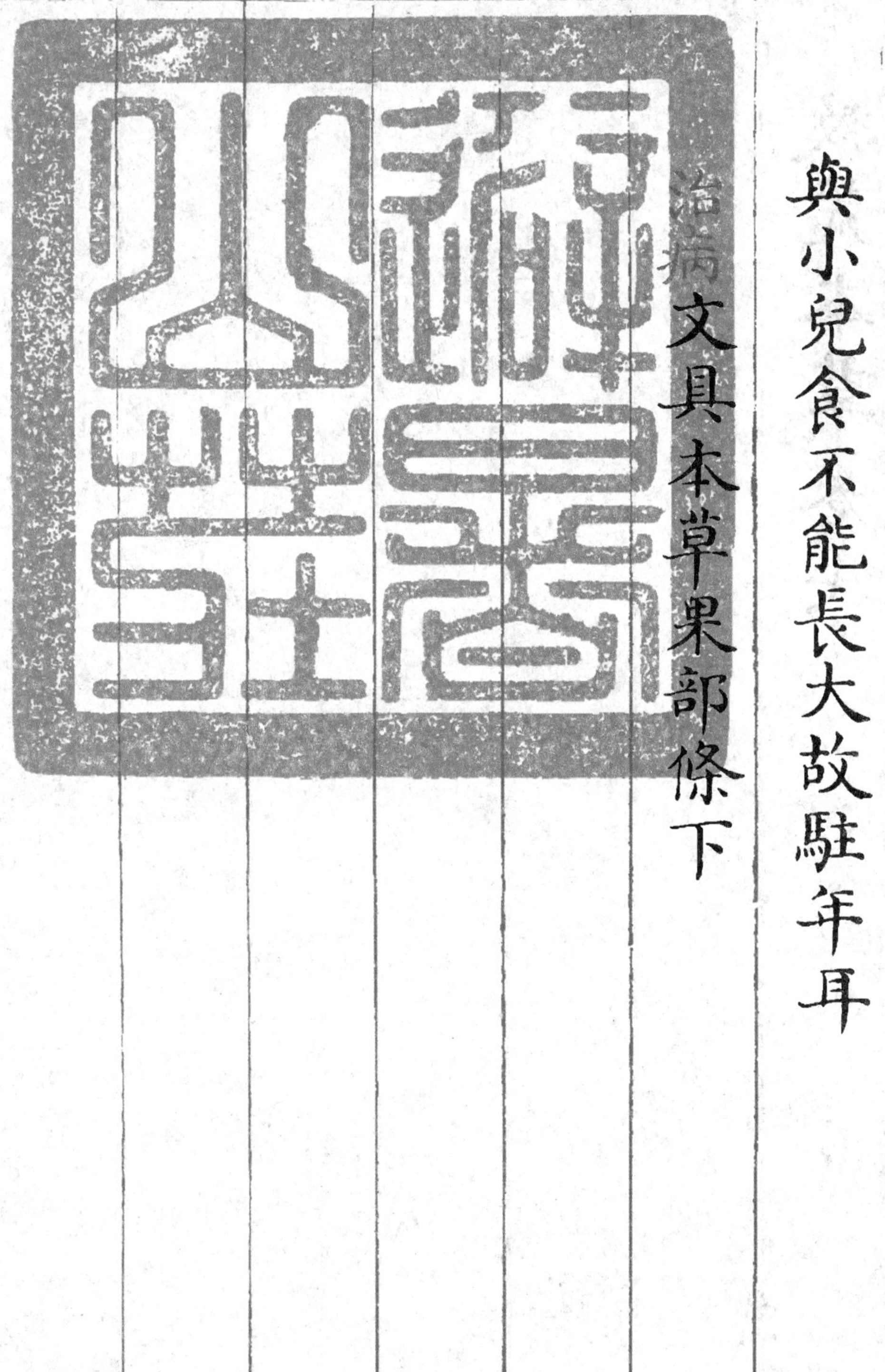

治病文具本草果部條下

救荒本草卷七

欽定四庫全書

救荒本草卷八

明朱橚撰

菜部

葉可食

根可食

根葉皆可食

芸薹菜

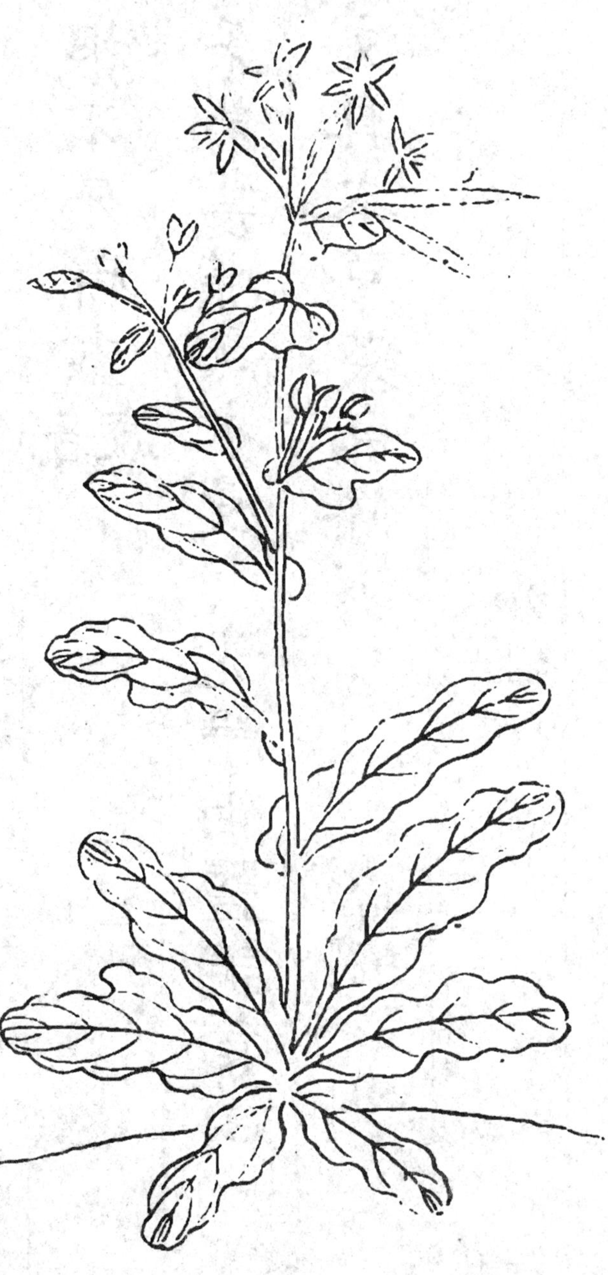

芸薹菜今處處有之葉似菠菜葉比菠菜葉兩傍多兩叉開黃花結角似蔓菁角有子如小芥子大味辛性溫無毒經冬根不死辟蠹音渡

救饑采苗葉煠熟水浸淘洗淨油鹽調食

治病文具本草菜部條下

莧菜

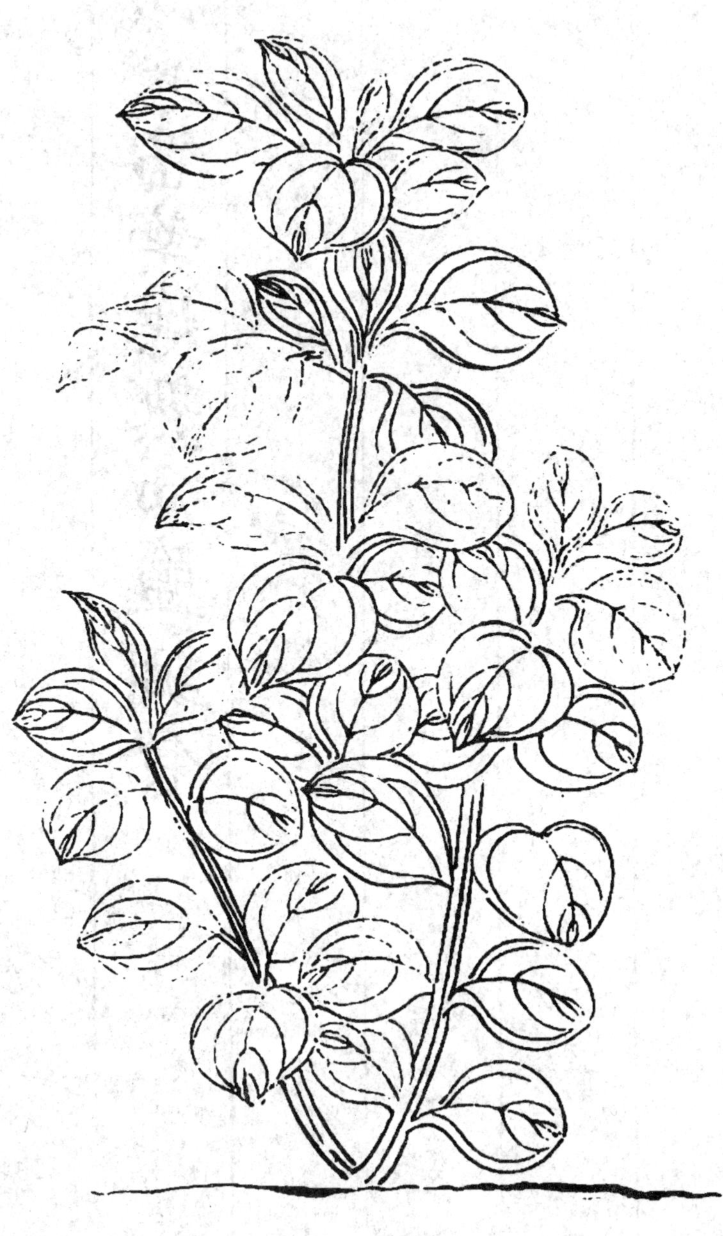

莧菜本草有莧實一名馬莧一名莫實細莧亦同一名人莧

救饑 采苗葉煠熟油鹽調食

馬齒兒菜

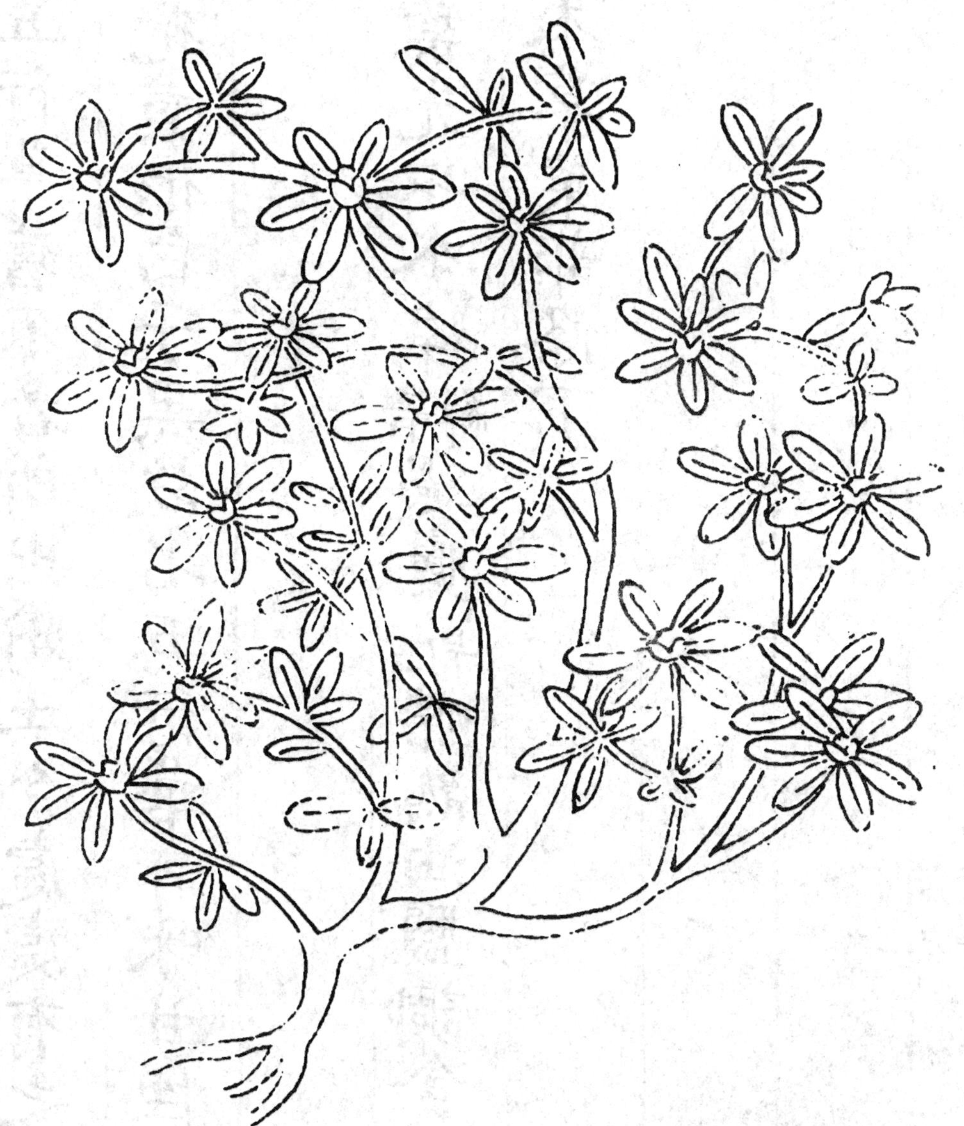

馬齒兒菜又名五行草舊不著所出州土今處處有之以其葉青梗赤花黄根白子黑故名五行草耳味甘性寒滑

救饑 采苗葉先以水焯音綽過曬乾煠熟油鹽調食

治病 文具本草菜部條下

苦蕒菜

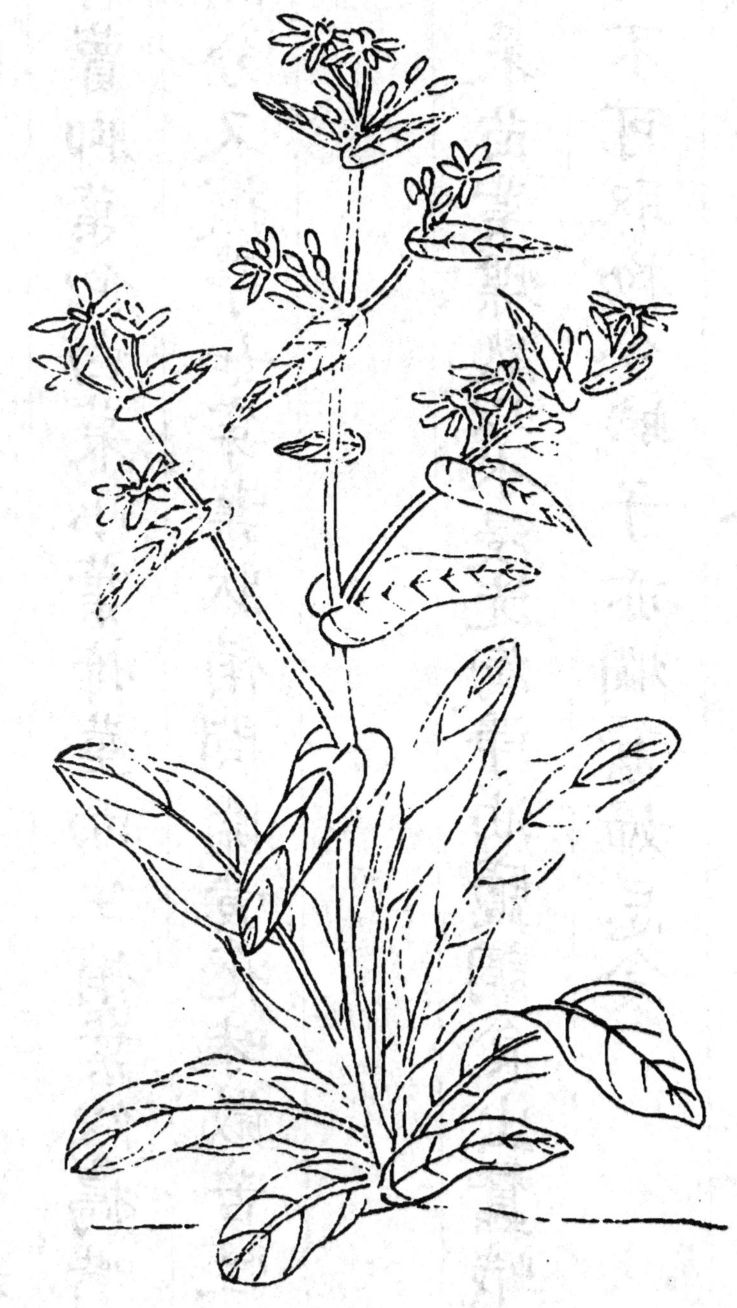

苦蕒菜俗名老鸛菜所在有之生田野中人家園圃種者爲家苦蕒脚葉似白菜小葉抪莖而生梢葉似鴉嘴形每葉間分又攛葶如穿葉狀梢間開黄花味微苦性冷無毒

救饑采苗葉煠熟以水浸洗淘淨油鹽調食出蠶蛾時切不可取拗令蛾子赤爛蠶婦忌食

治病文具本草菜部條下

莙薘菜

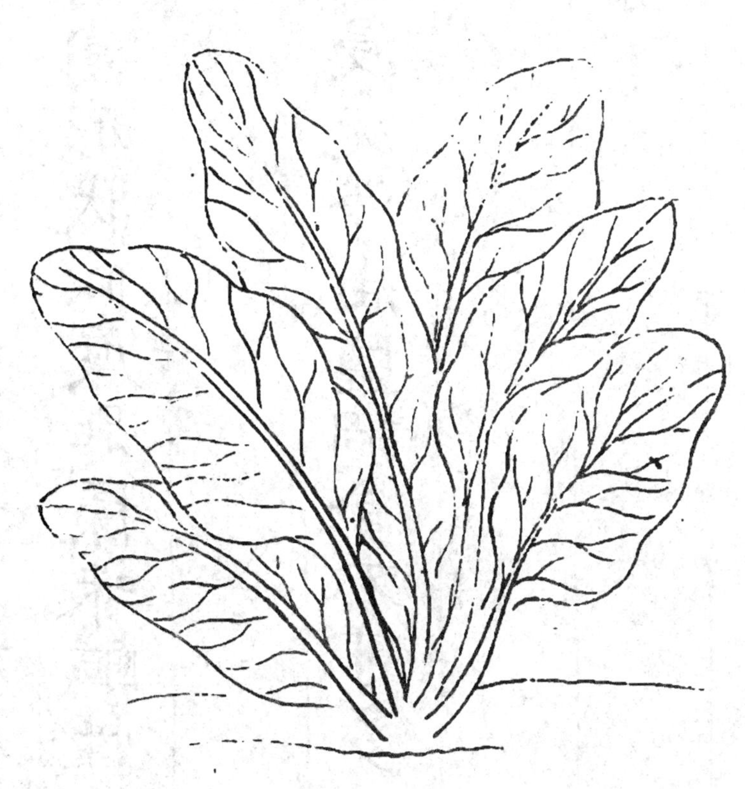

莙薘菜所在有之人家園圃中多種苗葉搨地生葉類白菜而短葉莖亦窄葉頭稍團形狀似糜匙樣味鹹性平寒微毒

救饑采苗葉煠熟以水浸洗淨油鹽調食不可多食動氣破腹

治病文具本草菜部條下

邪蒿

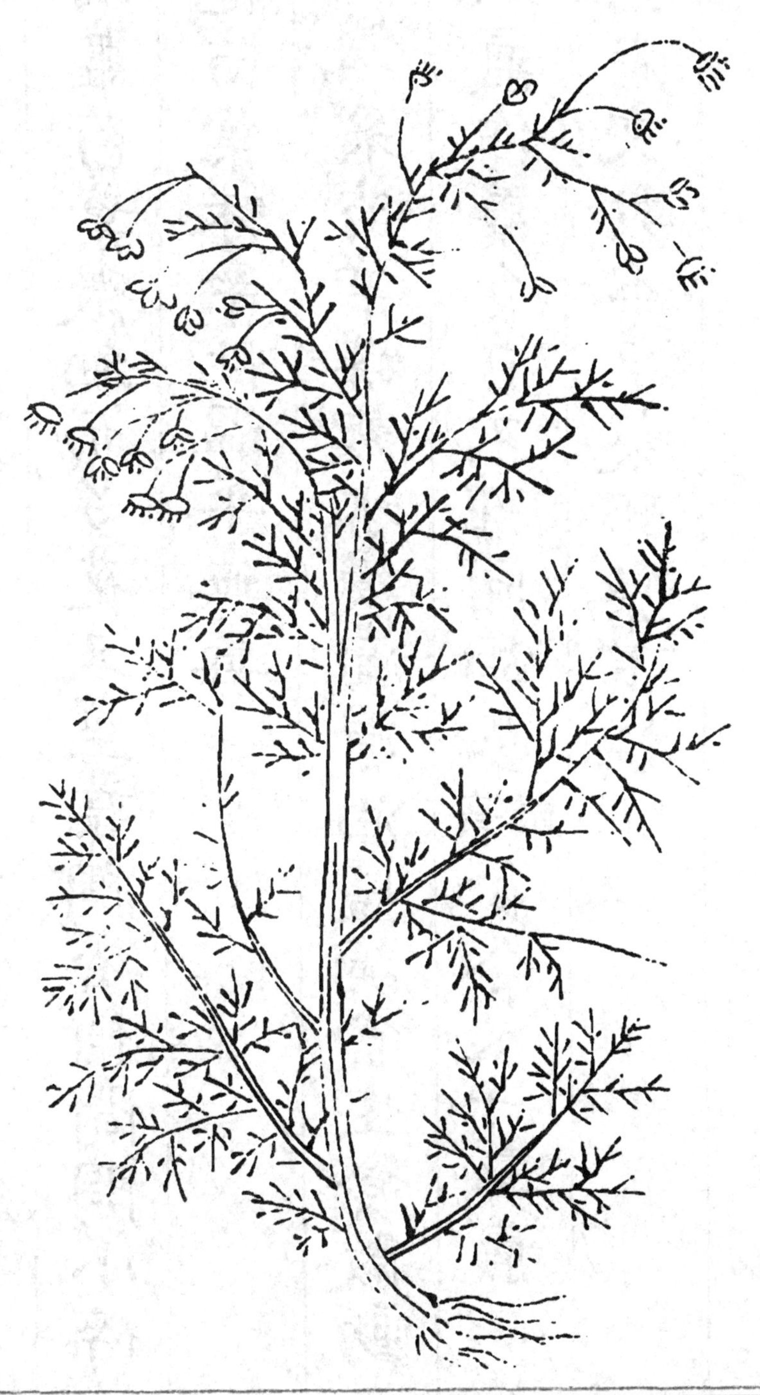

邪蒿生田園中今處處有之苗高尺餘似青蒿細軟葉又似蒔蘿蔔葉微細而多花又莖葉稠密梢間開小碎瓣黄花苗葉味辛性溫平無毒

救饑 采苗葉煠熟水浸淘淨油鹽調食生食微動風氣作羹食良不可同胡荽音雖食令人汗臭氣

治病文具本草菜部條下

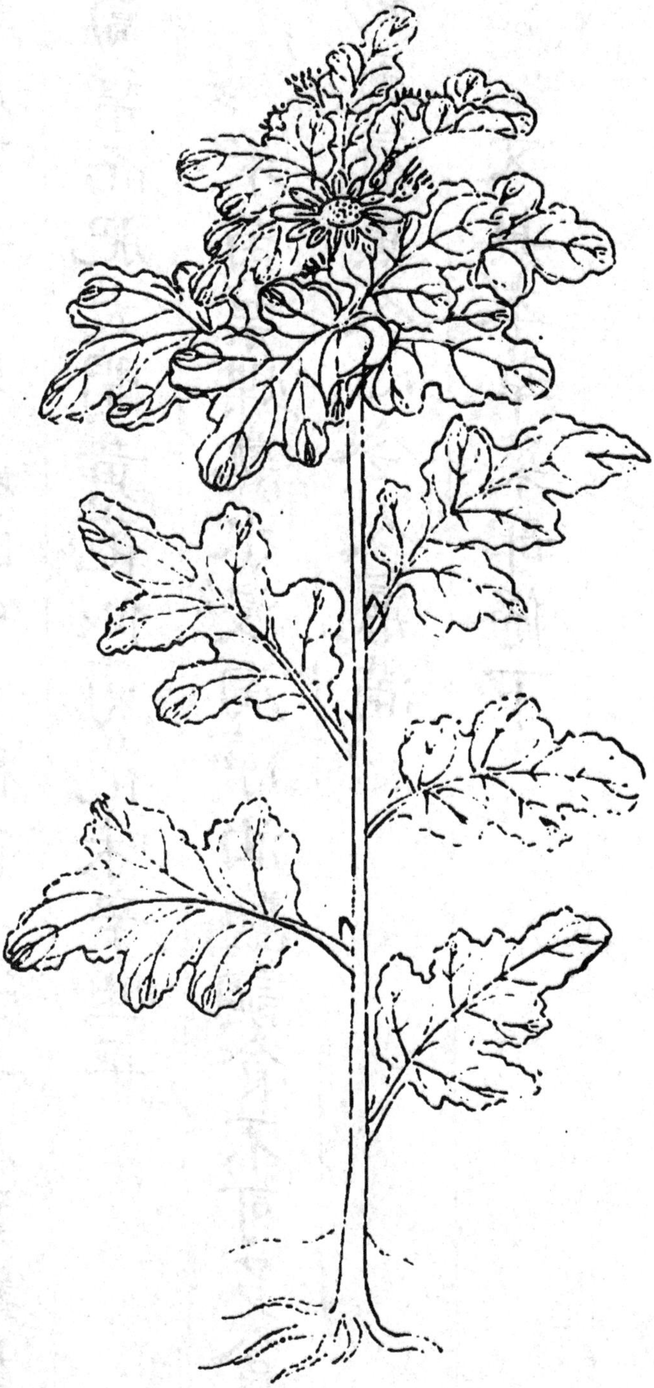

同蒿處處有之人家園圃中多種苗高一二尺葉類胡蘿蔔葉而肥大開黄花似菊花味辛性平

救饑采苗葉煠熟水浸淘淨油鹽調食不可多食動風氣熏人心令人氣滿

治病文具本草菜部條下

冬葵菜

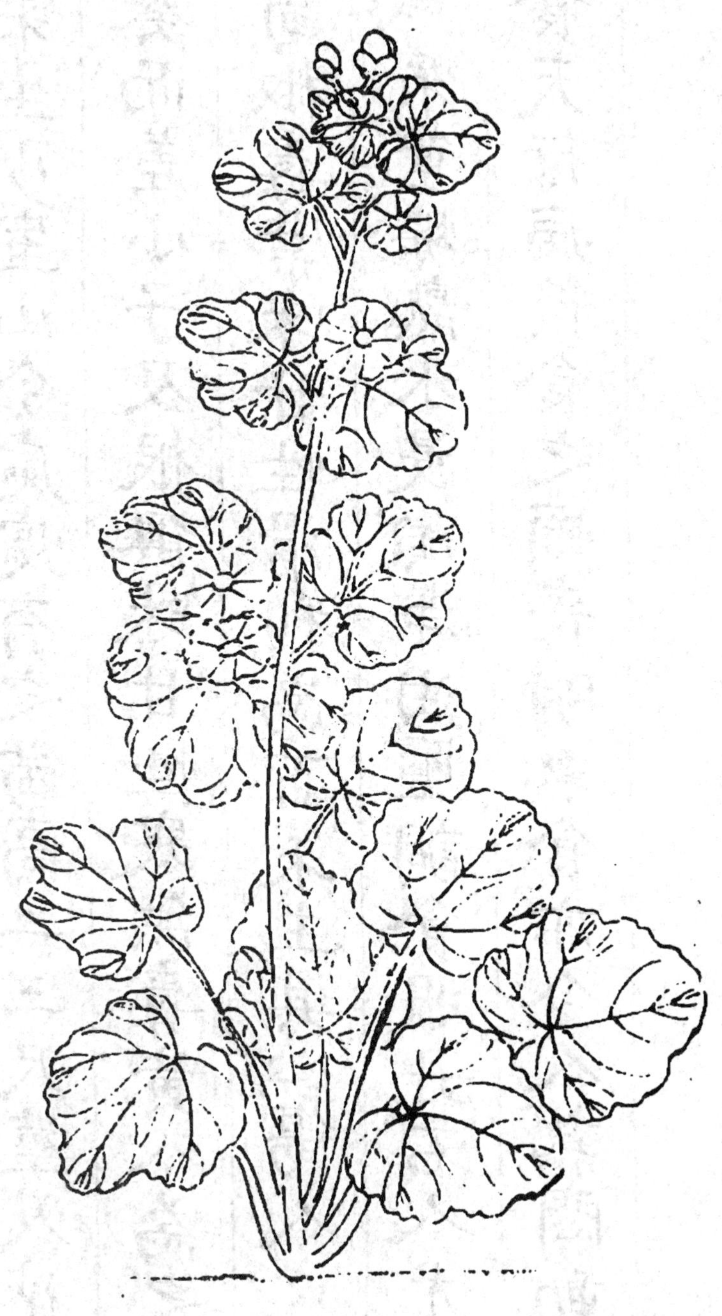

冬葵菜本草冬葵子是秋種葵覆養經冬至春結子故謂冬葵菜生少室山今處處有之苗高二三尺莖及花葉似蜀葵而差小子及根俱味甘性寒無毒黄芩為之使根解蜀椒毒葉味甘性滑利為百菜主其心傷人

救饑 采葉煠熟水浸淘淨油鹽調食服丹石人尤宜食天行病後食之頓喪明熱食亦令人熱悶動風

治病文具本草菜部條下

蓼芽菜

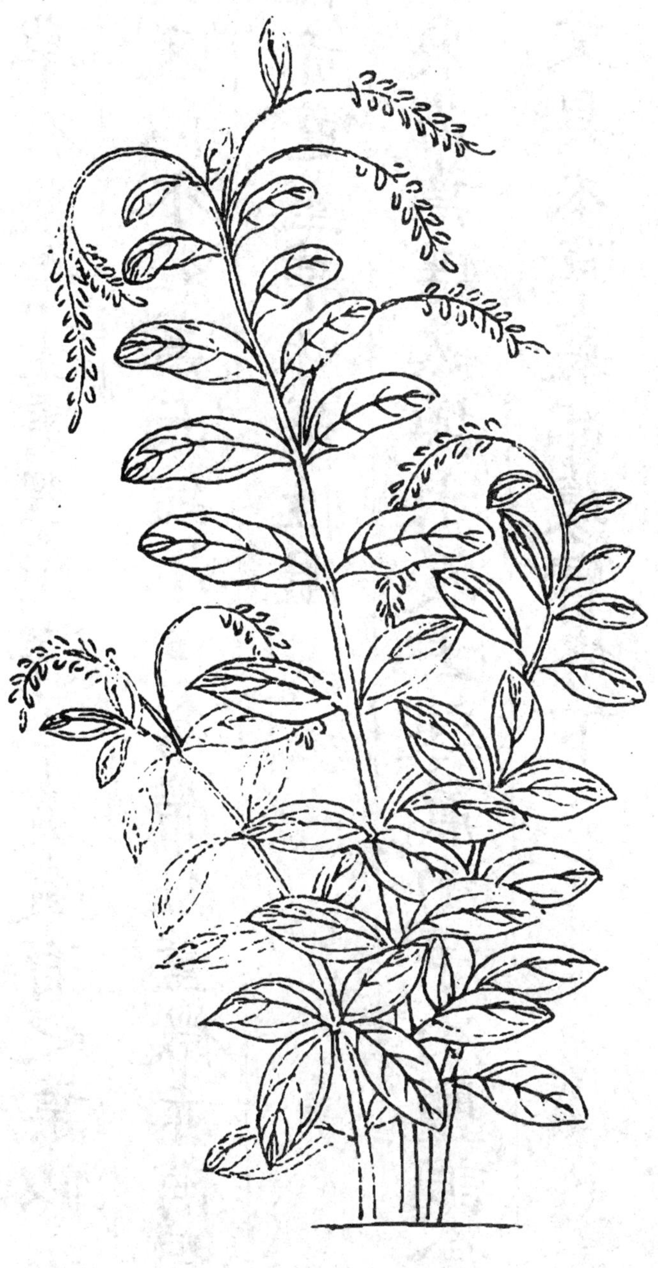

蓼芽菜本草有蓼實生雷澤川澤今處處有之葉似小藍葉微尖又似水葒葉而短小色微帶紅莖微赤梢間出穗開花赤色莖葉味辛性溫

救饑　采苗葉煠熟換水浸去辣氣淘淨油鹽調食

治病　文具本草菜部蓼實條下

苜蓿

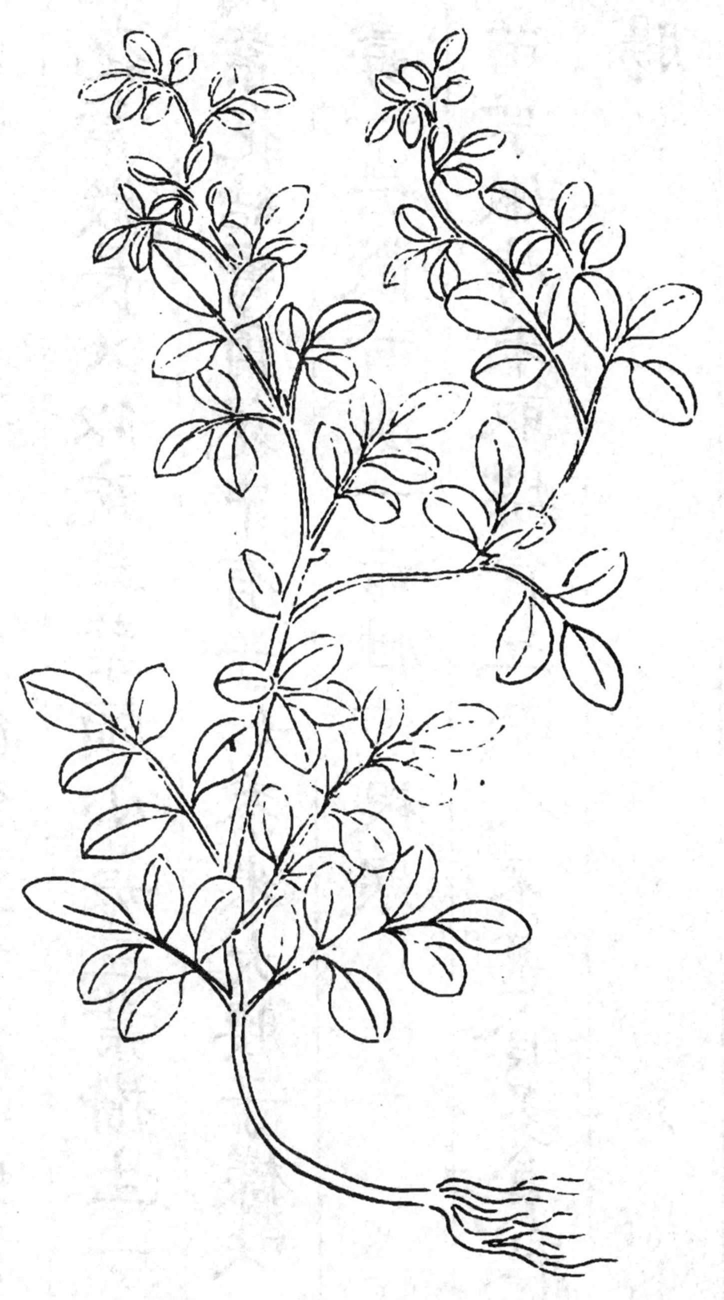

苜蓿出陝西今處處有之苗高尺餘細莖分叉而生葉似錦雞兒花葉微長又似豌豆葉頗小每三葉攢生一處梢間開紫花結彎角兒中有子如黍米大腰子樣味苦性平無毒一云微甘淡一云性涼根寒

救饑 苗葉嫩時采取煠食江南人不甚食多食利大小腸

治病 文具本草菜部條下

薄荷

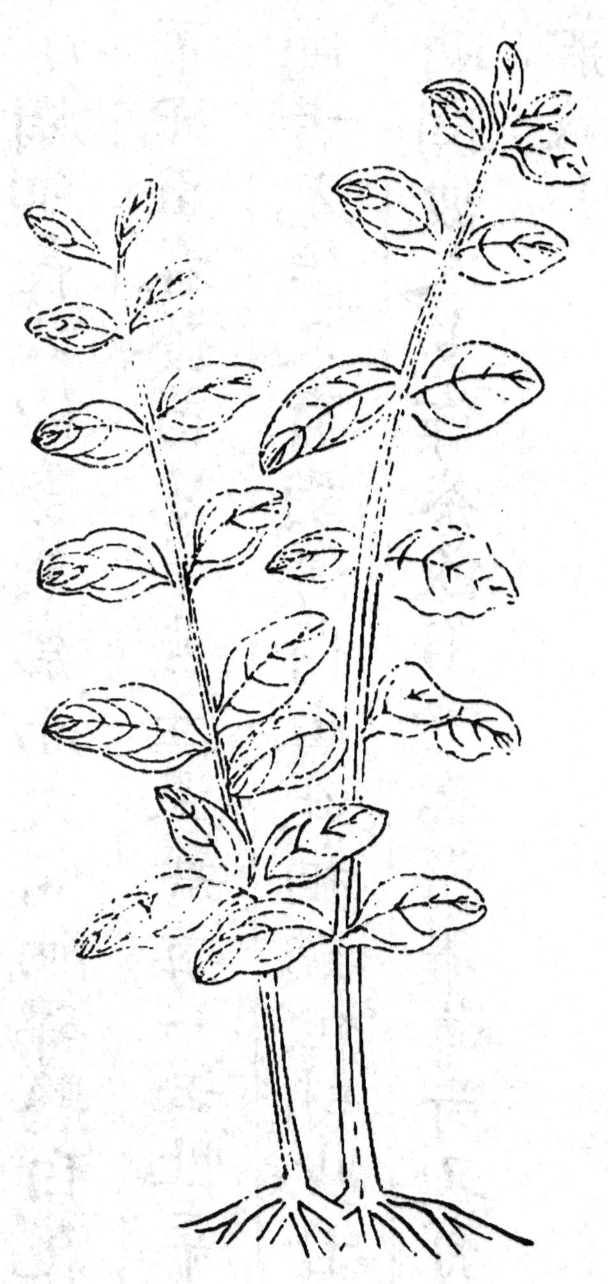

薄荷一名雞蘇舊不著所出州土今處處有之莖方葉似荏子葉小頗細長又似香菜葉而大開細碎黲白花其根經冬不死至春發苗味辛苦性溫無毒一云性平東平龍腦岡者尤佳又有胡薄荷與此相類但味少甘為別生江浙間彼人多作茶飲俗呼為新羅薄荷又有南薄荷其葉微小

救饑 采苗葉煠熟換水浸去辣味油鹽調食與薤作虀音齏食相宜煎豉湯暖酒和飲煎茶並宜新病

瘥人勿食令人虛汗不止猫食之即醉物相感爾

治病文具本草菜部條下

荆芥

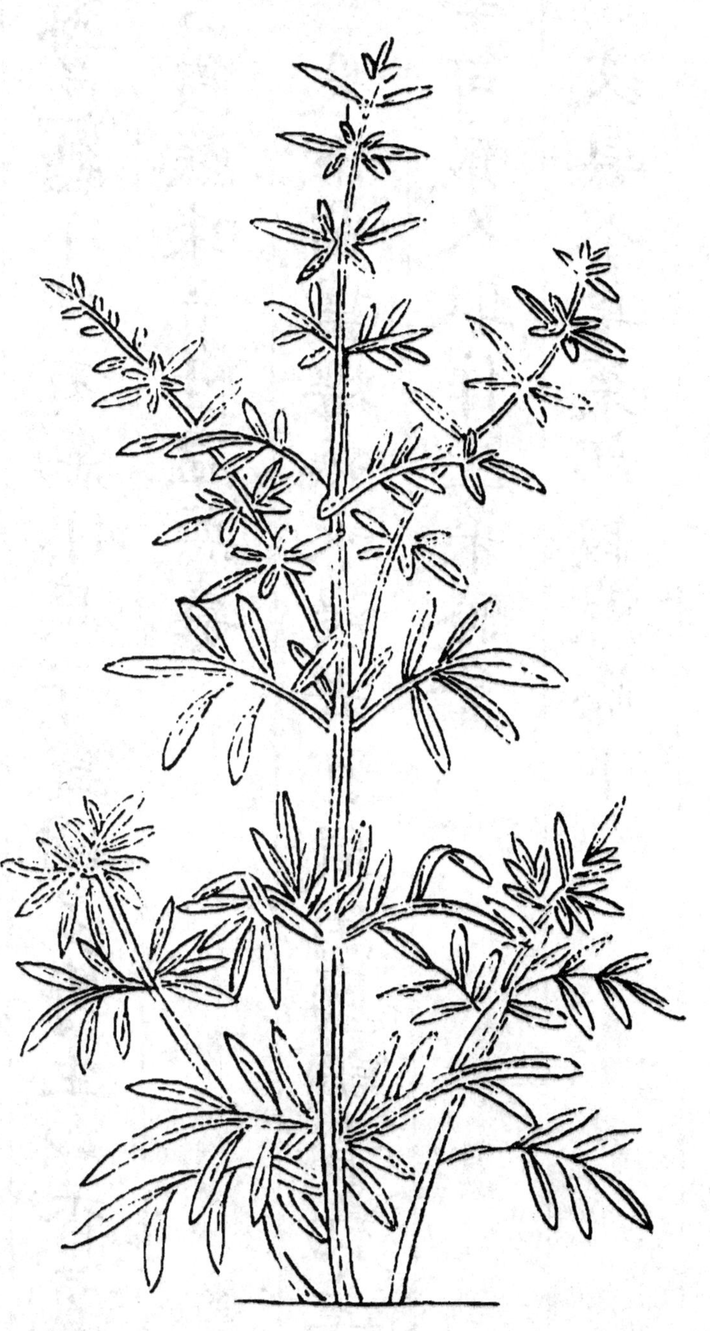

荆芥本草名假蘇一名鼠蓂一名薑芥生漢中川澤及岳州歸德州今處處有之莖方窊面葉似獨掃葉而狹小淡黃緑色結小穗有細小黑子鋭圓多野生以香氣似蘇故名假蘇味辛性溫無毒

救饑采嫩苗葉煠熟水浸去邪氣油鹽調食初生香辛可噉人取作生菜醃食

治病文具本草菜部假蘇條下

水蘄

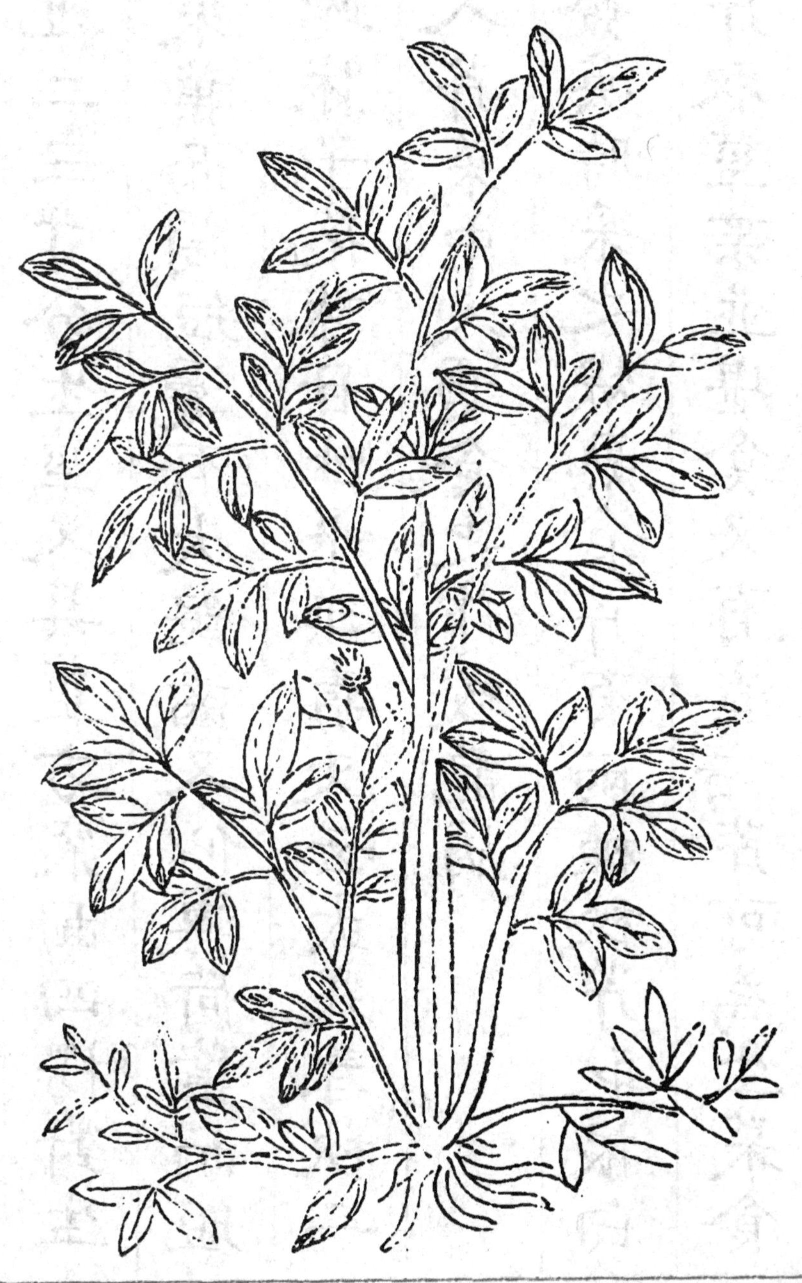

水蘄音勤俗作芹菜一名水英出南海池澤今水邊多有之根莖離地二三寸分生莖叉其莖方窊面四楞對生葉似痢見菜葉而闊短邊有大鋸齒又似薄荷葉而短開白花似蛇牀子花味甘性平無毒又云大寒春秋二時龍帶精入芹菜中人遇食之作蛟龍病

救饑　發英時采之煠熟食芹有兩種秋芹取根白色赤芹取莖葉並堪食又有渣音芹可為生菜食之

治病文具本草菜部條下

香菜

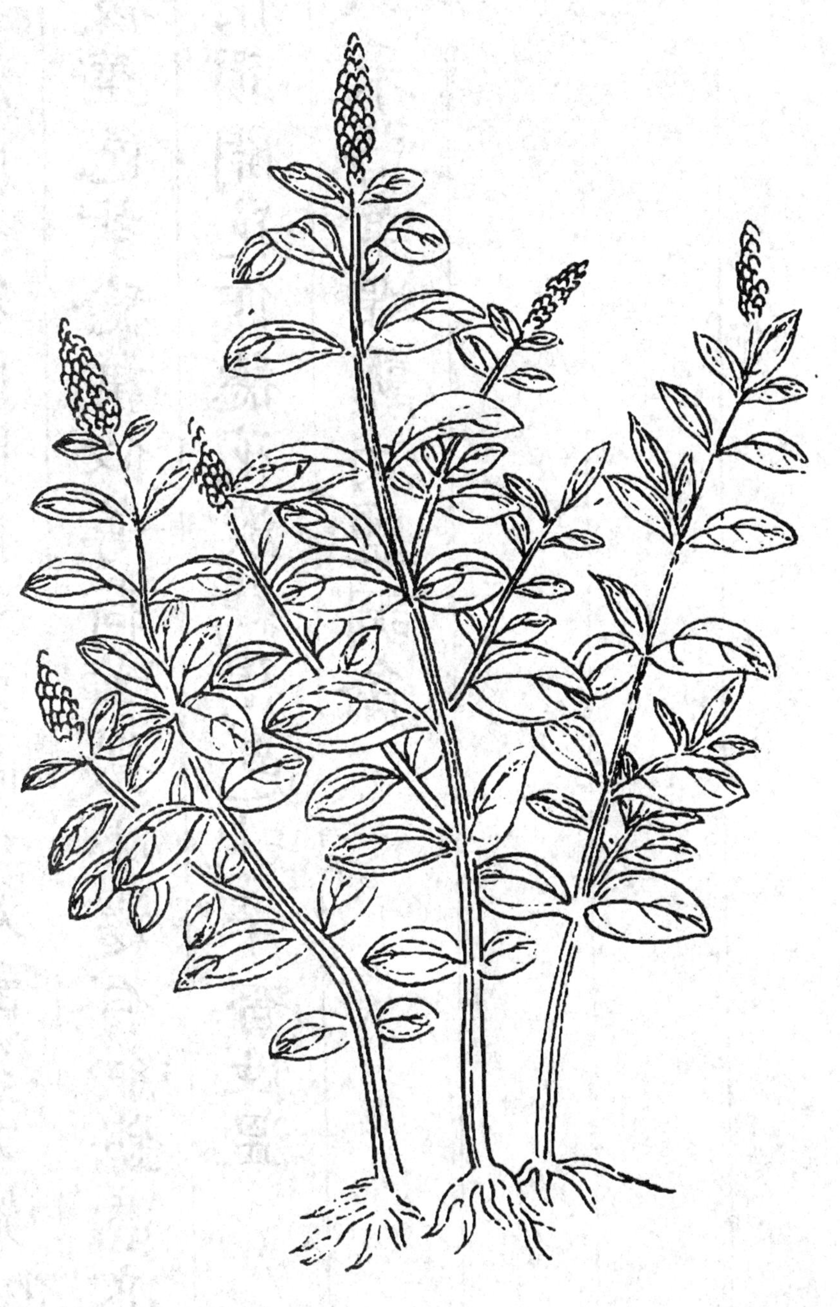

香菜生伊洛間人家園圃種之苗高一尺許莖方窊丑化切面四稜莖色紫稔葉似薄荷葉微小邊有細鋸齒亦有細毛梢頭開花作穗花淡藕褐色味辛香性溫

救饑　采苗葉煠熟油鹽調食

銀條菜

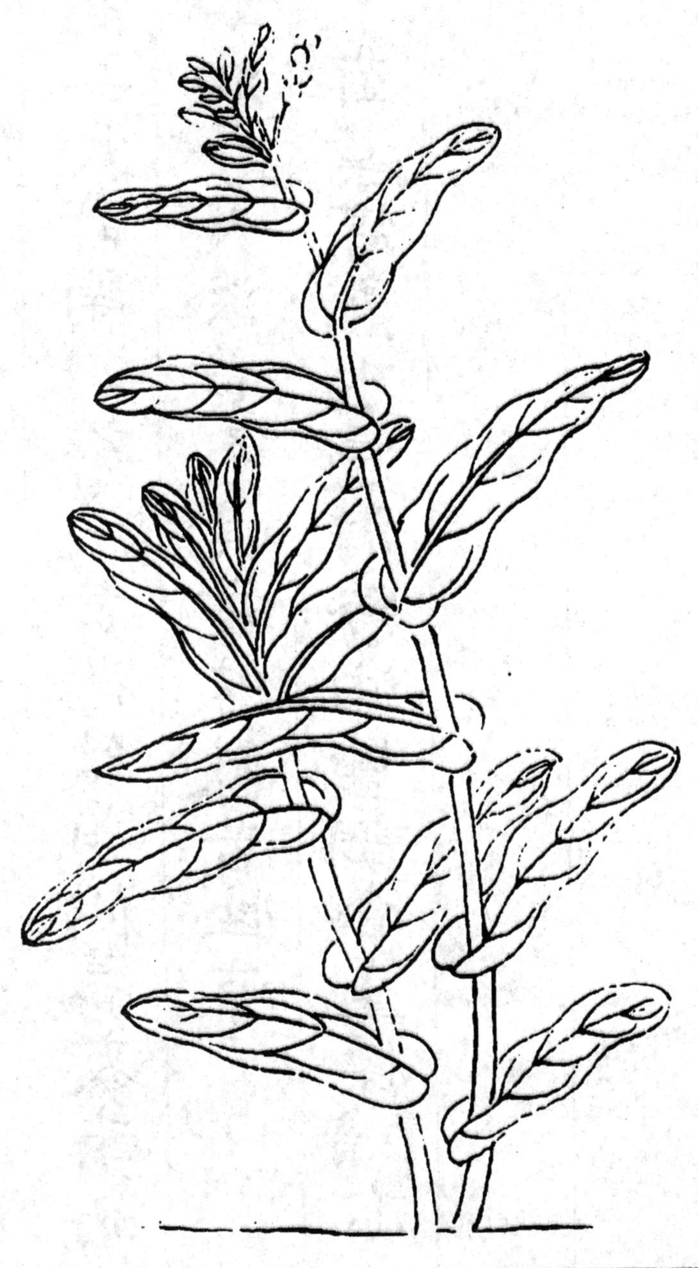

銀條菜所在人家園圃多種苗葉皆似萵苣細長色頗青白攛葶高二尺許開四瓣淡黄花結蒴似蕎麥蒴而圓中有子如油子大淡黄色其葉味微苦性凉

救饑　采苗葉煠熟水浸淘淨油鹽調食生揉音柔亦可食

後庭花

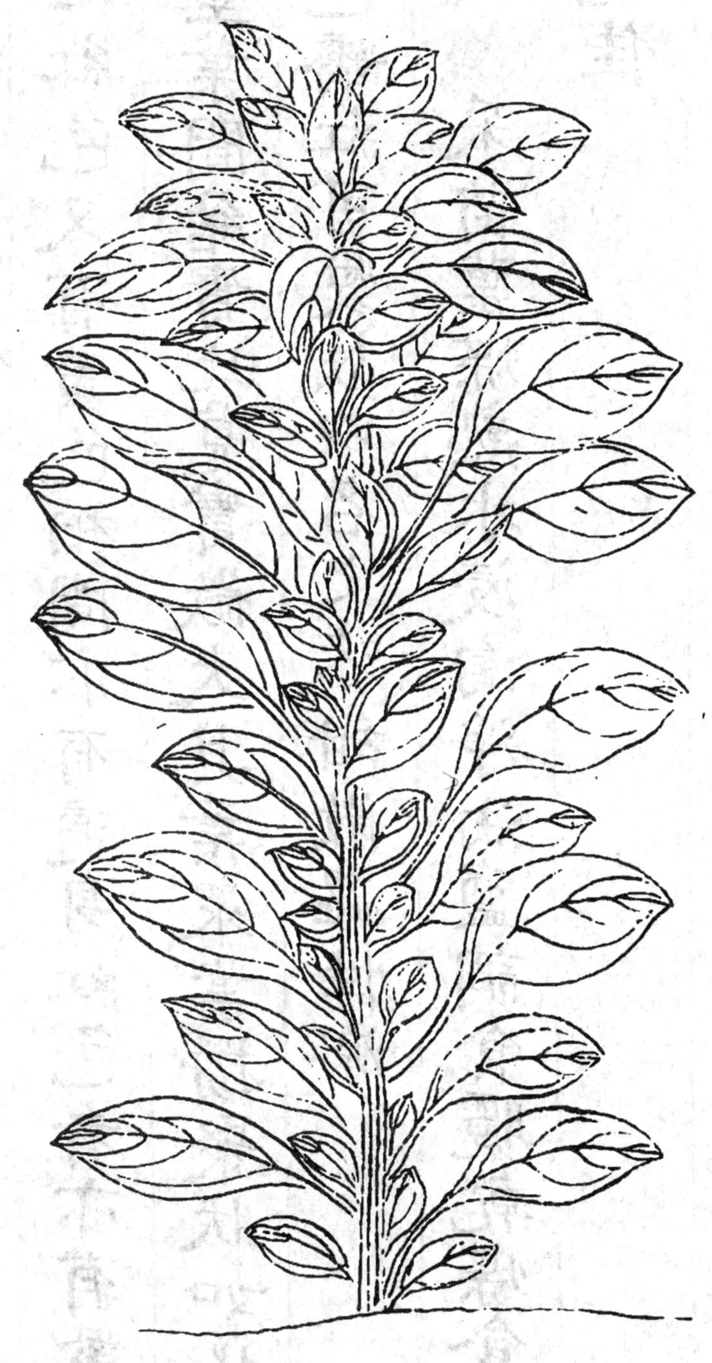

後庭花一名鴈來紅人家園圃多種之葉似人莧葉其葉中心紅色又有黄色相間亦有通身紅色者亦有紫色者莖葉間結實比莧實微大其葉衆葉攢聚狀如花朶其色嬌紅可愛故以名之味甜微澀性涼

救饑采苗葉煠熟水浸淘淨油鹽調食曬乾煠食尤佳

火焰菜

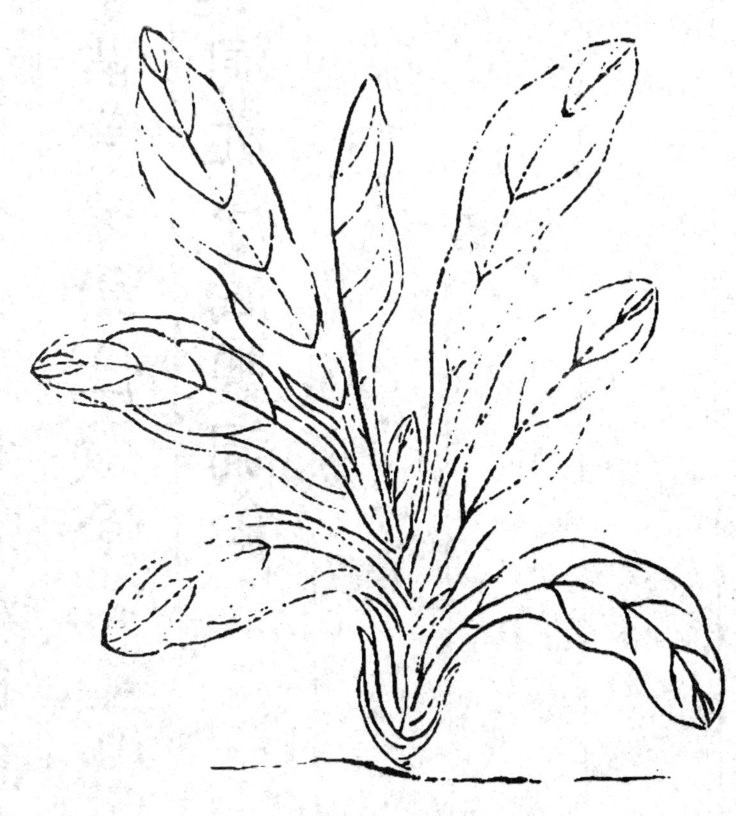

火焰菜人家園圃多種苗葉俱似菠菜但葉梢微紅形如火焰結子亦如菠菜子苗葉味甜性微冷

救饑 采苗葉煠熟水淘洗淨油鹽調食

山葱

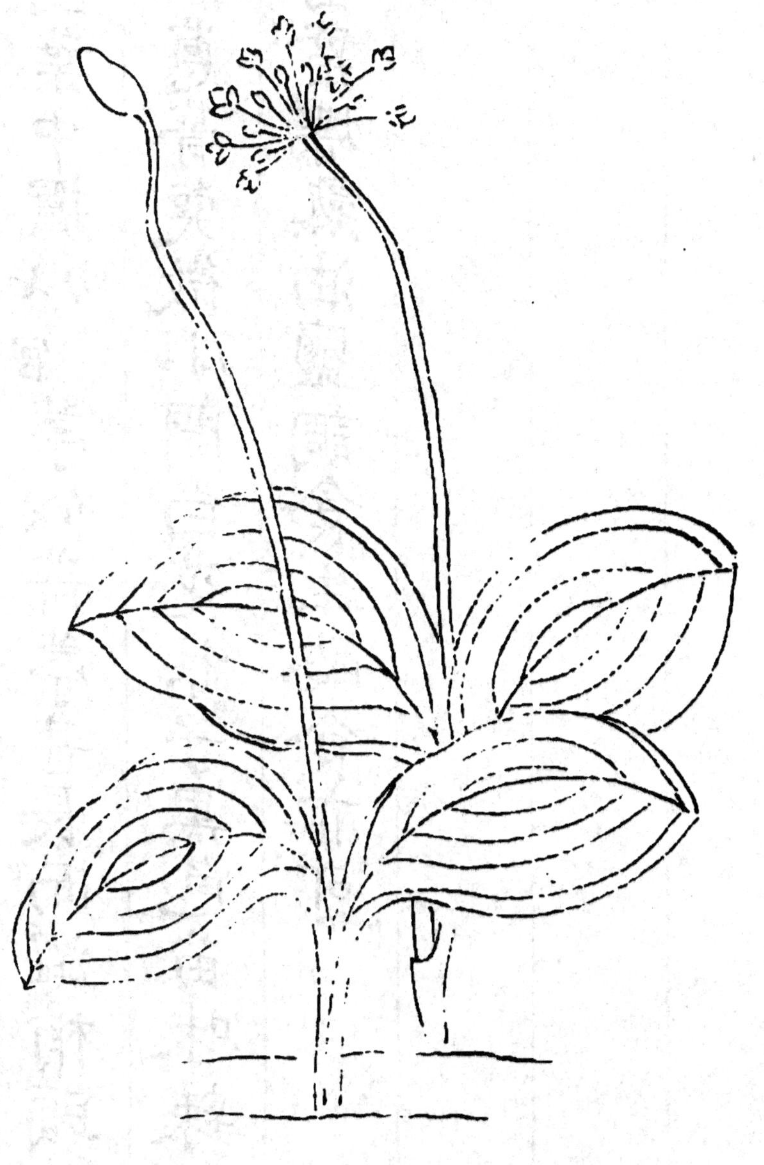

山葱一名隔葱又名鹿耳葱生輝縣太行山山野中葉似玉簪葉微團葉中攛七官切葶似蒜葶甚長而澀梢頭結骨突音骨突似葱骨突微小開白花結子黑色苗味辣

救饑　采苗葉煠熟油鹽調食生醃食亦可

背韭

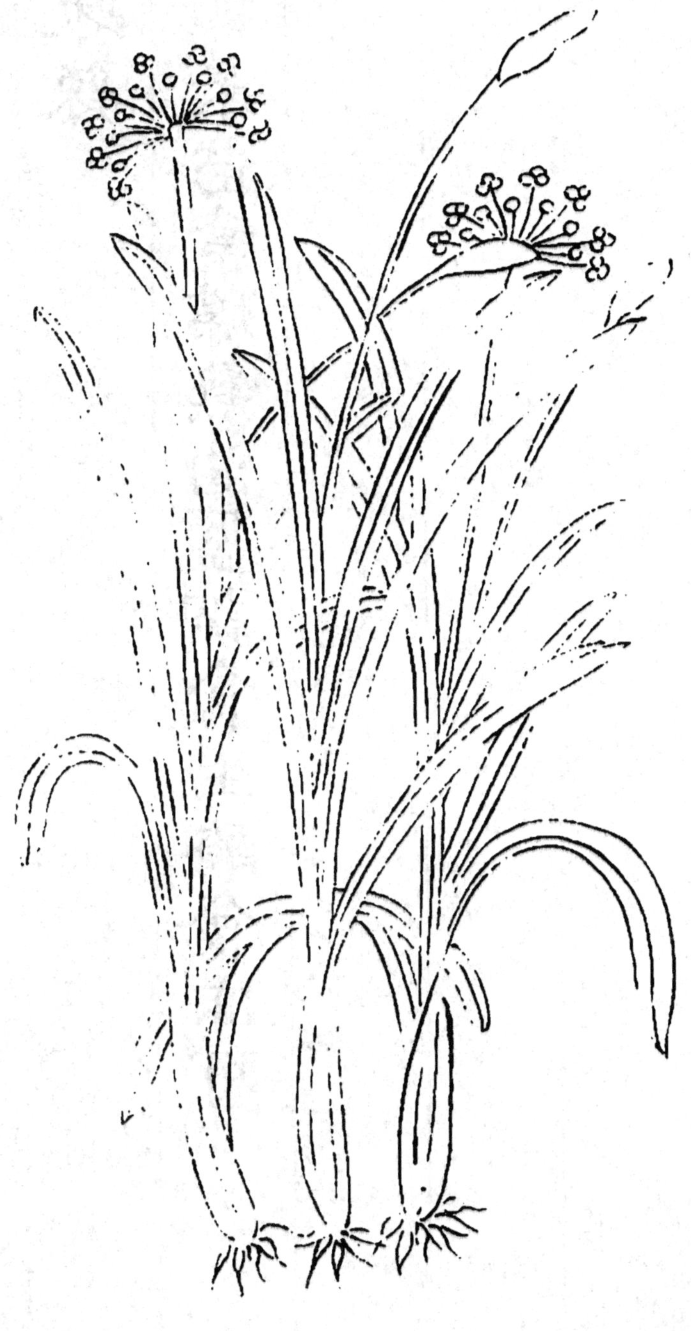

背韭生輝縣太行山山野中葉頗似韭葉而甚寛大根似葱根味辣

救饑 采苗葉煠熟油鹽調食生醃食亦可

水芥菜

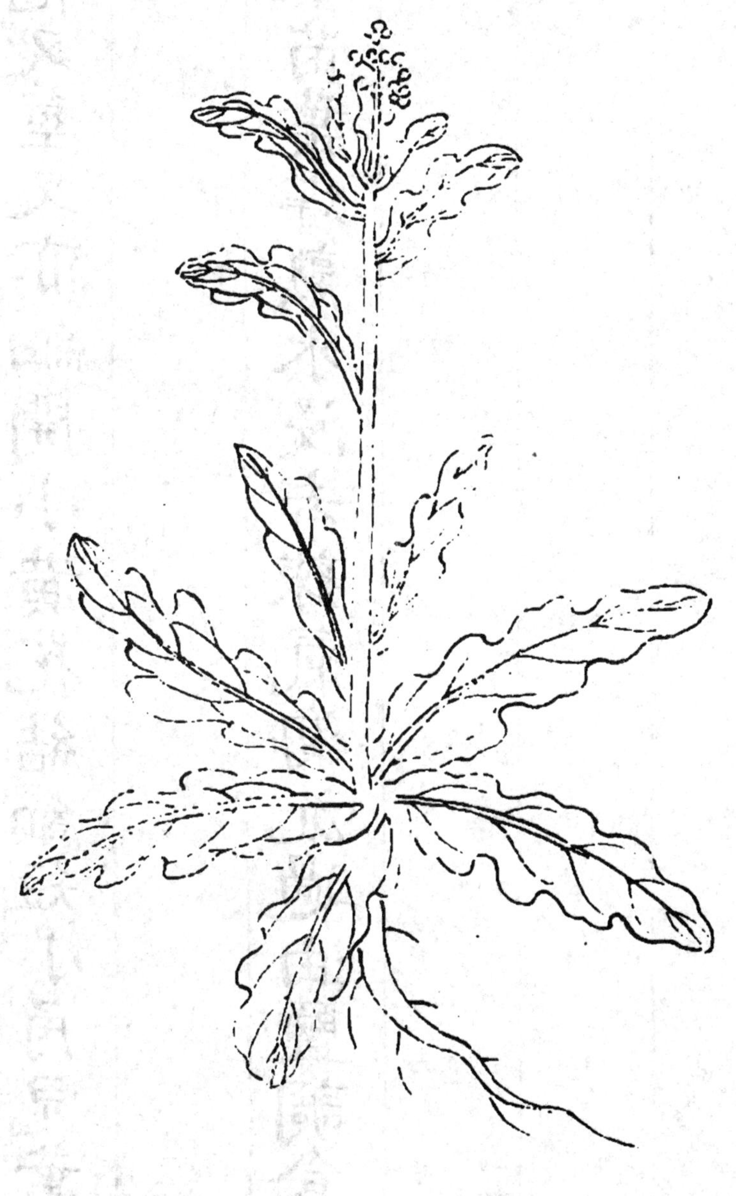

水芥菜水邊多生苗高尺許葉似家芥菜葉極小色微淡緑葉多花叉莖叉亦細開小黄花結細短小角兒葉味微辛

救饑采苗葉煠熟水浸去辣氣淘洗過油鹽調食

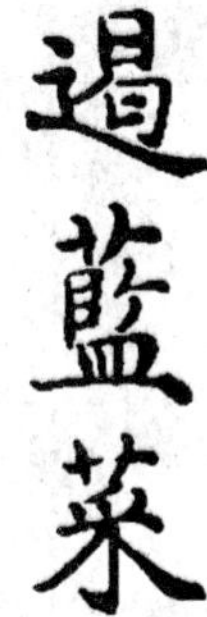

遏藍菜

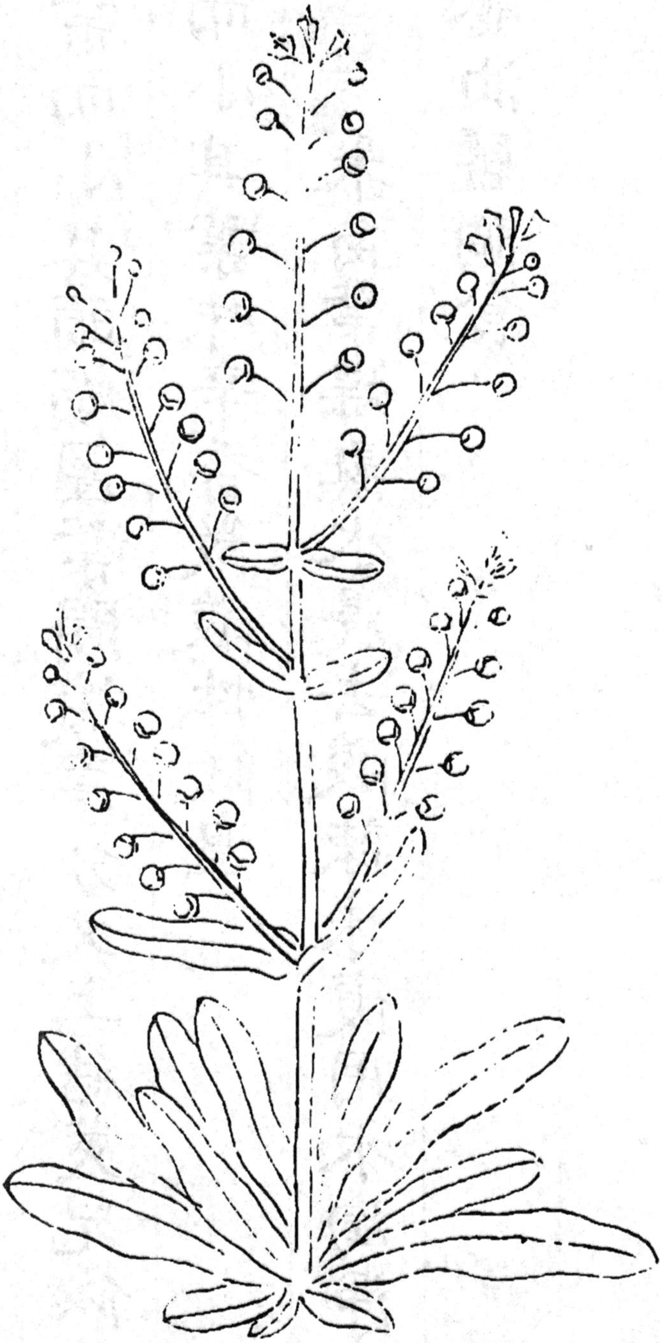

遏藍菜上音惡 生田野中下濕地苗初搨地生葉似初生菠菜葉而小其頭頗團葉間攛葶分叉上結莢兒似榆錢狀而小其葉味辛香微酸性微溫

救饑 采苗葉煠熟水浸去酸辣味復用水淘淨作虀油鹽調食

牛耳朶菜

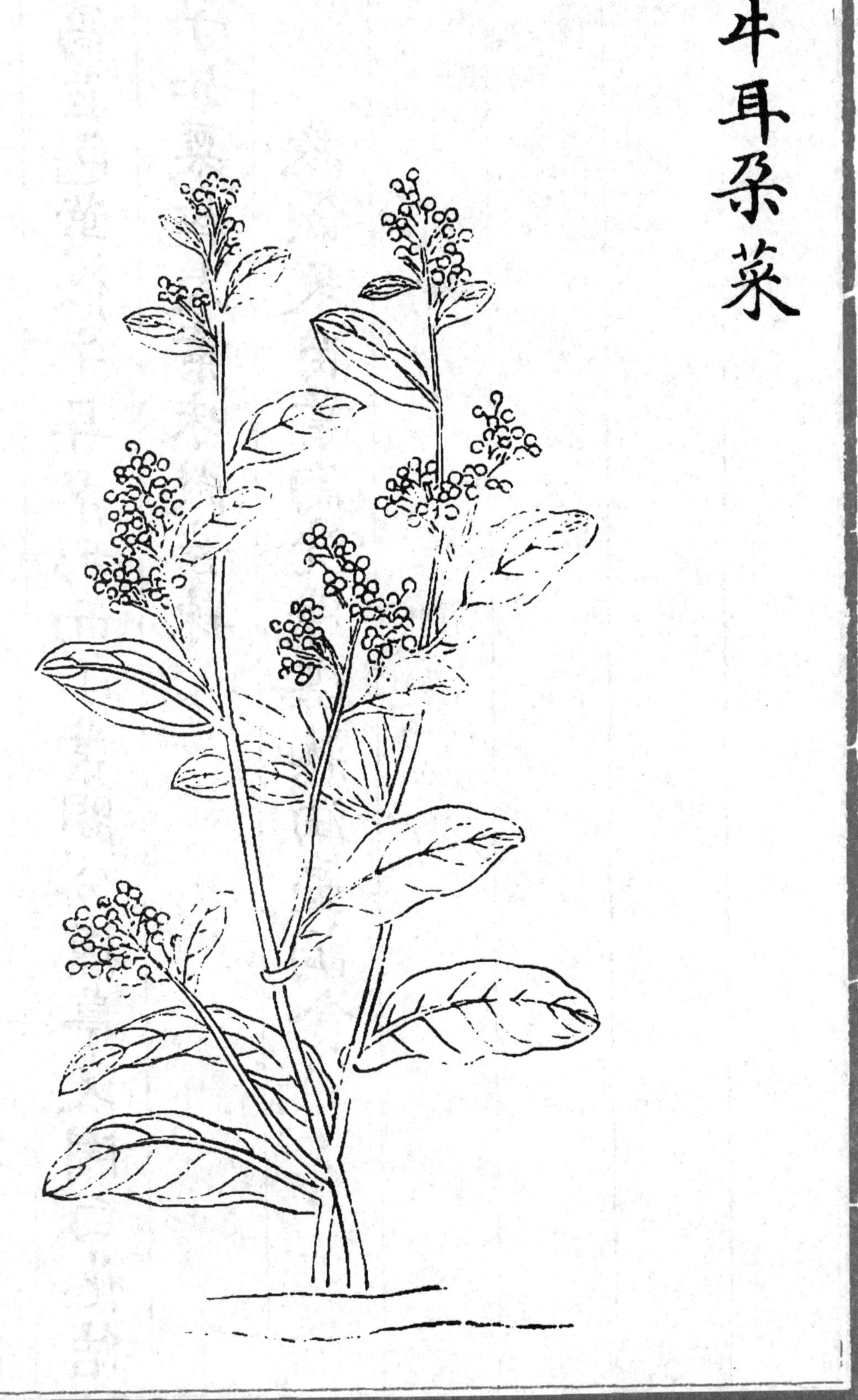

牛耳朶菜一名野芥菜生田野中苗高一二尺苗莖似萵苣色葉似牛耳朶形而小葉間分攛葶叉開白花結子如粟粒大葉味微苦辣

救饑采苗葉淘洗淨煠熟油鹽調食

山白菜

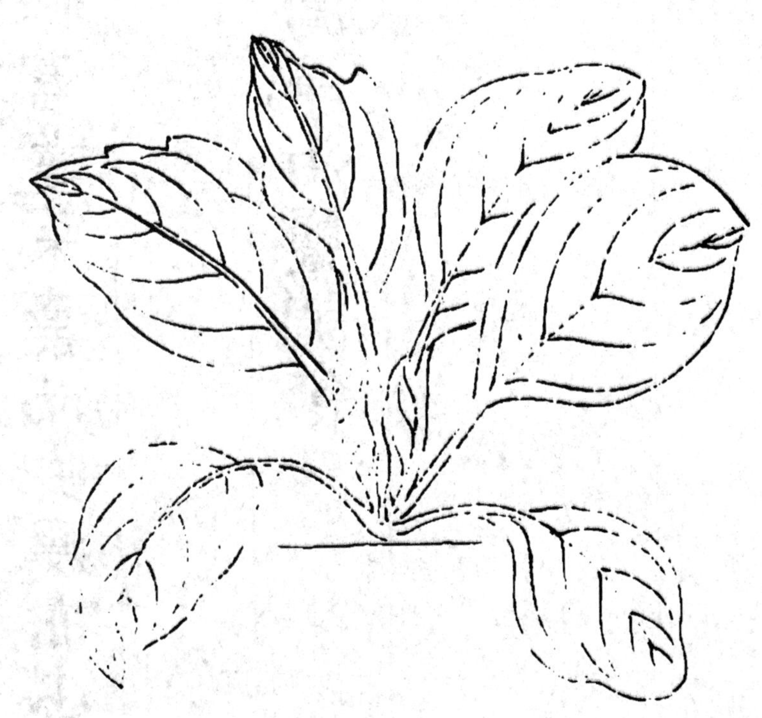

山白菜生輝縣山野中苗葉頗似家白菜而葉莖細長其葉尖艄邊有鋸齒叉又似蓍蓬菜葉而尖瘦亦小味甜微苦

救饑 采苗葉煠熟水淘淨油鹽調食

山宜菜

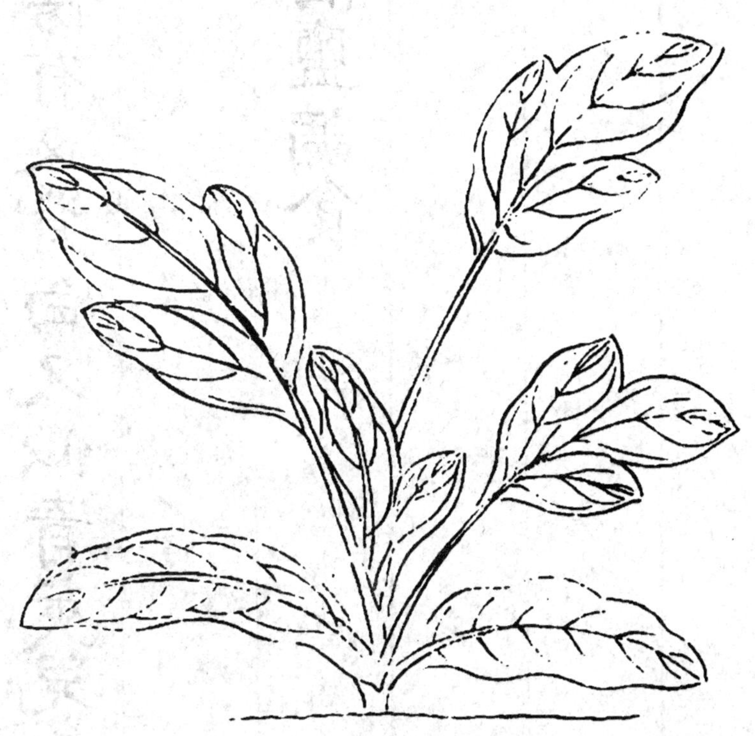

山宜菜又名山苦菜生新鄭縣山野中苗初搨地生葉似薄荷葉而大葉根兩傍有叉背白又似青荚兒菜葉亦大味苦

救饑采苗葉煠熟油鹽調食

山苦蕒

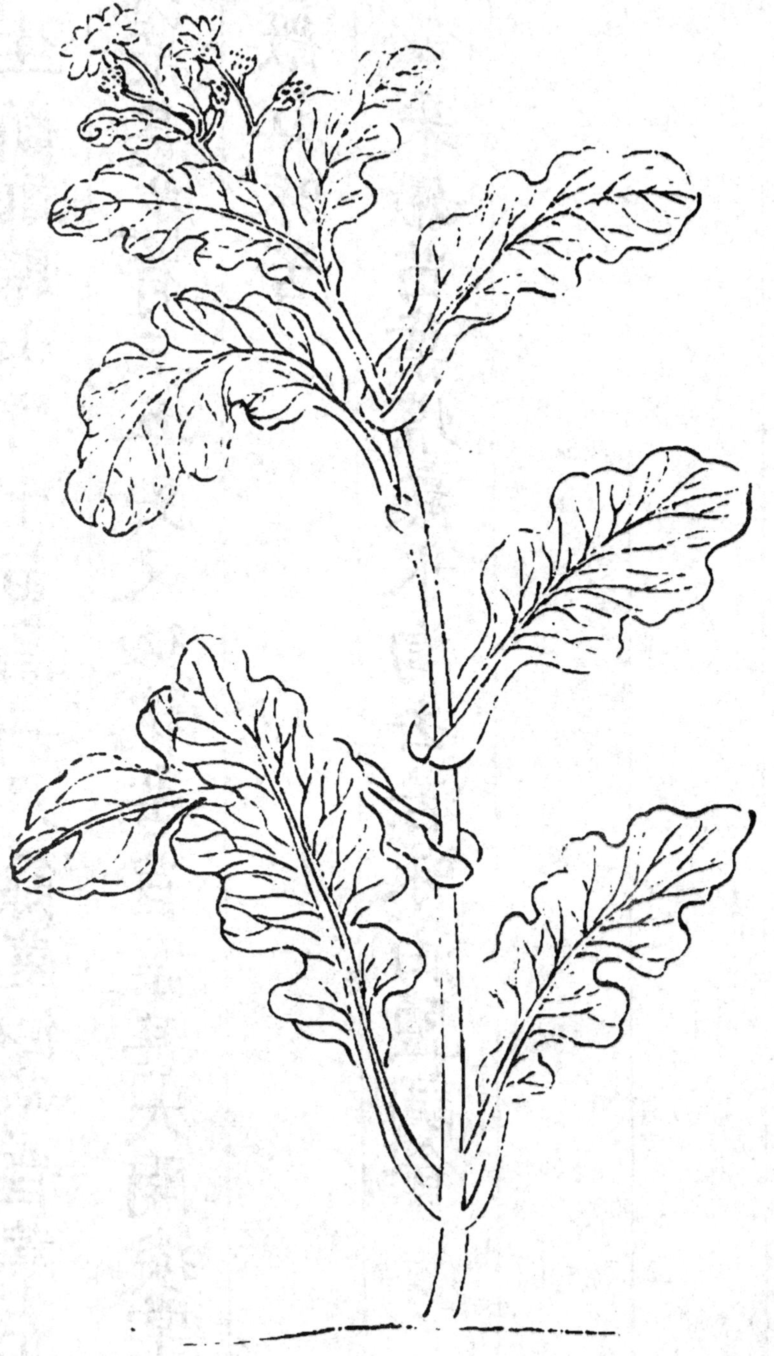

山苦蕒生新鄭縣山野中苗高二尺餘莖似萵苣葶而節稠其葉甚花有三五尖叉似花苦苣葉甚大開淡棠褐花表微紅味苦

救饑　采嫩苗葉煠熟水淘去苦味油鹽調食

南芥菜

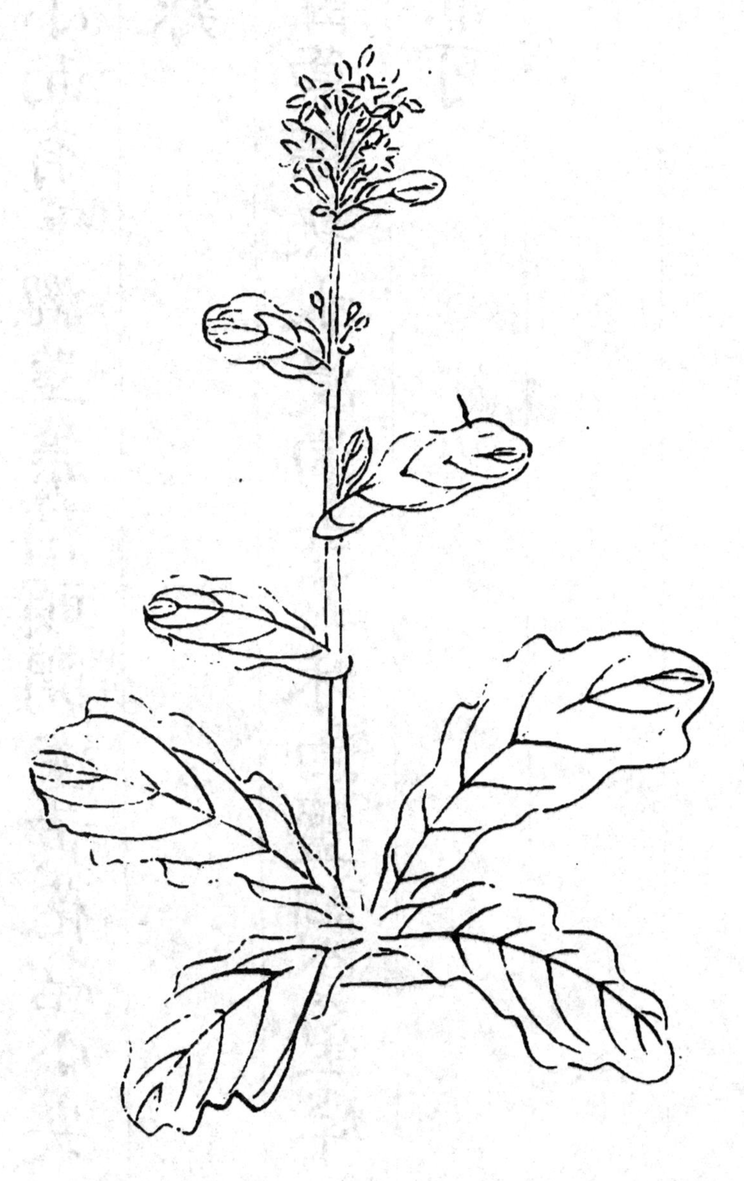

南芥菜人家園圃中亦種之苗初搨地生後擴葶叉葉似芥菜葉但小而有毛澀莖葉梢頭開淡黄花結小尖角兒葉味辛辣

救饑采苗葉煠熟水浸淘去澀味油鹽調食生焯過醃食亦可

山蒿苣

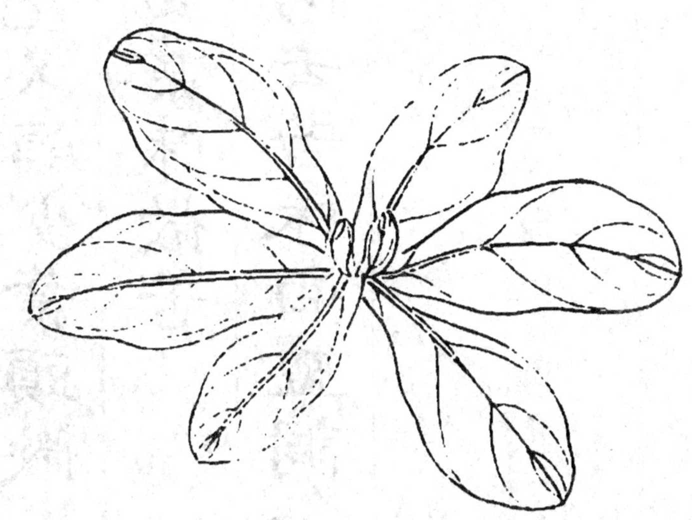

山萵苣生密縣山野間苗葉搨地生葉似萵苣葉而小又似苦苣葉而却寛大葉脚花叉頗少葉頭微尖邊有細鋸齒葉間攛葶開淡黃花苗葉味微苦

救饑采苗葉煠熟水浸淘去苦味油鹽調食生揉亦可食

黄鵪菜

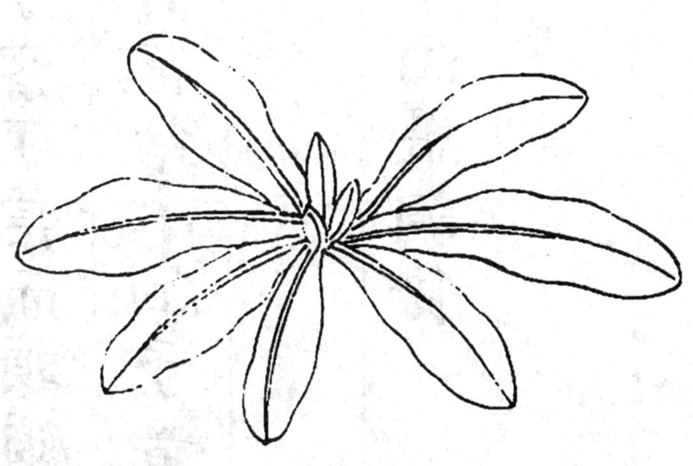

黄鵪菜生密縣山谷中苗初搨地生葉似初生山萵苣葉而小葉脚邉微有花叉又似孛孛丁葉而頭頗團葉中攛生葶叉高五六寸許開小黄花結小細子黄茶褐色葉味甜

救饑采苗葉煠熟换水淘淨油鹽調食

燕兒菜

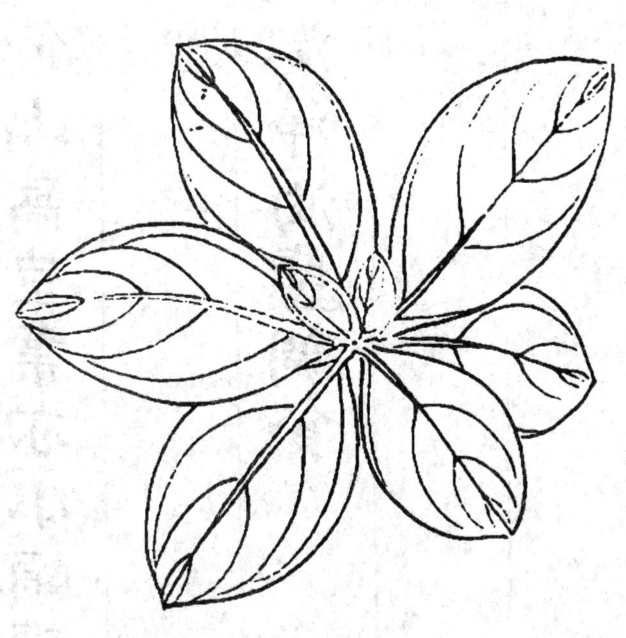

燕兒菜生密縣山澗邊苗葉搨地生葉似匙頭樣頗長又似牛耳朶菜葉而小微澀又似山萵苣葉亦小頗硬而頭微團味苦

救饑采苗葉煠熟換水浸淘淨油鹽調食

孛孛丁菜

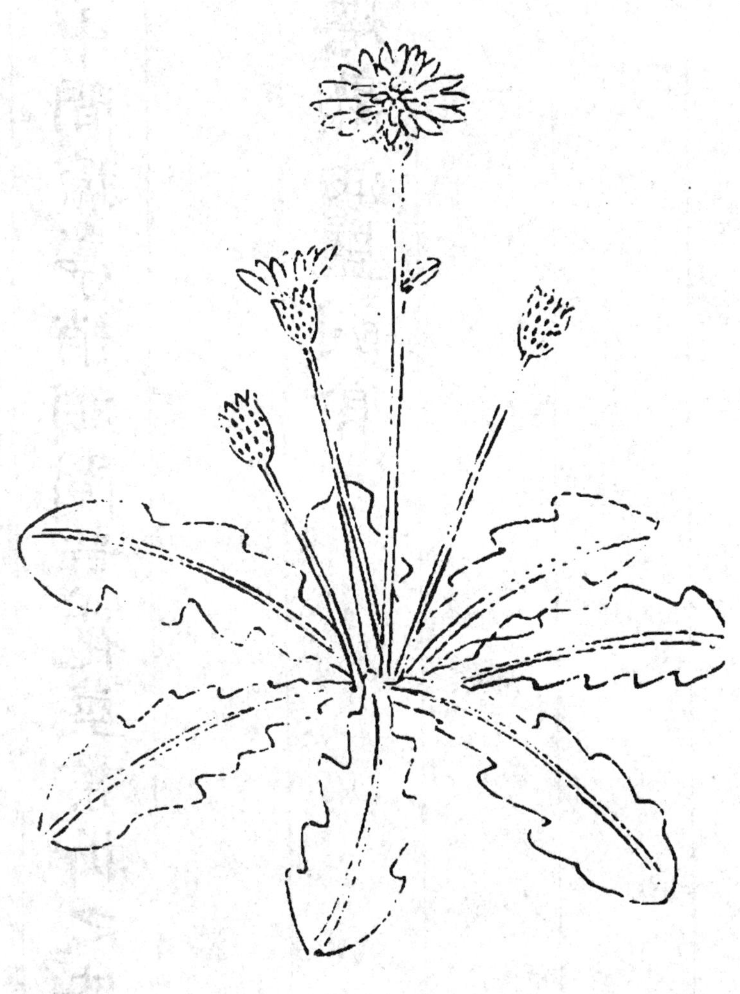

孛孛丁菜又名黄花苗生田野中苗初搨地生葉似苦苣葉微短小葉叢中間攛葶梢頭開黄花莖葉折之皆有白汁味微苦

救饑采苗葉煠熟油鹽調食

柴韭

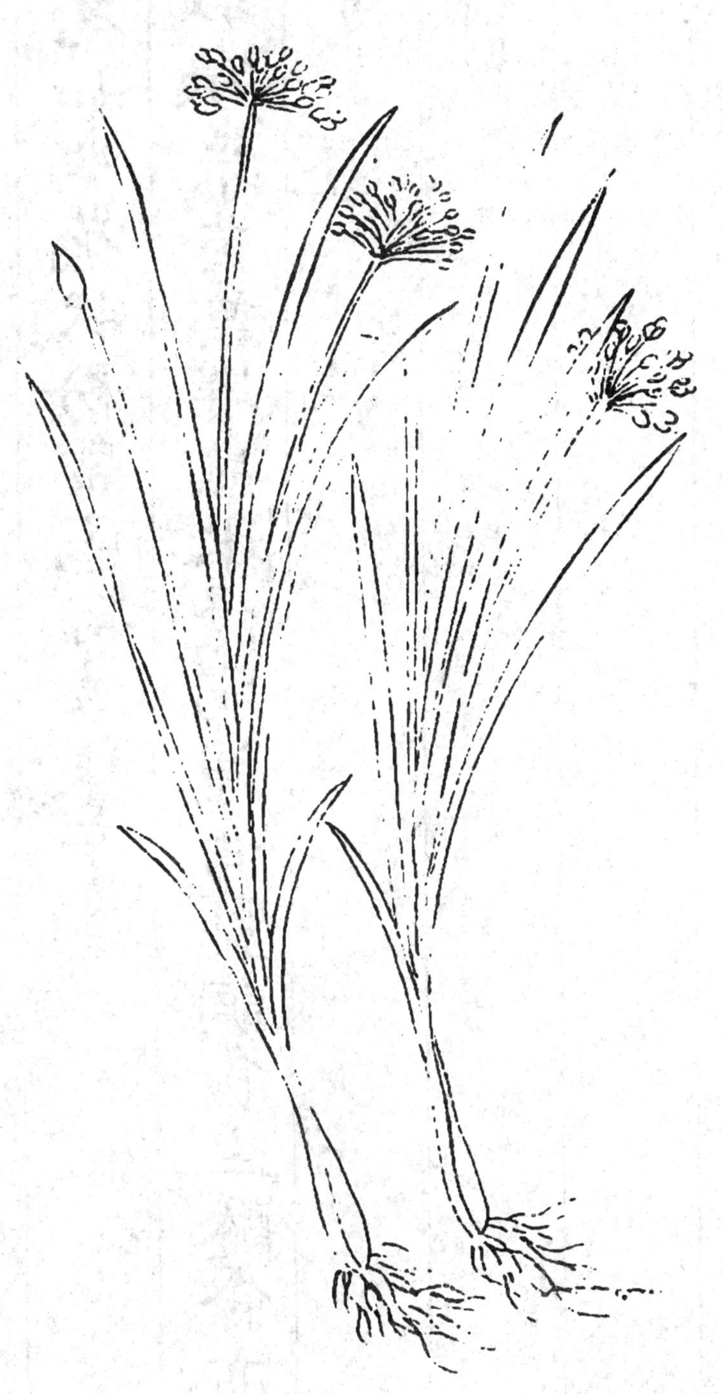

柴韭生荒野中苗葉形狀如韭但葉圓細而瘦葉中攛葶開花如韭花狀粉紫色苗葉味辛

救饑　采苗葉煠熟水浸淘淨油鹽調食生醃食亦可

野韭

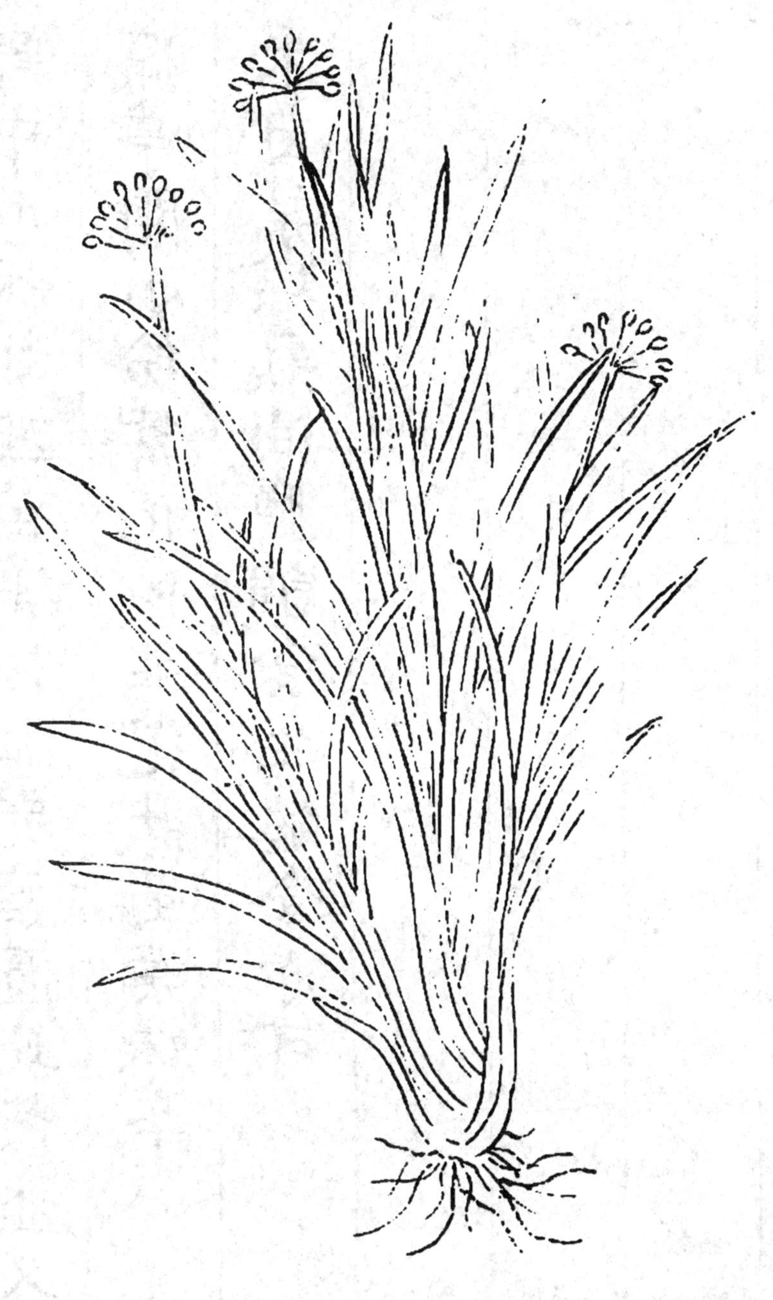

野韭生荒野中形狀如韭苗葉極細弱葉圓比柴韭又細小葉中攛葶開小粉紫花似韭花狀苗葉味辛

救饑采苗葉煠熟油鹽調食生醃食亦可

甘露兒

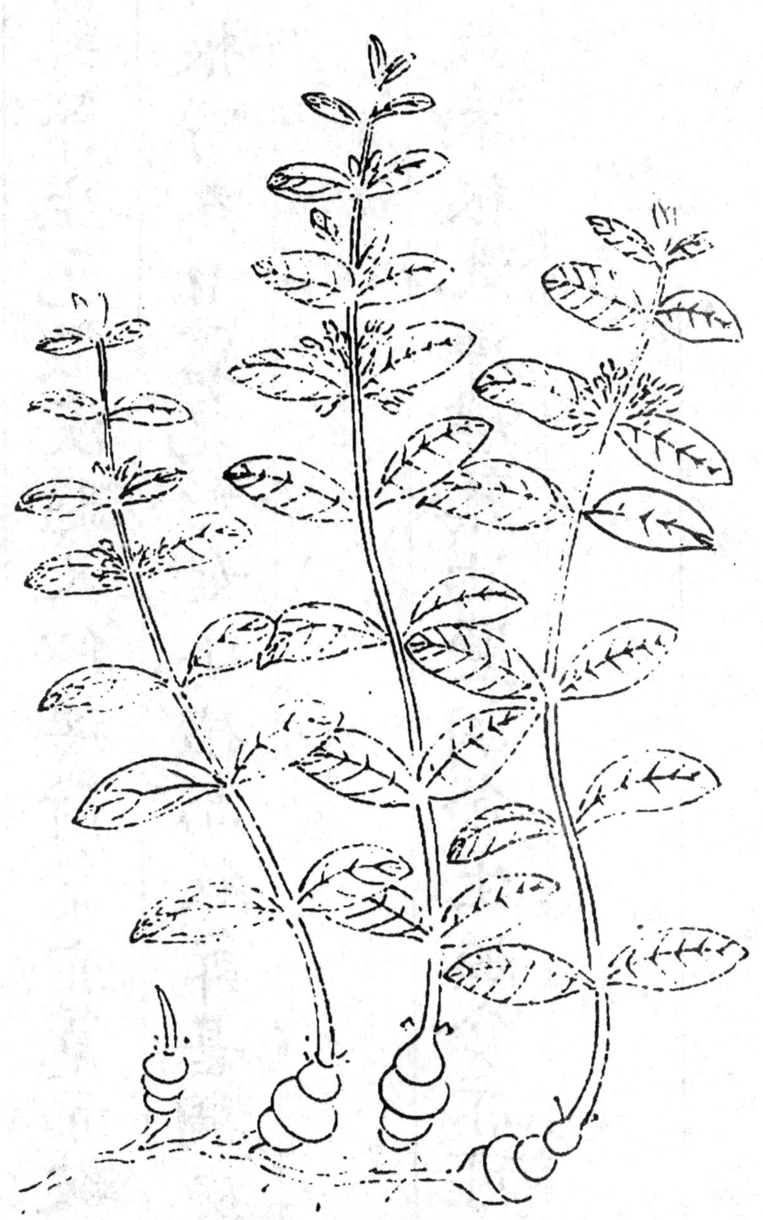

甘露兒人家園圃中多栽葉似地瓜兒葉甚闊多有毛澀其葉對節生色微淡綠又似薄荷葉亦寬而皺開紅紫花其根呼為甘露兒形如小指而紋節甚稠皮色黲白味甘

救饑采根洗淨煠熟油鹽調食生醃食亦可

地瓜兒苗

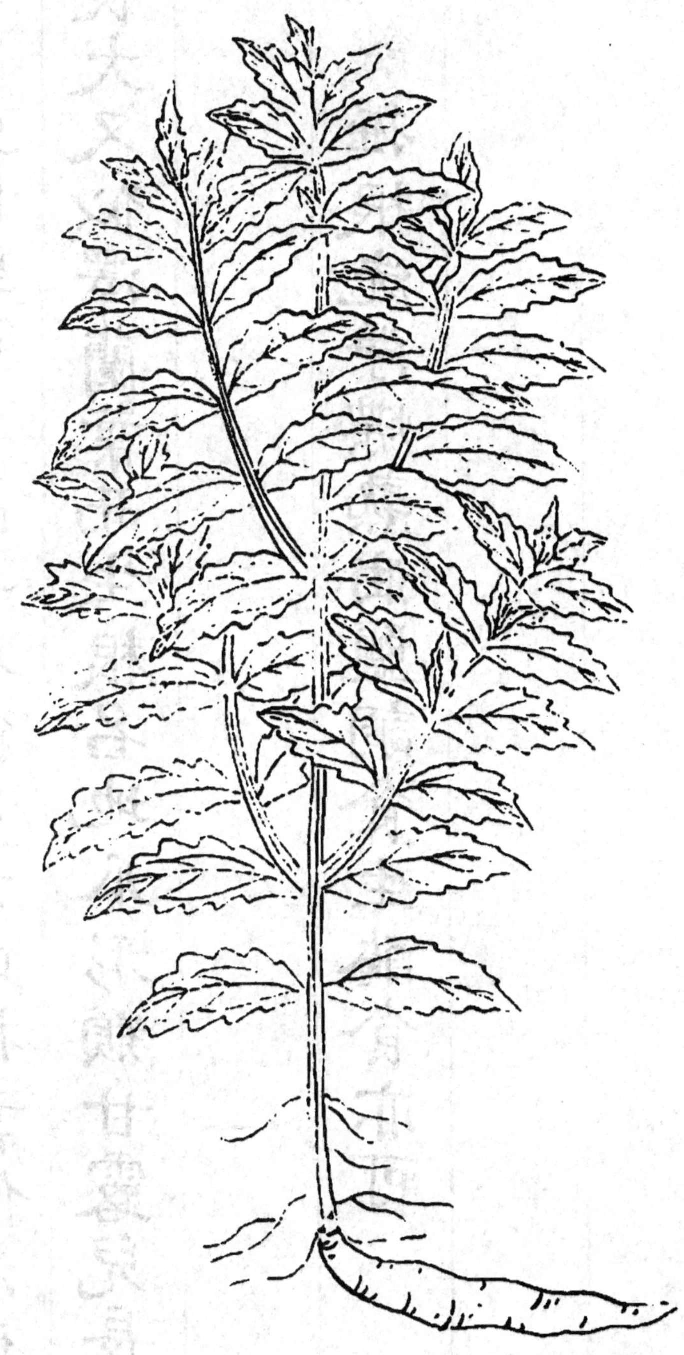

地瓜兒苗生田野中苗高二尺餘莖方四楞葉似薄荷葉微長大又似澤蘭葉而生根名地瓜形類甘露兒長味甘

救饑掘根洗淨煠熟油鹽調食生醃食亦可

澤蒜

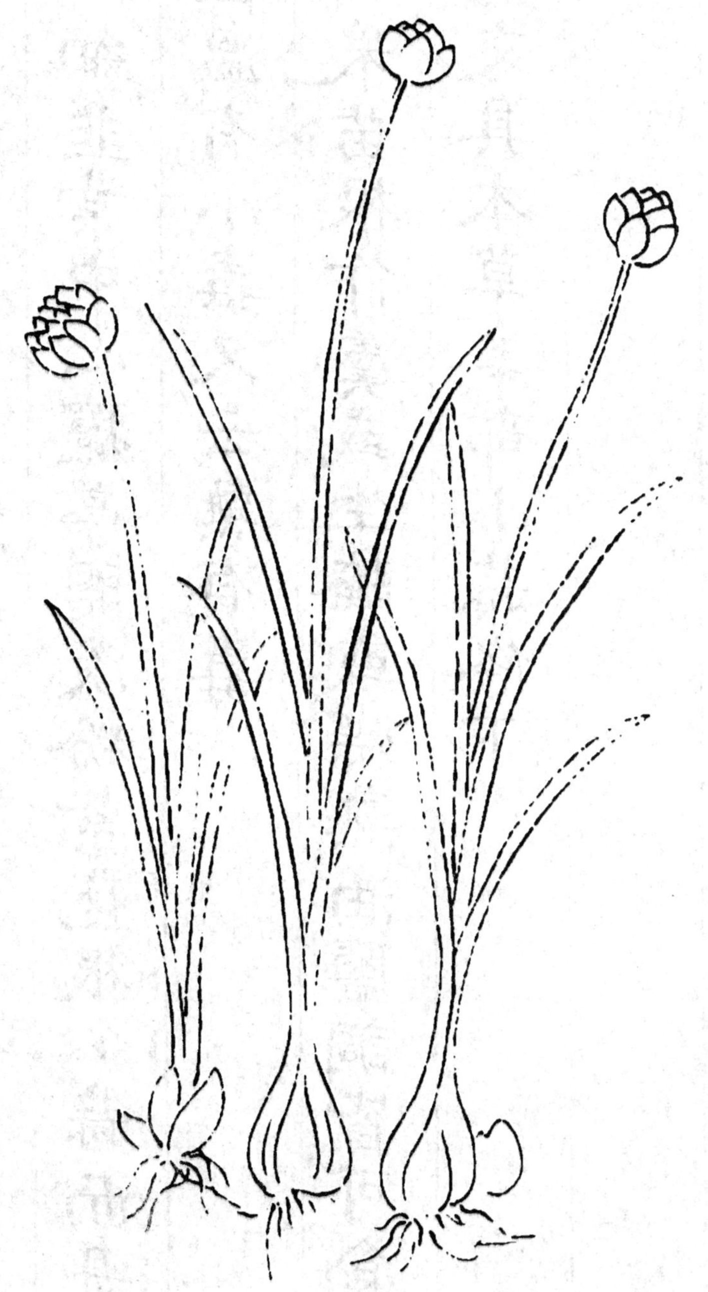

澤蒜又名小蒜生田野中今處處有之生山中者名蒿

力的切苗似細韭葉中心攛葶開淡粉紫花根似蒜而甚

小味辛性溫有小毒又云熱有毒

救饑采苗根作羹或生醃或煠熟油鹽調皆可食

治病文具本草菜部小蒜條下

樓子葱

樓子葱人家園圃中多栽苗葉根莖俱似葱其葉梢頭又生小葱四五枝疊生三四層故名樓子葱不結子但掐音恰下小葱栽之便活味甘辣性溫

救饑采苗莖連根擇去細鬚煠熟油鹽調食生亦可食

薤韭

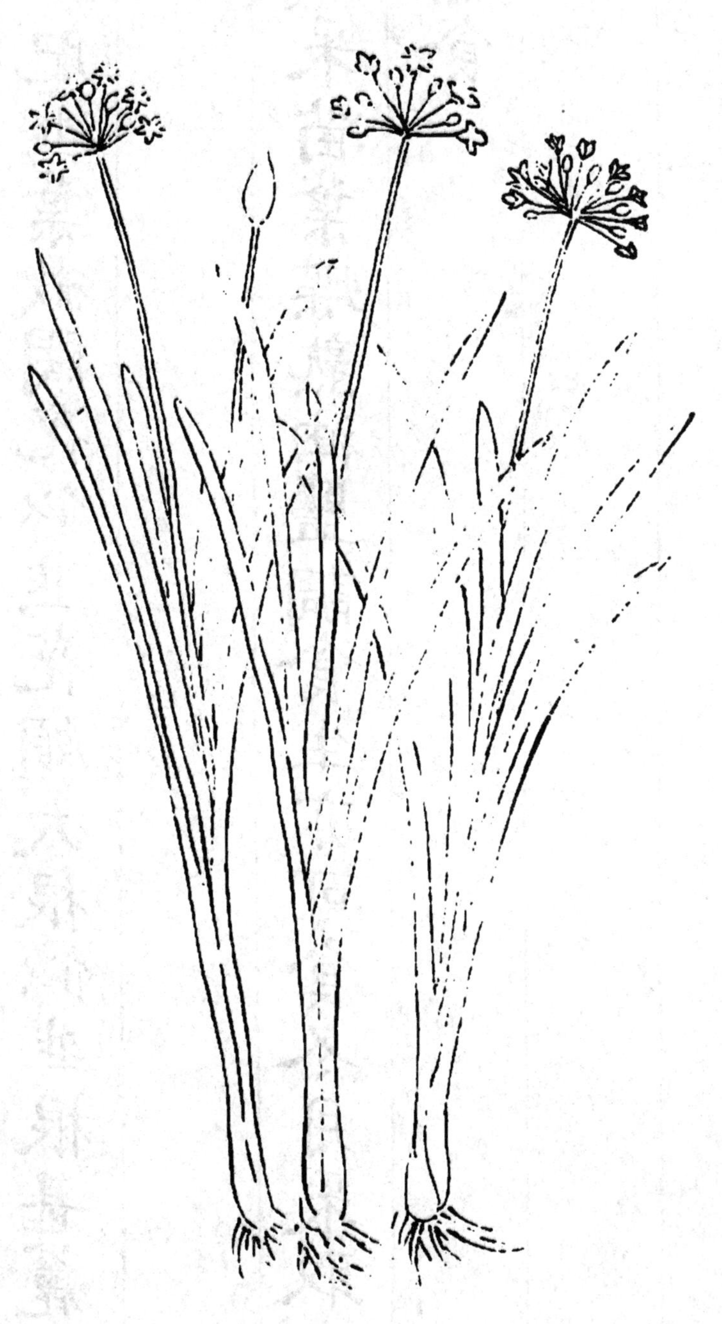

薤韭一名石韭生輝縣太行山山野中葉似蒜葉而頗窄狹又似肥韭葉微闊花似韭花頗大根似韭根甚麗味辣

救饑采苗葉煠熟油鹽調食生亦可食冬月采取根煠食

水蘿蔔

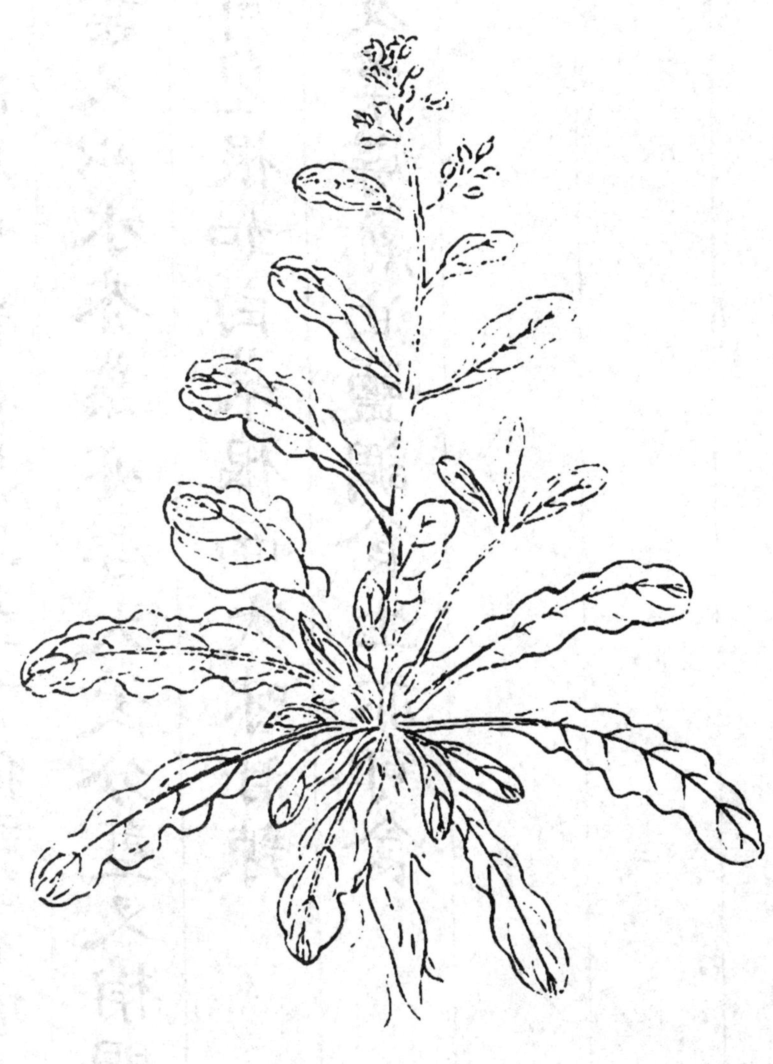

水蘿蔔生田野下濕地中苗初搨地生葉似薺菜形而厚大鋸齒尖花葉又似水芥葉亦厚大後分莖叉梢間開淡黄花結小角兒根如白菜根而大味甘辣

救饑采根及葉煠熟油鹽調食生亦可食

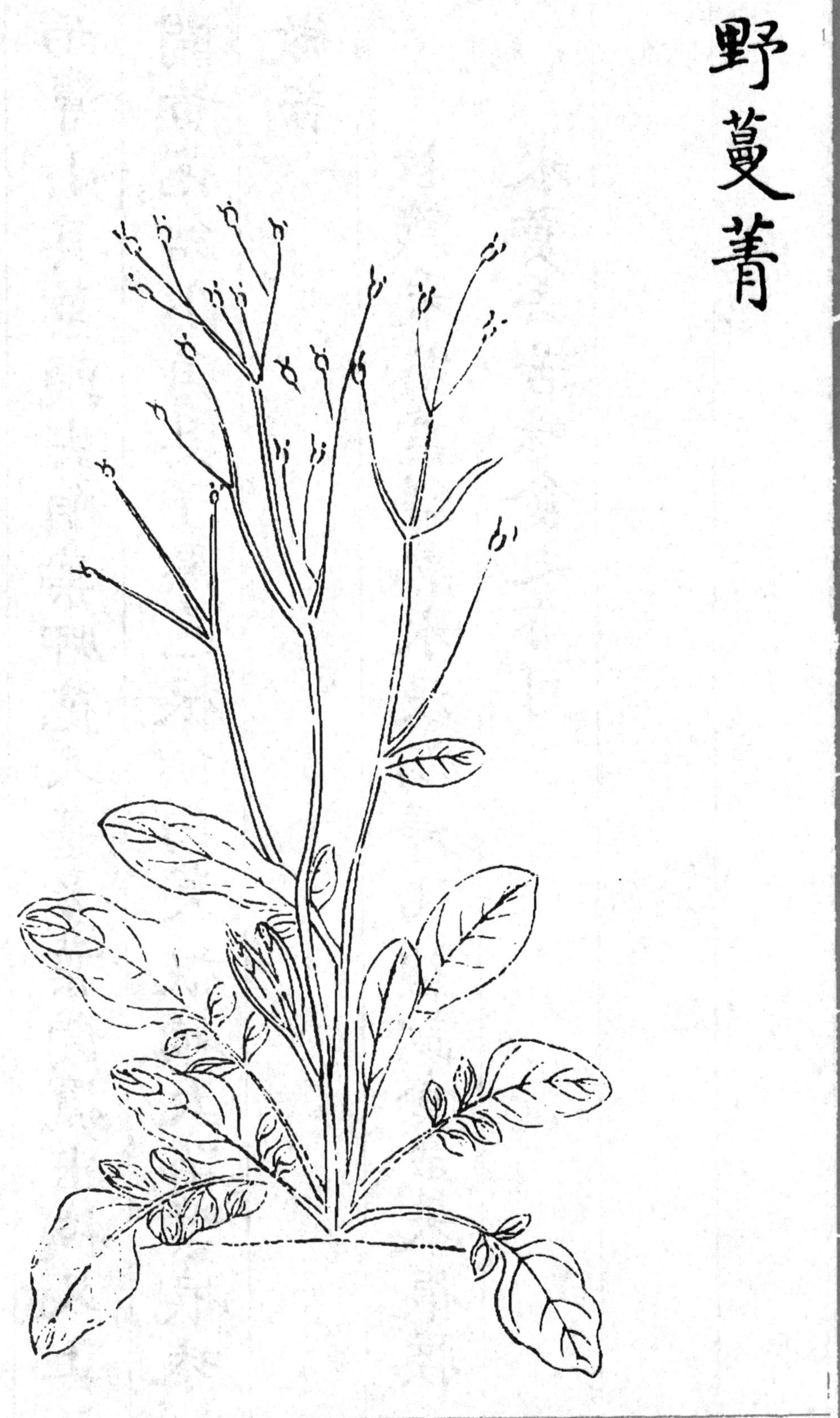
野蔓菁

野蔓菁生輝縣栲栳音考老圈山谷中苗葉似家蔓菁葉而薄小其葉頭尖艄葉脚花叉甚多葉間攛出枝叉上開黄花結小角其子黑色根似白菜根頗大苗葉根味微苦

救饑采苗葉煠熟水浸淘淨油鹽調食或采根換水煑去苦味食之亦可

薺菜

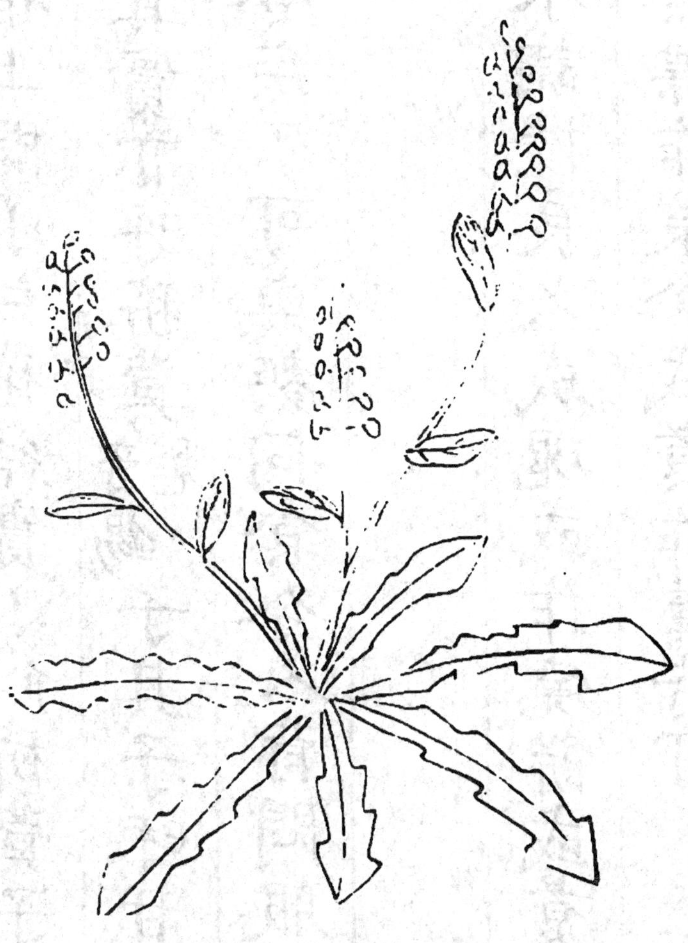

薺菜生平澤中今處處有之苗搨地生作鋸齒葉三四月出葶分生莖叉梢上開小白花結實小似菥蓂子苗葉味甘性溫無毒其實亦呼菥蓂音錫覓子其子味甘性平患氣人食之動冷疾不可與麪同食令人背悶服丹石人不可食

救饑 采子用水調攪良久成塊或作燒餅或煮粥食味甚黏滑葉煠作菜食或煮作羹皆可

治病 文具本草菜部條下

紫蘇

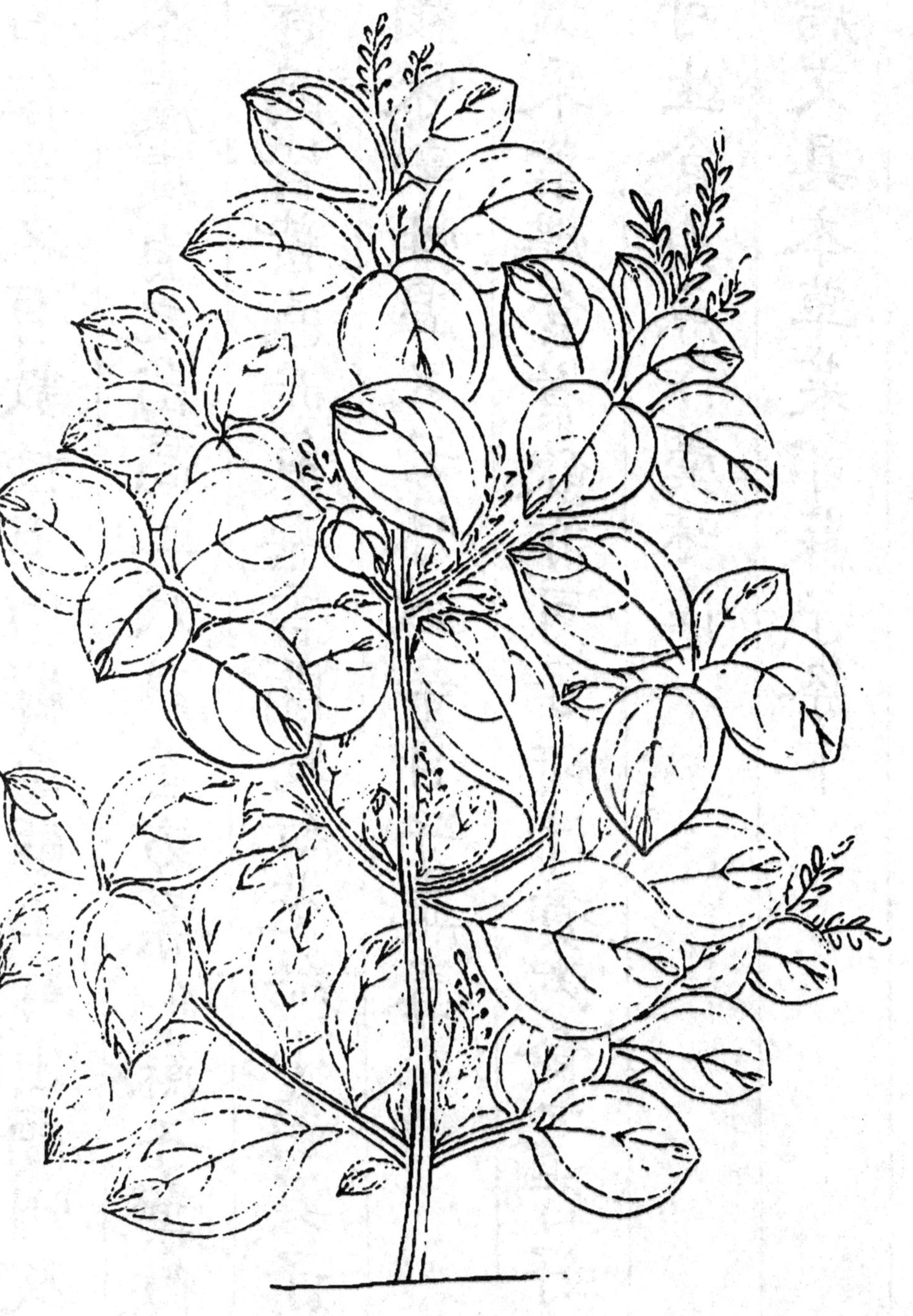

紫蘇一名桂荏又有數種有勺蘇魚蘇山蘇出簡州及無為軍今處處有之苗高二尺許莖方葉似蘇子葉微小莖葉背面皆紫色而氣甚香開粉紅花結小蒴其子狀如黍顆味辛性溫又云味微辛甘子無毒

救饑采葉煠食煮飲亦可子研汁煮粥食之皆好葉可生食與魚作羹味佳

治病文具本草菜部蘇子條下

荏子

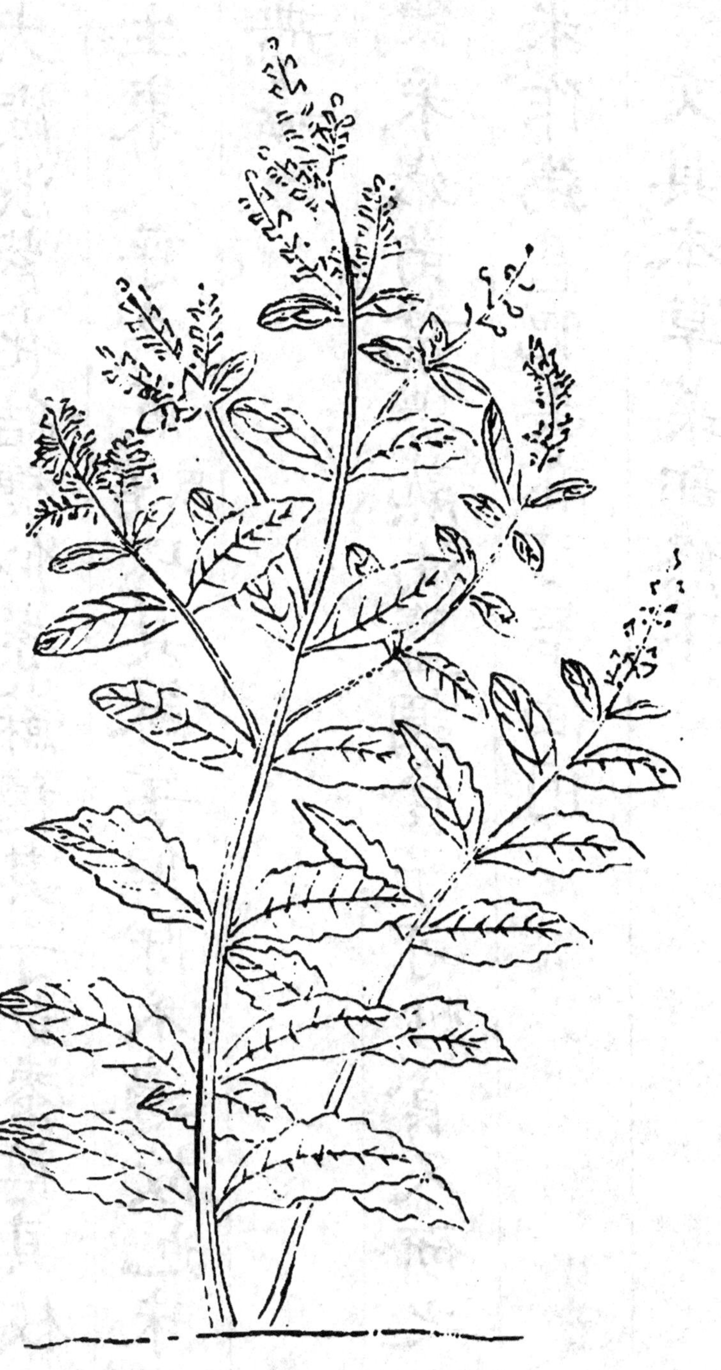

荏子所在有之生園圃中苗高一二尺莖方葉似薄荷葉極肥大開淡紫花結穗似紫蘇穗其子如黍粒其枝莖對節生東人呼為䓡音魚以其蘇字但除禾邊故也味辛性溫無毒

救饑采嫩苗葉煠熟油鹽調食子可炒食又研之雜米作粥甚肥美亦可笮油用

治病文具本草菜部條下

灰菜

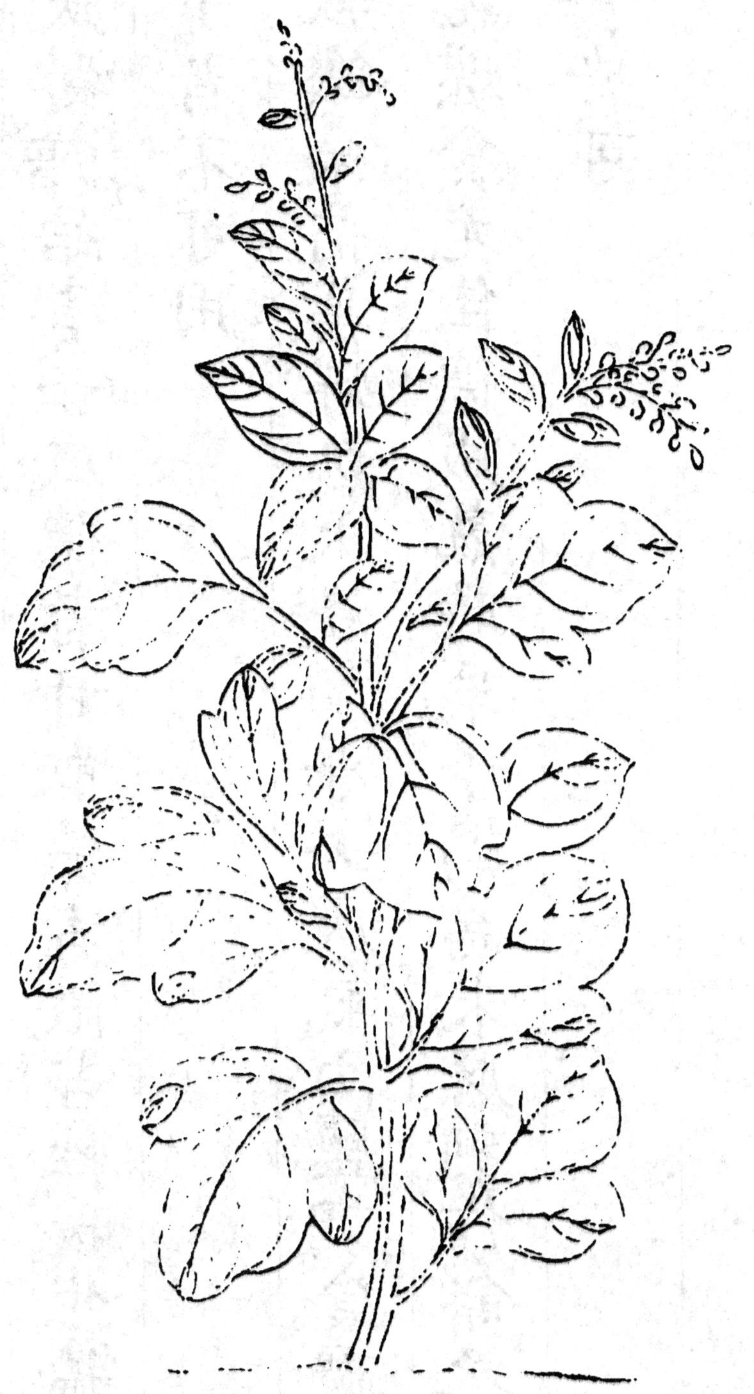

灰菜生田野中處處有之苗高二三尺莖有紫紅線楞葉有灰𦺇音勃結青子成穗者甘散穗者微苦性暖生牆下樹下者不可用

救饑采苗葉煠熟水浸淘淨去灰氣油鹽調食曬乾煠食尤佳穗成熟時采子擣為米磨麪作餅蒸食皆可

丁香茄兒

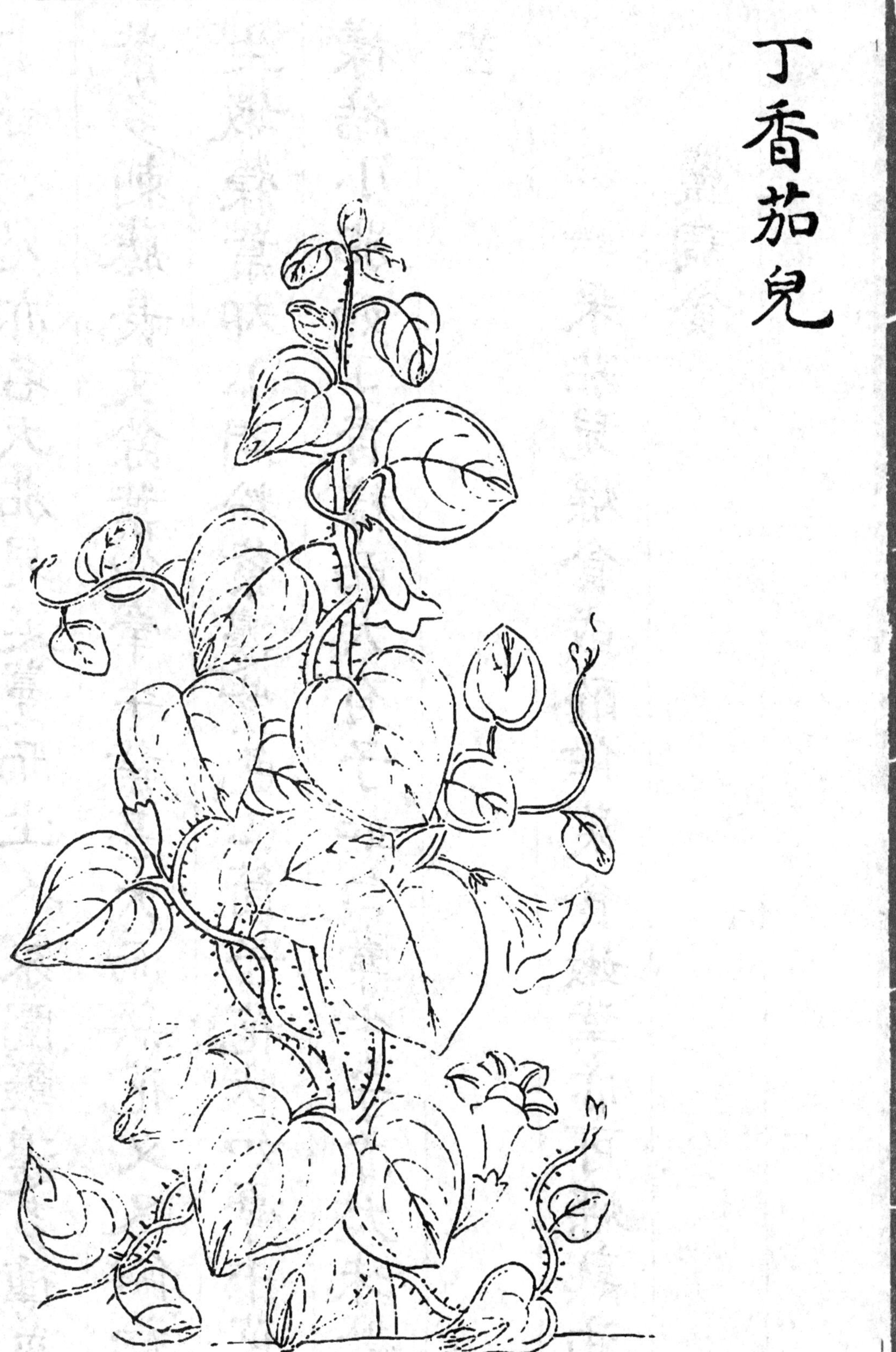

丁香茄兒 亦名天茄兒延蔓而生人家園籬邊多種莖紫多刺藤長丈餘葉似牽牛葉甚大而無花叉又似初生嫩檾葉却小開粉紫邊紫色心筒子花狀如牽牛花樣結小茄如丁香樣而大有子如白牽牛子亦大味微苦

救饑 采茄兒煠食或醃作菜食嫩葉亦可煠熟油鹽調食

山藥

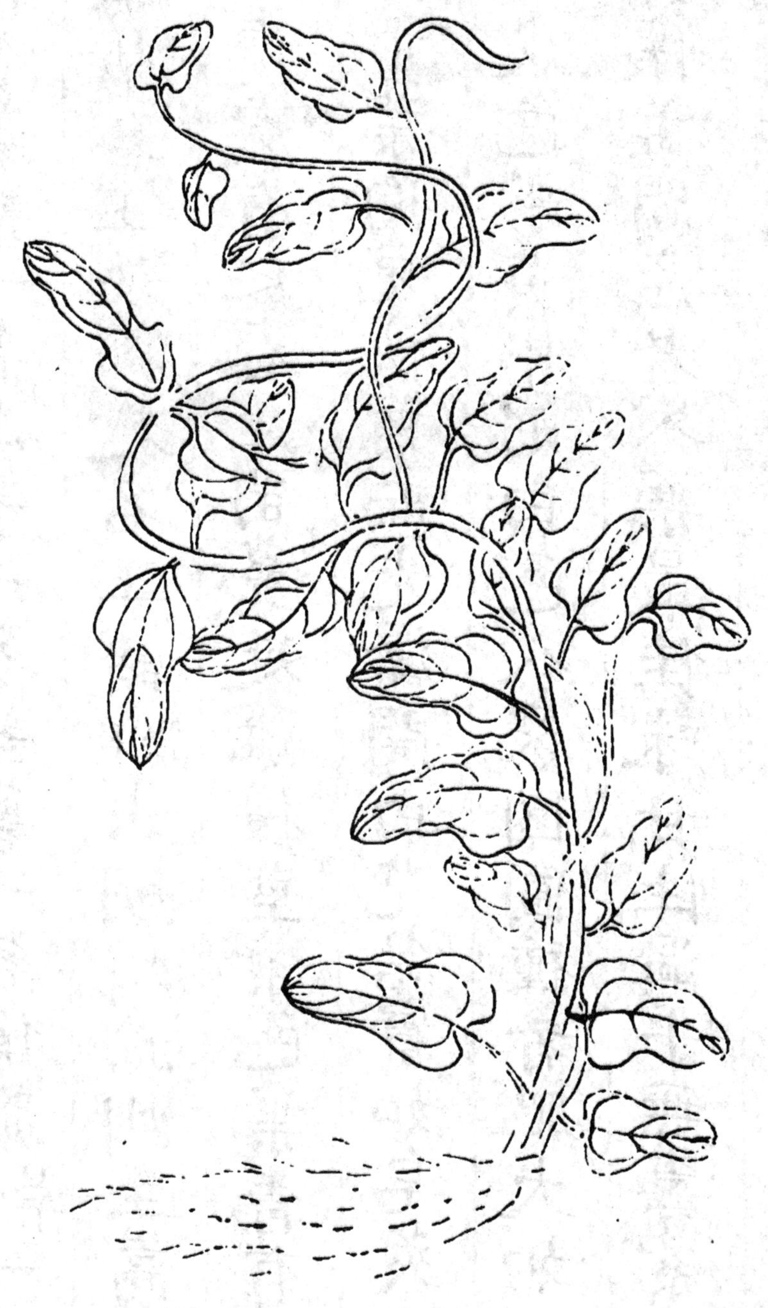

山藥本草名薯蕷一名山芋一名諸薯一名脩脆音翠一名兒草秦楚名玉延鄭越名土藷音諸出明州滁州生嵩山山谷今處處有之春生苗蔓延籬援莖紫色葉青有三尖角似千葉狗兒秧葉而光澤開白花結實如皂莢子大其根皮色黲黄中則白色人家園圃種者肥大如手臂味美懷孟間產者入藥最佳味甘性溫平無毒紫芝為之使惡甘遂

救饑　掘取根烝食甚美或火燒熟食或煑食皆可

其實亦可煑食

治病文具本草草部薯蕷條下

救荒本草卷八

總校官編修臣朱鈐

校對官中書臣方大川

謄録監生臣姚墀

圖書在版編目（CIP）數據

救荒本草 / (明) 朱橚撰. — 北京：中國書店，2018.8

ISBN 978-7-5149-2064-2

Ⅰ. ①救… Ⅱ. ①朱… Ⅲ. ①食物本草－研究 Ⅳ. ①R281.5

中國版本圖書館CIP數據核字(2018)第080077號

四庫全書·農家類

救荒本草

作者　明·朱橚 撰

出版發行　中國書店

地址　北京市西城區琉璃廠東街一一五號

郵編　一〇〇〇五〇

印刷　山東汶上新華印刷有限公司

開本　730毫米×1130毫米　1/16

印張　62.75

版次　二〇一八年八月第一版第一次印刷

書號　ISBN 978-7-5149-2064-2

定價　二二六　元（全三册）